运动处方指南

（第3版）

[加]约翰·C.格里芬（John C. Griffin）著

张冰 王雄 译

U0377424

人民邮电出版社

北京

图书在版编目（CIP）数据

运动处方指南：第3版 /（加）约翰·C.格里芬
(John C. Griffin) 著；张冰，王雄译. -- 北京：人
民邮电出版社，2020.10（2024.5重印）
ISBN 978-7-115-53107-0

Ⅰ. ①运… Ⅱ. ①约… ②张… ③王… Ⅲ. ①运动疗
法—指南 Ⅳ. ①R454-62

中国版本图书馆CIP数据核字（2020）第051170号

免责声明

本书内容旨在为大众提供有用的信息。所有材料（包括文本、图形和图像）仅供参考，不能用于对特定疾病或症状的医疗诊断、建议或治疗。所有读者在针对任何一般性或特定的健康问题开始某项锻炼之前，均应向专业的医疗保健机构或医生进行咨询。作者和出版商都已尽可能确保本书技术上的准确性以及合理性，且并不特别推崇任何治疗方法、方案、建议或本书中的其他信息，并特别声明，不会承担由于使用本出版物中的材料而遭受的任何损伤所直接或间接产生的与个人或团体相关的一切责任、损失或风险。

内 容 提 要

运动处方是由专业人员依据处方需求者的医学检查、运动风险筛查、体质测试结果等信息，以规定的运动频率、强度、时间、方式、总运动量，形成的目的明确、系统性、个性化的健康促进及防治疾病的运动指导方案。

本书自1998年第1版开始，就是运动处方行业领域的经典教材和重要参考书目，也是加拿大运动生理学学会私人教练认证（CSEP-CPT）的参考书。这本书兼顾了理论和应用两个范畴，以客户为核心对象，涵盖了从单纯的运动处方基础到针对不同需求的运动处方设计等内容，包括指导原则、进阶变化、动作示范、功能练习整合、损伤预防以及后续监测指导等全方位信息，并且配备了7个直接可应用的方法模型，内容讲解深入浅出，详尽细致，可以给健身和健康领域的专业工作者提供重要借鉴。

◆ 著　　　[加] 约翰·C.格里芬（John C. Griffin）
译　　　张 冰 王 雄
责任编辑　裴 倩
责任印制　周昇亮

◆ 人民邮电出版社出版发行　北京市丰台区成寿寺路 11 号
邮编 100164　电子邮件 315@ptpress.com.cn
网址 https://www.ptpress.com.cn
北京捷迅佳彩印刷有限公司印刷

◆ 开本：700×1000　1/16
印张：32.5　　　　　　2020 年 10 月第 1 版
字数：707 千字　　　　2024 年 5 月北京第 6 次印刷

著作权合同登记号　图字：01-2017-6712 号

定价：268.00 元

读者服务热线：(010)81055296　印装质量热线：(010)81055316
反盗版热线：(010)81055315
广告经营许可证：京东市监广登字 20170147 号

兹将此书献给以下几位。

我的妻子玛丽，她是我人生旅程的伴侣。

沿着一条充满活力的道路，我将永远铭记我们的快乐。

我的儿子走伊，他从生命的细枝末节中开拓出

一条冒险之路，使那些亲近他的人感受到关怀。

我的女儿劳拉，她的身体是一座神殿。

她的灵魂即为善良，她的心灵即为热情。

我的父母戈德与鲁思，

他们用无私的爱分享人生最重要的价值——

感恩、尊重、责任与公正。

在线资源获取说明

本书按照章节顺序提供书中表单的电子文档，读者可以下载打印后使用。请通过微信中"扫一扫"的功能，扫描本页的二维码获取。

步骤1 点击微信聊天界面右上角的"+"，弹出功能菜单（如图1所示）。

步骤2 点击弹出的功能菜单中的"扫一扫"进入功能界面，扫描本页的二维码。

步骤3 如果您未关注"人邮体育"公众号，在第一次扫描后会出现"人邮体育"的二维码（如图2所示）。关注"人邮体育"公众号之后，点击"资源详情"（如图3所示）。

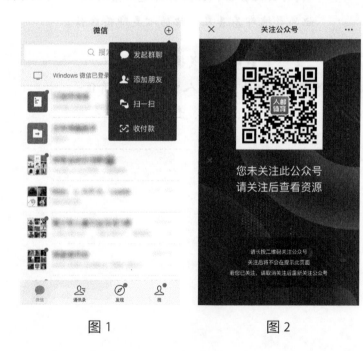

图1   图2

步骤4　输入密码"人民邮电出版社"后点击"确定",即可获取下载链接。

如果您已经关注了"人邮体育"微信公众号,扫描后可以直接进入图4的界面。

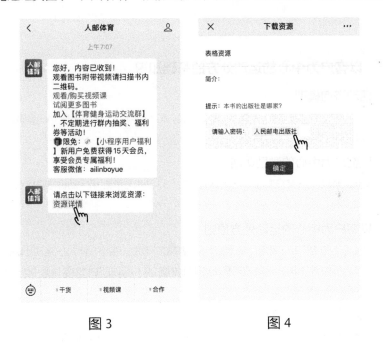

图 3　　　　　　　　　　图 4

目录

表格索引

序言

《运动处方指南（第3版）》，大大扩展了处方理论及应用，并易于作为教学资源或主要课程的教材使用。这个版本保持了先前版本对个人客户的重视，并且拓宽了相关主题书籍的一般范围，涵盖了从单纯的运动处方到针对不同客户的运动处方、层级变化、动作示范、功能整合性练习、损伤预防以及后续监测。本书的核心为7个模型，涉及咨询、指导及客户合作的技巧。每个模型都能充当一个模板，并为指导过程中的每个决策提供一个选项菜单。根据每个模型，提供了制订以客户为中心的决策时，客户需要了解的理论与应用。这些模型涵盖了以下以客户为中心的方法。

- 活动咨询。
- 肌肉骨骼练习设计。
- 动作示范。
- 心血管运动处方。
- 抗阻训练处方。
- 肌肉平衡及柔韧性运动处方。
- 体重管理运动处方。

第3版涵盖了简单的设计工具（工作表），有助于完成从处方模型到处方卡的流程。实际上，工作表为教练提供了一个过渡，使其能够从模型中的特定问题轻松转移到卡片上

的应用方案。

"以客户为中心"意味着什么

和前两个版本一样，本书第3版认为运动处方有助于人们适应、享受并保持积极的生活方式。我们如何帮助客户做到这一点，是衡量我们是否成功的真正标准。具有运动科学知识、技术技能以及一个健康的身体，并不能保证一对一训练的成功。因此，本书继续以一种不同寻常的个性化方式为所有指导运动的人士服务：让客户离开不加区分的流水生产线，使他们成为决策的中心。你会发现，咨询是这本书的核心问题。我不建议私人教练应该成为心理治疗师。我用这个词只是借以说明专注地倾听客户的反馈，并适当修改方案的艺术。这不是一门简单的艺术，但如果你想成为最好的教练，你就必须不断提高。这门艺术也是可以实现的，本书在许多方面和层面上阐明了如何学习这种类型的运动处方。

如图1所示，处方流程是由私人教练和客户在共同的道路上进行的旅行，这条路通向一个个人独有的制订计划和渐进的活动项目。在此过程中的每一个阶段都呈现出独特的以客户为中心的结果。作为一个运动专家

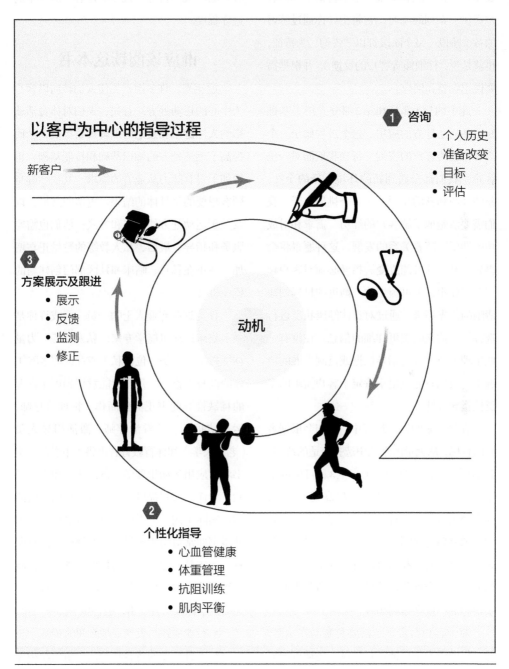

以客户为中心的指导过程

新客户 →

① 咨询
- 个人历史
- 准备改变
- 目标
- 评估

③ 方案展示及跟进
- 展示
- 反馈
- 监测
- 修正

动机

② 个性化指导
- 心血管健康
- 体重管理
- 抗阻训练
- 肌肉平衡

图1　指导过程的各个阶段

或私人教练，本书将指导你重视提出问题以及制订干预措施和决策。本书将鞭策你向客户提供一系列的练习。它将指导你通过练习的各个阶段（每个阶段都以"咨询"为特征，也就是说，仔细倾听客户的反馈），并根据需要做出调整和回应。

此书的第1部分和第2部分介绍了基础知识和运动处方的应用。这个过程始于一个需要帮助的客户的咨询。每当我们面对一位客户，我们都会遇到新的环境、新的个性、新的经历和新的旅程。第一个挑战在于，我们需要清楚地了解客户的经历、需求和对成功的期望。随着关系的发展，这种愿景将会得到提升，并可能改变。指导必须对客户起到鞭策作用，为可衡量的、渐进的目标创建清晰的优先等级。通过对身体健康状况进行选择性评估来收集更详细的信息。在没有一些生理参数来设置指导依据或监测进展的情况下，我们只能使用不特定于客户需求的宽泛性指导方针。

在接下来的设计过程中，我们会根据客户的目标，从大量的选项中选择合适的练习。我们可以制订练习计划来产生3种可能的结果：提高一般的健身水平；提高运动表现；提高健康水平。各种各样的训练方法会使我们能够将特定的效益与特定的客户相匹配。客户自己的喜好和器材的可用性也会影响我们的指导。个性化运动处方的细节基于两个主要标准：生理基础和客户需求。

对于客户而言，他需要观察动作示范，然后借助于专家反馈进行尝试。运动可能需要调整或重新设置运动量。后续的方案示范，

以及方案中设计的监测类型，会强烈地影响客户的动机和自尊，最终决定客户对方案的遵守程度。

谁应该阅读这本书

近年来，许多因素促使人们转向以客户为中心的运动处方。首先，人们对体育活动影响人体健康和衰老的理解日益提高，从而提高了运动处方的知识基础和技能基础，也增加了对有能力从业者的需求。其次，健身顾客想要的是具体的结果、更多的选择，以及关于运动处方的地点和方式；他们也需要服务和指导。最后，私人教练的数量正在增加，并正在私营、临床和社区部门创建新的就业机会。

作为这些专业人士的一员——或许你是一名临床运动机能学专家、私人教练、力量训练教练，或是一位在私人或社区养老院工作的健身专家——你肯定能意识到可用资源的稀缺性。此书正为你而作。物理治疗师、运动防护师、整脊治疗师、激活引导人员（老年医学）和体育教育者也将从中受益。本书利用应用运动生理学、咨询艺术和个人经验，为你的客户提供安全、有效和愉快的活动。实际示例、应用模型以及背景科学知识使本书非常适用于本科阶段的健康与健身课程，如体育、健康、生物物理科学，或体能训练理论。本书也可与传统的运动生理学或运动科学课程结合使用，它提供了如下内容。

- 行业实践与近期文献之间的桥梁。
- 一种可靠的将客户的优先事项与指导因素相匹配的方法。

- 展示指导技巧的具体例子、模型以及案例研究。

对于许多从事健身和运动科学的学生来说，私人教练认证是一个关键的职业步骤。本书是为加拿大运动生理学学会私人教练认证（the Canadian Society for Exercise Physiology's Certified Personal Trainer，CSEP-CPT）进行实践认证和笔试准备的主要资源。它提供了理论和应用的综合方法，涵盖了CSEP-CPT所需的90%以上的能力，并涵盖了其他美国和加拿大私人教练认证的大部分要求。本书将帮助你建立对应用知识和技能的信心，并有助于你在认证考试中取得成功。

需要特别注意的是，你会在这本书中发现一些学习辅助工具。在每一章的开头列出了需要掌握的预期能力。该版本更强调顺序性的学习，从指导模型开始，从生理和以客户为中心的角度出发，到包含详细设计理念的案例样本。这一进展突出了客户优先事项与适当的指导应用方案的匹配。许多章节都有强调的部分内容，这些部分总结了应用材料的科学基础。本书还包含许多图表，你会发现这些图表可用于复制，而且你可以直接使用这些图表；参考文献中有大量最新的应用研究，以及运动图片的说明，使客户易于模仿，并且作为重要的视觉及文字上的辅助方式分发给客户，方便其进行家庭练习。

第3版有什么新内容

本书扩展了内容范围，促进了与有效训练及客户动机相关的新知识和已有知识的应用。它通过模拟新客户访谈、展示教学线索、前两个环节示范、更多的咨询对话、团队实践范围的方法以及个性与学习风格的整合，来继续采用以客户为中心的实用方法。同时它还采用了有效的私人教练工具，来继续运用实用的技能方法。第3版中表单的数量增加了1倍，超过了40个。本版还包括更简单的设计工具（工作表），以促进从处方模型到处方卡的流程。更多更详细的目录和新的章节摘要，会让你很容易地找到需要的内容。本书包括5个新的案例研究，对其他案例研究也进行了补充或更新；有许多新的特殊元素、练习和图表，以及更新后的参考文献列表。

在内容方面，该版本继续关注实用且可靠的实地测试，包括库克的功能动作筛查（Cook's Functional Movement Screen），里克利和琼斯的高级健身测试（Rikli and Jones' Senior Fitness Test），以及老年人的功能性活动筛查工具（Functional Mobility Screening Tool）。在教练的实践范围内，它涵盖了更多的应用营养学内容，例如积极关注客户的营养方面，以及美国和加拿大的最新指南。它讨论了新的用于心血管和抗阻训练的小型设备，并以分级调整和功能渐进为原则，以及独特的生物力学方法，提供了更多关于运动调整和进展的信息。通过第8章的功能整合训练可以认识到，我们需要将人体视为高度一体化的结构，而不是一系列独立的部分。功能整合训练是一种方法，它可以提高各种运动表现，减少过度使用而造成伤害的风险，解决肌肉不平衡问题，并且允许训练者在他们的运动设计中更有创造性。关于损伤预防和恢复的最新信息包括迟发性肌肉酸痛、神经肌肉进展、网球肘、核心稳定性、安全性，以及可参考的许多新的运动。

也许最值得注意的范围扩展是在针对老年人的第3部分中增加的3个新章节。这部分内容对于那些从骨科损伤中恢复，或有过相关病史的客户而言，包含了许多宝贵的资源，而且包含许多针对拉伸与强化训练的运动设计。然而，如果你和任何一个50岁以上的人交谈，你便会听到从伤病中恢复需要多长时间的哀叹。第12章探讨了根据肌肉骨骼状况而进行的其他运动内容。第13章全面讨论了在人口统计学中占据很大部分的老年人的健康和生理变化，及其具体运动或运动处方的效果。最后一章主要讨论功能灵活性和老龄化，识别原因，提供筛选工具以及应用功能性运动设计的原则。

本书将帮助你创建卓越的初始指导和跟踪服务方案。无论是用于学习运动处方和个人训练的要领，还是准备资格认证考试，本书都是很有价值的参考资料。

致谢

在家人和朋友的参与下，我从写作本书中获得了极大的成就感。我才华横溢的妻子玛丽，不仅是我的艺术顾问，而且一直是我的代言人。

我很高兴能在女儿劳拉面前保持美好的形象；我的妹妹盖尔·柯林斯和我的好朋友约翰·维利尔斯，在我访问尚佩恩期间，从杰出的人体运动出版社团队中获取了新的理念。

我还想感谢乔治布朗学院中的我的学生，特别是那些为这本书建模的学生。我的学生、同事和大学里的客户都为本书提供了实用的素材。

最后，我在人体运动出版社出版所有版本的经历都是令人愉快的，感谢出版社提供了杰出、专注、相互帮助的专业团队。

引言

最优秀的销售人员告诉我们，销售的第一步是找出消费者需要什么或认为自己需要什么。同样，我们所做的工作中，很大一部分是帮助客户"购买"他们的运动。如果我们仅仅作为专家，我们的成功将是有限的。宣传健身的益处会在我们的客户中引起一种狂热的行为，这种行为会如同迅速开始那样迅速消失。我们的第一项工作不是说教，而是倾听。我们必须倾听我们所服务的人对我们说些什么。我们的客户需要我们的关注和指导，尤其是在他们承诺的开始阶段。

几年前，我邀请一位同事为乔治布朗学院的学生举办了一场关于指导技巧的讲座。在我介绍她之后，她说："在接下来的15分钟里，我是你的客户。"接下来是一阵很长时间、很尴尬的沉默。最后，一个学生说："但是我们对你一无所知。"当然，这就是问题的关键！很快，问题的闸门打开了，学生和客户都进行得很顺利。

客户是指导和训练过程的起点。与其过早地尝试设计解决方案，还不如通过与客户合作，来帮助他们发现及开发未被充分利用的潜力，以增强自己的力量。方案设计本身并不是我们的目的，我们的职责在于制订正确的问题与选择，并从客户的角度分析利弊，帮助他们发展成为独立运动者的技能。我们不能帮助任何我们不了解的人。因此，我们必须在交谈之前先倾听，不断倾听，并记住，在帮助客户的过程中有很多选择，从而采集到掌握在客户手中的计划。

在我们的运动处方中，我们往往会限制自身，例如通过选择或设计一些只适用于某些设备的训练动作，或遵循传统的健身方式（如力量或有氧训练），而不是考虑客户真正关心的问题。通过采取以客户为中心的方法，我们能够在指导阶段与客户合作，从而收集信息或评估他们的个人兴趣和需求。通过这种方式，我们能够更有效、更精确地指导运动，以解决每位客户遇到的复杂问题，如疲劳、疼痛、紧张、关节疼痛、能量不足以及不良的形体。

每位客户都代表一个全新的过程。即使选择是相似的，每位客户的视角也是不同的。这种差异带来了富有挑战性且令人愉悦的运动处方，以及以运动为中心的医疗保健方案。它要求我们在指导运动的科学性和艺术性上变得更加熟练，这也是我们必须以客户为中心的原因。

第1部分
以客户为中心的运动处方的基础知识

虽然很多新客户开始时都心怀最好的愿望，但很快就发现自己很难做出改变。他们为了逃避日常锻炼或在健身房里的训练而寻找理由。他们也许想进行更多的运动，但是当一天的日程安排紧张且有压力时，就很难做到系好鞋带后出发去运动。因此，人们会感到沮丧，也许如过去一样，觉得自己应当再次尝试，但最终又会失败。虽然他们相信他们可以改变生活方式，这种改变并没有发生。

问题在于，这些客户甚至都还未做好适应规律运动的准备。对于他们而言，活动与运动是含糊的术语。他们对其所涉及的内容是什么，甚至他们真正想要实现的目标是什么，可能都没有在脑海中形成，更别说具体实施了。对于这些客户，在你考虑设计运动处方之前，必须改变他们对于运动的看法。你的重点不仅应该放在改善健康方面（如减肥或提升力量），还应该放在提高他们对健身益处的认识上，以及对自己能取得成功的信心上。例如，在探讨一位客户走多远或走多快时，应该强调步行的好处，即缓解压力、提高心肺水平；当步行成为一种习惯时，它

会对健康产生积极的影响。

但是，能为这些客户带来成功的不仅仅是热情与鼓舞士气的谈话。为了激励他们，请你务必在运动处方的第一阶段，和他们建立一种融洽的关系。让你的客户信任你，并对你的能力抱有信心。这种融洽的关系会让客户坦率地谈论他们目前的情况，以及他们对未来的憧憬。它还可以让你去帮助他们理清他们的经历，以便他们更好地了解自己。

尽管你用于自我发现和自我探索的技巧会因客户的个性而异，但它们总是包含有效的询问和探究，以确定客户的需求、愿望及生活方式。与需求、愿望和生活方式相匹配的领域，就是最有可能成功的领域。通过明智和富有同理心的聆听来理解客户的经历，将有助于你确定优先级，并制订有效的激励策略。

在该过程的第一阶段，我们会遇到新的环境、新的个性和新的经历，也许还有一系列新的障碍。为了激励我们的客户，我们可以运用第2章中提到的改变过程的策略，这些策略适用于每一个变化的阶段。这将帮助

客户认识到信息的个人相关性，并理解它如何符合自己的个人需求。运动处方旨在激励客户，为了可测量和渐进的目标，创建明晰的优先顺序。通过对体适能的选择性评估来收集更为详细的信息，让我们可以根据客户的需要来设置特定的处方因素。运动处方的基本原则包含特异性、个性化和渐进性，这将有助于你设计均衡、安全的练习方案，该方案可根据客户的情况进行调整。

在个性化运动处方的准备过程中，我们必须能够分析各种运动项目、运动技能与运动任务。第5章概述了运动解剖学分析的过程，使我们能够通过识别关节运动、肌肉使用和收缩的方式，来选择或调整运动项目。

运动处方其他原则的应用也能够优化客户的运动。与此同时，通过改变运动方式来关注他们的局限性。最终的安全检查能够识别出方案设计与执行后所存在的高风险。练习时，人对人示范结合了我们的指导技巧和技术知识，让我们能够实施教学并纠正每一个动作。本书的特色涵盖了最初的客户访谈、案例研究以及与一个客户进行的前两次谈话的范例，这些内容将有助于你弥合理论与实际技能之间的差距，以及建立训练期间你所需要的以客户为中心的信心。

这是以客户为中心的运动处方的基础，第1部分内容将会给你提供构建的工具。

第 1 章

活动咨询模型

本章要点

完成本章后，你将能够展示以下能力。

1. 应用活动咨询模型的 3 个步骤。

2. 运用策略、技巧与工具来与客户建立融洽的关系。

3. 运用策略、技巧与工具来收集客户的信息。

4. 运用策略、技巧与工具来有效地适应变化的阶段。

5. 运用有效的提问及活动咨询模型，在客户访谈中建立可测量的目标。

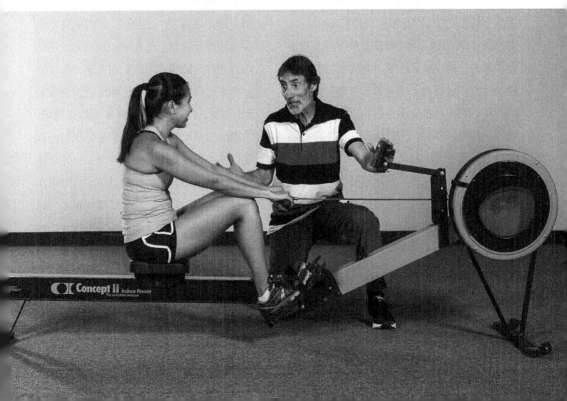

这是我在大学教学的第一年。着手设计健身训练计划时，我已经完成了研究生的工作，经营着一家健身咨询公司，并准备好了在设计健身项目中迎接任何挑战。我们正在建立一个新的员工健康计划的消息很快传遍了整个学校。在开始营业之前，我接到了很多电话，其中一个来自招生办公室的工作人员。40岁左右的苏珊娜想要得到一些帮助，但是由于太过羞怯而不敢去健身房。我怀着一种想要帮助她的天真愿望，投入了这个案例。我对她解释说，我们先进行一系列的评估，并对数据进行分析，然后我会为你设计一个家庭健身计划。家庭健身计划听起来不错，但苏珊娜并不想做任何评估。虽然在项目开始前进行评估是我在实践中一直使用的标准方法，同时也是我教学生的程序，但我告诉苏珊娜，我仍会为她设计一个计划。在我们第一次讨论时，由于我的鲁莽，她显得十分谨慎。讨论很简短，但我能听出，她想要进行某些短期的、在家里容易实施的活动，并且能让她减肥，同时调整上身形态。基于她的需要，我当晚设计了一个我认为有效的健身计划，它结合了跳绳和一系列生物力学的改良练习，旨在改善她的体形。由于她不希望使用任何器材，所以我设计了几种有创意的举汤罐练习来强化她的双臂。第二天午饭的时候，我去她那儿给她示范动作。虽然她未能参与其中，但我热情地为她示范了每一种动作。虽然她的反应似乎并不热心，但我还是给她上了一课，并且给她留了张计划卡。大约两星期后，我看见苏珊娜来上班，便询问她训练计划的进展。她小心翼翼地将我拉到一边，解释说，她生了三个孩子后就有尿失禁，不能做上下跳跃动作。而且汤罐的提举动作使她的肩部受伤了。练了两次后，她便停止了该计划。更令人沮丧的是，她认为没有任何运动适合她。尽管我提出了建议，她还是不想要一个新的计划。我知道我在苏珊娜的案例中失败了，从那时起，我发誓要为客户服务，而不仅仅是设计训练计划。

最近，我们为员工健身中心的扩建举办了一个开放日，我的一位职员将我介绍给了玛格，一位来自我们大学人力资源部的女士，她早些时候打电话来，想要一次私人会见。她告诉我的同事，她有高血压和超重问题，而且从20年前的大学时代起就一直不喜欢运动。我担心她不想来中心运动，但是我支持任何想要变得更加积极的愿望。随着谈论的继续，她开始愿意分享对于健身房的感受、尴尬以及最近的健康问题。我知道获得她的信任以及巩固这些早期目标的好处十分重要。玛格上一次体检结果让她感到焦虑，于是她开始寻找运动与她高血压之间的联系。尽管取得了一些进展，但当她和学生以及其他健身人员一起在中心运动时，还是会感到些许不适应。当我们结束第一次讨论时，我感觉我们之间建立了联系，玛格重新燃起了实现目标的希望。接下来的几周里，讨论的时间都比较短，但是似乎每次讨论都让我们更接近于确定玛格想做什么，并从她那里获得了承诺。我们的健身中心当时正在规划年度徒步旅行，我邀请玛格和我们一起去。这是一个令她舒适的环境，因为她现在结识了我们的一些职员，同时我向她保证，所有身体能力级别都会有相应的徒步路线。她接受了邀请，和一个高年级学生一起参加。一天下来，玛格已经与她的新朋友建立了联系，而且这位朋友已经成了她的私人教练！

玛格在夏天雇用了我们的学生（研究生），现在正通过定期参与健身中心运动的方式来接受一位新生的训练。

是什么造就了玛格的成功？又是什么使苏珊娜的健康和生活质量的改善失败了？它们之间有何不同？这两个女人有着相似的经历、健康问题以及对在公共场所运动的焦虑。在这两个案例中，我们都付出了真诚的努力去帮助她们。为什么玛格最终会对自己的健康负责，并且变得热衷于健身？不同之处在于，她们所关注的重点不同，玛格关注的一直是自身的健康。对于苏珊娜，在与她建立委托关系之前，我一直专注于健康的评估、处方的制订，且一直坚持制订运动计划。我们之间并没有建立起融洽的关系，我忽略了重要信息的采集。她的运动目标并不明确，同时我的处方也不能满足她的需要。

以客户为中心的方式

本书与"以客户为中心"的方式相关。此方式所涉及的不仅仅是评估者或处方设计者所拥有的学识与技巧。事实上，此方式所涉及的也不仅仅是关心与想要帮助的热情。但是，你如果能将这些特性作为以客户为中心的方式的一部分，那么你就可以不断地体验到有意义的成功。不论我们的客户是年轻运动员、专业人士、社区人员，还是老年人，我们都一直在寻求帮助他们的方法。健身计划往往让人感觉是一种对新技术与新器材永无止境的追求。然而，通过以客户为中心的方式，我们会将本书中的应用经验与每一位客户独有的身体、情绪、社交上的需求相结合，让你取得成功。本书会让你把以客户为中心的模型与所需技能联系在一起，帮助客户实现他们的个人愿望并取得成功。

咨询技巧对于任何有志于临床实践的人而言都是必不可少的。如何与客户交谈，以及谈论的内容，是私人教练最难掌握的技巧之一。作为一位"运动顾问"，你的工作是帮助客户管理他们的运动计划。你帮助他们追求他们的目标，不论是积极的生活方式、受伤后的恢复，还是更好的运动表现。通过认真的倾听与富有同情心的谈话，你鼓励客户讲述他们的经历。有效的提问能帮助你收集足够的信息，并为每个客户收集一份历史记录。最终的运动处方的价值取决于你如何使客户去规划个人策略，为他们的行为设定优先顺序，以便在生活方式的限制下，可以满足他们的需求与愿望。这种结构化的活动咨询能够起到一定的作用。加拿大最近的一项研究表明，在初级医疗保健团队中增加一位体育活动顾问，在3个月的时间里提供6次以客户为中心的指导课程，可以让他们的身体活动水平得到显著的提升（Fortier et al., 2011）。有人发现，那些接受运动咨询服务的人更有可能产生积极的行为变化，以及运动时长的增加（Duffy & Schnirring, 2000）。通过咨询服务进行干预的益处已经在卫生保健领域得到充分证明（Sotile, 1996）。一些类似的咨询模型都基于根本问题的解决（Wheeler, 2000）。十多年来，加拿大人的身体活动、体适能与生活方式（CSEP, 2003）已被应用于制订多步骤咨询策略，训练了数千名健身顾问。活动咨询模型旨在让运动专家或私人教练准备好为客户提供咨询服务，探讨提高个人体力活动水平的目标与策略。

活动咨询模型基于以下3个步骤。

1. 通过有效的对话，与客户建立可以公开新信息的融洽关系。

2. 通过有效的提问收集信息，确定客户的个人资料，以及客户承诺改变的坚定程度。

3. 运用行为改变策略，通过有效的策略规划来提高客户对个人控制的认知。

虽然活动咨询模型保留了在早期类似模型中建立融洽关系和信息收集的步骤（CSEP，2003；Wheeler，2000），但是对每一步骤中所用的技能与工具进行了扩展。客户行为改变的焦点在于改变的阶段与策略（Prochaska et al.，1992）。虽然身体评估与活动规划步骤是咨询策略的一部分，但不是行为改变过程中的核心要素。30年的实践、咨询及教学经验让我得出一个不可否认的结论，即3个步骤的活动咨询模型最为简便易用，进展自然，同时能够为活动顾问提供一个有效的框架。

个人特征以及对健康和生活方式的态度或信念，是咨询风格自然演变的基础。通过识别不同的咨询风格，你可以在不同的情况下对不同的客户做出更恰当的回应。一位技能娴熟的私人教练能够依据客户的需要和情况，运用适当的咨询风格。在一对一咨询中，在一次流程里通常需要在私人教练与生活方式教练的身份之间进行多次切换。重点栏里的"咨询风格"定义了一些更常用的咨询风格。在表1.1中，考虑以下4种你可能遇到的客户类型，以及最有效的咨询风格。

表1.1　**客户与咨询风格**

客户类型		咨询风格
不熟练且不稳定	勉强和有点不情愿；没有基础知识或经验；可能被告知过要参加运动	活动顾问提供具体的指导（例如内容、方式、时间、地点）。后续工作很重要（主要风格：主导者）
不熟练但有信心	客户缺乏经验和知识，但有意愿；可能从来没有运动过；有目标	活动顾问提供支持、鼓励及双向沟通；解释原因，帮助决策和设定目标，并帮助客户"购买"新的行为（混合风格：顾问、教师）
熟练但不稳定	客户有经验或知识，但没有信心坚持；可能已经故态复萌	活动顾问帮助决策、分享想法，以及通过非指导但支持的方式去倾听（主要风格：顾问，可能有时需要温和的说教）
熟练且有信心	客户具有丰富的经验、知识与整合技能；有强烈的实现目标的愿望；有专注的精神且愿意承担责任	活动顾问采取低调、充分授权的立场。可能会发现问题，但需将行动的职责留给客户（所需角色较少；适用于紧急情况的风格，即最适合当时情况的风格）

咨询风格

- **主导者**　主导者给出指示或具体规范的指导。运动处方的设计和示范是这种风格的恰当应用。这种风格不排除偷偷进入咨询的角色以获得客户的意见。主导者应该意识到客户需要对个人生活方式偏好进行探索和沟通。
- **教师**　教师提供与健康和体适能相关的信息，以促进有关行为改变的决策。当信息是由专家提供时，有些客户会感到安心。有时，教师可能提供书面材料；保持信息简短易读，并且确保客户有兴趣接受此信息。
- **顾问**　顾问使用合作解决问题的方法，来帮助客户做出明智的决定。这将是整个咨询过程中最常见的风格选择。随着训练过程中出现新的问题与兴趣，这也是实施行动计划和改变策略的有效风格。顾问仍然需要了解过程的结构与方向，但重点在于客户的需求。

在活动咨询模型中，你会更有可能使用顾问风格来建立行为改变策略（步骤3，表1.2）；然而，作为一位主导者，也许能更高效地收集信息（步骤2）。重要的是进行互动而不是说教式的沟通。为了达到良好的效果，你必须使客户能够控制这个过程，让他们为了自己学习，并积极参与活动咨询。

表1.2　**活动咨询模型、技巧与工具**

咨询步骤	咨询与激励策略
步骤1：建立融洽关系 • 创建友好的欢迎氛围：善于接纳与回应 • 讨论咨询过程及参与的原因 • 确保你已接收到客户的信息	会话式： • 非言语技巧 • 主动倾听技巧 • 支持性沟通
步骤2：收集信息 • 审视过去、现在及将来 • 确定需求、愿望及生活方式 • 决定客户的变化阶段	询问法： • 表单1.1　特异的生活方式清单 • 表单1.2　生活方式及活动偏好调查表 • 表单1.3　收集信息访谈工作表 • 表单1.4　活动偏好调查问卷 • 表单1.5　关注生活方式 • 表单1.6　变化阶段调查问卷
步骤3：为改变制订策略 • 选择符合客户变化阶段的策略 • 从客户的角度将益处最大化 • 设定改变的优先顺序 • 设定目标时，使用可测量的目标	战略规划： • 总结与说明 • 表单1.7　决策平衡汇总 • 表单1.8　目标设定工作表 • 变化过程中的策略（表2.1）

除了所采用的咨询风格，沟通在本质上还需要一些灵活性。建立融洽关系（步骤1）需要与客户建立一种真正的、持久的关系。所需的咨询技巧及工具对所有健康的人际关系都是至关重要的，而且沟通的最好方式就是对话。对于步骤2（收集信息），当沟通的本质为询问时，咨询技巧与工具将是最有效的。当我们达到步骤3（为改变制订策略）时，应用工具的方法与沟通的本质是战略规划。

表1.2所示的咨询步骤提供了一个框架，使你能够改变客户的运动行为。当你开发技巧，并运用本表中列出的以及在本章中讲授的工具时，你将获得实现每一个步骤所需的方向及信心，并与客户建立有效的关系。

步骤1：建立融洽关系

在本章中，我们将通过下面的场景来完成活动咨询模型的步骤，并示范将要运用的技巧与工具。

> 凯罗尔，一位42岁的女性客户（client，CL），来找你这位健身专家（fitness professional，FP）来制订一个运动计划。她过去没有成功坚持过一项计划。这位客户担忧自己的体重，且背部有一些僵硬。她的医生鼓励她多运动，对活动量的增加没有限制。凯罗尔在人力资源部从上午9点工作至下午5点，有一个丈夫和两个年龄分别为10岁和12岁的孩子。

在本次探讨的不同阶段，健身专家（FP）与凯罗尔（CL）之间的对话也提到了刚刚呈现的资料。尽管这些对话与实际对话相比较为简短，但它们仍然展示了如何在现实生活环境中应用前面所提供的资料。

咨询是一个以客户为中心的过程，能够给客户带来新的行为。在关心、融洽及舒适的基础上，我们帮助客户改变他们的习惯。我们通过更多的倾听，以及鼓励他们从自己的经验里学习，将客户置于此过程的中心。咨询是一个帮助客户发掘更多选择的机会——带领客户打开新的大门、挣脱枷锁、舒展筋骨！

我们的首要目标是让我们的客户放心，并和他们建立一个舒适的工作关系。就这种融洽关系的建立而言，在概述咨询过程和讨论参与的原因时，要善于接受和回应。在转到步骤2（收集信息）之前，我们应该先确认我们所听到的内容，并确保收到了客户所发送的信息。

融洽的关系与信任

最近我陪一个朋友参加了一个初步的治疗会议。治疗师最开始的时候说，她想以建立信任来作为治疗的开始。在开车回家的路上，我的朋友说："她认为我会在一次会议后完全信任她吗？"这让我在咨询时考虑自己的期望。我的目标是与我的客户建立友好、融洽的关系。有时，这是一个挑战，因为这需要细心的行为、尊重对方的情绪和理清他的信息的倾听风格；务必始终具有同理心，并提供支持。

创建友好的欢迎氛围：善于接受与回应

如果客户想改变生活方式，他需要先审视现有的生活方式，再看看哪些方面需要改变。当他觉得和你在一起很舒服时，他很有可能这么做。通过开放的、善于接受与回应的方式，从一开始便与客户建立融洽的关系。时刻注意自己对客户的影响。纯粹的热情可能会表现出你的奉献精神，但如果客户的个性安静，那么他很容易被你吓到，你的热情会带来更多的坏处而非好处。那些在你看来舒适的运动环境，对客户而言可能是一种威胁。

● **环境准备**　尽量让人们在到达前填好大部分的表单。带新客户参观周围的设施，可以帮助他们放松并扩大他们的舒适区，同时将咨询服务时的环境脱离传统的办公环境。如果客户对舒适的基本需求得不到满足，他们的注意力就会不够集中。当你们准备坐下来时，请确保恰当的照明亮度、温度，良好的空气流通，舒适的椅子（避免使用办公桌）。在适当的时候，让客户熟悉不同的设施、器材、洗手间和俱乐部流程。友好的欢迎氛围非常重要。在第一次相见时，需避免任何形式的压力，开始时在共同感兴趣的领域（例如家庭、工作、孩子与运动）进行简短的聊天（对话）。作为接受与回应的一部分，你必须表现出你的关心并注意你的肢体语言。

● **表现关心**　接受客户的本来面目会让他们更容易接受自己，从而做出改变。对他们关心的事物保持敏感，并表现出真诚的兴趣，将有助于建立信任。客户能辨别出你是否关心他们所做的改变。德斯蒙德·图图曾经说过："一个人之所以是一个人，是因为他能辨别其他的人。"倾听表明你在意，这是建立融洽关系、建立联系，以及保持信任的最重要因素之一。

● **注意肢体语言**　肢体语言或非语言的表达技能包括你自己的"主观"行为和你感知客户非语言信息的能力。有效的注意有两个作用：能够让客户明白你与他们在一起；让你处于聆听的位置。姿势与手势也许是你表现兴趣的出发点。伊根（Egan, 1990）提出了一系列非语言表达的技能，这些技能可以用首字母缩写 SOLER 来概括。

S：正视（squarely）客户。重要的是注意力的质量。记住，微笑（smile）一直都起作用。

O：采取开放（open）欢迎的姿势。请避免交叉双臂或双腿，因为它们被视为具有防御性的姿势。

L：有时身体可以倾向（lean）客户。前倾体现出有参与的兴趣，而后倾则可能被理解为缺乏兴趣。

E：保持良好的眼神沟通（eye contact）。眼神接触的一致性可以体现勉强或舒适的程度。

R：放松（relaxed）。自然的状态能够让客户感到安心。

由于客户在文化及个人方面的不同，上述这些技巧只能作为指导方针。理解客户的非语言沟通，既能增进融洽的关系，又可以改善倾听的效果。仔细观察客户的整个身体，而不仅仅是面部和眼睛。手势、肢体动作、触觉的使用以及人占据空间的方式都十分具有表现力。例如，最近我用健身球教授了一节母女课程。当我在做示范时，我留意到那位母亲十分擅长运用触觉，坐在球上或在球上移动，并尝试不同的身体姿势。女儿则不能在球上坐稳，同时会交叉双手放在大腿上。课程结束后，我发现参加训练肯定是母亲的想法。因此，与她女儿建立融洽的关系会有些困难。

在客户回答你的问题时，你需特别留意其身体姿势、面部表情、语调或语速的变化。语言与非语言的信息所传达的内容是否一致（Jones, 1991）？客户可能会说自己知道如何启动跑步机，但当其站在跑步机上时，眯着眼睛、目光困惑、歪着头部，所传达出的却是其他信息。当然，你必须与客户核对你的理解的准确性，避免过早地下结论。同样要注意的是，当你观察客户的非语言信息时，他肯定也在观察你的。最后，似乎有研究表明，女性比男性更善于准确地解读肢体语言。

探讨咨询过程及参与的原因

客户想了解"自己在做什么"。当他们了解事态的全貌之后，他们能更好地集中注意力，并调整自己的节奏。列出将要做什么和为什么要做。在将信息组织成连贯步骤的同时，需要强调基本的方面。简要描述客户在整个计划中所拥有的选项与选择。给他们看一份问卷、评估表单或运动处方的样本，预留足够的时间让他们提问。试着将问题的答案与客户的具体情况相联系，并且在你确定客户对你所给答案感到满意之前，不要进行后续的工作。在此阶段，请避免仓促行事。

在开始的几分钟里，请不要详细探讨健康与体适能的相关问题。一旦你解释了咨询过程，即可询问客户他们参与咨询的原因，以及他们希望在哪些方面做出改变。有些客户可能会对这两方面进行详细的讨论，也许还会不停地述说身体方面的问题或其他障碍。当客户和你谈论他们自己的时候，他们会开始对你做出承诺，并更倾向于信任你。

在介绍你的资历与经验时，不要让人觉得你在自夸。这不仅能够建立你自己的信誉，还为客户带来了信心，同时让他们了解可供借鉴的专业知识。例如，"你先前提到的背部僵硬问题……在取得运动机能学学位的同时，我有机会参与到研究所健康背部项目中……我期待与你一起解决这个问题"。

确保你已经收到客户的信息

虽然健康与体适能领域涉及大量的人际交往行为，但我们大多数人从未受过如何成为一名有效的倾听者的正式训练。一位出色的倾听者会让人觉得他们是此刻唯一重要的人。倾听是一个接收语言与非语言信息，分析并理解其中所含的意义，最终对发出信息的人做出回应的过程（Kplovou, 2011）。图1.1呈现了一份基于倾听者角度的沟通循环图。此模型里的客户作为一名发言者，拥有自己的过滤器和噪声；然而，难以理解的主动倾听的技巧，是我们作为私人教练所要面对的一项挑战。

良好的倾听需要大量的投入，需要不断地了解活动咨询过程中"以倾听者为中心的沟通"的要素。有效的倾听反应，如解释、说明以及迎合发言者的情绪，都能够改善倾听的整体质量，并且让客户心怀感激。良好的沟通意味着需要清楚地发送和接收信息。如果不能积极地倾听，那你提的问题再好也没有用。接下来介绍的技巧能够使你成为更出色的倾听者。

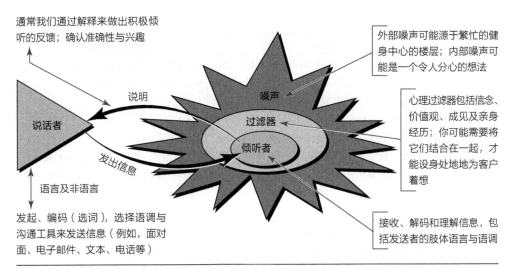

通常我们通过解释来做出积极倾听的反馈；确认准确性与兴趣

外部噪声可能源于繁忙的健身中心的楼层；内部噪声可能是一个令人分心的想法

心理过滤器包括信念、价值观、成见及亲身经历；你可能需要将它们结合在一起，才能设身处地地为客户着想

说明

说话者

发出信息

语言及非语言

发起、编码（选词），选择语调与沟通工具来发送信息（例如，面对面、电子邮件、文本、电话等）

噪声

过滤器

倾听者

接收、解码和理解信息，包括发送者的肢体语言与语调

图1.1　以倾听者为中心的沟通

初始客户访谈

　　如果你一开始便用大量的书面工作或刺激来试探客户，并且让客户进行会诱发疲劳的测试或运动，那些还未完全做出承诺的客户可能会比刚加入时更不愿意做出改变。请确保有足够的时间来建立客户的委托和承诺，仔细地询问他们，并且关注他们所关心的领域。更为重要的是，请仔细倾听。

　　访谈过程中能够以很舒适的方式开始收集信息并与客户建立关系。请你有条理、有效率地提出问题。如有需要，请参照表1.3所示的访谈模型。在初次咨询访谈中，通过有效的融洽关系与组织，客户会透露他们的健身目标以及他们最为关心的领域。这次访谈为他们提供了一个去探讨相关期望的平台，使其进一步谈论自身的问题。通过适当的试探性问题，你将能够选择与客户的变化阶段相匹配的策略，并且将他的目标细化为可测量的目标。这次会话中所收集的信息不但有助于你确认可能存在的不足，还能确定应该进行哪些评估，用于决定训练计划该从何入手。

表1.3　**初始客户访谈**

指导领域	咨询成果	问题与陈述示例
问候、普遍目标	• 创造友好的欢迎氛围 • 探讨咨询过程与参与的原因 • 给客户留下你在和他一起努力的印象	• 今天我们将更好地了解彼此，探索你的目标，并且探讨我如何帮助你取得成功 • 人们参与活动的原因有很多，你的首要任务是什么 • 让我们一起为实现你的目标而努力

续表

指导领域	咨询成果	问题与陈述示例
过去、现在和将来	• 描述过去、现在和将来的活动和目标，无论它是娱乐、职业还是训练。当客户提及任何活动时，不论其类型是休闲、家务、健身训练或积极的社交，你都有必要问到FIT——该活动的频率、强度及时长的问题 • 例如，散步在中老年群体中是一项常见的活动；一定要探究其细节	• 你想再次尝试过去的什么活动 • 你目前在做什么活动 　• F： 　• I： 　• T： • 多久散步一次？上一次散步是在什么时候？散步多长时间？是轻快的步行还是漫步？遛狗吗？请描述这些步行类型的特征
需求、愿望及生活方式	• 确定需求、愿望及生活方式 • 将生活方式作为出发点，调查其职业、日常工作（时间）、交通等情况 • 了解客户工作及生活的地方及他们的家庭状况 • 回顾表单1.4活动偏好调查问卷里的问题，并且选出你认为与客户最相关的一些问题。试着确定他的偏好与愿望是否与他的需求相符（感知与现实）	• 告诉我你生活中一周典型的活动 • 工作中是否有与体育运动相关的成分 • 你如何管理工作以外的时间 • 什么时候运动最为方便 • 你做了哪些具体的事来保持你家的里里外外 • 是否加入任何俱乐部或文化团体，有没有与其相关的一些活动
障碍、损伤及动机	• 良好的解决问题的技巧有助于克服障碍，但请投入充分的时间来用心倾听客户的陈述 • 大多数客户都有外伤史。一份良好的健康与生活方式问卷能收集到这方面的大量信息 • 也许动机里最为重要的因素是客户相信自己有能力实现目标	• 让我们谈谈潜在的障碍，以及应对的方法 • 我会成为支持你的一分子，但还有没有其他人能支持你的努力，即使是一个训练伙伴 • 最近是否受过伤 • 是否接受过康复治疗 • 活动时是否存在疼痛感 • 经过了多长时间，疼痛才消退 • 你的医生是否知道这种疼痛，同时他是否会出于对疼痛的考虑而限制你的活动 • 你认为这在你的生活中重要吗

关注情绪

重复或思考客户的情绪。不论情绪如何，你都要理解他的深意。给出你想要表达同情的暗示。例如，一位正从车祸或工伤中恢复的客户，可能会在运动康复过程中产生抑郁的情绪。

你可能会说："在恢复伤病的那段时间里，对你而言一定十分艰难。"请不要假设自己能准确了解客户的感受，但你需要对这种感觉加以肯定，并传达共鸣。验证客户的情绪，不要立即假设自己了解该情绪。这能够建立信任，减少负面情绪。不要试图给出"自传式回应"，也不要感叹自己也遭遇过此事。

请记住，你与客户的联系并不完全是事实及科学，还包含社交关系的要素（即使是专业人士），即情感与事实同样重要。因此，与客户谈话的重点可能在于情感方面，他们的动机源于他们对问题的感受，而非问题的本质。情感是大脑进行的描述性统计：它们是过往的经历、想法及抽象化概念的汇总。这使情感成为客户重视的一个方面，而且在任何类型的对话中，情感都很重要。

检查清晰度或准确性

通过说明和复述来核实自己是否理解了客户所说的内容。"听起来你好像关心……"和"我有点不确定……"都是用来说明的有用短语。复述客户的基本观点，并强调事实。虽然复述是对实际内容的一种核实，但它也能够鼓励客户继续表露自己的想法。例如，你可能会说："嗯，听起来好像对你而言，很难为新的计划腾出时间，对吗？"在一次会谈后总结主要想法与情感时，此类检查是一个很有价值的方法。它将重要的想法与事实相结合，从而为更深入的探讨提供了一个出发点。在运用该方法时，尽量简短并使用你自己的话："让我想想，我想我听见你说……"复述，以两种不同的方式让事情保持在正轨上：它需要你仔细倾听客户说的话；还有，因为要用自己的话来复述，所以它需要你去思考并试图理解客户所说的内容。

说明涉及你对客户情感和行为的探索。你通过说明情感，可以帮助客户了解自身的情绪。你需要在没有对信息进行诠释或分析的情况下捕捉其所包含的意义。以下两种回答说明了这种差异。

CL：XYZ俱乐部会为我做一份体适能评估，并且为我设计个性化的计划。他们进行了几次测试，并给我一张和其他人一样的计划卡。

FP回应1：你是否因为他们没有提供所承诺的服务而感到受骗和愤怒？

FP回应2：所以你认为俱乐部为了金钱欺骗了你，你为此感到尴尬。

回应1反映了客户的陈述，并且说明了客户的情绪。在说明客户情绪之后，不仅能更快地建立起同理理心，还能更好地了解客户的需要。尽管回应2可能是真实的，但并非客户所说的内容，也可能没有准确理解她的感受。关键在于，你要让客户感到自己被理解，而不是感觉自己被分析了。

支持性的沟通

在探讨任何问题时，支持性的沟通都有利于彼此的信任和积极关系的保持。这是一种双向的过程，能够让你在理解客户的同时，欣赏她的独特性。支持性的沟通能够避免自上而下的对话和死板的个人计划。这种主动倾听的方式远远不只是机械地点头摇头，以及面无表情的"耶"和"呃"。一旦你确定了谈话的目的，支持性的沟通就涉及如何选择适当的回应。

例如，如果你需要获得更多关于客户背部僵硬的信息，你可以采用"试探式"回应。"背部僵硬是否会影响你的日常活动，并给你的睡眠带来困扰？"如果客户说在工作时，腰部会出现持续的疼痛，要表现出同情，但不要把话题转移到你身上。"当疼痛一直持续时，听起来它会影响你一整天。"尽管为客户提出建议是一种很好的咨询技术，但需避免在首次回应里就给出建议。例如，当客户问及什么器材最适用于消耗热量时，你在给出相关建议之前，至少应该再问一个问题。

有时，客户来找你的原因是他们发觉自己的期望和现实相矛盾。他们的目标可能不现实或无法实现。在这种情况下，请你避免用言语或肢体语言来谴责或暗示客户不切实际。相反，你需要做的是认真地倾听，并意识到帮助的必要性。不要根据好坏、对错、相关或无关去评判客户所说的话的价值。以下是我的一名学生教练与我们员工健身计划的一名成员之间的沟通。

成员：嗯，膝关节还是有点疼。运动的确有用，但周末我和孩子们打完曲棍球之后，疼痛又发作了。

学生：这就是问题所在，不是吗？你为什么不坚持你的计划并且忘了曲棍球呢？

所给出的建议可能合理，但这名学生用"给予建议模型"来给出回应，几乎没有表达同情，也没有认同这个人的感受。对于学生而言，更好的办法应该是这样的。

学生：你认为有哪些方法可以修正你的运动习惯，从而避免疼痛二次发作？或者说，你觉得在这个阶段里，最好是休息吗？我很高兴听到你说运动有帮助，请继续坚持！

接纳客户的本来面目，能让他们更好地接纳自己，从而改变自己。通过对他们所担心的问题表示关心，来建立相互的信任和体现出真正的兴趣。认真地倾听能够体现出你的在意。

现在你已经学习了用于建立融洽关系的重要方式，也知道了需要避免的错误，那让我们来看看凯罗尔（CL）和她的私人教练（FP）开始时的对话吧。请注意私人教练是如何进行接纳、回应及沟通，以及她与凯罗尔在一起解决问题时，是怎样无偏见地、鼓舞人心地提供相关知识的。

FP：嗨，凯罗尔。很高兴见到你。今天早晨感觉如何？

CL：嗯，我很好……我来这里是想再进行一次尝试。

FP：你出现在这里就是一个很好的开始。请不要担心你现在必须"起身和开始运动"。今天我们只需要更好地了解彼此，探索我如何能够帮助你取得成功。

CL：我今天需要进行测试吗？

FP：完全不用！让我们来谈谈你的目标、想做的改变以及你所担心的问题。

CL：你可能忙得不可开交……我过去做得并不是很好。

FP：别担心。我们再看看为什么你想做的改变是重要的，同时我们会一起努力来帮助你实现这些目标。是什么让你如此担心，以至于你不能够坚持我们一起制订的计划？

CL：我每天和同事工作到5点，我能做的只有回家、做晚餐，与家人在一起的时间都很少。

FP：那确实忙。这可能让你有更充分的理由去保持健康！我相信我们也能为你个人带来一些好处。

CL：这听起来很好。

FP：我知道你有两个孩子……我也一样。你和家人通常会做些什么类型的活动？

步骤2：收集信息

在这个信息时代，我们在存储与检索数据方面取得了很大的进步，但在有效收集客户信息的技巧或方法方面却没有什么进步。我们应该问什么？以什么顺序问？我们该如何应对困难或生活方式的问题？我们需要一些完善的、可以适应客户的学习和个性风格的提问技巧。我们还需要工具来收集和优先考虑客户的需求及愿望，并充分了解客户的生活方式，从而对一体化领域做出预测。

对客户的初次咨询是私人训练中最具挑战性的一个方面。此咨询步骤旨在收集客户的相关信息，这将有助于你设计安全且适当的运动计划与激励策略（表1.2）。让客户谈论自己是一回事，提出合适的问题又是另一回事。

提问的时机与类型可以决定咨询的成败。仔细倾听客户的问题，收集更多关于她的愿望、需求及生活方式的信息。我们对客户的了解越清晰，我们所提供的信息与支持就越有效果。

问卷、清单及检查表可以提高咨询效率。为了能够在咨询期间对密切相关的信息进行探讨与说明，可以让客户提前填写这些文件。请参考本章末尾的表单1.1和表单1.2的问卷样本。接下来，我们将详细介绍提问的技巧。

- 开放或宽泛的问题策略。以一个宽泛的结构作为问题的开始，后期再细化至具体的方面。例如，"在接下来的几年里，你认为自己在健康和体能方面的需求是什么？"当客户与你在一起感到舒适放松时，用于收集信息的开放式问题会更加有效。你运用这些问题来了解客户对某些事情的想法。例如，"我想了解更多关于你过去与健康俱乐部相关的经历"。或者，"你是怎么开始接触老式棒球运动的？"

- 封闭或具体的问题策略。在获得大致信息后，运用一系列具体的问题来将客户的注意力放在某个特定的主题上。封闭式问题能够提供详细信息并验证其准确性，以及说明相关的理解。它们可以帮助客户回忆事实或从列表中选择选项。例如，"你提到你想开始重量训练，那么你喜欢自由重量还是固定器械？"在征求同意或委托方面，封闭式问题更加有效。例如，"你计划每周用多少天来完成运动处方的这部分内容？"但请你注意，不要过度使用封闭式问题，以免谈话过于关注你的问题，而不是客户本身以及他关心的问题。

- 探查式策略。探查式技术能够让客户更深入地思考问题。如果客户对问题的初始回应比较肤浅，那么你可以用探查性问题来促使客户提供更多的信息、意义、批判意识或反思。仔细倾听，然后从"客户关注的点"继续探查。在提出下一个探查问题之前，需要先确认先前的回应。探查分为几种不同的类型。澄清类的探查，需要更多的信息或意义："你能为我举一个……的例子吗？""你所说的肌肉紧张是什么意思？"对批判性意识的探查，是对回应进行分析、辨别或评估。它通常涉及价值观和态度："你为什么认为这是最好的塑形方式？""旧饮食习惯与新的相比如何？"有洞察力的探查，目的是预测原因与影响，或者可能的后果："如果你在没有热身的情况下进行冲刺跑，你认为后果是什么？""如果……你会是什么感觉？"通常情况下，讨论需要通过运用再聚焦的探查来将讨论的话题重新转回到主要的问题上："你如何看待健身目标？""这是对的，那么你如何安排时间……"

• 温和的问题。问题可能存在威胁性。尤其是当客户被问及价值观或生活方式时，导入式的陈述有利于缓和开放式问题所带来的影响。例如，"最近有很多关于吸烟后果的文章，你对自己的吸烟习惯有什么看法？"或者，"很多人难以开始运动计划，能够激励你的方法是什么？"请注意，在运用温和的陈述时，需采用第三人称提问。

你应该从何开始？通常，你会面临一个艰巨的任务，即需要在有限的时间里了解客户的"一切"！诸如有效的探查技术及访谈问卷之类的咨询技巧与工具，可以起到很好的效果。然而，信息收集中的一些结构性内容能够缓解讨论时你的焦虑感，节约时间，并提供更完整全面的信息。这里有两种有效的方法：(1)过去、现在、将来；(2)需求、愿望、生活方式。任何一种收集信息的方法都是独立的，但这两种方法的结合是最有效的以客户为中心的方式。

调查客户的过去、现在及将来

首先针对客户过去的运动与活动提出问题。这样做的目的是了解客户的兴趣、身体素质与技能。例如，如果客户告诉你，他觉得运动很不舒服，除了步行与骑车，其他什么也没做过，这可能意味着运动处方应该从基础水平开始。由于缺乏运动经验，他可能存在协调能力及动态平衡方面的问题。通过进一步的询问，可能会发现他因为自己的体形而感到尴尬，所以回避了一些体育活动。在探讨过去的活动时，请设法收集与他的感受相关的信息。如果这种偏见一直持续到现在，并不奇怪。

有关客户现在在做什么的问题，能够为你提供与应该规定的运动量、强度及类型相关的信息。例如，客户可能会说，尽管他定期参与各种运动，体脂却仍处于一个较高的水平。你需要了解他是否进行了充分的运动以产生负热量平衡，进而减少体脂。恰当的问题能够帮助你确定开始实施运动处方的方式和起点。

以未来为导向的提问可能会揭示与计划方向相关的信息。客户希望从自己的计划里获得什么结果？为此可以投入多少时间与精力？请注意能让客户感兴趣的内容，这将有助于你设计激励策略。

确定客户的需求、愿望及生活方式

需求与愿望不同（Trottier, 1998）。需求源于人体生物学以及人类社会状况。就客户的情况而言，需求是与损伤、健康方面的具体缺陷、健康风险因素或其他个人情况（如参加体育运动的动机等）相关的基本需要。愿望则是以特定的方式来满足这些需求的欲望，或者与需求根本无关的价值观。愿望往往决定了客户在满足自己需求的方式上所做出的抉择；诚然，人们的愿望会受到社会因素的影响。生活方式包括时间、设施、伴侣、旅行以及职业。那些内容重叠的领域——需求、愿望与生活方式一致的领域，往往是兼容的，是直觉上最可能成功的领域。我们应该重点关注这些重叠的领域。

图1.2中以维恩图（Venn diagram）的形式描绘了客户的经历，并展示了该经历中3个主要领域的重叠：需求、愿望与生活方式。访谈期间，表单1.3是一个有利于收集此类信息的工作表。

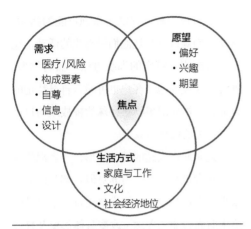

图1.2 需求、愿望与生活方式一致的领域，是最有可能成功的领域

需求的类型

客户的需求可能与医疗、高风险、教育及动机因素相关；需求也可以通过体适能评估的结果、缺乏自尊或身体限制所需的特殊设计来确定。

• **医疗需求。** 调查问卷不仅可以确定医疗问题，还能帮助你确定是否需要健康保健专家的核查。收集既往病史、症状、用药以及现有针对运动的医疗规定限制等方面的相关信息。客户的要求可能会非常宽泛（我想要感到更健康，并且拥有更多能量），也可能会很具体（我的医生让我必须降低血压和胆固醇）。如果客户相信通过运动能获得想要的健康效果，并且愿意致力于现实的目标，这些健康需求将会成为有效的激励因素。

• **高风险需求。** 请确定导致冠心病的危险因素，如吸烟、高血压、肥胖、缺乏活动和不良饮食。年龄、旧伤或腰痛可能涉及特别的局限性。你可以通过采用特定的筛查工具，如PAR-Q+与RISK-I，以及医生许可并使用的e-PARmed-X+（第4章）后续清查工具，来确认风险因素。

• **教育或信息需求。** 一位客户是否真的改变了生活方式，往往取决于适时的信息分享。这种对信息的需求可能会在对话中得以体现。例如，一位客户告诉你，他参加了一个健身俱乐部，并且每次去都会尝试不同的器材，同时他由于在过去3周里进行了5次健身后仍未见成效而感到失望。这位客户可能需要获得在运动中能取得什么实际成果的相关信息。此外，现有关于运动、慢性疾病以及药物介绍的文献，都是宝贵的资源。将客户介绍到专门治疗高脂血、高血压或肥胖症的诊所，可以为运动指导提供可靠的补充信息。如果没有关于特殊条件或情况的适当信息，你要知道在什么时候把你的客户推荐到什么地方。例如，如果客户在任何运动中都出现明显的疼痛，他应该停止运动，并向保健医生寻求相关建议。

• **特定的动机需求。** 特定的动机需求取决于客户参与的原因与他们的变化阶段。你的策略可以包括自我测试、记录、监督以及支持系统的运用。我最近有一位客户，他在将近15年后又重新恢复了运动。在早些时候，他虔诚地遵循库珀（Cooper）有氧点理论的锻炼体系。现在他想借助我们公司的新器材，再一次遵循这一体系。通过运用"有氧点"中的生理价值，我制订了一种心血管交叉训练计划，该计划能够让他继续使用适合自己的激励体系。

• **体适能需求。** 体适能评估可以显示客户体适能成分的需求。然而，如果在评估之前，你就已经确定了客户的优先事项，那么你之后就只能选择那些与优先事项相关的测试项目。处方模型是灵活可变的，它允许你通过有选择的评估来回顾和验证需求。不管什么时候完成健康评估，无论是对于制订处方还是监督进程，它都是重要的信息来源。

• 自尊需求。自尊能够帮助人们养成更健康的生活方式。身体自尊包括客户对自己外表的感受、个人技能水平的认识以及对理想自我的现实期望（CSEP，2003）。咨询应该鼓励人们保持健康的生活习惯，并让他们认识到改变高危行为的价值所在。这种协助有利于提升整体自尊。不要为那些不现实或随意判断的客户设定标准，比如看起来身材理想的人。诸如此类的自尊陷阱会阻碍客户享受运动的内在层面。坚持体育活动的动机通常源于纯粹的愉悦体验。但将自己看作是一位健康、积极活跃的人，这种积极感受也可以成为一种强大的激励因素。

• 特殊的设计需求。特殊的设计需求包括对于特定器材的需求（如：跑步运动所需的特定鞋类或矫形器材），对于特殊运动或训练技巧的关注（如：能量系统与解剖需求），或者场地与器材的限制（如：家庭计划中缺乏抗阻训练的器材，需要每两周前往一次健身中心）。

关注愿望

愿望往往与客户的偏好有关。愿望可能包含客户喜欢做的事情、特定的兴趣或者他们的期望与志向。市场趋势与其他社会影响也形成了客户的需求，这反过来又会影响你满足他们的需求时所采用的方式。

为了能够关注客户的需求，你需要对他们的活动偏好、兴趣及期望进行调查。表单1.4活动偏好调查问卷就具备这一重要功能。以此为指导，确保你的提问是以客户为中心的，同时允许客户对交谈中出现的重要领域进行扩充。

你可以为客户提供一系列可能的活动，并让他们确认哪些是他们最喜欢的活动。他们还可能喜欢特定的训练方法、器材类型、训练伙伴或场地。客户也可能有自己特定的兴趣，会被新旧事物、特殊的挑战或与自己兴趣相关的信息所吸引。

追求肌肉发达的健壮体形，或者渴望减少脂肪含量的人，会为健身俱乐部与运动专家带来大量的客户。但你要注意，不要鼓励追求时尚行业的理念。改变身体形象及外表的愿望是积极的，但你必须负责任地利用这种渴望来帮助客户建立现实的目标。

在接下来的对话中，客户透露了她的健身目标以及她最关心的领域。对话为客户提供了一个能够探讨期望并进一步谈论自身情况的平台。通过询问一些试探性的问题，健身专家能够发现更详细的信息来制订最终的处方模型以及发现一些潜在的动机。最后，第1步的融洽关系将得到进一步的加强。

FP： 既然我们已经有机会交流你过去的活动与你目前正在做的事情，那么凯罗尔可否告诉我，你到底想从计划中得到什么结果？有没有什么特别的期望？

CL： 嗯，我想减轻体重，变得健壮，以及有更加充沛的精力。但在将来的某个时候，我希望能和我的儿子一起长跑，也许是马拉松——他对跑步很感兴趣。

FP： 真令人兴奋！让我们等一会儿谈谈马拉松，但首先你想强化的身体部位是哪里？

CL： 我的躯干及大腿是我肌肉松弛与肥胖的问题所在，同时可能出于工作的原因，我的背部有一些紧绷感。

FP： 你的大腿与背部会不会很容易感到无力或疲劳？还是你认为肌肉没有得到强化？

个人训练期间的会话

在个人训练期间，提问是一件颇具挑战性的任务。你要尽量提出简短的问题。客户往往会在训练中提出问题或看法。在这种情况下，你的问题与对话应该遵循一个类似于活动咨询模型的过程，但应该适用于运动期间或运动过程的间歇。

- 关注客户的看法，仔细倾听他说的话，并鼓励他详细阐述之后会对你有所帮助的细节。收集变化过程中遇到的具体障碍的信息，以及客户为解决问题所尝试过或将要尝试的相关信息。
- 确定他对问题重要性的想法，以及思考，如果他解决了这个问题，他的生活与运动会有什么不同。
- 和客户一起设计需要做的运动，确定能够给予他帮助的人和事，并且开始制订行动计划。

例如，在一次热身的拉伸活动中，一位客户向她的教练提到她已经预约了按摩。教练看到了进一步探查的机会，便询问促使她做出这个决定的理由。客户提及了更多关于自己背部僵硬的问题。教练进一步收集信息，询问客户是损伤还是慢性问题导致了僵硬。此时，教练开始进行信息的处理。教练可以根据得到的答案来询问客户，进行体态评估，或者介绍一种放松技术。这说明对客户的了解越多，就越能为客户提供更好的支持。

CL：这是外表的一部分，但我认为强健的腹肌能够对我的背部带来积极的影响。你认为呢？

FP：你说得很对。腹肌及其肌肉耐力的强化应该会为你的躯干带来很多益处，但我们也会为你规划一些可以缓解背部紧张的拉伸运动。

CL：不错。

FP：我在你填写的生活方式与活动偏好清单中了解到，你想要一份你自己就可以做的结构化的计划。

CL：是的，于我而言，这可能是最好的计划表。

FP：凯罗尔，你还提到你还想要一台能方便运动的跑步机。

CL：跑步机能让我变得健壮和减轻体重吗？

FP：当然，通过运动与膳食计划的结合，你会注意到自己的改变。在跑步机上行走会是一种很好的消耗热量的方法。它还能够通过运动腿部来帮助你达成其他目标，同时也是你与儿子一起跑步之前需要做的第一步。

CL：我就是这么想的。我想快点开始。

FP：那真是太好了，凯罗尔。我也很兴奋！

生活方式的思考

良好的工具与巧妙的提问在行动计划的早期阶段很有用。如果客户的运动处方包含她所选择的和她认为能够满足她生活方式需求的重要的活动，那么她长期坚持的概率将会大大增加。

表单1.2生活方式及活动偏好调查表能够帮助人们从35条建议中找出他们认为最重要的3种生活方式需求。这是一种极好的咨询工具，有助于客户确定可以满足这3个需求的活动。当凯罗尔来找她的教练时，她还没有确定最适合自己的活动。他们谈论过去的障碍以及对未来的规划。他们一起填写清单，并确定了3种生活方式需求：进行有组织的活动，改善健康状况，提高时间效率。

开始时你可以采用开放式的问题，比如"告诉我你最喜欢的活动"，来获得与客户的生活方式及需求相关的大量信息。但是许多人仍然需要一些协助，来回忆对他们来说重要的事情。因此，除非你完全确信客户已经"全部透露"，你才可以采用本章末尾的表单1.4与表单1.5，来检查与收集更多有关客户需求、愿望和生活方式的信息。

确定客户的变化阶段

早期的讨论应该能够说明客户希望获得或学习的内容，以及他们参与其中的原因。确认客户想有所改变的承诺程度，有助于你引领他们进入改变的下一个愿望层次。普罗哈斯卡等人（Prochaska et al., 1992）在他们的阶段变化模型（Transtheoretical Model）里提出的5个"变化的阶段"假设，思考这5个假设是你和客户一起准备改变的有效方式。爱默生曾经说过："一个人如果缺乏勇气，那他还没有开始就已经结束了。"这是一个动机激励的引证，同时也是显而易见的真理，但不足以解释人类的行为。人们会在准备好后才开始行动。我们的角色是认识到客户距离改变行为的开始有多远。一旦我们确定了他们的准备阶段，就可以提供适当类型的咨询支持了。

变化阶段描述了客户的动机准备。第2章为每个阶段提供了具体的激励策略。这些

阶段如下。

1. 前意向——不打算改变。
2. 意向——考虑改变。
3. 准备——做细小的改变或准备在不久的将来做出改变。
4. 行动——积极开展新行为。
5. 维持——坚持行为改变。

表1.4列出了不同变化阶段的一些特征。根据客户的这些特征来确定他们所处的变化阶段。正如任何新年决心一样，客户的承诺程度可能会波动，因此他可能会回到准备阶段而不是上升至行动阶段。加拿大运动生理学学会（The Canadian Society for Exercise Physiology, 2003）开发出旨在建立客户动机准备阶段的变化阶段问卷（表单1.6）。该问

表1.4 变化阶段与特征

阶段	特征
前意向	• 无意改变 • 意识淡薄 • 从未考虑过 • 认为弊大于利
意向	• 打算在未来6个月内改变 • 可能有矛盾的心理 • 可能缺乏自信
准备	• 打算在今后30天内采取行动 • 正在进行一些小的改变 • 可能在过去一年里有所尝试
行动	• 在过去6个月内改变了行为 • 故态复萌的风险高 • 需要支持——精神上面临挑战 • 信念与态度正在改变
维持	• 计划持续了6个月或更长时间 • 高度自信 • 已学会防止故态复萌的策略 • 可能无须进一步的支持

Reprinted by the Canadian Society for Exercise Physiology 2003.

卷确定了与所选陈述数量相对应的5个变化阶段。即使使用变化阶段问卷，你也不能一直保证客户自我报告水平的正确性。他表面上陈述的决心可能会对你有一定程度的误导。有时候，计划一些特定的时间段并讨论需要做哪些改变才能腾出时间，以避免这个问题。早期阶段的定期接触似乎是客户保持一致性，以及你帮助客户顺利度过变化阶段的最佳方法。

前意向阶段

在前意向阶段，客户可能抱有一种"运动也许更适合年轻人，我开始得太晚了"的想法。与此相对应的策略应该是，让他意识到在任何年龄段，适当运动都是重要的。以下是一段处于前意向阶段的客户（CL）与健身专家（FP）之间典型的对话。

FP： 见到你真的很高兴，我相信我能够帮你实现促使你来到这里的目标。

CL： 坦率地讲，我来到这里是出自我妻子的意愿。我想我们可以聊会儿天，然后我就可以离开，重新回到我的扶手椅上。

FP： 嗯，好的。那么，我想我们最好还是谈一谈！你年轻时喜欢运动吗？

CL： 噢，是的。我经常参加运动，还有附近举办的活动。

FP： 那时候你为什么这么活跃？

CL： 嗯，那很有趣，我的体格越好，我在体育运动方面的竞争力就越强。

FP： 太好了！听起来像是你当时在积极地追寻你的目标。因此，在任何年龄都能获得乐趣是一个有价值的目标。

CL： 是的，但我不能还做那些活动啊，再者，我为什么要这样做呢？

FP： 很好的问题。你当然不是为奥运会而训练，但在你这个年龄，即使是轻微的运动，效果也会非常可观。你的兴趣改变了，但是活动可以帮助你达成新的目标。

CL： 是的，当然。它是能缓解我疲惫的双脚，还是能为我带来更多的能量？

FP： 你所说的这两点都能实现，同时你年轻时所获得的经验可以帮助你建构自己喜欢的活动，并且从中得到你想要的结果。让我来告诉你能做什么……

意向阶段

一旦意识到问题的存在，客户就会进入一个以矛盾心理为特征的阶段。有意向者在考虑改变的同时，也有抵触的想法。为了进入准备阶段，客户必须开始将未来的自己看作一个与目前行为不同的人。

处于意向阶段的客户给出的最常见借口是："我知道我应该运动，但我没有时间。"帮助客户确定能保持他积极性的事情；探讨可能妨碍他坚持运动的原因。你的目标是让他自己明白运动的利大于弊。以下有一段典型的此阶段客户与私人教练之间的对话。

CL： 我似乎永远都没有足够的时间去进行定期的健身计划。

FP： 我为你一天所完成的事情而感到惊讶。你很有条理。

CL： 有时我感觉有太多的事情，从四面八方涌来。

FP： 你似乎很喜欢你所做的事。

CL： 是的，我只是需要更多的时间和更多的精力。

FP： 嗯，虽然我不能改变一天的时间，但以你管理时间的技巧，我想我们可以设计一个恢复活力的策略。你已经有自己固有的优先考虑事项——事实上，实用的间歇性练习可以帮助你履行你的承诺。

CL：你引起了我的注意，我能给你20分钟的时间……

准备阶段

你可能会认为，进入这一阶段的客户会有一定的积极性。他发现了那些能激发自己内心活力，并且能克服自己矛盾情绪和他对自己能否成功的疑虑。在准备阶段，可能包括两种不同类型的客户：一种是那些第一次认真尝试在生活中加入足够多的定期体育活动来改善健康的客户；另一种是那些以前尝试过但是失败了的客户。

• "我每周都会打一次棒球，但我想我需要做得更多。"这可能是准备阶段中一位开始尝试"认真运动"的客户的评论。现在正是寻求承诺的时机。在这个阶段里预约评估的做法可能仍然对客户存在一定的威胁性，不如安排一次会谈，来找出客户真正想要达到的目标，并为其制订短期目标，比如学习棒球的常规热身活动，或者为腹股沟做一些拉伸运动。运动处方里包含的验证记录可以强化早期阶段所采取的每一个积极的行动。

• 此阶段的另一位客户可能与我们咨询场景中两位42岁的母亲有些类似。虽然她在过去有过一些失败的尝试，但似乎已经做出了初步的承诺。她希望能够通过自己的努力真正找到衡量成功的标准，也许因为她过去尝试过的任何改变都没有达到这些标准。给她提供机会，让她相信自己有能力做出改变。在开始的30天里，频繁的接触与简单的鼓励非常重要。记录你与客户的联系及评论。当你能回忆起以前的谈话内容时，你的关心与注意会给他们留下深刻印象。

行动阶段

行动阶段的客户可能是俱乐部的一位新成员，他可能会说："我6周前开始运动，每周3~4次，但现在不经常运动了。或许我需要一位私人教练。"这位客户已经做出了一些非常积极的行动，他需要听到一些肯定的赞扬。

维持阶段

对于许多处在维持阶段的客户而言，定期运动是一种自我强化的积极行为。如果他们停止运动太久，就会感觉不舒服，并且会迫使他们再次进行运动。进入维持阶段以后，客户必须通过运动来防止故态复萌，以及巩固自己的收获，尤其是当他们处于康复期时（Sotile, 1996）。你要提醒这些客户注意自己的健康状况，并鼓励他们坚持运动，这有助于他们从运动实践过渡到积极的生活方式。例如，提高他们对锻炼技巧或自我监督方法的认识。

步骤3：为改变制订策略

关于承诺的意愿方面，客户往往会有不同的看法，这通常随着引入新的健身活动或成分而发生改变。许多长期参加体育运动的运动员很难适应常规的运动习惯。同样，那些知道自己应该做一些上肢抗阻练习的狂热跑步者，即使多年来坚持跑步，也会在准备阶段陷入矛盾状态。在这种情况下，你必须通过咨询技巧及工具来帮助客户适应或维持他们的新行为。

我们必须帮助客户确定他们首先应该解决的问题。确定优先事项应该从客户关心的问题开始，而非自己的强项。尽管健康问题需要被关注，但你在选择问题时，需考虑这个问题是否具备可控制性与可改善性，否则会让客户又一次经历失败。确定优先事项之后，你要帮助客户将这些事项转化为行动，并将未来的成果可视化（表1.2）。这应该是一个让客户从理论过渡到现实的有趣过程。为改变而制订策略的技巧和工具包括如何写一个好的目标，如何有效运用自我契约、自我对话、自我效能以及计划倒退预防表（第2章，表单2.2）。本章之所以会提及一些为改变制订策略的技巧与工具，仅仅是因为它们全都是用于促成或恢复承诺的工具——况且这是一个需要用一整章来讨论的主题（第2章）。

选择与客户变化阶段相匹配的策略

在确定客户的变化阶段之后，就可以依据该特定阶段来选择有效的策略了。要使策略具备以客户为中心的特点，就需要将你与客户的参考框架相匹配。我们将在第2章中详细探讨如何做到这一点。目前，你只需要思考下面的示例，这些示例将使你了解匹配客户的改变阶段意味着什么。

• 前意向阶段。以我的一位客户格里为例，他正从一次车祸中恢复过来，而且他以前并不参加运动。他从未考虑过常规运动，也没有进行过自发的尝试——在他看来，常规运动的弊大于利。如果我为他随意制订一份运动处方，我将会让他走上失败的道路。在了解到他正处于前意向阶段或意向阶段之后，我已经知道他还未做出采取行动的承诺。我知道如果在错误的时间提出一个计划，无论它多么恰当，他也不会听。如果我进展得太快或者让格里一个人去解决问题，我们彼此的信任关系可能永远不会得到发展。我

想把握适当的时机，因此我需要确保每节课程都是可预见的、可靠的。我通过不断强调他能够得到的个人益处，来帮助他克服自己消极的观念。我明白我的目标是为他的课程营造出一种类似于不断康复的积极感受。仅仅因为格里参加了会议就给予他积极的反馈，哪怕是为了达到一个小小的目标也给予他鼓励，这些都能向他表明他的行为是有价值且可以接受的。后来有一天，一台器械上的一个齿轮装置失灵了，格里看到我在为此苦恼，就毫不犹豫地将它修好了。他收到了来自其他客户与员工的赞扬。这个维修小器材的经历让他获得了一种机械知识上的权威感。这次积极的经历发挥了重要的作用，它有利于格里肯定自己为康复所付出的努力，并为自己带来更加愉悦的情绪。之后，格里还是一个月来健身一次，或者随时为我的健身器材进行保养。

• 准备阶段。另一位客户正在考虑增加自己的体力活动，但似乎由于缺乏自信而推迟了。如果我给她介绍一种具有大量活动与详细自我监督特色的计划，我可能会把她吓跑。她正处于准备阶段：以她的能力可以做出一些小的改变，但大而复杂的改变会让她退缩。于是我们一起努力，并且制订了一个循序渐进的计划，从而帮助她树立信心。

• 行动与维持阶段。乔西对自己的一位新客户托尼有很好的印象。托尼在乔西的指导下很努力地运动，并且开始实现很多短期的目标。乔西期待与托尼一起运动，但她了解，托尼可以很轻易地自己完成训练，他应该进入维持阶段。

乔西： 托尼，今天我想用几分钟的时间来回顾一下你的进程。

托尼：那真是太好了！我感觉自己变了许多。

乔西：托尼，你肯定了解每一项训练里需要做的练习，同时我相信现在你已经可以自己单独训练了，祝贺你。

托尼犹豫地往后退，显然为此次结业而感到不开心。

托尼：嗯……你知道的，我很想和你一起运动……

乔西：我也想和你一起训练，但我认为你最终希望自己可以独立。

托尼：我确实那样说过，但是乔西，我和你一起制订了一个好计划，我不确定自己能不能继续这个计划。

乔西意识到，对于托尼而言，这个过渡太快了，以至于让她给托尼留下了一种她不想和他继续运动的感觉。

乔西：托尼，为什么我们不能慢慢朝着那个目标努力呢？我们何不一个月一起进行两次训练，之后再看看情况呢？

托尼：我仍然会有机会和你联系，但我想那可能行得通，谢谢你给我信心。乔西。

在让客户积极参与体育活动之前，你需要让他们了解、思考和感受体力活动。发现更多与客户相关的信息，你就能更好地为他们制订正确组合的策略。了解客户所处的阶段，能让你最有效地帮助他们从一个阶段进入另一个阶段，并据此制订相应的策略。

哪怕是为了达到一个小小的目标也给予鼓励。你可以采用总结与说明的技术，来帮助客户确定是否愿意把这些事情放在首位。在下面的凯罗尔与教练的对话中，注意健身专家是如何通过总结技术来了解她对自己的状况和过往经历感到的沮丧甚至绝望的——

以及在这种情况下如何用回应来重新激起她的希望。在我们的情景中，客户凯罗尔向健身专家描述了一些在常规运动中失败的尝试。在这一点上，她相当悲观。

FP：让我们看看迄今为止我们所面临的情况。在为公众服务将近20年后，你的身体与健康的状况正出现下滑。你在学校、体育教育和运动方面的经历并不乐观，甚至有时会让你觉得尴尬。在过去的3年里，你加入了两个不同的健身俱乐部，它们最开始都让你对运动产生了兴趣，却没有提供明显的后续帮助。你想让自己看到或感受到更好的变化，但似乎得不到什么支持。

CL：（停顿）这不是什么好的画面，但总结起来就是如此。也许我有一段时间没有想清楚，但直到最近，我才想停下来了解自己的处境。也许对我而言，是时候认真改变了。我真的很担心我需要做出很大的变化。

FP：这样做有一个方法，就是看看过去几年里，那些你完成的所有成就并乐在其中的事情。让我们一起努力，对你想要达到的目标有一个大致的设想。我们可以在创造一些短期目标的基础上将这个设想付诸实施。

你可以看到，教练不仅通过总结来陈述事实，而且提出了逐步改变的方法。这有助于稳定客户的情绪。

随后的第一个挑战是让客户说明他们即将面临的问题；第二个挑战是让他们致力于制订合适的行动规划。说明的过程可以帮助他们确定自己需要改变的方面，并做好前进一步的准备。这里有另一个对话示例，内容是关于运动专业人士通过说明方法来与客户建立阶段性的承诺：在我们的情景中，凯罗尔在与私人教练探讨关于她体重方面的难题。

CL：我面临着超重的问题。我不喜欢自己现在的样子。

FP：对此，你的感受如何？

CL：我为自己感到沮丧而尴尬……甚至让我愤怒，因为我比很多瘦的朋友更注意自己的体重！

FP：凯罗尔，听起来你对自己努力减肥的结果很失望。

CL：是的……但我对此无能为力。

FP：超重的原因因人而异。能否告诉我，你的体重为什么会增加？

CL：嗯，我不认为自己的饮食不好，但我从不运动，所以我认为主要原因在于自己不运动。

FP：所以你怀疑缺乏运动导致了自己体重的增加。然而你也知道，常规运动会给自己带来一些困难。有没有什么尝试失败的例子？

CL：有的，我去年买了一辆室内健身自行车，定期使用它的时间仅持续了3周，大概6周之后，我就把它放进车库了。我很容易感到无聊厌倦，再者，那个座位也不是很舒服。

FP：你想为减少体重而运动，但固定式自行车并不能让你保持兴趣。这里的俱乐部在冬天会提供旋转训练（动感单车）课程，天气好时也可以在室外骑车。这两种方式对你来讲合适吗？它们都不会让你在训练时感到无聊。

CL：我并不这么认为，我想我还是坐下来休息一下吧！

FP：好吧。那么除了骑车，我们还有其他的运动选择吗？

CL：嗯，我不喜欢运动，并且现在看起来慢跑也比较困难，但如果环境不错或者和朋友一起，我喜欢散步。冬天除了遛狗，我更喜欢待在家里，但是如果天气好的话，我喜欢在花园里弄一弄我的植物。我一直在考虑要不要买一个健身视频。

FP：凯罗尔，这些都是很棒的主意！我们已经走了很长的路。这是一份很好的清单。在你认为自己可以定期进行常规运动的基础上，你认为清单上有哪些最有可能的选择？

请注意私人教练如何避免评判以及提出不成熟的建议来建立与客户早期的信任。教练反思性的倾听、探究以及说明能够帮助客户更清楚地了解问题。随后教练会进入决策制订的分析阶段。我们先将注意力从这个示例上移开，因为他们将要选定最佳选项的组合（优先事项），以及制订能完成这些优先事项最有效的策略。第2章对激励客户采取行动的策略进行了更深层次的探讨。

从客户的角度出发，将利益最大化

价值取决于客户，而不是取决于你。价值是消费者对服务满足其愿望与需求能力的一种估计。大多数运动专家都清楚运动所带来的积极效果。但是客户会根据从自己的角度看到的利益（Weylman, 1995），来选定他们计划里的重要事项。其挑战在于，你需要了解如何向客户描述运动的效果，并且确保你所采用的方法能够清楚地展示这些效果是如何满足客户的愿望与需求的，同时，又不会给他们的生活引入消极的因素（如干扰家庭或极不方便）。有3个步骤能够增加你实现上述目标的机会，包括选项确定、选项排序以及引导客户做出承诺。

指导客户开发其他选项

唐是一名汽车工人和热心的曲棍球教练，在进行一场父子游戏时心脏病发作。起初，他非常震惊和难过，感觉自己在生活里的身份与作用已经消失。从"为什么会是我"的感觉进而发展成了沮丧与无助。医疗与企业领域的咨询，帮助唐重新调整了工作环境；然而，他的医生不让他接触曲棍球。唐的一位曲棍球朋友是一名合格的健身教练，他为唐提供了一些"咨询"建议。他让唐仔细了解自己在球队里所能扮演的不同角色，并帮助唐发现自己是一名战术师与指导顾问。他多年的经验十分宝贵，同时作为一名教练，上场并非唯一的选择。他的朋友还向唐示范了如何增强心血管耐力，以及如何监控他的体力消耗水平与症状。现在，唐正在和别人一起执教。

选项确定

客户想通过家庭计划（生活方式）来训练出平坦的腹部，以及增加肌肉支持力量以改善腰部问题。你在和客户一起开展头脑风暴之后，提出的运动处方选项如下。

- 进行仰卧起坐。
- 减重减脂。
- 对造成脊柱前弯症的肌肉进行拉伸。
- 参加有氧健身或开展腹部运动的水上健身课程。
- 观看教授腹部运动或者预防腰部问题的视频。
- 做各种腹部强化练习。
- 在办公桌前进行坐姿腹部练习，或在巴士站台进行站姿腹部练习。
- 每晚睡前进行一项简短的常规练习。

选项排序

接下来的步骤是对所确定的选项进行权衡或排序。剔除那些不切实际或不符合客户所需标准的选项。例如，由于水上健身不能在家里进行，客户可能会放弃该选项。你和客户一起依据兴趣、时间与可用性为剩下的选项进行排序，这些是任何给定选项所具备的特性。列出任何给定特性所带来的个人利益，将有助于选项的排序。采用简单的表（表1.5），来描述任何给定特性所带来的好处。

表1.5 **描述运动处方特性的益处**

特性	益处
此运动处方是为你家中的空间与器材所设计的	• 能够适应你繁忙的工作计划表 • 省时，因为你无须等待器材或通勤 • 长远来讲更为经济 • 会带来你所希望的结果 • 提供个性化方式 • 允许你进行循环训练
此运动处方包含了用于教学及示范的运动视频	• 无须太多准备或参加关于背部护理的特殊课程 • 帮助你了解自己的身体，并让你知道如何正确地运动 • 可以在任何时间段进行 • 使用该处方几次后会更为经济 • 通过音乐与视频提供动力

有的咨询方法更适用于某些特定的客户。表单1.7（CSEP, 2003）就是一种工具，能够帮助客户权衡行为改变的利弊。分析型与技术型的客户应该对这种方法有更好的反应。它能让客户不仅为自己，也为家庭及周围的

其他人考虑潜在的利益与成本。在客户权衡了参加体力活动所带来的收益与损失后所做的决策，才是明智且现实的。

图1.3是一个示例，表明你与凯罗尔（我们场景中出现过的客户）如何填写决策平衡汇总表，讨论计划的利弊，以及权衡自己积极运动后取得的收益大于损失的重要性。

引导客户做出承诺

最后，帮助客户在分析的基础上做出行动承诺——为客户选择最高优先级、最佳的选项组合以及最有效的策略。例如，该客户可以根据运动处方在家训练，包括背部肌肉拉伸、各种腹部强化训练以及一些消耗热量的有氧运动。你也可以为客户提供一些适当的家庭运动视频来提供锻炼的多样性。

体力活动所带来的收益（对自身、家庭及他人）	体力活动所带来的损失（对自身、家人及他人）
• 最终我能够减掉最后一个孩子出生之后所增加的体重 • 我的精力水平会有所提高 • 我会为家人成为一个更加快乐的人	• 我可能不能接送孩子们去参加活动 • 如果我在下班后训练，我的丈夫可能需要准备晚餐
策略（将收益最大化）	**策略（将损失最小化）**
• 虽然你可能会获得一些身体上或心理上的收益，但两者都取决于有规律的运动 • 在家里贴一份日历，并在上面清楚地注明计划运动的日期与时间 • 如果错过了一些运动，不要过于责备自己	• 本周和你的丈夫出去用餐，和他谈谈这件事情对你是多么重要，同时认清并感激他所发挥的作用 • 你的家庭显然是你所进行并维持改变的一部分重要原因。也许你可以组织全家人周末一起进行一些活动，比如远足、骑自行车或滑冰 • 每次训练时，我们都应该避免背部疲劳

图1.3 凯罗尔与教练权衡变得更加积极所带来的利弊
Reprinted by the Canadian Society for Exercise Physiology 2003.

为改变设定优先选项

为变化制订的策略不仅仅是一系列的建议。这些策略是逐步减少练习所带来的最终产物。你可以在收集相关信息且建立承诺阶段之后，帮助客户确定他的优先选项。然后是展望未来，和客户一起预想目标。随着进一步的关注与具体的测量，你依据客户的情况来设定最终的运动目标。

你的客户前来寻求一些咨询与指导。她有自己期望的目标，但想要你帮她来开发一个有成效的规划。最重要的问题是什么？应该首先处理什么问题？什么会改变她的生活？我们的客户通常会有几个顾虑，我们务必帮助他们确定首先要解决的问题。如果你想要了解客户真正的优先事项，并确定首先应该采取的行动，那你就必须运用前面所探讨过的所有倾听和提问的技巧。

以下3条原则可以作为你确定优先选项的指导方针。以客户所关心的问题作为出发点，选择可改善且可管理的问题，并且需要重视客户的健康问题。

1. 以客户所关心的问题作为出发点。请勿将自己认为重要的问题与客户认为重要的问题混为一谈。并不是每个人都同样重视健身，你也不能指望所有客户都会立即认同你对运动的热情。从客户关心并认为重要的问题（愿望、需求或生活方式）着手。你可能会认为他所关注的问题很宽泛，但从这一点开始，你可以给客户发出一个重要的信息："我很在乎你的利益。"例如，久坐不动且血脂增高的客户为了想增强体质，想要从举重训练计划开始。你很快就会发现，相比健康问题，他对自己的外表更感兴趣。因此，你目前应该解决客户的主要问题：在适当的运动处方的预防和监控下，他开始进行轻重量训练。之后再寻找机会解决血脂问题。或者，如果一个超重的办公人员因为高血压、压力与肌肉紧张等问题来咨询，你可能会发现，在你制订更详细的运动处方之前，你需要先改善他的工作环境。

2. 选择可改善且可管理的问题。虽然你既不能也不应该强迫客户采纳你觉得他们的优先事项应该是什么的看法，但你的工作就是告诉客户某些选择的好处。如果客户为此感到怀疑或紧张，那你要给予他们信息，并鼓励他们用清晰、现实与具体的方式看待问题。如果你帮助客户构想出相对容易的策略，并且预想到他们使用这些策略后会是什么样子，他们往往会调整自己的优先选项。如果你能帮助一位犹豫不决的客户认同一份简单的运动处方，那么他所经历的强化练习能够让他具备完成更艰巨的任务的能力。如果训练早期就出现清楚且可测量的结果，将加强客户所做出的承诺。干预与监测能够为客户提供反馈，并且帮助他们专注于自己的收益。对于那些在生活中有多项任务，或那些可能面临新的或繁忙的挑战的客户而言，

警示说明

在这个承诺与付诸行动的关键时候，会有很多事情发生，来挑战这个理性的过程。许多客户会陈述自己的矛盾心理，即他们虽然了解运动的理由，但做出改变所要付出的代价有强大的震慑力（Prochaska, 1994）。如果你能防范这些潜在的问题，你就能积极面对矛盾的心理。

- 省略或忽略分析阶段，迅速做出决定。
- 让客户陷入"防御性回避"（Egan, 1990），也就是合理地推迟选择或承诺："是的，这听起来不错，但我得忙完这些工作。"
- 让客户把握住一个舒适的短期选项。例如，"好吧，首先我需要一双新的步行鞋……我月底就可以拿到工资。我喜欢购物！"
- 建议一个行动方案，更多是因为它是高度推荐或受欢迎的，而不是因为它适合客户。
- 在客户准备好改变生活方式习惯之前，就给他们施加压力，催促他们。
- 允许客户敷衍了事地将决定转化为行动。例如，"我可能在下周某个时候开始"。

这有时会变得更为困难。下文介绍的杰伊的经历就体现了上述的情况。他是一名十几岁的少年运动员，在为疲惫不堪而苦恼。

3. **重视客户的健康问题。** 认真考虑客户想要改变的任何健康问题。确定客户的主要目标：一般性体适能、与表现水平相关的体适能（例如，体育比赛），或与健康有关的体适能（第3章）。如果他愿意在任何与健康有关的领域改变自己的行为，你就要谨慎地把握住机会。他可能希望得到短期且具体的成果。然而，在指导他的同时，你也需要理解他的不耐烦。仔细的筛查能够揭示客户可能存在的心血管或代谢问题。如有必要，你要与其他医护人员密切合作，一起考量生活方式的其他问题（如饮食、减压、戒烟）以及运动处方。许多有体适能或运动表现目标的客户都受到了肌肉骨骼问题的限制。请确定损伤的阶段和严重性，以及最初发生或正在发生的原因。你首先需要解决这方面的障碍，或者至少同时采用其他运动处方。第11章"特定损伤的运动处方"，为此类客户提供了宝贵的资源。

对于年轻运动员的优先考虑

杰伊是一名年轻的运动员，他的父母带他来咨询。他是一个充满活力的家庭里的一员，有着非常丰富的日程安排。前一年，我曾和杰伊所在的曲棍球队一起工作，他的父母了解我为年轻运动员提供一对一的训练。杰伊喜欢体育运动，但他的父母注意到他为完成所有任务而感到疲倦及焦虑，包括做家庭作业和与朋友们共度时光。他们问我能否试着帮助他改善精力水平。

我和杰伊的首次谈话是关于他如何处理所有的时间需求。我发现了他做得很好的地方，以及那些缺乏自律的地方。杰伊想取悦每一个人：他的父母、老师和教练。但随着需求的增加，他发现自己不知所措，觉得自己好像没有达到任何人的期望。我解释说，暂时将琐事放在一边，将你的注意力集中在最急需解决的问题上。这样做的确有难度，但这项技能是制订优先选项的基础。他同意做出尝试。

杰伊和我制作了一大张日历，里面列出了他接下来两个月要做的所有事情。随后我们回过头来，仔细分析每一项，并试图用1级、2级或3级来划分所有事情的优先等级。这并不容易完成，因为杰伊最初将所有的事情都看成是优先1级！我们确保其中涵盖了所有"1级"事项，并设法删除了一些"3级"事项。杰伊坚持每月按照日历行事，他不仅列出了所有的体力活动及学校作业，而且还列出了他可以和朋友们一起度过的空闲时间。他喜欢检验自己获得的成绩与进步。

我给杰伊的父母列出了过度训练的症状，让他们对此保持警惕。他们还同意在繁忙时帮助杰伊关注优先级更高的活动，并庆祝他所取得的任何成绩。杰伊决定为一个要求不高的曲棍球队服务，这样他不仅获得了更多的时间，还获得了心理上的休息。他继续用他的日历记录重要的日期与任务。最后一次我打电话给他时，他和朋友们外出了。

替代方案：高强度间歇训练

德布斯克等人（DeBusk et al., 1990）检验了传统运动处方的一种替代方案。1天3组10分钟的慢跑，1周5天，为期8周的中等强度训练，可以让健康中年男性群体的最大摄氧量提升8%。另一组人员在经过30分钟的标准慢跑运动后，他们的最大摄氧量提升了14%。这表明对于原本就习惯久坐的人而言，并不需要进行强度更高的运动。

最近，另一种替代方案是高强度间歇训练，通常称为HIIT（high-intensity interval training），这种替代方案更适合条件良好且更年轻的客户。它可以自然促进人体生长激素（human growth hormone，HGH）的产生——这对健康、力量和活力达到理想状态至关重要——有相关研究证明，它能显著改善胰岛素敏感性，加快脂肪代谢，并促进肌肉生长。虽然有很多变化，但HIIT常规流程往往包括以下步骤：先全力以赴运动30秒，随后在重复8次的冲刺跑之间休息90秒。总运动量大约为1周2~3次，每次20分钟。

采用可测量的目标

目标是描述总体意图的、宽泛的、一般（通常为长期）的陈述。它们将优先事项转化为行动，并说明未来的结果。你与客户一起记录他们的目标，并且在说明想法的同时，你需要确保与客户使用相同的词汇。在写下目标的过程中，有时会激发设计的灵感，为解决问题打开新的思路。

目标的模糊性往往使得它们容易被人忽视。"今年我将更加积极地运动"，是一种常见的新年决心，但很少有人会付诸行动。每个人都需要将目标具体化。问一个问题："当你做出改变时，你会做什么或会有什么不同？"答案可能是："我每周3天在健身俱乐部参加训练班，并且每天骑自行车上班。"请注意这个陈述的具体内容。它描述的是一种能够实施的行为模型，而不是一种更宽泛的活动的模糊概念。

目标是明确而宽泛的意向陈述。它是行为改变的开始。记录每位客户的优先选项，包括用动词表述目标。接下来，试着通过下面的这个简单的清单来判断客户目标的质量。

- 这是一个基于单一优先选项的宽泛陈述吗？
- 这能说明客户的意向吗？
- 容易理解吗？
- 这对客户的总体健康有好处吗？

目的往往由一系列具体的目标来定义，这些具体目标将相应的策略分解成独特的、循序渐进的步骤。以下是一些目的与具体目标的例子。

目的：更详细地了解我的个人饮食情况。

目标：

1. 参加本学期每周举行的研讨班，并保存所有课程的笔记；
2. 在课程前后对自己的饮食进行分析，并计算所取得的改善。

目的：提高我自由举重的能力。

目标：

1. 下周和我的健身专家一起参加第二个计划示范课程，以获得个人反馈；
2. 请一名经验丰富的朋友，每周一天充当我的训练伙伴；

3. 保存锻炼日志，用于记录我的表现，以及我对于进步的主观感受。

最近，我有一位客户，其相关病例、评估结果，以及优先事项都集中在其心血管问题的改善上。她的目的是"在做有氧运动时不会感到过于疲劳，同时持续时间更长"。她的目标如下。

1. 3周内完成10次针对心率的步行慢跑训练。

2. 每周增加10%的训练时间（持续时间）。

3. 在每次有氧运动结束后，或者每天结束时监测疲劳感，并在3周结束时关注精力提升的整体结果。

注意，每个目标都提出了明确的步骤，同时更为精确地描述了所期望得到的结果。所有的目标都以行动为导向。这些目标会告诉我们它们将在什么样的情况下得以实现。通过专注于细小且可测量的步骤，使人们在实现目标的过程中不断体验到成功，赋予并培养他们实现长期目标的运动热情和毅力。

SMART系统是一种用于创建并评估目标的简单技术（CSEP, 2003）。在这个系统中，运动目标具有5种特征：具体性、可测量性、可实现性、现实性与时控性。弗兰西斯（Francis, 1990）建议可以用"行动导向"一词取代"可实现"这个术语，因为可实现性和现实性非常相似，似乎多余，而行动导向性是有效目标的一个重要特征。因此，我们对SMART系统进行了改良，从而纳入具有以下特征的目标。

- 具体性（specific）。
- 可测量性（measurable）。
- 行动导向性（action oriented）。

- 现实性（realistic）。
- 时控性（timed）。

目标设定过程只需10分钟，还可以提高客户对自己"未来愿景"的认识。用SMART系统来帮助客户开发出具有成功可能性的目标。对于一位客户而言，这可能意味着需要注重目标的明确性与具体性。你可能会帮助一位客户设计一种方式来测量相应的进步成果，或者帮助另一位客户开发一种可行的时间框架。大多数客户在上述5项标准中，至少有一项需要通过些许帮助才能够实现。

表单1.8目标设定工作表，旨在按照SMART标准来指导目标设定的过程。

具体性

目标应该足够清晰与具体，从而促使行动开始。有效运用提问、探究及解释能够帮助你的客户清晰地表达出自己在采取行动时所需的具体程度。如果一个以健身为目标的客户不能够清楚地说明为什么或在哪些方面需要改善，那么，你将不可能制订出相应的运动处方计划——更不用说以客户为中心的运动处方了。相比之下，"40分钟不间断奔跑"，这一目标是一种具体且可测量的成果。

可测量性

对于大多数客户而言，能够测量出自己的进步，是一种重要的动机因素。此外，如果目标不具备可测量性，客户如何知道何时才能实现目标？请不断引导客户向自己提问，"当我做出改变时，我会做什么？或者会有什么不同？"你可以通过测量来衡量一些目标取得的进展，也可以通过评分或清晰地描述预期的成果来衡量其他目标的进展。

你可以很容易地测量包括心血管健康、身体成分、力量与耐力、柔韧性、姿势与肌肉平衡，以及与运动表现水平相关的体适能状况的变化。实施健康评估与定期评估是两项已知的动机激励策略，能够提高客户运动的依从性（Francis, 1990）。

有些目标很难客观地量化，比如"对运动的感觉变得更好"。有一个建议，你可以构建一个从1~10的等级量表，其中"1"代表最差，而"10"代表最优（Clark & Clark, 1993）。客户需要在某一特定的时间里估计自己所处的等级水平，同时你需要记录任何变化趋势。

另一种方式可以预先描述目标的含义及其深层含义。例如，那些想要在运动过程中获得更好感受的客户，如果他们对每次运动充满期待，将运动视作一天中的休息时间，那么他们就能够体验到这一份成就，享受运动的社交特性，运动之后会感到更放松，精力更加充沛。如果一个目标不能够被量化、测量或评级，那么这样的目标是不可取的，因为客户永远无法将其变成现实！

目标除了具备可测量性以及保持一致性，还应该是"有意义的"。当然，是对于客户而言有意义，因为其在一定程度上为他们提供了重要的个人回报。

下面是另一个对话示例，运动专家通过持续的关注，以及提供具体的可测量性来帮助我们的客户凯罗尔实现她最终的运动目标。

FP： 现在我们有机会聊聊你过去的活动以及你可能喜欢做的事情。请告诉我，凯罗尔，你认为自己每周承诺会做的是什么？

CL： 嗯，在天气回暖之前，我可以在花园里活动，我每天都会去遛狗。

FP： 很好的开始，它已经符合你的日常生活模型了。这只狗走得有多快？通常步行多长时间？

CL： 它走得很快，拽着我走，我基本上没有停下的机会！我通常会走两圈，大约需要20分钟。在周末，我有时会用30~40分钟的时间走到小溪附近，但速度会慢一些。

FP： 凯罗尔，你能想象你在周一至周五每天用20~25分钟的时间和狗一起快步走吗？并且每周两次沿着小溪徒步30~40分钟？

CL： 噢，是的。我的丈夫很高兴我接受这份苦差事，我想我喜欢到外面走走，这是我计划之外的活动吗？

FP： 实际上，这将是你有氧运动处方的一个重要组成部分，也是一个很重要的目标。我很高兴这听起来很现实，可以达到。

行动导向性

实现一个有效目标的基础是具体的活动或训练。这并非详细的运动处方，但客户务必能够设想自己将要做的运动。"我想开始做一些运动"所表述的是非具体的活动，而"在6个月内，我每周至少跑4次，每次至少30分钟，跑3英里（1英里约为1.6千米，此后不再标注）"，则是客户可以设想的具体结果。要检验目标，便要采用动词。表示动作的词汇应该能够反映出取得相应成果所需的活动。

现实性

许多人放弃运动的原因在于，当他们的计划没有取得预期的成果时，他们会有一种不现实的感觉。最初的运动目标可能是不现实的，如果满足以下几项条件，目标就有可能是现实的。

- 可获得实现目标所需的资源（无法按规定进行运动的原因，通常与场地不便及器材不方便使用有关）。
- 目标在客户的可控范围内（他的基因可能永远无法让他看起来像一位苗条的时装模特）。
- 对于客户而言，这是一件高度优先的事情（这是客户想要做的事情，因为它能满足他最重要的需求，以适应他的生活方式）（Egan, 1990）。

当一个目标符合这3个要素时，是最为现实的。如果目标设定得太高，就会不切实际；如果目标设定得太低，则不足以体现出所期望的结果。它们务必与目的相关联，你在激励客户的同时，还要给他们描绘出目标达成时的样子。

时控性

具备时控性的目标能够为运动计划的坚持提供强大的驱动力。要设定现实的目标日期，你需要从时间的角度来衡量每一个目标。目标可以是长期的（月），也可以是短期的（也许是在一天内）。4个月内减重25磅（1磅约为0.45千克，此后不再标注）可能是一个现实的目标，但每周减掉1.5磅的短期目标似乎更容易掌控。短期目标指在客户计划的早期阶段能够成功实现的目标，可以形成一个挑战与成就的循环，进而增强客户的自信。

评估目标

客户的目的是改善心血管健康状况。将SMART准则作为清单来评估以下目标。

1. 晚上轻快地步行40分钟，每周4天。
2. 每周监测步行距离、时间与心率，每隔3个月和6个月测量心血管（CV）健康状况——目标是争取每3个月提升10%。

目标1：

S____为改善心血管健康而步行

M____40分钟，4天/周

A____轻快地步行

R____成就在相关研究及个人经历中已经多次得到了证明；务必确认客户所承诺的时间以及相应的资源，如步行时穿的鞋

T____每3个月或每半年提升10%

目标2：

S____为改善心血管健康而对步行进行监测

M____监测步行距离和心率，重新评估心血管健康状况

A____监测持续时长与强度（心率）

R____每3个月提升10%，以确保运动处方的有效性

T____每周进行短期监测，同时3~6个月的再评估是长期监测的基准

总 结

活动咨询模型包括3个步骤:建立融洽关系、收集信息和为改变制订策略。在这个模型中,关于活动咨询的首要目标是建立一种融洽的关系,同时允许公开地收集信息。只有这样,你才能确定客户对改变所做出的承诺程度,并帮助他制订行动导向性的目标,使他能够设想自己想要达到的目标。

你的首要目标是让客户放松,同时和他建立一种舒适的工作关系。在建立这种融洽关系的过程中,你要善于接纳和回应,同时概述咨询过程,并和客户讨论他参与其中的原因。融洽关系的培养,需要细心的行为和能够清楚地理解客户想要表达的信息的倾听风格。

收集客户信息的有效方法有两种:(a)过去、现在、将来;(b)需求、愿望、生活方式。任何一种收集信息的方法都可以独立运用,但是这两种方法的结合将是最全面且以客户为中心的。问题的类型与问问题的时机会影响咨询过程的成败。客户的情况越清晰,你所能提供的信息与支持就越有效。

处理客户对改变的准备,一个有效方法是考虑变化的5个阶段。你一旦了解了客户的变化阶段,便可以选择适用于特定阶段的有效策略,第2章即为相关内容。将客户关注的问题作为出发点,来确定优先选项;然后通过优先选项来设定目标,同时将未来成果可视化。目标需基于一个目的,并以"SMART"为准则。SMART准则描述了一种行为模式,具有具体性、可测量性、行动导向性、现实性、时控性的特征。这将为客户量身设定最终的运动目标。

表单1.1 **特异的生活方式清单**

说明：除非有特殊情况，在最能描述你过去一个月里的行为或情况的方框旁边打一个"X"。清单第3页提供了对问题和评分的解释。

家庭和朋友	我可以和某人谈论一些对我而言很重要的事情	几乎从来没有	很少	有时候	经常	几乎总是
	我会给予和接受爱	几乎从来没有	很少	有时候	经常	几乎总是
活动	我每天至少有30分钟的活动时间（如跑步、骑自行车等）	每周少于1次	1~2次/周	3次/周	4次/周	每周5次或以上
	我有适度的运动（如园艺、爬楼梯、散步、做家务等）	每周少于1次	1~2次/周	3次/周	4次/周	每周5次或以上
营养	我的饮食均衡（详见清单第3页）	几乎从来没有	很少	有时候	经常	几乎总是
	我经常吃过量的东西：①糖 ②盐 ③动物脂肪 ④垃圾食品	其中4项	其中3项	其中2项	其中1项	没有
	我的健康体重在_____磅以内	超出20磅	20磅	15磅	10磅	5磅
烟草、药物等	我吸烟	超过10次/周	1~10次/周	过去6个月都没有	过去1年都没有	过去5年都没有
	我过度使用处方药或过量使用药物	几乎每天	经常	只是偶尔	几乎从来没有	从来没有
	喝含咖啡因的咖啡、茶或可乐	超过10次/周	7~10次/天	3~6次/天	1~2次/天	从来没有

续表

		超过20杯	13~20杯	11~12杯	8~10杯	0~7杯
酒精	我每周平均摄入酒精量＿＿＿（清单第3页）	超过20杯	13~20杯	11~12杯	8~10杯	0~7杯
	我有时喝酒超过4杯	几乎每天	经常	只是偶尔	几乎从来没有	从来没有
	我酒后驾驶	有时				从来没有
睡眠	我睡得很好，感觉得到很好的休息	几乎从来没有	很少	有时	经常	几乎总是
汽车安全带	我用汽车安全带	从来没有	很少	有时	经常	总是
压力	我能够应对生活中的压力	几乎从来没有	很少	有时	经常	几乎总是
	我感到放松并享受休闲时光	几乎从来没有	很少	有时	经常	几乎总是
安全性行为	我实行安全性行为（清单第3页）	几乎从来没有	几乎不	有时	经常	总是
行为类型	我似乎很性急	几乎总是	经常	有时	很少	几乎从来没有
	我感到愤怒或怀有敌意	几乎总是	经常	有时	很少	几乎从来没有
洞察力	我是一个积极乐观的思考者	几乎从来没有	很少	有时	经常	几乎总是
	我感到紧张或焦虑	几乎总是	经常	有时	很少	几乎从来没有
	我感到悲伤或抑郁	几乎总是	经常	有时	很少	几乎从来没有
职业	我对我的工作或角色感到满意	几乎从来没有	很少	有时	经常	几乎总是

第1步　统计中每一列里总的×数　→ ☐　☐　☐　☐　☐

第2步　将总数乘以所列出的数字（在下面的框中填写答案）　→ 0　×1　×2　×3　×4

第3步　将底部所得的分数相加，以求总和　→ ☐　☐　☐　☐　☐

均衡的饮食

根据《加拿大健康饮食指南》（适用于4岁以上人群）：

不同的人所需食物的量不同

你每天从4组食物或其他食物中摄取的量取决于你的年龄、体形、活动量、性别，以及你是否怀孕或处于哺乳期。这就是为什么《加拿大健康饮食指南》给每个食物组别提供了较少及较多的份数。例如，年少的孩子可以选择较少的份量，而男性青少年可以选择更多的份量。大多数人可以选择介于两者之间的食物量。

谷物制品	蔬果类	乳制品	肉类及其替代品	其他食物
经常选择全谷物和营养丰富的食品	经常选择深绿色和橙色蔬菜	经常选择低脂牛奶	经常选择较瘦的肉类、家禽和鱼类以及干豌豆、黄豆和小扁豆	其他并不属于这4类的食物也可以带来很好的味觉与享受。其中一些所含的脂肪或热量较高，因此应适量食用
建议每日摄入的份数				
5~12	5~10	儿童4~9岁：2~3 青少年10~16岁：3~4 成人：2~4 孕妇与哺乳期妇女：3~4	2~3	

酒精摄入量

			公制
1瓶啤酒	5%的酒精		340.8毫升
1杯红酒	12%的酒精		142毫升
1瓶烈酒	40%的酒精		42.6毫升

安全性行为

参考使用防止感染或怀孕的方法。

分数的意思				
85~100 优秀	70~84 很好	55~69 良好	35~54 一般	0~34 需改进

注：分数低并不意味着你失败了。现在总是有机会改变你的生活方式。看看你得分为0或1的方面，然后决定自己想先在哪个方面努力。

提示

1. 不要试图同时改变所有方面。这对你而言太难了。
2. 写下自己提出的变化和总体目标，将有助于你取得成功。
3. 朝着总体目标逐步做出改变。
4. 寻求朋友的帮助来做出相似的改变，或者支持你的尝试。
5. 祝贺自己所完成的每一步，适当地奖励自己。
6. 向自己的体力活动专家、家庭医生、护士或卫生部门询问更多关于这些方面的信息。

From J. C. Griffin, 2015, *Client-centered exercise prescription*, 3rd ed. (Champaign, IL: Human Kinetics). Adapted with permission from the Fantastic Lifestyle Assessments ©1995, Dr. Douglas Wilson, Department of Family Medicine, McMaster University, Hamilton, Ontario, Canada L8N 3Z5.

表单1.2 生活方式及活动偏好调查表

我觉得这对我而言很重要

____ 喜欢和我在一起的人	____ 改善我的健康状况
____ 成为团队的一分子	____ 能够为团队做出贡献
____ 独立	____ 有人喜欢我
____ 很好地了解他人	____ 参加体育运动
____ 认识很多新人	____ 发挥我的想象力
____ 成为领导者	____ 创造发明
____ 感到自信	____ 寻找有挑战性的活动
____ 学习知识	____ 有安全感
____ 在舒适、有吸引力的环境中	____ 尝试新奇的事物
____ 独自一人	____ 做自己
____ 有一项结构化的活动	____ 发挥我的天赋
____ 能够在最后时刻做事情	____ 改善自身及自己的技能
____ 遵守规则	____ 有所成就
____ 受到称赞	____ 放松
____ 玩得开心愉悦	____ 与家人共度时光
____ 排解挫败感	____ 冒险
____ 排解愤怒	____ 享受室外活动
____ 和其他人有共同兴趣	

一旦你检查出对自己很重要的生活方式需求，请列出最为重要的3个选项，并确定最可能满足这些需求的活动。

生活方式的需求	活动偏好
1.	
2.	
3.	

表单1.3 收集信息访谈工作表

教练姓名：_____

客户姓名：_____

损伤或健康方面的问题：_____

_____

_____

目前的活动——FITT（频率，强度，时间，练习类型）：_____

_____

_____

喜欢的活动：_____

_____

_____

承诺（变化阶段）：_____

2个目标的总结：

1. _____

2. _____

From J. C. Griffin, 2015, *Client-centered exercise prescription*, 3rd ed. (Champaign, IL：Human Kinetics).

表单1.4 活动偏好调查问卷

活动偏好

你喜欢什么类型的训练活动（如慢跑、自行车、徒步旅行、滑雪）？ _____

你喜欢什么样的训练方法（如间歇式或连续式）？ _____

你喜欢团体训练还是个人训练？ _____

你喜欢竞争性的活动还是非竞争性的活动？ _____

你喜欢什么类型的运动场地？ _____

你最喜欢的器材类型是什么？ _____

你喜欢之前运动处方的哪个方面？ _____

在你当前的活动类型与水平中，你有什么想要继续坚持的吗？ _____

特殊的兴趣

你现在或过去有什么想掌握的技能吗？ _____

你想要更多关于特定活动、健康或生活方式主题的信息或资源吗？ _____

你有想要避免的任何事情吗？ _____

你是对完成某件具体的事感兴趣，还是对遇到挑战感兴趣？ _____

你想在你的运动处方里找一些新的或者不同的东西吗？ _____

期望

你有什么特别重要的目标？ _____

我们如何知道你何时实现了你的目标（具体到可测量的改进方面）？ _____

你希望改变的主要行为有哪些（如饮食习惯）？ _____

你对身体状况的变化有什么期望吗？ _____

你有什么运动表现水平或特定运动方面的期望吗？ _____

你是想了解自己在国民标准方面的位置或改进情况，还是与自己之前的努力做比较？ _____

你能为自己的期望设定优先顺序吗？ _____

表单 1.5　关注生活方式

通过改变日常生活方式来鼓励更多的运动，是增加运动量的一种方式。向你的客户提出一些能反映他的生活方式的问题，并据此提供最佳的运动处方。使用以下列表来记录适当的注释，并检查你可以修改的目标。

_____ 目前的日常工作

_____ 目前的日常休闲活动

_____ 最方便的时间

表单1.6 **变化阶段调查问卷**

体力活动可以包括散步、骑自行车、游泳、爬楼梯、跳舞、园艺、步行上班、有氧健身和运动。常规体力活动指每天30分钟的适度活动，几乎每天都要进行，或每星期至少3次，每次20分钟的剧烈活动。

这里有一些用于描述不同层次体力活动的陈述。请选择最接近自己水平的那一项：

我并不热衷于运动，也不打算成为那样的人。　　　　　1

我一直想要积极参与运动，但我至今没有做任何事情。　　2

我偶尔会运动，但不定期。　　　　　3

在过去的6个月里，我经常参加体力活动。　　　　　4

我参加规律的体力活动已经有6个多月了。　　　　　5

（如果当前不活跃，请回答）
我过去积极运动，但现在并没有。　　　　　是　　否

From J. C. Griffin, 2015, *Client-centered exercise prescription*, 3rd ed. (Champaign, IL: Human Kinetics). Source: *Canadian Physical Activity, Fitness & Lifestyle Approach*: CSEP-Health & Fitness Program's Appraisal and Counselling Strategy, 3rd edition, ©2003. Reprinted with permission from the Canadian Society for Exercise Physiology.

表单 1.7　决策平衡汇总

从体力活动中获得的好处 （对自己、家庭及他人）	体力活动所带来的损失 （对自己、家庭及他人）
策略（收益最大化）	策略（损失最小化）

表单1.8 目标设定工作表

目的（广泛的意图陈述）：

_____

_____

目标1（活动与成果）：

_____

_____

核查实现目标的每个SMART标准。

❏ 具体性

❏ 可测量性

❏ 行动导向性

❏ 现实性

❏ 时控性

目标2（活动与成果）：

_____

_____

核查实现目标的每项SMART标准。

❏ 具体性

❏ 可测量性

❏ 行动导向性

❏ 现实性

❏ 时控性

目标3（活动与成果）：

_____

_____

核查实现目标的每项SMART标准。

❏ 具体性

❏ 可测量性

❏ 行动导向性

❏ 现实性

❏ 时控性

表单 1.9　**活动咨询模型清单**

步骤 1：建立融洽关系	行动清单
创造友好的欢迎方式：善于接纳与回应	❑ 友好的环境 ❑ 表示关心 ❑ 客户谈论自己的情况
探讨咨询的流程及客户参加的原因	❑ 客户分享他们参与其中的原因以及他们想做出改变的方面
确保你已经接收到客户的信息	❑ 明确的信息 ❑ 有效的聆听（解释）
步骤 2：收集信息	**行动清单**
检查过去、现在、将来	❑ 探讨活动模式 ❑ 建立起能够了解客户为什么喜欢（不喜欢）当前活动的动机窗口
辨别需求、愿望、生活方式	❑ 愿望：确认活动偏好、特殊兴趣及期望 ❑ 需求：确认损伤、体适能成分、健康风险因素、特殊设计、教育或激励性支持 ❑ 生活方式：时间、设施、伴侣、通勤、工作等 ❑ 确认"日常"，例如，工作、运动、睡眠、饮食、家庭 ❑ 有效的提问
确定客户所处的变化阶段	❑ 确认变化阶段（承诺）
步骤 3：为改变而制订策略	**行动清单**
选出与客户所处的变化阶段相适应的策略	❑ 确认变化阶段的相应策略（包括主要的障碍）
站在客户的角度将收益最大化	❑ 确定选项（利与弊） ❑ 与客户核对优先事项
当设定目的时，使用可测量的目标	❑ 确认目的，并将其细化成可测量的目标 ❑ 关于后续应用的探讨：评估、一般行动计划、运动处方等

第2章

以客户为中心的激励策略

本章要点

完成本章后，你将能够展示以下能力。

1. 运用激励策略来帮助客户适应不同阶段的练习。

2. 运用适用于每个阶段的变化过程策略。

3. 根据客户的概况（学习风格与个性风格）来为其提供支持。

4. 刻画角色和提供外在动机的例子，并应用激励技术来强化健康行为的内在改变。

5. 运用激励策略来帮助客户实现他们的目标。

6. 提出一些以客户为中心的方法来克服障碍和解决问题，从而强化运动的持久性。

7. 在案例研究的情境中，运用适当的以客户为中心的激励策略。

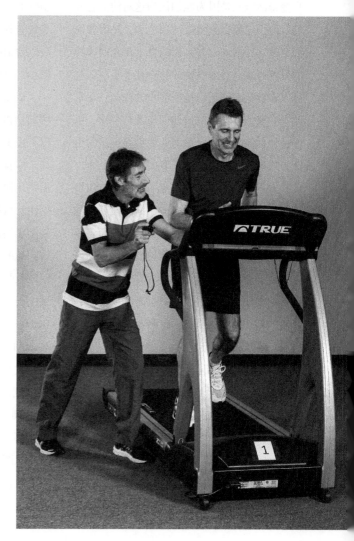

如果帮助人们成为有规律的运动者的关键是在运动中做什么和怎么做，那么我们将会更成功。但是很明显，做出改变的动机以及积极性的调动，在帮助人们促进健康的个人行为改变的过程中承担着重要作用。每个阶段的变化都是不同的，每位客户都是独一无二的，这就为激励策略和用来表达支持的工具的挑选带来了挑战，以便我们在客户早期热情减弱时更好地帮助每一位客户。我们可以哄骗、鼓励或威胁，但从长远来看，客户变得活跃只是因为他们认为这对他们有好处。他们之所以会坚持一项活动，是因为他们喜欢这种活动，并且相信自己正在向成功的目标迈进。有效激励的核心在于了解那些可以在特定时间驱动特定客户的东西。在本章中，我们将详细探讨如何与客户合作，以保持他们的积极性，从而让他们在自己的生活方式中遵循他们的优先事项与目标。

在前一章中所概述的咨询技巧与工具，以及一些能够帮助客户完成不同阶段任务的运动计划，因为客户的变化阶段不同而各不相同，所以应该适当地使用这些方法。你可以在咨询会议中开始运用能够促进个人行为改变的策略。有一些工具有助于为变化的各个阶段提供支持，例如设定目标、制订自我契约、进行自我对话、鼓励自我效能，以及使用表单2.2计划倒退预防表。仔细倾听客户的问题，因为一项工具的使用效果可能会因客户的不同而不同。

变化的阶段

发达国家的人不被鼓励进行体力活动，这就导致了许多人会选择尽可能少地进行体力劳动。不选择步行、骑车或跑步，而选择驾车；不使用老的推式吸尘器，而选择购买自动吸尘器；不自己进行活动，而是在电视上看球赛，等等。尽管许多人都意识到自己应该积极地锻炼身体，但却无法克服他们的惰性。

跨理论模型（The Transtheoretical Model，TTM）描述了行为的变化，如有规律地运动，是经由5个系列阶段发生的。TTM还描述了一些与这些阶段相匹配的"变化过程"（例如，提升意识、获得社会的支持、使用刺激控制技术）。TTM还确认了决策平衡（权衡行为改变的利弊）以及自我效能（个人在特定的高风险情况下参与或继续改变行为的能力的信心）对行为的作用（Gabriele et al., 2011）。

表2.1列出了在每个变化阶段最有可能增加动机的变化过程（第3列）；下一栏列出了用于鼓励适当变化过程的具体策略。例如，你有一位善于深思熟虑的客户，那么你需要让他更深刻地意识到活动对于健康的重要性。当这位沉思的人开始了解到关于活动和健康的信息时，他便进入了一个认识和理解问题的层次。你可以通过及时的告知、交谈以及强调活动所带来的好处，来帮助他进到下一层次：开始思考如何变得活跃。阿尔伯塔积极生活中心（The Alberta Centre for Active Living, 2011a）调查了身体活动的预测因素发现，如果阿尔伯塔人（The Albertas）有适度或高的参加规律的体力活动的"意愿"（如：准备阶段），那他们充分活跃的概率是那些意志薄弱的人的4~6倍。通过声明一个意图，客户能够展示出一个自我解放的改变过程，即相信一个人有能力改变自己的生活。

请查看第1章中介绍的技能与工具，并确定哪些可以用来实现每个策略。

- 使用评估工具来告知客户，并与他探讨评估结果及其含义。
- 采用像表单1.7决策平衡汇总（第1章）类似的工具来促进你和客户的对话。
- 运用积极的倾听技巧，并结合提问技巧，帮助他了解他能体会到的具体好处。

故态复萌的情况几乎是不可避免的，因此你应该做好相应准备。你必须通过简单、短期的目标来帮助客户重新开始自己的改变过程，因为他的自信会随着小变化所带来的成功而加强。将他目前的阶段（他可能会退步！）与表2.1中的一个阶段相匹配；考虑一下能让他再次前进所必需的变更过程，并采用与这些变更过程相关的策略。

为了减少故态复萌的机会，不要让新的狂热者跳过其中任何一个阶段，以免他们错过一个支持的机制。那样的话，从长远看，他们成功的可能性会更小。成功的取得需要阶段性的过渡。其中的挑战在于，你需要在变化的各个阶段里将相关的策略与自然的发展相匹配。

表2.1　变化过程中的策略

阶段	客户的行为	变化过程策略	咨询与激励策略
无改变行为的打算	• 从某种程度上意识到信息	• 意识提高	• 提升对于重要性的意识 • 开始一个对话 • 强化活动的"有利一面"
打算改变	• 对信息有所意识并对其感兴趣 • 认识到问题所在	• 意识提高 • 权变管理	• 通过解决矛盾心理、突出个人利益和建立自信来强化行动的意愿 • 建立理解与接受
准备改变	• 确定一个行动方针 • 准备采取行动	• 意识提高 • 权变管理 • 自我解放	• 帮助客户规划（如设定日期、场地） • 专注于"益处" • 强化自信 • 提供有帮助的资源（知识与技巧）
行动	• 决定执行一个行动方针 • 尝试进行活动 • 采用短期适用的方法	• 权变管理 • 自我释放 • 帮助的关系	• 教客户如何处理失误 • 促进社会的支持 • 处理失误；重新评估下一步行动的步骤 • 提供鼓励
保持	• 做出长期的许诺 • 实现永久性的生活方式的改变	• 帮助的关系 • 对抗习惯作用 • 刺激控制	• 细化并增加计划的多样性 • 为故态复萌做好准备 • 为行为的维持提供支持，防止故态复萌

通过了解客户的变化阶段、适合哪个阶段的变化过程，以及促进变化的策略，你将帮助客户认识到健康的重要性，以及如何满足他的个人需求。这种认识是动机的起始点。

客户概况

解开人们如何思考和学习的秘密，也会帮助你更有效地对待你的客户。客户的"档案"越清晰，你就越能在最合适的时候提供更好的信息与支持。客户概况里有两个方面能让你更好地理解改变行为需要什么，即客户首选的学习风格与他的个性风格。

首选的学习风格

通过记住客户首选的学习风格，你可以决定用于展示一项运动、教授一项监测技术、解释测试结果，以及介绍新设备等的最佳方式。如果你选择了一种与客户的学习风格不匹配的方法，你就有可能以错误的速度推进着计划，提供的信息太少或太多，而且不

心理变化过程术语

- 意识提高发生于从无意识变到有意识的时候。个体开始意识到新的选择，关于自我和健康方面的信息也越来越多。意识的提高可能是由于环境的变化（例如：一个新的自行车道或员工健身中心）或生活阶段的改变而引起的。意识的提高往往需要教学与反馈。运用到此过程中的技术可能包括观看教学计划、访问理疗师、参加课程，或者听取那些见多识广的人的想法。

- 权变管理是一种自我评估的方式，其涉及行为的强化。这取决于个人对特定结果的价值观。我们可以帮助客户评估当前或未来行为的影响。例如，通过提问，我们可能会发现，客户们认为，如果他们上瑜伽课，他们的压力就会更小，行事效率也会更高。运用到此过程中的技术可能包括想象自己在克服一个问题（例如暴饮暴食）、列出优点与缺点（例如经常运动的优缺点），或者通过测试来确定健康状况。

- 自我解放指的是一个人相信他有能力改变自己的生活，这建立在自我效能的基础之上。如果我的客户认为他可以在受伤后强化他的踝部，他的想法及行动将会增加他改变的决心。运用到此过程中的技术可能包括从以往个人成功的例子中汲取经验，或者购买尺寸过小的牛仔裤，然后开始每天的步行运动。

- 帮助的关系是由善于关心、理解与信念坚定的训练师所提供的。尤其是在获取技能与实现自我价值方面。从客户的角度来看，此过程包括接受支持与信任他人。运用到此过程中的技术可能包括与那些和自己有同样运动目标的人交往，或者加入一个旨在解决你的问题（例如饮食失调）的领导得当的社区项目。

- 对抗习惯作用是一种改变人们对特定刺激的反应的策略。其目的在于消除旧习惯，强化新习惯。例如，你可以帮助客户改变他的想法，这样，那些用来待在自助餐厅的课间休息时间就变成了去当地公园散步的时间。运用到此过程的技术可能包括在电视广告期间读一本书，而不是吃零食，或者淋浴后用毛巾来拉伸身体。

- 刺激控制涉及改变一个人的环境以减少负面刺激。这包括识别、控制或避免反运动的刺激；举个例子，直到一个人锻炼好了才打开电视机。运用到此过程的技术可能包括，避免在家里吃垃圾食品，避免导致问题的行为，使用便条提醒自己保持健康的习惯，或者只是花更多的时间在公园里。

管你和客户之前的关系如何，通常你都无法与客户建立一个有用的联系。请你参阅下文"你的客户是如何学习的？"，这是了解客户学习风格的好方法。下面是你可以搭配每一种风格的方法。

• 将信息应用到个人的情况："到目前为止，我将通过对你心率的触诊来评估你工作有多努力。戴上这个心率监测器，你就可以随时随地得到你想要的信息。即使在艰苦的间歇训练中，你也可以利用这些信息来判断你的恢复情况。"

• 通过观察来学习："我的手表是一个可供我们使用的新的心率监测器。通过预先设置这些控件，我们可以设置心率的目标区域。我将会展示给你看，当我低于那个心率区域时，蜂鸣器的声音会提醒我加速。"

• 通过了解理论来学习："这个心率监测器显示了最近 5 次心跳的平均值。这在运动过程中很好，但是对于像你这样心率很低的人来说，在休息或轻度运动时可能会产生误导。我们为什么不保留一张表，用于比较不同情况下的监测与触诊情况？"

• 通过实践来学习："看看这个新的心率监测器。请试着做一些运动，并让我知道你的想法和它是怎样对你起作用的。"

通常，当我们从一位客户转移到另一位客户时，我们会发现自己在使用与前一个客户相同的方法与风格来解释、示范或指导。我们会很自然地回归到自己偏爱的风格的舒适水平。了解自己是一个很好的开端：这意味着你的意图是真正以客户为中心的。

如果你觉得你的客户在学习某件事上有困难，或表现出沮丧的迹象，那么你就应考虑一下该客户喜欢的学习风格，并试着与它进行匹配。健身专业人士有一个真正的挑战，即引导客户接触一系列新的噱头、小玩意儿、服装、健身器材和最新的行业产品。许多新客户都被吓到了，他们认为自己无法完成其他客户所能做的练习。从他们过去的经验来看，客户对他们认为自己能够实现的目标形成了先入为主的印象。当教练培养客户的自信时，他们的学习与成功的速度就会有所增长。我们不仅有机会教授新技能，而且有机会提高客户克服障碍的信心。

你的客户是如何学习的？

下面是一个你可以和你的客户一起确定他的学习风格的练习。

你订的那台新计算机刚到。把它从盒子里拿出来之后，你会怎么做？

• 依靠过去使用类似计算机的经验。

• 打电话给我的朋友，让他给我一些指导，告诉我该怎么做。

• 仔细阅读手册，弄清出现的问题。

• 把它设置好，插上电源，开始运行。

如果客户选择依赖过去的经验，那么他更喜欢将信息应用到个人情况中来学习。如果他给朋友打电话，那么他更愿意通过观察来学习。如果他仔细阅读手册，那么他喜欢通过了解理论来学习。如果他只是设置并运行计算机，那么他更喜欢在实践中学习。

成功激励与教授客户的关键，在于你借助他们的学习风格，以及你的技巧来建立他们的信心。我们必须通过利用下面所列举的机会，来帮助我们的客户建立行动的信心。

- 根据客户偏好的学习方式提供信息。
- 从最初的处方或测试中获取信息。
- 准确地发现客户可能关心的事情（例如焦虑的来源）。
- 确定舒适程度和理解程度。
- 确定可以执行的任务以促进成功。
- 专注于教客户掌握任务，但要以他们喜欢的学习速度进行。
- 允许客户做自己；对他们所做的事情感到高兴；保护客户不受消极因素（例如消极的自我对话、中断、令人生畏的气氛）的影响。
- 向客户提供具体、积极和有用的反馈（提供成功的例子）。
- 获取客户的反馈（具体的探询）。
- 必要时修改计划；确保客户接受这个练习。
- 观察肢体语言，有效地询问客户，提供解释，并鼓励双向反馈。

个性风格

识别客户的个性风格有助于你理解他是如何看待和应对问题的。如果你能有效地适应他的风格，将让他感到更加舒适以及更好地信任你。这对他目标的实现大有帮助。以客户为中心意味着适应他人的需求。在咨询环境中，使用你的倾听技巧来确定客户的主导个性风格。

当然，大多数人多少会结合他们的风格，但是这种分析的价值在于，它将有助于你选择对每个客户都有效的策略（Prukop, 1997）。表2.2给出了适用于3种常见性格类型的激励策略。

即便有了有效的客户概况，识别了其学习风格，了解了如何以及在哪方面建立客户的自信，也识别了其个性特征，却仍然存在一些难以解决的客户—教练的匹配问题。随着中年和老年人口的不断增长，许多年轻的私人教练将在处理自己与客户的关系问题上面临挑战。

在任何成功的关系中，双方都在有效的相互联系中发挥作用。拥有国家认可的证书加上正规的高等教育会是一个良好的开端，但你仍然要参加与老年医学或随着年龄增长身体变化相关的课程或研讨会。为客户提供一些具体的例子，用来阐明你是如何保持对锻炼和衰老问题的了解的。在进入第一个阶段之前，询问客户关于任何损伤与疼痛的地方以及他们是如何处理的。最后，建立信任。注意倾听客户的意见。你们不需要年龄相仿，才能在每周和他们一起的几小时里充分欣赏彼此的个性。努力让自己很好地和客户相匹配。

表2.2 个性风格与应对策略

个性风格	客户的特征	激励策略
技术型	• 有条不紊 • 善于分析 • 善于质疑 • 有组织 • 善于反省 • 理论型	• 解释选择的利与弊 • 做到准确 • 给予时间——适当的速度 • 提供确凿的证据（教育） • 跟进
交际型	• 友好 • 细心 • 支持 • 和蔼可亲 • 关系导向型 • 公开表露感情	• 专注于整个人 • 保持放松和适度的速度 • 在变化中成为合作伙伴 • 做一位好听众 • 眼神交流 • 邀请反馈
自信型	• 领导者 • 控制 • 务实 • 可能有竞争 • 可能精力充沛 • 自以为是	• 给予刺激 • 一旦成功，提高速度 • 可能需要限制其选择，但要包含输入 • 找到客户的梦想或隐藏的打算

目标的设定

训练你的大脑与锻炼身体一样重要，这样的做法从目的设定开始。让新客户详细地告诉你他们的目的，往往会有很大的帮助。当他们说出或写下他们的目的时，他们不得不仔细考虑。这一点很重要，因为我们会了解，他们的目的是他们追求成就的动力。

帮助客户设定目的可以带来很多好处（Egan, 1990）。

• 它可以集中客户的注意力。有明确目的的客户不太可能做出漫无目的的行为，比如走过一排举重器之后，仍然不知道该尝试哪一种。

• 设定目的可以调动客户的能量和精力。这不仅是一种脑力的运动，而且常常会激发客户采取行动。

• 设定目的似乎能增加毅力。有明确目标的客户工作会更努力，也不会轻易放弃。

• 设定目的会激励客户寻找实现目标的策略。

凯洛与兰德斯（Kyllo & Landers, 1995）对36项关于运动和锻炼中目标设定的研究进行了Meta分析。他们发现，中等难度的目的比那些容易或太难的目的更容易实现。这些作者指出了以下成功的关键变量。

• 指定目的。

• 制订长期和短期目标。

• 允许个人参与制订自己的目标。

• 公开目标。

目的的类型

虽然设定目的能够提高客户的表现能力，但需要适当地将其实现，从而将其中的好处最大化。在达到目的之前，首先需要意识到，目的被分为几种类型。

- 结果目的的重点在于最终的结果。对于一些客户而言，其结果可能与体重或体形相关。对于运动员而言，这可能是比赛的结果，比如赢得比赛或在壁球上击败对手。
- 运动表现型目的的重点在于个人能力的提高，通常不依赖于他人的表现。相关的例子包括减少自己完成一次循环的时间，提高一次可以举起的最大重量（1RM），或者提高自己万米跑的成绩。运动表现型目的应该被分解成更小的单位，在确保每一个单位仍然具备可测量性的同时，要让它们足够简短，可以提供定期的积极强化。
- 过程目的的重点在于训练或竞赛中的行为。这可能包括在举重或伸展过程中客户的形态或运用到的技术，或者是在腹部训练中保持核心的稳定性。完成一个行为（例如一次练习）意味着即刻的成功。在运动与锻炼的过程中，过程目的的重点更集中于积极的内在体验。它们的效果可以很明显，特别是当我们很难看到常规可测量的性能类型改进（如体重或体适能方面的改变）的时候。

与长期的运动表现型目的相比，过程目的能更快地改善表现能力，并且它所引起的焦虑会更少，客户的自信会有所提高，客户的注意力也会更高（Tod & McGuigan, 2001）。

为了帮助客户开始追求他们的目标，请你考虑一下体力活动中的5个"W"（The Alberta Centre for Active Living, 2011b）：

内容	你想进行什么类型的身体活动	越野步行
原因	为什么身体活动对于你来讲很重要	对我体重的控制有帮助；能够使我获得更多的能量
地点	你会在哪里做活动	在我家附近的公园小路上
时间	你什么时候能活跃起来	每天下班后的30分钟内
人物	和谁一起活动	我的丈夫

采用外在激励因素

许多客户在开始运动的时候就期望获得回报或结果，如减轻体重、减少疾病、提高运动表现，或者获得其他的健康方面的成果。如果这些改变没有在很短的时间内出现（而且通常不会），这些客户就会变得气馁或选择放弃，因为他们的期望没有得到满足。为了防止这种情况发生，你必须熟练使用外在和内在的激励因素。外部激励并不是目标的一部分。例如，通过在工作中完成一个健身计划来获得金钱奖励的机会。内在激励因素是一种因其自身价值而被重视的事物的本质结果。例如，进行运动是因为你很喜欢通过这样的方式来为自己提供更多的能量。大多数客户必须要有足够的外在动力去体验活动所带来的积极影响，这样才能在维持长期运动中获得至关重要的内在动力（Kimiecik, 1998）。

外在激励因素是促使人们前进的动力。但是你所采用的奖励与认可方式必须在心理上满足你的客户。在我上大学时，我们尝试过不同的奖励方式，如礼券、免费的个人训练，甚至是金钱。然而，通过直接询问客户，我们发现，他们更喜欢在健身中心运动时穿上那件有辨识度的T恤，或者在显示器上展示出他们的名字。只有当外部激励以客户为中心时，重复的行为奖励的概念才是正确的。另一个例子是：在客户生日那天寄一张卡片比发一封被认为是标准配置的感谢信更能得到积极的反应；制作卡片和感谢信都需要同样的努力与开销。对客户需求的回应意味着你可以在任何可能的情况下，定制你所提供的服务与激励。在定制激励中，更好的酒店与餐厅扮演着重要的角色。他们会以直接称呼名字的方式向你表示问候，让你找到最喜欢的桌位，或者提及上次访问时的一些周到的东西。每一个都是外在的激励因素，但因为它是以客户为中心的，它塑造了我们的行为，也回报了我们的赞助。

那些期待很快看到结果的客户（通常是刚进入行为变化阶段的人）往往会对自己放弃的行为感到失望。外部激励因素对这些人而言至关重要。我发现下面列出的一些外在激励因素会带来一定的效果。

• 通过电话提供激励。定期给客户打电话。如果他知道你会打电话给他，他可能会努力训练，这样他就能诚实地告诉你他进行了运动。

• 通过多变来激励。与客户接触，改进或增加他们计划的多样性。

• 通过音乐来激励。找出客户喜欢的音乐并使用它。这可能有助于客户在有氧耐力运动期间提升他的精力。

• 通过改变来激励。也许可以和一个新的社会团体一起组织一项新颖的活动。

• 通过搭档来激励。为客户匹配一位搭档。如果搭档可靠，对客户持续承诺将十分

有帮助。如果人们知道有人在等自己，他们更有可能去锻炼。

• 通过养狗来激励。那些经常遛狗的群体更有可能接纳每周150分钟体力活动的建议。狗狗是它们的主人在恶劣天气中步行的动力（Temple et al., 2011）。

开发内在激励因素

显然，经过精细设计的外在激励因素非常重要，但除非客户开发出一些内在的激励因素，他们不可能继续规律的运动。如果没有内在动力，人们永远也不会达到维持的这一阶段。惠勒（Wheeler, 2000）提醒我们，改变必须出现在人的内在（内在的变化）。为了能与我们的客户一起撑过这一过程，我们必须不断地强化事实以及思考的方式，以确保以下几点。

1. 他们意识到做出改变的原因与需要做的事情。
2. 他们认识到变化的意义与重要性。
3. 他们看到改变后的益处大于所付出的代价。
4. 他们对自己保持新行为的能力充满信心。
5. 对于结果，他们有着现实的期望，并经常重新回顾它们。
6. 他们认识到改变需要时间和努力。

如果客户找到了自己的内在动机，这些是你必须帮助客户掌握并记住的要素。这个过程往往是经验的积累，当客户在计划中待了很长一段时间，这些经验很有可能会产生内在动机。我们可以从客户的角度出发，依据刚刚列出的原则来促进和支持这一过程。让我们来看看一些激励技巧，以及它们是如

何强化内在改变的。

• **通过监测的方式来激励。** 丹尼尔·平克博士在2011年国际健康、球类和运动俱乐部协会大会（International Health, Racquet and Sportsclub Association convention）上谈到动机的科学，他说："如果你能够向某人展示他们正在取得的进步，那么就没有比这更能激励他们的事情了"（Williams, 2011）。没有什么方法比精心设计的逐步改善的监测方法更能立即和持续地显示出训练计划的好处了。有些客户希望看到健身项目带来的具体变化。例如，你的客户可能想知道自己的心率在两个月的时间内，在进行相同的负荷量时是否有所降低。可视化地记录或绘制被监测的项目，可以清楚地向客户展示他们努力的效益。

• **通过扩充知识来激励。** 知道锻炼和正确饮食的理由可能会鼓励你的客户在生活方式上做出额外的改变。此外，有些客户在运动的过程中可能会对技术方面的信息非常感兴趣。一旦我了解到客户有特定的兴趣，我便会准备一些相关的文章或小册子，并探讨客户的情况与那些资料之间的联系。

• **通过重新测试来激励。** 如果客户知道自己需要在3个星期内重新进行测试，这可能会激励他继续执行这个计划。为了能够把这个外在动力转移为内在动力，你需要提供现实性的指导方针；所得的测试结果可以让客户对自己达到预期结果的能力充满信心。

• **通过目标与计划的修正来激励。** 在一个特定的时间里更新目标以及巩固那些已经达成的目标。目标的达成以及富有挑战性的方案能够给客户带来内在的奖励。

• **通过监督来激励。** 通过与个人的接触，在同一场所里的私人教练或工作人员的监督可以提高人们对日常活动及其重要性的认识。你给予客户的支持可以帮助他们建立信心，从而防止故态复萌的情况发生。

为了能进入维持的阶段，大多数客户需要采用内在运动者的思维模式。从外在运动者到内在运动者的转变，取决于从基于成果的动机（例如体重减轻）到基于过程的动机（如享受运动）的思维定式的变化。大多数客户不会根据外在或长期的结果永久地改变他们的锻炼行为。虽然客户可以以这种方式开始他们的运动，但作为私人教练与生活方式教练，我们需要将注意力放在发展活动与锻炼中的积极的内在体验的过程上。在进行活动体验后，客户需要有更直接的情绪反馈，作为让自己变得活跃以及享受自己正在做的事情的驱动力。内在动机的重点在于做自己喜欢的事情，同时这一过程赋予了客户动力。为了更好地了解动机连续体的内在一面，我们需要在这种情况下提供我们的帮助，让客户在他的体力活动的体验中变得更为专注。当人们经常沉浸在没有自我意识的活动中时，便会产生纯粹是为了自己喜欢的运动而运动的欲望（Kimiecik, 1998）。重要的是享受活动本身，并且知道，重要的不是结果，而是要控制和密切关注自己手头的活动。其重点在于过程，而不是结果。

这里有一些策略可能会有帮助。首先，让你的客户积极参与到制订过程导向的目标中来，这将有助于在外部目标和内在过程目标之间建立心理联系。外部目标是客户为了获得未来的奖励而必须进行的活动；内在过程目标是客户关注自己运动时的感受。就我个人而言，我目标设定中的一部分就是把注

有效的激励

最近在训练课上,我和一个30多岁的女人聊天,她是轮滑比赛的裁判。她提到她正在用她的iPhone应用程序"Fitocracy"。据该网站的介绍,该程序提供激励:"动机:通过活动来赚取您的积分。所得的分数会提高等级。通过取得显著的成就来取得徽章。社区会用道具来奖励你的努力。用户群是一个小的社区,在那里你可以谈论对你真正重要的事情。"她说:"我知道这些都是外在动机,但是当我很难使自己回到正轨时,我就会使用这个应用程序。"许多客户可能会在充分的内在动机与其他时候的失误之间来回波动,而在某些时候,一些外在的技术可能会在适当的时间给出适当的提示。

如果"意志力"被定义为一种有意识的心理能力,它能够执行做出改变的计划,并在做出改变后保持这种变化,那么很明显,这对于行为改变是多么的重要。有效的激励总是源自内部。你可以通过调动内部激励和目标设定的过程,来引导你的客户进行自我发现和行动,提供积极的强化,突出好的榜样,并提供技术援助——但仅此而已。你不能激励他人改变生活方式和行为。你只能帮助客户找到他们自己的动机,并通过控制过程来调动他们的积极性。

意力集中在手头的任务上。例如,有些日子,我的目标是跑得慢一些,专注于我周围的自然环境;在其他的日子里,我会选择和朋友一起跑步,其目的是改善社交,享受和自己关心的人的接触;其他时候,我会花大部分时间来聆听自己的呼吸,感受自己脚底的压力变化。对于客户而言,找到一项他们真正喜欢的活动,并了解自己可以从哪里获得乐趣,是非常重要的。另一种有效的策略为,展示"进程的进展",比如,强调他们现在可以很轻松地完成一件自己曾经觉得很难的事情。你也可以通过在运动后寻求反馈来让客户更加专注于运动的过程。比如,"在今天的运动里,你的身体上有什么感觉?""你的精力水平如何?"当我问经常运动的人为什么运动时,他们几乎总是提到运动本身积极的内在体验——"我乐在其中"或"我喜欢运动时的感觉"。他们是注重内在的运动者。

动机与承诺

当客户需要做决定的时候,当他们需要从谈论转向行动时,你可以预料到来自客户的抵制。做决定和采取行动的过程需要客户的身体与心理资源方面的承诺,这既包括对运动目标的初步承诺,也包括对整个计划的持续承诺。客户应该努力朝着目标稳步前进;然而,在经历一次失误之后,客户必须回到正轨并继续前进。

下面有几个我们可以控制的因素,它们能够帮助客户对他们的目标做出承诺,并最终实现目标。

• 所有权。请确保目标由客户自己制订,而不是你来确定。慢跑仍然是初始的活动中最受欢迎的建议之一。然而,它也有最高的流失率——特别是当它成为别人的选择时。如果你和你的客户一起完成表单1.4以及表单1.5,并密切关注结果,你将能够从客户的角度而不是从自己的角度提供相关的选择。

• 选择。请提供可以带来类似训练结果的活动选择。能量赤字点系统(见后文)将具有类似热量消耗的活动分组。这些活动在运动处方中几乎可以互换。

• 强化。鼓励针对客户目标所采取的任何行动。你需要教客户如何监控自己（第6章），因为通过监控自己，客户能够了解自己所取得的进步，同时，这种做法有助于客户自信心的建立。即使在运动的演示中，你也要认识到客户做得好的地方。

• 规律性。首先，通过将运动的时间安排进生活的日程上，让客户养成规律运动的习惯。在客户能够成功地完成任何你给定的活动之前，他首先需要让自己相信自己能定期做这件事情。

• 吸引力。想办法增强运动计划对客户的吸引力或者改变客户兴趣的来源。一位训练伙伴、新的练习、更换的设备，甚至运动时间的改变都能让运动变得更愉快。

• 障碍管理。帮助客户了解管理不利因素的方法。对私人教练的诉求之一就是客户期望私人教练能帮助自己消除障碍，至少能绕过这些障碍。如果客户告诉你她要等到工作放慢下来才能够开始减肥计划，那么请告诉她，每一次热量的消耗都很重要。同时，你要帮她找到一些积极的生活习惯，比如爬楼梯。

• 挑战性。帮助客户制订具有挑战性的目的而不仅仅是实质性的目标。取得细小、可衡量的胜利能够为目标的实现提供动力。我的一位客户对自己在举重中的小收获感到厌烦，于是我做了一份记录表，将他所举起的每一磅都记录下来，总数在迅速增加，计量单位很快就升级了。

• 约束。通过约束来帮助客户对自己的选择做出承诺。表单2.1将能够让客户做出一个自我约束的承诺，以实现自己的目标

（CSEP, 2003）。

然而，客户自己的信念可能是最重要的因素，即相信自己有能力实现目的与目标，履行承诺，并达到目标。鼓励自我对话及提高自我效能是两种用于帮助客户接受这种信念的优秀策略。

鼓励自我对话

当我们想到一些东西的时候，我们都会自言自语。消极的自我对话，比如为了不运动而找借口，会带来适得其反的后果。积极的自我对话可以用于集中注意力，建立信心，改变不良习惯，以及增加能量。你的客户可能会有一些消极的想法，这会影响他锻炼的意愿。当你意识到这种情况出现了，或者当客户虽然表现出强烈的兴趣但反复放弃时，他可能会从一种能够改变他想法的技术中获益，这种技术被称为认知重组（Brehm, 2003）。认知重组涉及以一种全新的方式来考量一种情况，同时作为一种认知和建立信念的工具，它是获得认知控制的关键。

客户可能会因为他们消极想法中存在对运动的误解而难以坚持运动计划。有些人可能会认为运动是在浪费时间，应该优先考虑做其他事情。这可能是一种潜意识的信念，认为将自己照顾好是一种自私的行为。我们需要这些客户认识到，自己的健康才是最重要的，同时运动的时候实际上是在很好地利用时间。教他们如何反驳这种消极的自我对话："什么能比我的健康更重要？没有健康，我如何照顾我的家人？"

其他客户可能会因为感觉太累或认为运动计划增加了压力而避免运动。他们可能会在情绪上感到疲惫，这时我们就需要帮助他

们了解运动是如何让他们感到精力充沛或恢复活力的。帮助他们构建强化信念的自我对话，比如，"今天下午我需要从这个练习中获得能量来完成演讲。"一旦说明了基本的信念，客户就可以通过演练积极的自我对话来对抗消极的想法。通过实践，我们可以帮助我们的客户开发更积极的思维方式来支持日常活动。

我们可以在很多方面运用这种技术。我们的许多客户在接触到我们的时候已经养成了不安全的运动习惯。在进行运动的时候，如果你教他们如何在一个精心挑选的时间内插入一个精神上的提醒，那么自我对话就可以帮助他们克服这种习惯。有时候，只需要一个词，比如"挤压"或"呼吸"，或者像"把那些肩胛骨挤到一起""收紧核心"来暗示动作行为。客户可以创造自己的积极陈述，并在自己所选择的活动中不断地提及它们。我跑步的路线上有一座小山，当我快到山顶的时候，我自言自语的口头禅是："要不停地跑，不能停下！"

我的编辑提供了一份绝佳的个人记述，这份记述里解释了这项技术对她的作用。"我从5年前就开始运用自我对话的策略。我主要是在清晨及夜晚进出公交车站的时候，大声地自言自语，所以没有多少人会对这个不停地自言自语的女人感到惊讶！我当时自言自语的话题是，养成更好的饮食习惯是一件多么好的事情！我会列出所有我想拥有的新习惯，但会说得像自己已经有了这些习惯。我想尽情地说不被食物所奴役的感觉有多好，

我与食物的接触是多么愉快，我能够慢慢享用我爱吃的食物，而不是大吃大喝之后觉得自己又胖又恶心，这是多么的令人兴奋！我根本就没有节食。我只是发现，在这样做了几周之后，我的习惯开始改变，与我的自我对话相一致了。我第一年减了20磅，之后又减掉了15磅。在最初的几个月里，如果我没有和自己进行广泛的'对话'，我就不会相信自己会成功。当我被一种不健康的饮食习惯所诱惑时，只要听着那些反复大声说出来的话语，便可以挑战那些在我脑海中根深蒂固的不良饮食习惯。如果我发现自己遇到了困难，那么我会再一次使用这种策略，直到自己回到正轨。"

消极的自我对话是有害的，同时积极的自我对话是有益的。因此，你必须学会重新构建的技术，以帮助客户避免那些能够破坏他们动机的消极的自我对话。例如，把离开办公室而感觉到的内疚重新理解为一种赢得的休息时间以及一种对于未来能量的投资。鼓励你的客户把轻微的肌肉酸痛作为重要的重建阶段之前的阶段。在进行了一次被缩短的训练之后，提醒你的客户：最小的善行胜过最宏伟的意图。

积极的自我对话

积极的自我对话对于那些试图改变他们饮食习惯的客户来说是一种强有力的工具。鼓励他们积极地谈论自己的饮食方式——甚至在使用镜子的时候也可以大声地说出来——前提是没有旁观者！

促进自我效能

迪什曼（Dishman, 1990）认为，自我效能是一种在面对外部压力时将行为与行为意图相匹配的能力。自我效能在身体活动早期的适应阶段以及面对障碍的时候发挥着极为重要的作用。自我效能是运动行为中最强有力的预测因子之一。我们作为专家的角色以及我们对健康与训练的认识可能会削弱我们客户的自我效能感。例如，虽然每天10分钟的步行要低于运动指导方针中所推荐的运动水平，但完成这个初始目标可以改善客户的健康，同时，重要的是提高他的信心，从而实现进一步的行为改变。当我们的客户对自己的健康行为负责并开始实现小目标时，他们就有信心去主导自己的健康状态。

我们必须帮助我们的客户树立起行动的自信，同时利用这些机会来提高自我效能。自我效能的6个主要来源已经被确认（Ball, 2001）。这些来源如下，还有一些如何将它们提供给客户的例子。

1. 运动表现成果：寻找机会识别出训练的成果，从而提高自我效能水平。让客户将自己看作一个热衷于体育运动的人。
2. 替代性经验：使用一些技术，如运动展示或自己的例子，来帮助客户学习新的技能。
3. 言语说服：用鼓励和口头暗示来让客户保持积极与专注的状态。
4. 想象经验：利用想象来树立信心。例如，在平衡或本体感觉的任务中，要求客户闭上眼睛，想象完全的稳定和完美的执行。
5. 生理状态：有些客户可能会将心律的提高和焦虑以及感知无能联系在一起。请试着将其重新定义为一种性能准备就绪的信号。
6. 情绪状态：客户受伤时，他的自我效能可能会降低，并且会为此感到沮丧。让他构想出他所有的功能都是完好的，然后再展现出一些进展；他会在康复过程中变得更有活力，并可能会体验到自我效能的提高。

客户可能因为他们过去的运动经历、你对他们能力的判断，或者不能达到他们自己的标准而感到焦虑。从经验来看，客户已经在脑海里有了他们认为自己能达到的目标。准确地发现客户所关心的事情，将有助于你更好地和他们建立起一个目标框架。在这个框架中，任何的焦虑都将被正视并有望被克服。当我们展示或教授相关运动时，客户便开始相信自己的能力了。在进行运动的展示时，请尝试以下3项建议。

1. 改善自我效能信念的关键在于你需设计出能促进客户成功的任务或练习。
2. 在展示过程中，请多次重复"客户尝试"的阶段，为实际的身体活动提供清晰而简明的反馈。
3. 鼓励积极的意象。举个例子，"在此次举重动作中，你要感觉到自己先激活的是核心力量。当你这样做的时候，你知道你在保护你的背部。"

故态复萌后的规划

失误带来的仅仅是运动的暂时停止，紧接着就会迅速地故态复萌。故态复萌是指在积极成果消失的情况下放弃活动（Jonas &

故态复萌的风险情况及对策

　　下面是一些典型的高风险情况和处理这些问题的方法。

高风险情况

　　一起工作的人让我下班后去喝酒，但这是我平时的运动时间。

建议的解决方案

- 告诉每个人你的日常健身计划，这样他们在选择外出时间的时候就会考虑一下。
- 锻炼之后再加入他们。
- 每周安排一次补充时间，以应付任何计划外的变化。
- 限制每周下班后出去喝酒的次数；如果真想出去，每周另外安排几次运动时间。

高风险情况

　　害怕在冬天天又黑还下着雨的时候步行上班。

建议的解决方案

- 邀请我的朋友和我一起走。
- 采用社区"安全步行"计划。
- 午餐时散步或只在白天散步。

高风险情况

　　当重新感到髂胫束疼痛的时候，我不能慢跑，甚至不能轻快地走路。

建议的解决方案

- 开始交叉训练，或在出现不适现象的第一时间休息。
- 让我的教练指定一些补充练习来预防髂胫束疼痛的产生。

Phillips, 2009）。要逆转故态复萌的情况，首先要弄清发生了什么，以及发生的原因。然后我们需要重新回到规划当中，重新开始变化过程，以及进行再一次的调动和激励。

　　如前所述，故态复萌的情况几乎是不可避免的，为此，你应该有所准备。简单地了解从一个运动计划中脱离出来是多么的普遍，将有助于你帮助客户在遇到这种情况时，重新回到正轨上去。请你帮助客户回忆起锻炼身体的核心动力。提醒他们，经常运动比不运动更为健康。也许可以重新找回这当中其他的要素，例如，重新联系支持结构，或者回顾相关策略以克服障碍。

　　在故态复萌的早期阶段，通过与客户一起实施表单 2.2 来将严重的故态复萌情况最小化。当出现小失误时，请提醒客户你已经使用过的策略。如果出现了新的挑战，请对它们进行探讨并将与其相关的策略纳入计划倒退预防表中。如果出现了严重的故态复萌的情况，请使用计划倒退预防表来激励客户，从而解决他们的问题。

　　请确保客户时刻有着一份最新版本的计划书，并鼓励他进行定期的回顾。在你试图帮助客户克服放弃的倾向时，要始终保持积极的状态并给予鼓励。请采用如下语句来帮助客户积极有效地应对故态复萌："我知道你可能会感到沮丧，但每个人都经历过这些挫折，这是正常的。如果我们继续一起努力，我们就会找到适合你的秘诀或策略。所以，不要放弃！"

生活方式指导

尽管你竭尽全力帮助客户克服故态复萌的情况（或共同工作初期的惰性），但他们中的一些人在组织自己的生活方面仍有一些问题，因此不能够养成更全面、更平衡的生活方式。对于这些客户，你可以考虑建议他们将生活方式指导添加到他们对抗故态复萌的工具里。生活方式指导是一种协作性的工作，在这个过程中，客户提出一种情况，然后与教练一起确认目标，探索可能性，消除障碍，制订一个适合客户需求与价值观的行动计划。教练的工作重点在于提供支持，以提高客户已经拥有的技能、资源及创造力（Cantwell, 2003）。生活方式指导提供了一个能够帮助客户通过解决他们自己的个人障碍来过上健康生活的框架。一位训练有素的教练会帮助人们了解他们现在所处的位置，以及他们将来想要达到的目标，并帮助他们在减小这个差距中不断前进。

如果客户正在考虑寻找一位教练，请给他以下建议。

- 谨慎选择教练，因为你与教练之间的关系至关重要。
- 尽管互联网在初步了解教练情况时是一种很好的手段，但还是需要依靠口碑来提供可靠的参考。
- 检查凭证与经验。
- 让未来的教练给你上免费的第一节

课，这样的做法提供了很好的机会，让你在承诺之前判断你与未来教练合不合适。

客户在他们的个人训练课程之外做的事情会影响他们从训练中获得的成果。在许多方面，私人教练与生活方式教练所扮演的角色是相似的。这些专业人士都有助于设计出通往成功的途径。生活方式教练提供更全面的健康服务以及更平衡的生活方式的帮助。当生活方式教练指导得好时，他就和一个目标是帮助别人过上健康生活的私人教练是天生一对了。

表单1.1是一个很好的生活方式指导工具的例子。这个清单能够让客户了解各种习惯与态度对其健康所造成的影响（Wilson & Ciliska, 1984）。大多数生活方式的行为可以被改变，包括活动、营养、吸烟或饮酒、睡眠、压力以及个性。评分系统提供了与行为变化相关的健康益处的直接解释。得益于清单的结构，你与客户之间关于成果的探讨将变得更为容易。该清单让客户了解他们需要关注的与生活方式相关的方面，并提供了有助于人们做出适当改变的建议。

动机与坚持

40%~65%的新客户将在3~6个月内放弃他们的运动计划，尽管几乎每一位成员都承认，无论是生理上还是心理上，定期的活动会对他们的生活产生积极影响。这是一个令人费解的悖论（Annesi, 2000, p.7）。

安内西（Annesi）的观察既有力又令人沮丧，它强调了我们学习如何激励客户的重要性。好消息是，与私人教练一起努力时，可以在24周内增加40%的运动持久性（Pronk et al., 1994）。

坚持的障碍

这可能会出现在许多客户的身上。尽管出于很好的初衷，但他们的新健身计划会在几个月后开始失效。他们的普拉提教练换人了，他们的自行车坏了，或者他们受伤了，为此，他们再也没有重新开始。我们需要了解运动的障碍，以及能够让我们的客户克服这些障碍的策略。障碍可以是内部的，也可以是外部的。

外部障碍是我们的环境与生活方式的产物。社会经济地位、教育背景、年龄、文化或民族因素、家庭或工作环境等因素都是外部的障碍，这可能会阻碍人们采取健康的生活方式。请检查客户的个人外部障碍。

- 没有便利的设施。
- 经济限制。
- 严苛的工作要求。
- 严苛的家庭要求。
- 没有家人或朋友的支持。
- 恶劣的天气。
- 受伤或医疗问题。
- 缺乏空闲时间。
- 缺乏有趣的计划。
- 缺乏儿童保健。
- 缺乏交通工具。

我们需要一个能够预测未来障碍并建立有效防御的计划。鼓励客户问自己一些自省的问题，这些问题在表单2.3中有详细的说明。这些问题的答案将成为他个人的"打破障碍"计划。

便利带来坚持

玛丽几乎从不使用她以前的俱乐部会员资格，因为它会带来诸多不便。在她新工作的地方，她了解到一家在公司里的小型健身中心。她想要"塑形"并减掉一些体重，但她工作的健身中心只有阻力器与一辆自行车，并且自行车对她的吸引力有限。她的血脂有轻微升高的现象，同时她还需要一些激励。请问，她的需求、愿望和生活方式出现重叠的地方在哪里？

邻近性能够很明显地体现出便利性；也就是说，健身中心就在工作的地方。我们往往不注意那些在我们生活中可能很方便做到的事情。玛丽知道该中心有潜力，但乍一看，相关的设施并不能够很好地满足她的需求。这个客户将受益于一个特殊的计划设计。如果涉及身体大部位运动的健身器材，那么该器材是为了低阻力且高次数的循环而设计的（见第9章描述的循环训练），同时，如果运动计划的其他部分是为了有氧操的训练而设计的话，那么训练的成果应该包括减肥、增加肌肉耐力和降低血脂（Goldfine et al., 1991）。

健康与体适能专家现在所面临的一项挑战是，他们需要通过克服障碍、设计方案，以及塑造很好的环境来满足客户的需求。在她的工作地点进行的训练将确保具有更好的持久性。一位"运动伙伴"会提供额外的支持。虽然玛丽的需求、愿望及生活方式可能会改变，但目前，她在公司健身中心开始运动的感觉良好。

内部的障碍指的是那些可能会阻碍我们变得活跃的个人想法、感知、对运动的感觉，以及我们自身的情况。尽管我们渴望变得健康，但那些开始计划的人可能会被害怕、体格焦虑，或缺乏自尊与自我效能而吓退。那些试图维持日常运动的客户会面临着如目标过高、缺乏时间以及无聊等其他的障碍（Kimiecik, 2000）。请帮助客户认识并解决他们可能存在的内部障碍。表2.3描述了这些障碍是如何在客户的行为中表现出来的，以及一些用于克服障碍的策略。

表2.3 内部障碍及应对策略

内部障碍	克服障碍的策略
人们往往将害怕与尴尬作为不参加健身俱乐部的理由，尤其是那些体重过重或身材走形的人	• 采用一对一的方式进行个人训练 • 从生活方式的行为改变开始 • 探讨运动障碍、目标设定及客户关注的其他事项
体格焦虑指的是一个人对自己身体的可见性和判断力的关注	• 避免使用镜子 • 注意你的着装和与焦虑的客户交谈的方式 • 将重点放在他们积极的身体状况上
自尊是一位客户对自己的积极感受。自我效能指的是客户对自己能力的信心	• 选择一个客户可以成功完成的运动等级 • 花时间认真地教学和做示范 • 提供个人关注、真诚的积极反馈、鼓励及跟进（例如，电子邮件可以是一个有效的跟进方法）
结果目标在开始时会让客户充满积极性，但目标太长期的话，反而不能使客户保持运动的动力。客户需要将注意力转移到日常活动的过程中	• 为每个练习阶段设定短期目标（例如，在每一组动作的最后两次中保持良好的状态） • 定期监测，并分配随后的渐进增加的量（例如，当次数从8增加到12时，增加10%的阻力）
认为缺少时间往往被看作主要障碍。当客户在分配时间的时候，我们必须让他们将运动视为一项更重要的任务	• 与客户一起确定优先事项 • 检查客户一天中不活跃的时间，看看是否可以替换或整合成某项活动（例如，将开车换成步行） • 安排你的运动；安排在固定的时间 • 为了明天的运动，做好准备。在前一天晚上整理好衣服 • 将活动与社交结合起来，例如，一起散步而不是喝咖啡
在进行连续及重复的活动时，往往会产生无聊感。我们必须将多样性与变化融合在一起	• 尝试不同的设备：弹力带与瑞士球是廉价的替代品 • 采用数字显示器及个人进度报告来让客户保持较高的兴趣

健康生活方式的要素包括对自我与他人的积极态度，以及对生活的热爱。如果这些积极的态度消失了，客户就会面临严重的内部障碍。你必须培养出一种同理心与良好的解决问题的能力，以便找到切实可行的方法来帮助客户克服内部及外部的障碍，这样他们才能改变他们的生活方式。考虑一下，采用这个示例对话来处理障碍。

FP：凯罗尔，跟我说说你一直坚持的活动方案。

CL：嗯，目标往往在开始时看起来很好。我说我想减掉一定量的体重，他们告诉我需要多久运动一次，每次需要花上多长时间。

FP：为什么你认为这种方法对你不起作用呢？

CL：那并不是很难的事情，只是在我看到任何改进之前，所花的时间太长了。

FP：当然。我们都需要一些定期的反馈和鼓励。在没有忽视那些长期目标的情况下，让我们每周制订一些短期目标。

CL：我一周内不能减掉太多的体重。

FP：如果你让自己保持其他基准测试的积极性，就能够做到这一点，比如监测你用计步器测量的步数。

CL：我能算上我工作中所走的步数吗？

FP：当然。就是这个想法。即使你不认为自己有时间，也能让自己保持活跃！

"动机是一种将思想或情感与行动联系起来的心理过程"（Jonas & Phillips, 2009）。"变得有动力"与发展或引进思维状态的问题无关。相反，这是一个激活目前处于休眠状态的过程，动员它，并消除其体现出的障碍。我们的任务是帮助客户找到这些障碍，然后帮助她动员所需的心理过程来移除这些障碍。

通过有效地解决问题来提高持久性

解决问题的过程需要头脑风暴来修改原本的运动处方，调整期望。尽管会出现障碍，我们仍然需要寻找学习与成长的机会。通过解决问题，客户知道障碍会不断地出现，同时要让他们灵活地尝试那些可能带来其他机会的新策略。

假定我们的客户会有良好的意愿去开始或维持一个运动计划。然而，很多时候，他们会出于各种原因而停止这个项目。当其他优先事项使得他们不得不放下规律的体力活动时，他们会在相当长的一段时间内面临着负罪感与自尊下降的问题。我们需要向这些客户强调他们不是失败者，并帮助他们抓住这个机会，重新将注意力放在一些激励策略上。表单2.2对于那些已经停止正常活动的人而言有一定作用（CSEP, 2003）。表2.4提出了一些以客户为中心的解决问题以提高持久性的方法。

表2.4 有效地解决问题以提高持久性

客户信息	解决问题的策略
过重的客户可能需要更多的努力，并且可能对自己能完成的事情抱有不切实际的期望	• 诚实，帮助客户制订能够实现的目标 • 提供能够清楚显示运动进展的监测技术 • 避免不适当的积极反馈，但要寻找认可客户进步的机会 • 如果你和客户有着良好的关系，可以使用社会支持系统，如"伙伴"或私人教练
客户需要了解他们的健身计划的好处以及所需要的成本	• 帮助客户列出他们希望得到的好处，以及他们可能遇到的不便与困难 • 讨论他们将如何解决这些问题
吸烟者很难坚持运动	• 允许自己在运动后感到喘不过气来、精力不足 • 避免让吸烟成为一个大问题，但要有相关的文献资料

续表

客户信息	解决问题的策略
客户的个性问题或情绪可能会影响他的出勤率	• 不要认为你要对客户的感受负责,也不必为他们经常因为情绪波动而错过课程负责
健康的改善经常被看作开始运动的理由	• 指出从他们的处方中可以得到的具体的健康益处 • 使用筛查工具(例如,PAR-Q),以确保客户做好进行运动的准备,并提高他们的健康意识
年龄与性别不同的人的目标与所进行的活动会有着巨大的差异。一项研究指出,年轻男性和年轻女性的竞争有利于健康,而健康则被认为是老年男性与女性所面临的障碍(De Bourdeauhuij & Sallis, 2002)	• 向老年人强调应该通过减少障碍来改善健康 • 使用仔细的监控和适当的处方,来保证活动的可执行性与安全性
作为一位健身专家,他们对你的满意度是许多客户会考虑的问题	• 在目标设定、训练技巧、日常生活的变化和满足感等多方面寻求客户的意见 • 给客户反馈他们的进展,并征求他们对你作为教练的能力的反馈 • 给客户提供你的支持和你的时间,并表达你的关心
客户常常难以克服常见的障碍	根据帕特里克等人(1994)提出的建议,思考一下下面的回应。 • 如果时间成为障碍:"我们的目标是每周进行3次30分钟的课程。你经常看电视吗?如果是这样的话,也许一周就少看3个电视节目。" • 如果享受是一个问题:"不要运动。先从培养一个能够让你变积极的爱好或活动开始。" • 如果运动很无聊:"在你活动的时候听音乐可以让你的大脑保持活跃的状态。散步、骑自行车或跑步可以让你欣赏到很多有趣的风景。"

当客户不遵守你的运动处方时,用不造成威胁的方式回顾他们过去几周的情况与行为。仔细聆听他们告诉你的事情,并尝试用一种合理的方法来解决问题,让他们尽快回到正轨,也许他们会想出一个新方法来解决他们的新问题。下面是一个有一些问题要问的过程。

问题

这个计划看起来能满足你的需要吗?

过程

• 确定客户是否清楚地了解你的指导与他的目标之间的联系。

• 他的优先事项改变了吗?

问题

处方合适吗?或者说,你的运动有什么问题吗?

过程

确定计划是否适合他的运动水平。

问题

外部障碍是否对正常的活动造成了影响？

过程

- 例如，确定该计划的时间框架是否切合实际。
- 客户的工作或家庭生活发生了变化吗？

问题

还有什么方法可以让你重回正轨呢？

过程

思考已经确定的问题，对于一些可能性，要集思广益。

问题

考虑到每一种选择的利弊，你认为你的最佳选择是什么？

过程

帮助客户检查选择、结果及个人利益。

消除疑虑

我记得有一位客户叫吉纳维芙，她在外工作，有两个孩子，分别为6岁和8岁。她对自己的身体素质评估很低，甚至怀疑自己是否需要锻炼。她每周和我运动两次，持续了3周，在第4周就停止了运动。她的理由是，她在工作中有快到截止日期的任务要完成。在一次饱含感情的忏悔中，她给了我以下她停止运动计划的理由。

1. 我想运动身体，但是到了5点左右，我就不能离开了。我有太多的事情要做。

2. 我没有时间。我有很多其他的责任：我要工作，我要去杂货店买东西，接孩子，带他们去上课，教他们做作业，做晚饭，做午饭……明白了吗？

3. 要减轻我的体重，还要花很长时间。我那么重，为什么还要麻烦自己？

在吉纳维芙给出的理由中，你认为主要的问题是什么？你将如何解决它们？吉纳维芙显得有些不知所措。在忙碌的一天中，运动似乎只是一件多出来的事情。我们的6次课程都是预先安排和预付费的，再加上一位训练伙伴（我）所给的激励，已经足够让她开始了。但一旦这些课程结束，她的热情就消失了。她认为处方符合她的健身需要，并处于适当的水平，但如果要让它成为一种固定的习惯的话，还需要面临很多障碍。我意识到我们需要改变吉纳维芙对自己的活动的看法。她更关心的是如何为我提供理由，而非她自己的幸福。她不得不重新思考她的初衷，以及改变的意义与重要性。

我们花了相当多的时间来谈论她对工作与家庭生活的需求……并且它们很重要。我们谈到了一些可能有助于她回到正轨的方法，以及健身带来的好处如何大过所付出的时间成本。但当我们谈及她的孩子时，才出现了突破性的进展。她真的很想成为一个充满正能量的妈妈，但纯粹的"照顾孩子"却让她失去了活力。所以我说："为什么不每天休息30分钟，不用照顾孩子，不用工作，而去做自己喜欢的活动呢？"她的眼睛睁大了！"将它当作一个积极的迷你假期吧。听你最喜欢的音乐，忘掉减肥的任务，然后尽情享受自己的时光。如果你接受改变是一个过程，那么你就会更加放松并对自己更有信心。尽管这需要时间，但有充分的理由享受这个过程。"吉纳维芙的精力水平在过去的几周内有所提高，尽管其中的一部分原因是生理状态上的改善，但由于她心境的改变、对现实的期望，以及对新强化的重新关注，才使得她做出了这个承诺。

问题

你认为什么能帮助你坚持这个计划?

过程

建立起与客户喜欢的强化系统相一致的后续行动,并建立有助于客户做出承诺的策略。

案例研究

在接下来的3个案例研究中,考虑一下你应该如何运用合适的以客户为中心的激励策略。将自己想象成3个不同的角色,分别为领导者、设计师,以及教育家,这样做也许会有所帮助。领导力包括你对待客户与支持客户时所用的方式。设计包括开发有创意的计划、设计激励方式与实现目标。教育涉及你如何运用以客户为中心的方式来提供信息,如何产生反馈,以及如何在与客户的关系中创造自主权。

案例研究1: 对新客户的初步引导

唐是一位年轻的单身社会工作者,刚刚加入了一个当地的俱乐部。安德莉亚则作为私人教练在该俱乐部工作,安德莉亚第一次见到唐,是在唐接受评估的时候。安德莉亚很快就知道唐缺乏经验和知识,从未有过规律的运动。唐是自愿来的,但有些担心和不自在。

咨询与评估

在进行评估的时候,你可以很好地与客户建立起融洽的关系并采集相关信息。

A: 唐,我知道这是你第一次出现在健身中心。新的设备与活动一定让人觉得很奇怪。我将会引导你去完成所有的事项,我们将有机会去探讨及评估运动计划的每一个阶段。在生活方式这一点上,我真的能体会到做出自己想要的改变是多么困难的一件事情。

D: 是的,我现在有很多事情要做。我在考虑申请加入部队,但我不确定是否能通过身体测试。

A: 我对筛查测试很熟悉,也许我们可以把这些内容整合到你的评估中去。

D: 那太好了! 我知道我需要提高我的身体素质水平,这会让我知道我什么时候可以报名参加测试。

安德莉亚在评估期间以及评估之后给的反馈既具体又令人兴奋。

A: 唐,你的大部分关节都有很好的柔韧性,并且你有足够的力量为你的工作打下良好的基础。

D: 我没有意识到这些测试提供了这么多的细节。

A: 是的,事实上,你的有氧耐力使你处于一个中等偏上的水平。你的得分比同年龄的其他人高出75%。

D: 嗯,这是一个好消息! 但我明天并不打算去参加马拉松赛跑。

A: 也许不用,但我们会制订一些循序渐进的目标,让你为警察有氧跑做好准备。

唐对测试结果信息的专业质量进行了评论。安德莉亚为测试结果所引起的讨论及其可能的成果感到高兴。除了他的运动处方,唐还很想知道他是否能够通过警察的身体测试。

D: 关于这些目标,我不确定我是否能达到警察的标准。

A: 好吧,好消息是你可以自己设定目标。我将让你的目标具备可测量性,但你需要自己做出承诺。

D：我希望能完成申请考试的所有项目。

A：这既现实又具有挑战性。它有助于我们规划你的运动处方。如果我们监测你在训练中感受到的努力，我们便可以跟踪你的进展。

开始的关键点

安德莉亚提供了支持、鼓励和双向沟通。她解释了原因，在决策和目标的设定方面也提供了帮助，还帮助唐"买进"了新的行为。由于唐对设备不熟悉，安德莉亚就在第一个星期的整个训练中都和他在一起。这给了她时间来提高唐的技术能力，并分享她自己训练时的许多个人趣闻。在这周结束的时候，安德莉亚送给唐一件俱乐部的T恤、她的电话号码和电子邮件地址，以便能在问题出现时及时沟通。

安德莉亚用顾问的风格来为改变建立策略；然而，她在采集信息的同时还是一名领导者。重要的是与客户之间的互动而非说教式的交流。她让唐来控制这个过程，让他为自己学习，并积极参与活动咨询。安德莉亚帮助唐从准备阶段转变为行动阶段，帮助唐规划，让他专注于"好处"，使他充满自信，并提供有用的资源，如警察评估协议。

问题

- 早期的反馈如何影响唐的动机？
- 安德莉亚对唐的支持如何改变了他的目标？
- 对警察评估协议的修改及补充如何帮助唐增强意识或提高应急管理能力（变化阶段的过程）？

案例研究2：激励一个断断续续运动的人

简是两个孩子的单亲妈妈，她的日程安排得很紧，她断断续续地运动了许多年。社区中心已经邀请了托尼，一位专业的教练，和她一起工作，因为他们还都在打棒球。简在生完第二个孩子之后刚刚回到中心，想在棒球赛季前恢复体形。托尼意识到，当简的运动时间被她的工作日程、家庭职责或假期挤掉时，简的"溜溜球模式"就出现了。她还承认，当她看不到任何结果的时候，她的运动习惯会呈螺旋式的下降，既不好玩，也很无聊。

托尼通过基于他们谈话中有针对性的咨询来帮助简变得活跃起来：他让她能够识别和处理她为自己花时间所感到的内疚；向她展示如何通过积极的生活将锻炼融入她繁忙的日常生活中；向她介绍了新的、有趣的锻炼活动。

咨询及评估

"我知道有时候你看不到你想要的进步，但是当你更有规律地运动时，你会变得非常有效率。我接触过的每一个人都由于各种原因经历了短暂的故态复萌的情况。我知道你很难做出持续的承诺。我自己也在为此挣扎。我们可以看一看你对运动习惯的总体看法。"

简总是认为，她运动的时候是在占用别人或做其他事情的时间。托尼开始了他们的第二次面谈，在面谈中，他们针对这些感受进行了探讨。他想帮助简意识到出勤率的下降并不意味着失败，而且花在运动上的时间可以增加花在工作与家庭上的时间的质量和好处。

"简，我注意到你很关心你的家庭以及你在这方面所花的时间，我钦佩你的奉献与关心。它们是稀有的品质。你的支持和鼓励很重要。在和许多单亲父母一起工作时，我发现重要的是要记住，你对自己的照顾越充分——身体上与感情上——就越能很好地照顾到你爱的人。"

托尼试图传达的是,简的活动经历中需要有情感上的反馈,这就成为她为什么活跃的背后驱动力,以及是什么让她对正在做的事情感觉良好。这种内在的动机指的是为了自己的利益去做的一种行为,而这一过程赋予了客户权利。为了进入动机连续体的内在方面,托尼试图鼓励简将自己置于运动的情境中,并让她在身体活动的体验中更加专注。

他和简一起想了一些积极的自我对话。他们开发了一些能够强调定期健身好处的问题。每当简开始为花时间运动而感到内疚时,她就会在脑海中回顾这些问题。

- 运动之后,我在一天里感觉如何?
- 在完成我原本打算跳过的运动后,我感觉如何?
- 良好的运动对我有什么积极的影响?

处理时间的承诺

托尼的第二种方法解决了时间不够的问题。他向简介绍了积极生活的概念,在忙碌的几个星期里,她可以用步行上班、走楼梯、做家务来代替正式的锻炼。由于简的运动模式通常是不规律的(每月少于6次训练),托尼讨论了每月增加几次训练和稍微增加她的训练强度的好处。

托尼知道受伤可能是运动停止的原因,于是他调整了她之前的运动处方,并在她的新计划中引入了一些有趣的交叉训练。随后的进步是有规律的,并且在棒球方面,进步变得更加具体。简认为她现在有正确的态度及方法来保持一个更有规律、健康且平衡的生活方式。

问题

- 托尼体现了哪一种很适合帮助简的领导才能?
- 选择托尼运动处方的一个特点,并解释为什么它适合简。
- 托尼如何影响简对日常运动的态度?

案例研究3:激励一位急躁的客户

这种情况发生的次数比你想象的要多。你计划第一次和客户见面,几分钟之内你就会意识到,他的期望是尽快地行动起来。客户可能不会说"让我们开始行动吧",但你在他的非语言信号中读到了这一点。这并不意味着你应该放弃活动咨询模型,或者你的方式一定出现了问题。只有当你不认识并且不适应它的情况下,这种情况才会成为一个问题。你应该从支持、同情和欣赏你的客户的独特性开始。

咨询和信息收集

卡芙花了很长时间才决定开始一个运动计划,现在想马上开始。这就要求他的教练卢克减少最初的面谈和探寻时间。在进行了一些必要的咨询之后,他很快就参与了卡芙的活动,并在计划进行的过程中整合了更多的信息采集及咨询的策略。

那些"忙个不停"的客户往往是有条不紊的、善于分析的、有条理的、务实的、精力充沛的,并且是他们自己领域的领导者。卢克认识到了这一点,他有针对性地制订了一种有效率且快节奏的应对策略,并且将卡芙的意见纳入其中。作为一名活动顾问,他采取了低调的态度和授权的立场。他发现了问题,但把行动的责任留给了客户。卢克和卡芙一起努力,他们提出了一些优先的目标,然后将目标分解成一系列不同的、有时是渐进性的步骤。

卢克：我们已经做了健康史调查问卷，我想我们可以放心地继续下去了。

卡芙：好的，我很想出去开始运动。我想做一些自由重量练习，还有跑步机。

卢克：我相信我们能满足这个要求。

卡芙：我们今天能去吗？

卢克：我们今天所能做的就是熟悉一些设备，然后弄清你最适合从什么水平开始。让我们花一分钟时间讨论一下你的具体目标。

卡芙：我想重新开始跑步及增加肌肉。

卢克：你提到了4个月后的10千米慈善长跑。我们可以为此制订一个训练计划。你对体重有更具体的目标吗？为什么这是一个值得关注的领域？

卡芙：跑步计划听起来可行。至于锻炼肌肉方面，我想加强我的腹肌，它们看起来和感觉起来已经开始松弛。如果我能在这方面做一些改进，我会对我的体质和外貌感觉好很多。

卢克：好的。如果你有兴趣尝试一些新的技术，我可以给你展示一个简短的腹部动作。

卡芙：嘿，听起来比仰卧起坐更有意思。

卢克：是的，但这仍然是一项挑战。下节课我将会在你的计划卡上记录下这些内容，但是现在让我们转移到场地上，我们即将开始今天的内容。

安全、快捷的处方指南

卢克确保所有的检查和健康表都完成了（第4章），他利用热身的机会观察了卡芙对轻度的有氧负荷的反应，以及基本的身体力学与信心。他监测运动的强度与卡芙的身体形态，不断寻找任何痛苦、不适或不平衡的迹象。他还将运动强度保持在适度的水平，即低于他预期未来处方中的水平。

在确保安全的基础上，他将注意力转向了卡芙对锻炼的享受，并设计了一个动态的、连续的计划，该计划混合了大量新的、有趣的练习。卢克将这些练习保持在简单的水平，使得它们能通过最低限度的教学发挥出最大限度的作用，以轻快的步伐与一系列有组织的练习来保持卡芙的兴趣。卢克还用持续的口头鼓励与积极的反馈来保持课程的活跃度。他还加强了卡芙的目标以及之前的情感联系（例如，"这应该会让早上的自行车骑行更容易一些！"）。

卢克在卡芙进行放松活动时，就训练带给身体上的感受和享受这两方面，对他进行了检查。在进行搭档辅助式拉伸时，卢克完成了重要的信息采集。

在运动时进行现场监控

当卢克与卡芙一起运动时，他采用了被动、主动以及交互的监测方式。被动监测包括观看、观察以及跟踪他的运动技术的安全性与形式。主动监测包括对心跳、感知消耗的监测，调整运动负荷，抵抗或协助伙伴练习，以及检查关节的角度与一致性。交互监测要求与客户进行紧密的、持续的沟通。卢克发现，非语言的暗示与口头暗示一样有效。

通过建立处方的标准化部分，使监测成为正式评估的有效替代方法。监测过程中所取得的信息为客户提供了个性化的反馈，并为计划的更改或改进提供了基础。最后，监测所提供的支持、兴趣以及动机非常适合我们有条不紊的、务实的、"忙个不停"的客户。

事实上，在客户开始活动后，他们会体验到兴趣的增加，对收益和享受的认识也会增强，这是很常见的。一旦卡芙"上钩"，他对新的信息和建议就会有更多的反应。

问题

- 以这样的速度发展，是否存在任何安全问题？
- 对话过程中，卡芙有没有受到鼓舞？外在的还是内在的？你如何帮助他提高他对于内在变化的意识？
- 细心的、有选择性的监测如何让教练有效地与急躁的客户打交道？

总　结

产生变化的动机背后的概念以及如何调动它，在帮助人们做出利于健康的个人行为改变的过程中起着关键的作用。你可以通过了解客户的变化阶段，了解适合这个阶段的变化过程，并选择有助于变化过程转变的策略，来帮助他们认识到信息与自身的相关性，并了解这些相关性如何满足自己的个人需求。

解开人们如何思考与学习的秘密，也会帮助你更有效地与你的客户打交道。了解客户首选的学习风格及其个性风格是客户概况的两个方面，它们能够让我们更好地了解改变行为的过程中所需的东西。

显然，精心设计的外在激励因素是有作用的，但除非客户有一些内在的激励因素，他们不太可能继续进行有规律的活动。内在动机专注于为自己的目的而做的一件事，而这一过程赋予了客户激励。他们之所以会坚持一项活动，是因为他们喜欢这种活动，并且相信自己正在取得成功。

以下几个因素可以帮助客户承诺并实现自己的目标：所有权、选择、强化、诉求、障碍管理、挑战及约束。然而，在承诺中，最重要的因素可能是客户自己的信念，即他相信自己有能力实现自己的目标。该信念应该通过鼓励的自我对话以及提升自我效能的方法来加以强化。

回顾那些不遵守你的运动处方的客户的情况和行为，仔细聆听并尝试一种合理的解决问题的方法。解决问题的方法应该能够重新审视优先级、处方的适用性、外部障碍、替代方案、个人利益以及激励。

表单2.1 自我约定

1. 我进行身体活动的目的是：_____
   _____

2. 为了达到我的目的，我应该做出以下改变：
   _____
   _____
   _____

3. 我愿意通过实施以下事情来实现它：
   _____
   _____
   _____

4. 当……的时候，其他人会知道我所做的改变：
   _____

5. 我可能会因为……而破坏我的计划：_____
   _____

6. 因此，我给自己的约定是：_____
   _____

7. 检查日期：

   _____

   _____

   _____

   _____

   _____

签名：
_____

客户：
_____

鉴定人：

表单2.2　**计划倒退预防表**

你有信心在接下来的3个月里继续进行体育活动吗？

没有一点信心	＿＿＿1
不是很有信心	＿＿＿2
有点信心	＿＿＿3
有信心	＿＿＿4
很有信心	＿＿＿5

如果你的得分低于4，请完成以下练习。

每个人都会有不活跃的时候。有时这些中断运动的时间可以持续几天甚至几年。提前做好应对困难时期的计划可能会帮助你保持活跃。

1. 你以前在坚持身体活动的这一点上有过困难吗？如果有的话，请写一下原因。

　＿＿＿＿＿＿＿＿＿＿＿＿＿＿＿＿＿＿＿＿＿＿＿＿＿＿＿＿＿＿＿＿＿＿＿＿＿

2. 如果你遇到了困难，是什么帮助你回到正轨（如朋友的支持，参加一堂课，设定目标）？

　＿＿＿＿＿＿＿＿＿＿＿＿＿＿＿＿＿＿＿＿＿＿＿＿＿＿＿＿＿＿＿＿＿＿＿＿＿
　＿＿＿＿＿＿＿＿＿＿＿＿＿＿＿＿＿＿＿＿＿＿＿＿＿＿＿＿＿＿＿＿＿＿＿＿＿
　＿＿＿＿＿＿＿＿＿＿＿＿＿＿＿＿＿＿＿＿＿＿＿＿＿＿＿＿＿＿＿＿＿＿＿＿＿

3. 你认为什么样的情况会使你很难保持日常的身体活动？你如何处理这些情况来增加你成功的机会？

　＿＿＿＿＿＿＿＿＿＿＿＿＿＿＿＿＿＿＿＿＿＿＿＿＿＿＿＿＿＿＿＿＿＿＿＿＿
　＿＿＿＿＿＿＿＿＿＿＿＿＿＿＿＿＿＿＿＿＿＿＿＿＿＿＿＿＿＿＿＿＿＿＿＿＿
　＿＿＿＿＿＿＿＿＿＿＿＿＿＿＿＿＿＿＿＿＿＿＿＿＿＿＿＿＿＿＿＿＿＿＿＿＿

高风险情况：＿＿＿＿＿＿＿＿＿＿＿＿＿＿＿＿＿＿＿＿＿＿＿＿＿＿＿＿＿＿＿＿＿
解决方案：＿＿＿＿＿＿＿＿＿＿＿＿＿＿＿＿＿＿＿＿＿＿＿＿＿＿＿＿＿＿＿＿＿＿

4. 如果你中断了运动，是什么帮助你重新开始运动？请写下你的想法。

　启动策略：＿＿＿＿＿＿＿＿＿＿＿＿＿＿＿＿＿＿＿＿＿＿＿＿＿＿＿＿＿＿＿＿
　＿＿＿＿＿＿＿＿＿＿＿＿＿＿＿＿＿＿＿＿＿＿＿＿＿＿＿＿＿＿＿＿＿＿＿＿＿
　＿＿＿＿＿＿＿＿＿＿＿＿＿＿＿＿＿＿＿＿＿＿＿＿＿＿＿＿＿＿＿＿＿＿＿＿＿
　＿＿＿＿＿＿＿＿＿＿＿＿＿＿＿＿＿＿＿＿＿＿＿＿＿＿＿＿＿＿＿＿＿＿＿＿＿

表单2.3 **突破障碍计划**

• 是什么妨碍了我? • 我的潜在障碍是什么? 我会遇到这些障碍吗?	
• 我的支持源自哪里?	
• 成功对我而言意味着什么? • 我如何知道自己已经完成了目标?	
• 我有多想突破障碍? • 我是否相信这在我的生活中很重要?	

第 3 章

以客户为中心的运动处方原则

本章要点

完成本章后，你将能够展示以下能力。

1. 运用运动设计确定运动处方的运动效果的原则。

2. 确定与健康有关的体适能的运动处方指南。

3. 确定一般体适能的运动处方指南。

4. 确定与运动表现相关的体适能的运动处方指南。

5. 运用必须将体适能的相关内容融入运动计划的结构部分里的原则。

6. 制订一种安全、平衡的运动处方。

7. 运用运动调整及功能进展的原则使处方变得个性化。

8. 运用生物力学原理优化客户的运动效益，同时通过运动中生物力学的变化来留意他们的局限性。

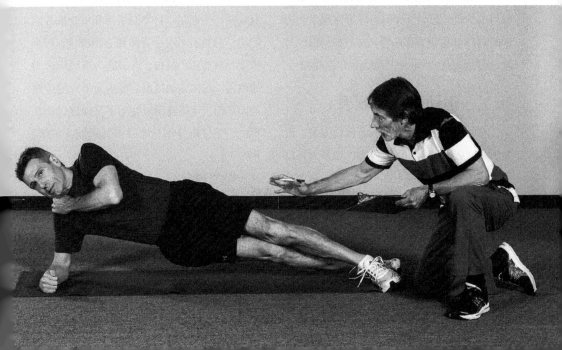

当我们制订以客户为中心的运动处方时，我们应该通过系统地处理问题来做出决策，以便从选项清单中做出明智的选择。与处方中的个人运动一样重要的是，他们成功的机会取决于我们是否考虑了所有的选择并做出了适当的决定。

本章研究了以客户为中心的运动处方的3个基本原则，它们为推荐的指导方针奠定了基础。

1. 运动设计决定运动的效果。运动是适应性的，可以针对多种广泛的运动结果进行设计。我们将对比与健康相关的体适能、一般的体适能，以及与运动表现相关的体适能的运动处方原则。

2. 体适能的相关内容必须被融入运动计划的结构中。虽然有一般的体适能的组成部分，但每一种运动的效果（健康、体适能、运动表现）都有一些重要的成分。第二个原则是如何将这些成分集成到一个运动计划的结构中。

3. 运动的调整及功能的进展使运动处方变得个性化。最后，我们将运用体现生物力学的FITT和生物力学原理来学习如何修改与改进运动处方，从而使其适应客户的能力。

运动设计与成果

在运动类型与运动量的有效性方面，近期的研究告诉了我们什么内容？在多大程度上，运动的效益取决于客户的类型？多大的运动量才可以算得上是足够的？

今天的客户想要的不仅仅是提高有氧适能以及对体重的控制。我们必须提供的不仅仅是影响体适能的生理因素！这包括通过解释及精心策划他们的生活方式因素、环境、运动参与、职业及个人特征来帮助客户达到他们的健身与健康处方的目标。

我们可以通过制订运动计划来产生以下3种潜在成果。

1. 增强健康。

2. 增强一般的体适能。

3. 得到运动表现方面的改进。

多年来，运动能力或身体表现的提高一直是运动处方的指导方针。随着人们对有氧健身操兴趣的提高，健身越来越受欢迎，指导方针也随之修改。强度有所降低，运动的结构包括平衡所有的健康因素。运动的目的在于加强心血管、代谢及肌肉骨骼系统，从而在体适能的组成部分中产生生理与结构上的变化。

最近最强劲的趋势之一是，将活动作为促进健康的战略。体适能与健康不是同义词，但它们是相辅相成的。体适能指的是有能力以充沛的精力和警觉性完成日常工作，没有过度的疲劳，并有充足的精力享受休闲活动，应付突发的紧急情况。健康不仅仅指的是没有疾病——它是一种享受生活和承受挑战的能力。它具有社会、身体和心理维度，每个维度都具有正、负极。有氧能力或肌肉耐力的改善，或体能的提高，可能会带来健康效益。然而，一些健康效益似乎是通过运动获得的，而运动并不总能改善体适能（IFSM，1990）。

现在，越来越多的人看到初级保健医生和健身团队一起工作，因为他们相信运动是一剂良药。与私人教练在运动项目上进行合作的内达·阿玛尼·戈尔善尼博士说："（我们）计划的最好的结果是，我已经能够在部分或完全介入运动的情况下，成功地治疗许多医学疾患——糖尿病、高血压、血脂异常、抑郁、失眠、由各种肌肉骨骼疾患引起的疼痛、经前综合征，以及更年期疾病等（Golshani, 2006）。"

客户的需求如何影响他们的目标？

每个运动处方的细节都会因为客户的目标、他们所期望的结果，以及相应的风险而不同。斯金纳（Skinner, 1987）给出了不同群体中最常见的目标的示意图（图3.1）。

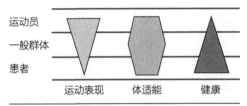

图3.1　不同客户的目标组成的变化

对运动员而言，运动表现通常是身体活动的中心，健康与体适能是次要的目标。然而，有时运动员会希望从伤病中恢复过来（健康目标），或者建立起一个强大的休赛期的身体基础（体适能目标）。斯金纳认为，一般的客户参与健身活动，可能会增加对休闲运动表现的兴趣。这些客户仍然会将关注点放在自己的生活质量以及降低风险因素（健康目标）上。存在某些健康危险因素或患有肌肉骨骼损伤的客户最关心的显然是如何改善自己的健康状况，而不是提高运动表现。

你将从了解生活方式、环境、遗传、职业、个人特征、体适能与健康之间的相互关系中受益。通过协调这些因素，你可以帮助客户达到他们的运动处方目标。定期的身体活动与健身对健康有什么帮助？图3.2介绍了定义这些相互关系的布沙尔（Bouchard）模型。

该模型展示了身体活动与体适能是如何相互影响的。体适能的组成部分——尤其是与健康有关的体适能——是由遗传、饮食以及习惯性的身体活动模式决定的。健康状况也会影响体适能及身体活动。例如，受伤或生病会让客户能选择的身体活动种类受限，最终影响到他的身体健康水平。理想体质是一种积极健康的整体概念，它受社会、心理因素、生活习惯（如吸烟、压力、饮食）、环境，以及身体健康的影响。该模型还表明，理想体质与体适能和身体活动有关。

一种纯粹的生理学方法的运动处方将忽略布沙尔模型中的许多因素。要想让运动处方具备以客户为中心的特性，你必须首先确定客户的主要关注点是活动、体适能（运动表现）还是健康。然后考虑一下周围的因素是如何直接或间接地影响他的。在这些早期阶段花时间和客户在一起，这样你们双方都能清楚地认识到对方想要实现的目标。模型中的关系将影响你如何实现这些目标以及如何包装你的运动处方。

例如，你有一位已经确定自己的与健康相关的体适能目标的客户。首先要考虑的是外表与健康的体重。具体的目标包括减少体脂（尤其是在躯干部位）和降血脂。这些目标与新陈代谢以及身体成分中与健康相关的体适能内容联系在一起。纯生理学的方法可能会提供一个非常合理的有氧运动处方，但这不能满足你的客户的所有需求。布沙尔的模型表明，客户也将从饮食、压力管理、社会环境、职业活动以及家务（提供持续的适度活动）等领域的举措中受益。如果你在制订针对某一方面的运动处方时，将该方面与其他方面的相互作用作为基础，你将获得更

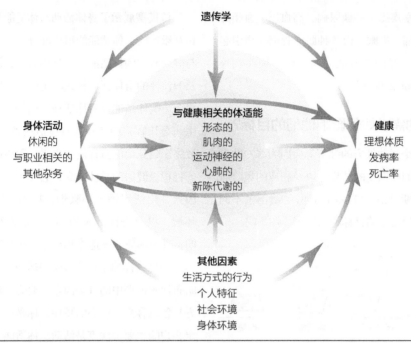

图3.2 身体活动、体适能及健康模型（Bouchard, Blair & Haskell, 2007）
From Bouchard, Blair, and Haskell 2012.

大的成功以及更平衡的计划。这种全面的方法会让运动员、健身爱好者，以及有健康意识的客户从中受益。

多大的运动量才算足够？

"我一直在散步，但我听说为了保持健康，我应该慢跑。""最近我了解到，积极的生活，比如爬楼梯与遛狗等活动，都能使我健康。""作为一名长跑运动员，即使我每隔一段时间都会进行长跑运动，我也应该每周跑1英里吗？"这些都是客户典型的担忧。多大的运动量才算得上足够？对于谁而言是足够的？对什么目的或目标是足够的？问题可能不在于"多少才够"，而在于"什么是运动的益处，以及在我看到益处之前需要做多少运动"。图3.3将从运动中获得的益处与已完成的运动量之间的关系的两种模型进行了对比。

运动生理学家传统上认为，只有当一个人达到运动的阈值后，心血管才会健康。根据这一观点，在超过体适能的阈值之前，运动几乎没有什么好处。随着运动水平超过这个阈值，效益继续增加。在达到了一个上限之后，效益的水平就会趋于稳定（图3.3a）。

图3.3b显示，在低水平的运动中会有一些健身效果的改善，尽管这种改善很小。在较高的运动水平中，相应的效益会以更快的速度积累，直到达到一个上限。超过这个上限之后，受伤与过度使用的可能性就会降低训练的积极效果。那些支持运动的人，即使是对低水平的运动，也认为这种逐渐增加的益处是许多适应性反应的典型特征。

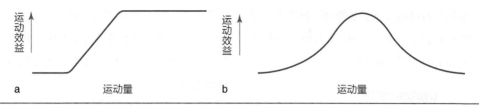

图3.3 效益与运动量的图式模型。a. 高原模型里提到，当运动量增加时，运动效益在峰值后保持稳定；b. 斜坡模型则预测效益会逐渐增加，然后身体逐渐适应

健康与体适能的变化机制一样吗？

健康状况的改善可能归因于健身者中不同的生物变化。例如，耐力训练将提高耐力，这可能有助于冠状动脉疾病（CAD）的预防。耐力的增加很可能是由骨骼肌的氧气输送和利用的增加引起的。冠心病风险的降低可能是由于脂蛋白代谢异常或凝血活性的改变（Haskell et al., 2007；La Forge, 2001）。运动过程中能量产生的加速速率加大了其他生物系统的运转率。通过反复的刺激，这些系统将提高它们的能力或效率，从而提供许多与健康有关的运动效益（Haskell et al., 2007；La Forge, 2001）。这些信息对于那些在其他措施里不能立刻看到变化的客户而言，是极富有激励性的。

在某些情况下，对健康有益的机制可能更多地与肌肉、结缔组织或骨骼的物理或机械应力有关，而不是与能量消耗的增加有关。例如，绝经后的客户通过运动保持的肌肉张力及骨钙可能是负重运动或抗阻运动对肌肉与骨骼所造成的机械应力带来的结果（Ross et al., 2000）。相对于逐渐加快的心率，慢跑者更多地受益于他们双腿上自然的负重。

健康效益是逐渐积累的还是见效后又消失

虽然大部分的体适能效果都有一定的累积性，但健康效益并不总是如此，它很快就会消散，并且需要终生都进行规律的运动（Haskell et al., 2007）。

在训练过程中或训练结束不久后，就会出现大量的生物化学变化。虽然这些变化可能是短暂的，但如果它们经常出现，就可以很好地改变特定疾病的进展。例如，一次耐力运动可以降低血浆中甘油三酯的浓度。连续几天的运动会在48~72小时内进一步降低甘油三酯的浓度。但如果连续几天不进行运动，其浓度将恢复到较高水平（Haskell et al., 2007）。每天最低限度的运动可能会给许多客户带来明显的健康效益。尼曼（Nieman, 2009）的研究表明，一个为期12周、每周5天的快走计划能够将普通感冒的患病天数减少一半以上。在每一次行走中，体内重要的免疫细胞的数量都会暂时性地增加，从而增强了对病毒的防护——这意味着几乎每天的活动都是强化急性免疫功能的最佳选择。马丁、彭斯和伍兹（Martin, Pence & Woods, 2009）提供了证据，论证了短期和长期的中等强度运动可以减少炎症并加快对呼吸道病毒感染的免疫反应的过程。他们建议将这种训练作为预防呼吸道病毒感染的措施。相比之下，在病毒感染之前或感染期间所进行的剧烈运动与更高的发病率和死亡率有关。

有些身体活动的健康效益可以马上看到。

其他的效益可能需要更多的时间和毅力。阿尔伯塔积极生活中心（2011）提供了一些健康效益的时间表（表3.1）。

表3.1　健康效益时间表

短期 （以一周身体活动为一个单位的课程）	中期 （4~8周的定期活动）
加强： ● 情绪与精力 ● 自尊 ● 睡眠 ● 注意力 ● 好的胆固醇 ● 热量消耗	减少或降低： ● 压力 ● 抑郁 ● 血糖 ● 不良胆固醇 ● 血压
加强： ● 肌肉力量 ● 骨骼与关节力量 ● 平衡与姿态 ● 心脏的健康 ● 胰岛素敏感度	减少： ● 体重与体脂 ● 关节疼痛与肿胀 ● 跌倒 ● 中等运动的健康效益

健康、体适能及运动表现的运动处方指导方针

体适能以及与健康相关的体适能，虽然不是同义词，但它们之间存在着互补的关系。虽然客户可能会体验到运动带来的健康效益及体质与运动表现的改善（Blair et al., 1989），但健康的效益也可能来自经常进行的低强度运动，而这种低强度运动并不会带来健身训练的效果。在一周的大部分时间里，轻度到中等强度的运动会产生显著的健康效益，其中包括一些慢性疾病的初级与二级预防。在身体活动与健康状况之间似乎存在着一种分级的线性关系。大多数身体活跃的人几乎面临着最低的风险；然而，健康状况的最大改善往往会出现在最不健康的人身上。如果你的客户依据推荐的指导方针（见本节后面）来进行运动，他们可能会获得更大的健康效益。

中等强度运动的健康益处

对于那些久坐不动的成年人而言，近期的指导方针（Haskell et al., 2007; Pate et al., 1995; Wilmore, 2003; Warburton et al., 2006）更多地强调了中等强度的运动（55%~75%的最大心率或40%~60%的最大摄氧量），而不是剧烈运动。低强度的动态活动（<50%的最大摄氧量）可以减轻压力，有助于减肥，或改善某些生化反应，如内啡肽的释放。尤其是在中年人与老年人中，每周至少进行3次30分钟或以上的低强度的运动，便能显著改善血压、类脂化合物代谢、葡萄糖耐受性以及凝血作用（Haskell et al., 2007; Malkin, 2002）。其他代谢变化，如高密度脂蛋白的增加，对运动量（花费的时间）增加的反应似乎比运动强度增加的反应更强烈。几项研究表明（DeBusk et al., 1990; Ebisu 1985; Kesaniemi et al., 2001），在一天中持续进行大约10分钟中等强度的运动，可以改善新陈代谢以及身体成分。帕芬巴格尔等人（Paffenbarger et al., 1986）发现，短时间的爬楼梯、散步，或轻度运动能够预防心脏病。沃伯顿等人（Warburton et al., 2006）总结说，就健康的效益而言，身体活动可以在一天中积累起来，即使是每天进行10分钟短时间的运动，每周也能消耗大约1000千卡的能量。

在一项最近的针对身体活动的研究中，有一个最有价值的发现：运动能带来的健康效益包括降低血脂、降低血压、预防2型糖

尿病、提高代谢率（减肥），以及改善生活质量与老年人的独立生活（kesaniemi et al., 2001）。运动是一种干预治疗，需要定制剂量（频率、强度、时间或持续时间和练习类型）。如果运动量或强度与健康结果之间存在一致的关系，那么运动与特定的健康结果之间就会存在剂量-反应效应（La Forge, 2001）。作为私人教练，我们必须规定适当的运动量。就像药物一样，不以病人为中心的处方会产生副作用；这些副作用可能包括过度使用菌株、疲劳以及免疫系统功能紊乱，从而导致动力或持久性的丧失。最好的应对方法是根据咨询期间所采集的信息来制订有特定运动量的与健康相关的运动处方。

图3.4（Gledhill & Jamnik, 1996）阐明了与身体活动量有关的健康效益情况。较低的身体活动量（持续时间）表明，甘油三酯和血压的初期改善会更快。其他几项健康效益指标的改善则来自更大的运动量。有氧适能不仅取决于持续的时间与频率，还取决于运动的强度。然而，其他健康效益指标主要取决于运动的持续时间及频率。作者指出，图3.4反映了对有关科学文献的一般解释，旨在表明选定的健康效益指标中出现的集体改善情况。图3.4中的健康效益区间将有助于你的客户确定自己的活动水平所带来的效益。

相对于久坐的客户（每周中等到高强度的休闲运动时间少于30分钟），每周运动90分钟（图3.5）的客户的全因死亡率的相对风险明显下降。虽然这种积极的效果会持续，

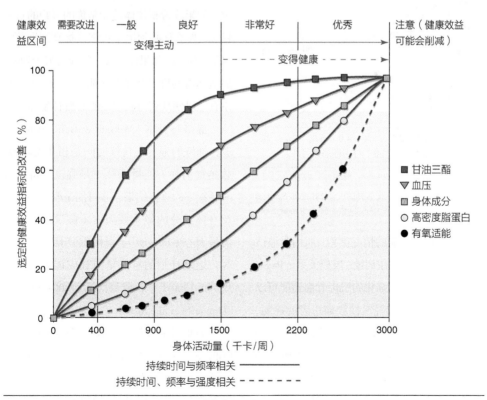

图3.4 身体活动量的剂量-反应关系及健康效益区间

From Reprinted by permission from the Canadian Society for Exercise Physiology 2003.

但它会在每周2~3小时的中度到高强度的休闲活动后（图3.5）变得平缓。这些发现有助于形成每周最低运动150分钟的基础；更多的运动能带来更大的好处，正如每周6~7小时运动时发现的低风险水平（图3.5）（Jonas & Phillips, 2009）。可以将所推荐的运动量转化为每周的热量消耗。平均每小时步行3英里的人每英里大约消耗100千卡（1千卡约为4.186千焦，此后不再标注）或每小时300千卡的热量。在推荐的150分钟（每周2.5小时）里，我们的客户每周将进行消耗大约750千卡热量。一般的目标是1000~2000千卡/周，这有助于保持或减轻体重，以及延长寿命。

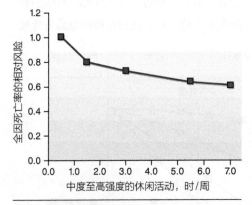

图3.5 剂量－反应曲线的"中值"形状

From the U. S. Department of Health and Human Services Physical Activity Guidelines Advisory Committee Report, 2008.

与心血管适能的情况类似，肌肉骨骼适能状况的改善也存在剂量－反应关系（Payne et al., 2000）。得到强化的肌肉骨骼适能可以改善骨骼健康，减轻慢性腰痛患者的疼痛，促进患者独立生活，以及防止跌倒与相关损伤（Katzmarzyk & Craig, 2002; Warburton et al., 2001）。力量训练可以保持骨骼矿物质含量，以及改善心理健康。抗阻训练可增加高密度脂蛋白，降低舒张压，以及增加胰岛

素敏感度（Goldfine et al., 1991; La Forge, 2001）。随着客户年龄的增长，柔韧性练习将有助于改善肌肉平衡、姿势及肌肉骨骼的完整性。妇女与老年人最有可能在健康状态与生活质量的改善方面有所收获。马丁等人（Martin et al., 2009）在一项大型的、为期6个月的对照研究中研究了50%、100%和150%的身体活动建议对生活质量（quality of life, QOL）的影响。他们发现，除了身体疼痛外，有关生活质量的所有心理和生理方面的变化都与运动量有关，与体重减轻无关。高活动量的运动往往会带来更显著的改善。

一般性体适能的运动处方

强度可能是改善心血管适能最重要的变量。如果改善整体体适能是你的客户的首要目标，那么你必须逐步将强度提高到推荐的水平。例如，如果你的客户的能力低于均值，那么你需要将强度建立在他最大心率的70%左右，以使其获得实质性的心血管改善。

温格与贝尔（Wenger & Bell, 1986）发现，训练的强度与持续时间是相互关联的：总热量消耗（能量消耗）是强度、持续时间及频率的直接结果，其可能是改善心血管及身体成分的最重要因素（假设最小强度为最大心率的60%）。以体重154磅为基础，客户运动计划的总能量消耗应该大约为每周900~1500千卡，或每次运动300~500千卡（Donnelly et al., 2009）。

如果遵循美国运动医学会（American College of Sports Medicine, ACSM）的指导方针，即使你没有足够的资源来衡量训练所带来的变化，你也可以合理地确定，你的健康状况将会得到改善。强度、持续时间与频

率的适当组合将使你的客户的有氧能力在4~6个月的时间内提高15%~30%（Wilmore & Costill, 2004）。较小的强度、较少的持续时间以及较低的频率的运动计划可能会在5%~10%范围内起到改进的作用（Wenger & Bell, 1986）；如果客户初始的体适能水平很高，那么也可能会导致这种程度的改善。如果你的客户坚持这个计划，他便可以期待长期的效益；经常训练的中老年男性的有氧运动能力每10年的降低少于5%（Wilmore & Costill, 2004）。你的客户可能会期望自己的总体重以及脂肪重量都轻微地下降，同时他们还期望自己的去脂体重能有所增加（Hagan, 1988）。这些变化的幅度将直接随活动的强度和持续的时间以及总热量消耗的变化而变化（第9章）。

《加拿大居民身体活动指南》（CSEP, 2011）建议，18~64岁的成年人每周至少进行150分钟中等至高强度的有氧运动，每次10分钟或更长时间。他们还建议每周至少2天运用主要肌肉群进行肌肉及骨骼的强化活动。

与运动表现相关的体适能运动处方

只有在训练与休息之间取得良好的平衡，才能达到最佳的训练效果。为运动员提供以客户为中心的运动处方，包括那些构成与运动表现相关的体适能的练习：运动技能（如速度、灵活性、平衡性和协调性）、心血管耐力、肌肉爆发力、最大力量、耐力、身体成分、技能获取和动力。只有谨慎地选择训练方法，并根据需要适当调整训练方案中的处方因素，才能最大限度地提高客户的训练效率。训练设计应遵循周期化原则（Bompa,

1999）。灵活的周期化方法可以让强度与能量系统相结合，以达到最大的效果（Jensen, 2010）。这个训练计划应该包括每周至少1天的完全休息，以便更好地恢复。如果时间表以月作为单位来制订，那么应该将每月里其中一周的时间安排给那些轻度的训练，或者用于赛前调整或赛后恢复。

因为大多数运动员都很有上进心，而且往往会过度紧张，所以他们最常犯的错误是过度训练，而不是训练不足。你与你的运动客户都务必意识到这个问题，因为过度训练将会剥夺他们的全部潜力。霍利与舍内（Hawley & Schoene, 2003）将持续性肌肉酸痛的状态、协调性的降低和频繁的上呼吸道感染定义为"过度训练"的表现，并将其描述为剧烈训练的预期部分。这些症状通常在经过一段时间的轻度训练后才会得到解决。客户的运动表现将在此"超量恢复"的响应期延长。然而，如果过度训练继续下去，训练的表现将会降低，过度训练的症状也会延长（图3.6）。

但是多少的运动量才算得上是过量的呢？更多的运动可能是一把双刃剑：它可能是有益的，如果指导不当，也有可能是有害的。你的客户从严格的训练计划中所得到的身体强化可以很容易地越过界限到降低表现和引发恼人的损伤中。很难告诉这样一位积极进取的运动员，他必须放慢速度或者改变目前为止还算成功的运动处方。然而，所有的运动员都会经历运动表现水平下降或停滞的时期。由于不能够忍受或适应一定的训练负荷，就会出现过度训练的情况。斯通、基思等人（Stone, Keith et al., 1991）观察了过度训练的两种类型：单调的运动计划过度训练与长期过度运动过度训练。

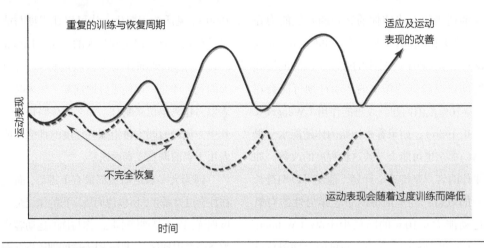

图3.6 过度训练综合征

• 单调的运动计划过度训练是指，由于始终如一地、不变地使用同一类型的锻炼方式，而导致的运动表现下降或停滞。它不是由过度疲劳引起的。这类似于一场打击性的衰退，或者是运动员知道进球无效后所产生的一种"抑郁"的感觉，抑或是健身爱好者缺乏活力的感觉。斯通等人（Stone et al., 1991）认为，这种过度训练可能是中枢神经系统缺乏来自不同运动模式的适当刺激所产生的适应。

• 长期过度运动过度训练也会导致运动表现停滞或下降的情况。你需要区分长期和短期过度训练之间的区别。当经历过几次高强度或大量的练习（短期过度训练），在几天内就会恢复的时候，就会导致运动表现下降的情况。例如，一名中长跑运动员在经过几个星期的越野训练后，在一段时间内可能会跑得更慢。可能在24~72小时内得以恢复。同样，在经过一回合激烈的举重训练之后，运动员的身体通常需要48小时的时间来修复微创的肌肉与结缔组织，消除代谢废物（如乳酸）以及更换细胞内的能源存储

（如肌糖原）（Westcott, 1989）。当过度运动持续时间太长或重复太频繁且客户不再对训练产生适应性反应（图3.6）时，就会出现长期过度训练的情况（图3.6）。长期的过度训练可能会带来慢性疲劳、运动倦怠以及更高的受伤率。从长期过度训练中恢复过来可能需要几周甚至几个月的时间（Kuipers & Keizer, 1988）。

通过坚持以下几点来防止过度训练。

• 充裕的短期恢复。如果你的客户做了45分钟的有氧运动，并且做了一些伸展运动，那么他就会在24小时内训练得更加努力。如果运动的时间是90分钟，而且强度更大，对身体的影响更大，那么他可能需要等待2~3天才能再进行类似的运动。过度训练的治疗方法可能包括相对休息，即使用一种与运动员的专项运动无关的轻度有氧运动。争强好胜的运动员通常更喜欢一种治疗性的运动计划而不是完全休息的恢复方案。良好的饮食会给身体带来康复的能量，客户也可以享受按摩或旋涡浴。

如何避免跑者的过度训练？

Runner's World 杂志的编辑（Burfoot, 1995）提供了以下一些实用的建议。

- 当你累的时候少跑，当你发现完美的林间小径时多跑。
- 当你感冒的时候少跑，当你感觉很强壮时就多跑。
- 当你的膝盖受伤的时候少跑一些，当你在为马拉松进行训练的时候多跑一些。
- 当你开始一份新工作时少跑一点，当你的孩子去上大学的时候，你就会有更多的跑步时间。
- 在几周内多跑，在其他几周内少跑。将跑步与你做的每一件事情相融合。以大局为重。

● **适当的变化。** 训练的量、强度以及技巧的变化可以减小过度训练的可能性。这种变化也鼓励在适当的时候让训练"达到峰值"，这有助于保持高水平的运动表现（Kuipers & Keizer, 1988）。根据客户的身体或情绪压力水平来对训练做出调整。调整通常是在正常的运动强度下减少训练量。运动强度与量的突然改变可能会导致短期的运动表现提升延迟，但训练技术、场地或压力管理技术的周期性变化可能会让人恢复活力。将一种或更多的运动方式结合到每周的训练计划中可以增加多样性并保持计划的刺激性；通过使用不同的肌肉，可以减少过度使用肌肉所造成损伤的可能性。

● **仔细监控。** 识别过度训练的情况极其重要，但也很困难。单调、短期和长期过度训练的症状经常会重叠。当它们被识别和区分的时候，客户已经发展到一个需要休息的阶段。保持写日记或日志对于严谨的运动员而言是必不可少的工作（第6章）。简单的日记内容可以包括量化运动的量与强度、体重、饮食、睡眠模式，以及对于整体健康、疲劳、情绪和练习难度评分的主观感受。你可以在客户休息和运动后，为客户提供与血压和心率有关的数据。如果你的运动员能学会倾听他们的身体发出的信息，他们就能有效地减少损伤。如果熟悉的训练在某一天变得特别困难，或者产生不寻常的疲劳或恼人的不适感，这可能表明你的客户出现了过度训练的情况，身体需要休息，或者运动员生病了。如果是生病的情况，在对感染进行治疗之后，你的客户会逐渐恢复正常的训练水平。记住，正式的监控方法不能代替你和你的客户之间的良好沟通。

运动计划的组成与结构部分

虽然有一般体适能的组成部分，但每一种运动的结果（健康、体适能、运动表现）都有着特别重要的成分。第二个原则关乎如何安全地将这些组成部分集成到一个运动计划的结构部分之中。

健康、体适能和运动表现的要素

体适能的基本生理要素包括心血管耐力、柔韧性、最大力量、肌肉耐力以及身体成分。

● **心血管耐力** 指的是一种在较长时间内连续进行涉及大肌肉群的体力劳动的能力。这部分取决于氧气输送系统的效率。在肺里，氧气穿过细胞膜进入红细胞（扩散）；红细胞通过动脉将氧气输送到工作的肌细胞（扩散与利用）。细胞代谢的最终产物（二氧化碳和乳酸）通过静脉输送回心脏与肺部。心脏是氧气输送系统的关键，因为它必须不断地将血液输送到所有的身体系统以及更多的活跃的组织中。

- 柔韧性指的是在没有过度压力的情况下，一个关节可以自由地进行各种运动的能力。对于大多数关节而言，运动的限制是由软组织施加的，其中包括肌肉及其筋膜鞘，肌腱、韧带与关节囊的结缔组织，以及皮肤（Wilmore & Costill, 2004）。

- 最大力量是指肌肉或肌肉群在对抗阻力时的最大能力。举个例子，一个能最大限度地弯举150磅杠铃的人，其力量是一个只能弯举75磅的人的两倍。在一次举重中举起尽可能多的重量被称为一次重复的最大重量（1RM）。

- 肌肉耐力是指肌肉或肌肉组织在一段时间内反复施加或维持一种收缩力的能力。衡量肌肉耐力的一个简单方法是，在举起客户固定比例的1RM的同时，确定客户能够完成的重复次数。

- 身体成分是指身体中脂肪与去脂体重的相对含量。运动通常会减少总体重与脂肪重量，并增加去脂体重（Quinney et al., 1994）。

与运动表现相关的体适能要素是运动表现或最佳工作表现所必需的。这些要素包括运动技能（如速度、灵敏性、平衡性与协调性）、心血管耐力、肌肉爆发力、最大力量、耐力、体形、身体成分、技能获取能力以及动力。

与健康相关的体适能要素包括身体成分（如皮下脂肪分布、腹部内脏脂肪、相对于身高的体重）、肌肉平衡（力量、耐力、柔韧性——尤其是姿势肌）、心血管功能（如血压、肺功能）以及代谢成分（如血脂、葡萄糖耐量）。即使是低强度的运动也会使非常不爱运动的人受益，因为极度缺乏运动所带来的有害健康的后果会迅速逆转。

创建一种平衡的处方

在运动处方之旅的某一阶段中，我们已经确立了一种运动表现、体适能或健康的目标。每一个特定的目标都与一个或多个体适能要素相关。下一阶段将会涉及如何达到这些目标以及如何包装客户的处方。如果你的处方是有效的，它必须是平衡且安全的。

第6~9章描述了用于设计训练计划的许多工具。他们提出了具体练习方法的生理基础和建议。有效的运动处方取决于我们是否有能力采用流行的方法，如体重、柔韧性、有氧和无氧练习来为特定的客户带来他们想要的效益。

你必须将体适能的各个要素整合到一个平衡的练习中。有无数个可以根据当前的需要和需求定制每位客户的处方，以及在决定如何进行锻炼时要记住的关键事项。为了改善或维持你的客户的柔韧性、力量、肌肉耐力，以及身体成分，请将以下所有的要素融入处方内。

- 顺序。在制订运动阶段的顺序时，可以为个人偏好留一些空间。不管顺序如何，随着你的客户进入有氧与力量训练阶段，请遵循渐进式超负荷的原则。逐渐增加的强度将使得身体为这部分需求做好相应的准备。之前提出的顺序会让你的客户在进行柔韧性训练时，其组织温度处于较高的状态。它还可以让客户在有氧运动期间拉伸肌肉，为后续的抗阻训练做准备。然而，许多客户在进行有氧运动之前进行柔韧性训练或将其与肌肉训练结合起来，可能会感觉更舒服。对于那些关注体重管理的人来说，当完成有氧训练和抗阻训练的顺序不同（Oliveira & Oliveira，2011）时，运动后的过量耗氧量并没有什么不同。

• **热身**。ACSM（Haskell et al.，2007）建议在每次运动开始时至少进行5~10分钟的热身。运动越激烈，热身的时间就越长，也越重要。通常，热身包括与之后要进行的运动相同的练习，例如在较低的强度下进行的跑步。热身运动能够让运动中所涉及的肌肉做好准备。当肌肉收缩时，不是所有的纤维都会同时收缩。因此，纤维与纤维之间的结缔组织会产生张力（Malkin，2004），这可能导致微撕裂。温暖的组织不太可能受到微撕裂的影响。最初的热身活动通常会灌注足够的温暖血液到活跃的肌肉中，以增加组织的柔韧性，并在热身后期进行更有效的拉伸。拉伸温暖的肌肉与组织可以改善运动及身体机能（Jonas & Phillips，2009）。

• **有氧训练**。连续与间断的有氧训练可以改善心血管适能（Astrand & Rodahl，2003）。间歇性（间断）训练由反复进行的间歇性放松训练组成。由于多种活动都涉及间歇性训练，它在许多运动中很受欢迎，并被推荐给那些将健康设为首要目标的有症状的客户（ACSM，2006）。对于间歇性运动处方因素的控制，如持续时间、休息时间及重复次数，可以使处方变得非常精确（第6章）。

• **身体成分**。身体成分的改变是通过有氧训练和力量训练的结合来实现的。

• **柔韧性**。伸展带来的柔韧性在维持肌肉平衡方面起着重要作用。你的客户的目标将决定你如何、在哪里以及通过什么技术将柔韧性的练习整合进运动处方里（第8章）。

• **力量训练**。你可以将力量训练计划与客户的目标相匹配。几乎任何形式的抗阻练习都会刺激你获得一定程度的力量，特别是当你的客户没有任何力量基础的时候。因此，舒适、便利与安全对许多客户而言就像结果一样重要。同样，对于你的客户的目标（运动表现、体适能，或健康）的考虑，将有助于你选择合适的抗阻训练的方法。

• **放松**。有氧运动结束后，以及当肌肉进行较低强度的工作时，心率与血容量（心输出量）仍然会升高。通过静脉系统的血液回流需要依靠肌肉有节奏的收缩来将血液泵回心脏，然后再将血液输送到肺部，为重要的器官与组织提供氧气。在心率回到起始速率上下，即20次/分（3~5分钟）之前，这可以通过持续的负重活动来完成，比如步行。有效放松的另一个好处是帮助消除代谢产物（例如乳酸）。随着新陈代谢与疲劳的增加，肌肉可能会感到紧绷或疼痛（来自早期的离心收缩），并且可能会出现痉挛。伸展运动可以缓解这些症状，促进肌肉放松，改善关节的活动度。

• **安全**。一个运动计划，无论多么平衡和以客户为中心，只有在它是安全的计划的时候才是合适的。通过计划里每个部分所呈现的一系列物理压力的最安全的路线是什么？表3.2确定了训练计划里各个环节中突出的安全问题。

运动的调整及功能性进展

每种练习与活动都可以被修改，以改变它们的难度。这在找到适合客户的起始级别的修改方面具有明显的优势。它还能够通过渐进的设计变化来满足客户不断变化的身体状况。这些运动设计的基本原则通常以运动的生物力学为基础。

物理治疗师与其他健康护理专业人士早就知道，肌肉、关节以及其他身体组织必须按照其运作的模式逐渐地承受压力。你需要教会你的客户去体会确定自己运动计划的难度和承担变化参数的责任。

功能性进展是指在日常生活中，在运动或娱乐中，或两者中使用的一系列基本运动模式。对于这些模式，根据训练的难度与客户的忍耐力进行分级。功能性进展从简单、安全的练习晋升至更复杂的模拟功能活动与运动技能的技巧，同时向客户提出与任务相同的要求。具体的练习及它们的进展应该根据客户的需要、能力、损伤与目标而有所不同。

一旦你选择了适合客户需求的功能性运动模式，并将需求放在适当的要素上，你便可以根据以下标准来修改练习，以创建难度级别。

- 等级1主要针对的是那些需要基础知识，以及在给定的要素中状态较差的人。需要更仔细的监控。
- 等级2主要针对的是那些想要改善，但不想让训练变得太紧张的大众群体。需要避免不和谐的运动。
- 等级3主要针对的是当前处于活跃状态，并且想确保顾及所有方面的人。任务处于"训练"级别。

功能性进展可能包括在强度、持续时间或完成数量上的逐渐变化，超负荷，或交替运动设计。客户能够达到和将要达到的进展速度，有一部分取决于他们的病史以及他们目前的健康和体适能的状况。一般情况下，客户应该以每星期不超过10%的速度来提高运动计划中任何相关的FITT要素（Jonas & Phillips, 2009）。除了运动的类型外，每次的提高应该只关注其中一个元素。例如，如果你的客户将他的运动时间从30分钟增加到33分钟，他应该避免同时增加运动的频率或强度。

通过应用生物力学原理，如力学或杠杆变化、力的一致性和方向、运动变化或关节肌肉的总和，可以设计出有效的基于客户的进展与修改。运用这些基本的生物力学原理来对运动进行调整将大大提高你作为一个教练所需的技能与适应能力。你将能够通过调整运动的难度或强度来适应你的客户的情况，或设计一个有效的进阶计划。你的应用技能也能让你立即与客户一起做出及时的改变，从而转换运动的焦点（例如，主要锻炼的肌肉），或者让你在执行训练的过程中得到一个有效的补救方法。

运动的生物力学原则

我们可以运用生物力学原理来优化我们客户的运动效果，同时通过运动中生物力学的改变来解决他们的局限性。这种分析使我们能够就以下问题向我们的客户提供有关的建议。

- 选择最佳的运动起始位置。
- 为他们的目标寻找最佳速度。

- 通过确定关节的位置来分离特定的肌肉。
- 使运动与肌肉相协调。
- 组合肌肉，以达到最佳效果。
- 调节运动杠杆，以获得大的力量输出。

下一节会深入探讨一些生物力学原理。

下列任何一项都可以调整一项运动或运动技能的目的、效果及风险。

- 肌肉长度及力量。
- 双关节（跨过两个关节）的肌肉运动。
- 力的合成。
- 杠杆率与强度。
- 力量作用的方向与肌肉的排列。
- 外部阻力的排列。

表3.2 **计划环节里的安全问题**

运动处方	安全问题
准备（热身）	
活动度（活动主要关节）	• 通过热身来增加关节的润滑（保护关节） • 训练之前，让客户检查一下身体的感受 • 运用热身来增加柔韧性
循环热身（轻度有氧运动；与心血管的运作模式相同）	• 持续热身以增加组织温度，为拉伸做准备 • 采用分段的方式，逐步使心脏及循环系统做好准备 • 模拟低创伤的关节力学
拉伸（强调静态拉伸）	• 提高柔韧性 • 对目标肌肉进行拉伸，尤其是当肌肉运作的模式涉及离心运动时 • 采用动态拉伸来为运动做准备
过渡（过渡到下一环节）	• 在接下来的活动中添加一项轻度的超负荷（渐进性超负荷的开始）
有氧运动环节	
渐进的运动处方	• 无论是持续性还是间歇性，都应该逐步地加强 • 在间隔期间提供充分的放松 • 循序渐进，避免最后冲刺或突然停止（能够为心血管带来更好的适应条件）
监测	• 监测心率、自感用力度、谈话测试，并且记录 • 包括对肌肉的拉伸
专项运动环节	
	尝试包括以下几点： • 小型热身与技能练习（特别是在间歇性运动中，例如棒球） • 拉伸紧绷的肌肉 • 立即处理轻伤
抗阻环节	
渐进的运动处方	• 包括渐进式超负荷和充分放松（取决于训练的方法） • 包括热身训练（例如，热身强度为训练的60%） • 遵循举重房的安全规则（特别是定位指南）
专项训练方式（第7章）	• 遵循规定的指导方针

续表

运动处方	安全问题
肌肉平衡	• 检查计划中的平衡（主动肌与拮抗肌）（即特定肌肉所需的伸展或肌力的加强）
监测	• 根据需要对客户进行紧张肌肉的拉伸 • 教客户区分疲劳、酸痛及炎症 • 针对轻微损伤调整练习（包括避免） • 不断检查正确的呼吸、运动速度和运动的支撑基础，调整骨盆稳定以及避免达到极端的活动度
放松环节	
拉伸（强调静态拉伸）	• 利用组织温度的优势来获得最大的柔韧性收益 • 对目标肌肉进行拉伸，特别是当肌肉运作的模式涉及离心运动时 • 如果柔韧性是优先事项，请考虑本体感觉神经肌肉促进疗法（PNF）
自我检查	• 确保心血管指标（如心率、呼吸深度、血压）降低 • 确保感到肌肉在运作，但不是疼痛或紧张 • 对任何"热点"或轻微损伤进行冰敷 • 不要低估放松淋浴的治疗效果

肌肉长度及力量

　　肌肉产生的力量大小与肌肉的运动长度有关。在你理解以下问题的答案之后，便可以运用这些信息来指导你的处方并优化其结果。

举重时，是什么导致了"黏滞点"

　　从事举重运动的人在运动的某个时候会感到虚弱。初始重量是第一个黏滞点，如何完成最后几度的问题成为第二个黏滞点。当肌肉以略长于其静息长度的长度被激活，达到静息长度的约120%时，肌肉可产生最大张力（力量）。当肌肉缩短到其静息长度的50%~60%时，它的力量很小，因为肌动蛋白和肌球蛋白丝数量加倍，很少形成横桥（第一个黏滞点）。第二个黏滞点出现时，肌肉被拉长，超过了静息长度的120%，并且有横桥的滑移（形成的量会更少），产生的力也更小（Edman, 1992）。另外，当关节运动时，肌肉的拉力角会发生变化。当肌肉的拉力角与骨骼长轴呈90度时，就会产生最大的力。由于这两个因素，你的客户在处于运动范围的末端时会感到虚弱。

✓ 应用

　　选择你的客户可以在规定的重复次数内以完全活动度来举起的重量，或者协助他克服黏滞点问题。

你的客户如何获得能量储备

　　如果客户正在练习举重，在肌肉收缩之前对肌肉进行轻微的拉伸将有利于能量的储备，从而提高运动表现。其原因在于，收缩的肌肉中产生的总张力或力量受到肌腱（肌肉）和结缔组织的被动（拉伸）张力的影响（图3.7）。这种储存的弹性势能或被动张力加上主动肌张力提供了总张力或力量的输出。

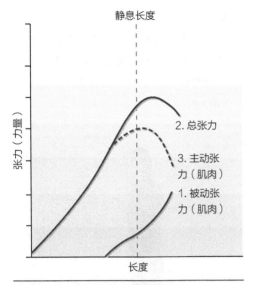

静息长度

张力（力量）

2. 总张力

3. 主动张力（肌肉）

1. 被动张力（肌肉）

长度

图3.7 肌肉长度与张力之间的关系

☑ **应用**

客户可以将这一原则应用于训练或体育运动中，方法是在动力阶段之前（例如，击球手的后摆或排球扣球手的蹲起），将关节置于预备阶段（预拉伸）。这种储存的能量只有在肌肉拉伸且没有过度拉伸后的0.0~0.9秒之间出现（Komi, 1992）的情况下才有用处。在离心训练的过程中，力随着拉长的肌肉收缩速度的增加而增加，直到失去控制。这些原则是快速伸缩复合训练的基础（第7章）。

双关节肌肉运动

双关节肌肉指的是跨越两个关节并对每一个关节的运动带来影响的肌肉。你可以运用这一理解来帮助客户从两端伸展肌肉，分离肌肉进行训练，并更有效地进行有氧运动。

双关节肌肉如何从两端伸展

双关节肌肉的长度不足以让两个关节同时获得完全的活动度。如果两个关节中的一个被移动至其活动度的末端，那么试图将另一个关节移向相应活动度的末端将会进一步拉伸靠近第二个关节的双关节肌肉。

☑ **应用**

例如，腘绳肌连接髋部以上和膝盖以下。由于腘绳肌太短，一旦膝关节被拉紧到胸部，膝关节就不可能得到完全的伸展。然而，如果试图伸展膝关节，将会让靠近膝关节的腘绳肌下部得到拉伸。要伸展大腿上部的腘绳肌，就要先伸展膝关节，再随着躯干的弯曲向前旋转骨盆。腘绳肌拉伤在腘绳肌的上部区域更为常见，这表明拉伸这一区域可能对预防或康复有更大的价值。对于拉伸集中区域的"感觉"能够让我们知道双关节原则正被有效地运用。

其他可以通过这种方式进行有效拉伸的双关节肌肉（以及它们跨过的关节）包括以下这些。

- 腓肠肌（踝关节与膝关节）。
- 股直肌（膝关节与髋关节）。
- 髂腰肌（髋部与骨盆）。
- 竖脊肌（骨盆与脊椎）。
- 肩胛提肌（肩胛骨与颈椎）。
- 肱三头肌（肩关节与肘部）。

查看第5章里关于关节运动的JAM图。

在进行训练或拉伸的时候，怎样分离出单关节肌肉

如果双关节肌肉的两端靠得更近，肌肉就太短，从而无法发挥最大的力量输出，因此，可以分离出单关节肌肉。这种隔离的方法还可以帮助你分析柔韧性练习。以腓肠肌（两个关节）与比目鱼肌（一个关节）为例，

当踝关节背屈时，两个肌肉都会被拉伸。当膝关节伸直时，腓肠肌就会得到最大限度的拉伸；当膝关节屈曲时，双关节的腓肠肌就会处于松弛的状态，同时比目鱼肌的拉伸处于最佳状态。

☑ 应用

可以使用这一原理，在做卷腹运动时，将腹部肌肉分离开来。当膝关节和髋关节弯曲时，双关节髋屈肌（股直肌）变得短而松弛，对卷腹动作没有明显的贡献。由于腹部肌肉处于孤立状态，再做卷腹动作的时候，就会感觉更加困难。哪怕只是一个关节的调整，都可以缩短对应肌肉，从而减少其发力的概率。

同样地，当膝关节在抗屈腿运动过程中弯曲时（图3.8），当腘绳肌的起点与止点靠得更近的时候，它们便会失去力量。因此，在做膝关节弯曲运动时，人们会寻求膝关节弯曲的辅助肌群的协助。JAM图（第5章）表明这些肌肉包括缝匠肌、股薄肌和腓肠肌。

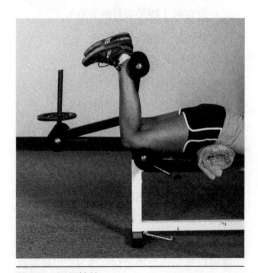

图3.8　腿部拉伸

☑ 应用

腓肠肌在站立时的提踵过程中，比在坐式提踵的过程中更为活跃（坐姿使腓肠肌缩短了），从而隔离了比目鱼肌（图3.9）。

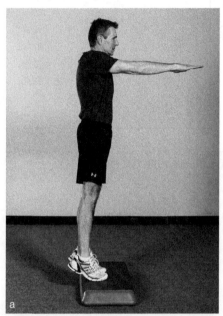

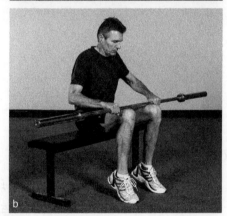

图3.9　腓肠肌提升：a.站姿；b.坐姿

你如何从双关节肌肉那里获取更多的力量

对双关节肌肉进行预拉伸可以显著地提高其力量输出。

☑ 应用

肘部屈曲时，腕部的屈肌扮演着辅助肘部屈曲运动的角色。当腕部在肘部屈曲过程中轻微过伸的时候，这些能够给肘部屈曲运动提供力量的肌肉的张力就会增加。这也见于腿部伸展运动（图3.8），当骨盆向前旋转、肌肉被拉长时，腘绳肌的力量会得到改善。由于可以对抗更大的阻力，练习效果会有所增加。提醒你的客户，在这个练习中骨盆不要过度地旋转，因为这会增加腰椎的曲度，迫使下背部肌肉收缩发力。

双关节肌肉如何提高效率

双关节肌肉，尤其是下肢的双关节肌肉，通过允许一个关节负责向心运动以及相邻关节负责离心运动的方式来节省能量。这种关节的机械耦合可以快速释放储存的弹性能量（被动张力）（Hamill & Knutzen, 1995）。

☑ 应用

在垂直跳跃过程中，腓肠肌向心收缩使踝关节跖屈。在伸展的膝关节处，腓肠肌离心地储存着弹性势能。在步行与慢跑的过程中，经常会出现这些关节耦合，也减少了单关节肌肉的工作量。闭合动力链练习（第7章）涉及运用这种机械耦合进行直接负重。它们非常有用，想要强化膝关节的客户可以从闭合动力链的腿部练习中受益。

力的合成

试着想象一个特定的关节运动中所涉及的肌肉的结合。教你的客户使用这种想象的方法来将他们的注意力集中到正确的肌肉

上，并提供有益的感觉反馈。

通常可以通过调整一个动作的方法来分离目标肌肉或同一肌肉的不同部分。关节并不总是遵循传统的运动。例如，它们可以在屈曲与外展之间移动模式。许多运动技能或工作任务都有类似的倾斜运动。将肌肉看成人体模型上的一根绳子，让关节在绳子的拉力方向上运动。作用在该关节上的每块肌肉就像一根以不同角度拉动的绳子。当多于一个力量作用于关节时，你就可以运用力的合成技术来协助自己想象这些肌肉对最终动作的相对贡献。

☑ 应用

胸大肌有两个部分，将其在胸骨（S）部位和在锁骨（C）部位产生的力量结合起来，产生一个合力（R），它产生的运动的方向与肌肉本身的任何一部分的运动方向都不同。这一合力能够让肩关节水平内收（图3.10）。

要使用这种技巧，请尝试以下方法。

1. 将运动绘制（或想象）成箭头。这称为合力。
2. 从解剖学分析中选择引起该运动的两个主要肌肉。
3. 用箭头表示这些肌肉力量，其中箭头指向的方向表示肌肉的拉力方向，箭头的长度表示肌肉的相对力量。
4. 将两个力的起点（本例中为S和C）放在两个肌肉的连接点上或附近区域。
5. 从箭头中画出平行四边形。

平行四边形的对角线表示所合成的力，即合力。

在这项技术的最后阶段确定自己想要分离哪块肌肉。改变合力的方向，使其更接近

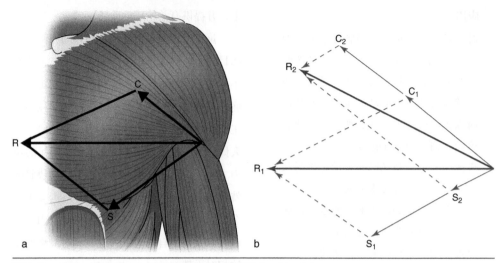

图3.10 合力：胸大肌 S=胸骨部分；C=锁骨部分；R=合力

你目标肌肉发力的方向。在图3.10b中可以看到，随着合力（R_2）向上改变，锁骨方向的箭头变长（C_2）。这意味着胸大肌的锁骨部分产生了更大的力量，于是就有效地将胸大肌的锁骨部分的肌肉隔离出来了。

以下有更多关于力的合成的例子。

• 单独作用时，三角肌的前部（A）与后部（P）分别收缩，能够使肩关节屈和伸（图3.11）。它们的联合运作（合力，R）能够让肩关节外展。当有人通过外展肩关节抬起一个物体时，若是该物体位于身体前方，他会更大程度地调动前三角肌。如果他有一个圆肩的姿势，那么如何调整肩关节外展来调动后三角肌？回想一下，后三角肌是肩关节伸展和水平外展的原动力（表单5.1）。肩带回缩（内收）的同时，肩关节在身体中线稍偏后方进行外展的运动便会加大后三角肌的力量。

• 腓肠肌的两个头部向外侧（L）和内侧（M）方向拉伸，一起对跟腱施加向上的力（R）并引起踝关节跖屈（图3.12）。脚尖朝内会轻微预拉长腓肠肌的外侧头部，使跖屈期间该头部的力量输出略微增加。只有最为狂热的健美运动员才会想在提踵等运动中获得这种益处（图3.9）。

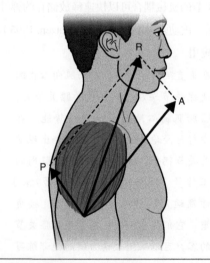

图3.11 合力（R）：三角肌

• 股四头肌在髌骨上的拉力引导髌骨运动的路径（图3.13a）。有时（图3.13b）髌骨会由股四头肌（Q）和髌腱（P）引向外侧（R），特别是当股内侧肌（M）较弱的时候。这种肌肉的不平衡会导致髌骨后侧出现炎症。

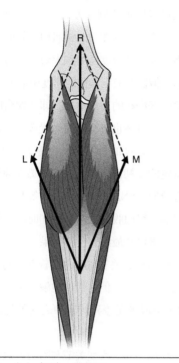

图3.12　合力（R）：腓肠肌

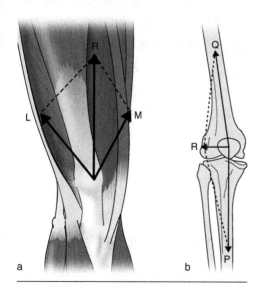

图3.13　合力：股四头肌。R=合力；Q=股四头肌；P=髌腱；M=股内侧肌；L=股外侧肌

• 从股四头肌（Q）与髌腱（P）施加在髌骨的压力构成了以不同方向作用于膝关节的合力（图3.14）。当膝盖弯曲时（如蹲下或弓步），合力会增大（R_1与R_2）。

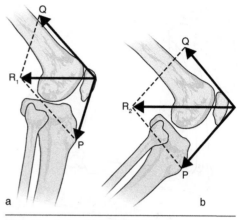

图3.14　合力：髌骨受到的压力

☑ **应用**

让你的客户在这些类型的练习中，在动作的深度和承受的负荷上采取相应的预防措施。

杠杆与力量

杠杆系统可以帮助你调整练习。如果客户在运动过程中遇到困难或想要使运动更具挑战性，则可以通过更改杠杆系统来调整运动强度。

你如何将身体看作一系列的杠杆系统？

要将身体视为一系列的杠杆系统，就要把关节看作是支点，将骨骼视为绕杠杆支点移动的杠杆臂。肌肉收缩是施加在杠杆上（肌腱附着在骨骼上的位置）的力量，而身体各部位的重量加上任何被举起的外部重量都可视作对该力量的阻力（图3.15）。

身体中的大多数杠杆都是第三级的，这

意味着力量作用于阻力与支点之间。肘关节周围的肱二头肌是三级杠杆的例子。在图3.15中，肘关节作为支点，桡骨作为杠杆臂，肱二头肌发力，而球与前臂的重量作为阻力。

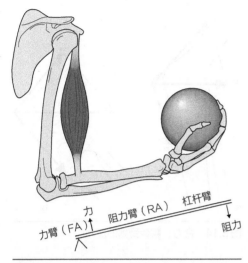

图3.15 手臂作为杠杆系统（如：第三级杠杆）

肱二头肌肌腱附着在肘部以下的桡骨上。从支点（肘）到力（肱二头肌附着点）的距离称为力臂（FA）。从支点到阻力的距离称为阻力臂（RA）（图3.15）。

如何通过杠杆系统的调整来改变运动的难度？

你可以通过改变杠杆系统的各个方面来修改运动的强度或难度。

• **阻力。**如果你的客户在举重上或在他们的机器上进行负荷的调整，就能够很容易地改变阻力。你可以引入管形材料或弹力带。水能够为关节提供更大的阻力以及额外的安全元素。当你的客户将力量的改善定为运动目标时，可以将增加阻力作为提高负荷的一种方式。

• **力。**力可以改变肌肉在运动时收缩的强度或速度。有时候，慢慢地进行一个动作

需要更多的控制，而且要比快速完成一个动作更难。当你客户的肌肉状况得到改善时，他们可以以更协调的方式来产生更大的力。当你客户的目标在于改善肌肉力量时，你可以将提高运动速度作为加大负荷的方式。等速的器械以及液压器械的速度调节（第7章）能够改变潜在的力量输出。即使像台阶器这样的有氧机械也有类似的设置选项（也就是说，较慢速度的设定会产生更大的力）。通过特定的柔制性练习，在本体感觉神经肌肉促进拉伸（PNF）（第8章）的等长收缩阶段可以调整肌肉收缩的力量，同时改变杠杆系统的元素以及最终的拉伸效果。

• **力臂。**关节与肌肉附着点之间的距离不能够被改变，但它部分地解释了力量训练（力）中似乎无差异的客户之间的运动表现差异。

• **阻力臂。**改变关节与阻力臂之间的距离是调节身体杠杆系统的最简单方法。当阻力靠近关节时，肌肉需要更少的力来移动阻力。其挑战在于，要了解杠杆系统中仍需探讨的各个部分。比如，哪个关节是该运动的支点？阻力是什么？改变阻力臂的最佳方法是什么？通常会出现多个杠杆系统同时工作的情况，因此你需要确定最适合调整的杠杆系统（表3.3）。

☑ **应用**

你可以根据客户的情况来调整阻力、力、力臂或阻力臂。

力的作用方向与肌肉的排列

肌肉的张力或力量通过肌腱传递到骨骼。肌肉的附着角度决定了产生运动的作用力的方向（图3.16）。在活动度中间的附近区域，

表3.3　调整阻力臂（RA）

运动	支点	阻力（R）	阻力臂的调整
卷腹	腰部	上半身重量	在头部上方的手臂使阻力远离支点——更难
俯卧撑	肩关节	整个身体的重量	让膝关节撑地，使阻力臂更短，减少了阻力——更容易
哑铃仰卧飞鸟	肩关节	哑铃与手臂	通过改变肘部的角度来移动阻力
腿（膝关节）屈曲与伸展（器械）	膝关节	对抗的重量与小腿的重量	将胫骨垫的位置调得更低——更难
站立式提膝	髋部	腿的重量（可用踝部的重量或管形材料）	提腿时伸展膝关节，让阻力远离髋部——更难
俯身提拉	腰部（不是肩关节）	上半身与杠铃的重量	直立式提拉使得阻力更靠近腰部——背部结构的负荷有所减轻

肌腱的附着角度通常会引导更多垂直于骨骼的力，从而使其位于最强的位置。

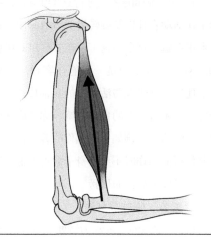

图3.16　力的作用方向。在肌腱与骨骼之间的角度接近90°的过程中，力会逐渐增加

　　当肌肉肌腱单元与运动平面直接对齐时，力的应用处于最优的状态。这在具体的关节活动的原动力中有所体现。事实上，可以通过仔细调整运动来强调特定肌肉部位的贡献。有了这些信息，你可以为你的客户制订个性化的运动。以下是一些示例。

　　• 使用滑轮、管材或弹力带的交叉（图3.17）是一项多功能的运动，因为拉力的角度很容易改变，可以适应目标肌肉或运动技能。

　　• 下拉练习需要使用到背阔肌。但是，如果在头的前面或后面下拉棍子，不同的次级肌肉就会参与到这项运动当中。在头部前面做动作的时候，需要通过胸大肌来进行轻微的屈曲。向头部后方的拉动会迫使肩关节向后，并激活三角肌的后部。

　　• 卧推时，肩关节需要进行水平运动，同时需要用到靠近胸大肌的胸骨的部位或水平的肌纤维。在做倾斜的卧推时，肩关节向上倾斜，并激活胸大肌的靠近锁骨的上部分。

　　• 任何借助设备的提拉动作都可以在肘部向外打开或向内收紧时完成。当肘部向内收紧的时候，肩关节会伸展，此时背阔肌与胸小肌就会提供原动力。当肘部向外打开的时候，肩关节会通过三角肌、冈下肌与小圆肌的收缩来水平地外展肩关节。肌肉排列上的一个细小变化可以很显著地改变运动目的。

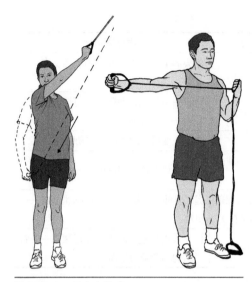

图3.17　不同方向的交叉

✓ 应用

腹外斜肌是一个很好的视觉例子。肌肉纤维沿对角线方向延伸，因此在沿对角线的方向拉动躯干时（例如在旋转时卷腹），效果最佳。在一个平直的卷腹中，腹外斜肌对脊柱的屈曲作用没有那么有效——肌肉的拉力与动作之间形成一定角度，所以整个力量并没有用在运动之中。

联合施力是肌肉收缩的排列组合。举个例子，你应该问问自己，哪些肌肉在侧举腿中起作用。侧举腿的时候，髋外展肌负责将腿部抬起，同时这会影响你用于指导客户的方式。如果脚趾朝上，会发生什么变化？（记住，肌肉穿过关节的拉力线将决定该肌肉的功能。）当脚趾尖朝上的时候，举腿的任务转移到了正好在拉力线上的髋部屈肌。

外部阻力的排列

不要让你的客户太过依赖于与设备之间的相互作用。知道正确的排列、稳定性、活动度以及阻力的应用不是器械的工作——而是你的工作。问问自己以下问题。

机器规定的运动路径与客户的运动路径相同吗？

许多机器都有一个关于活动度的导向，这可能会给体形较小或较大的客户带来问题。如果座椅与杠杆臂不能调整，而你的客户在整个运动过程中看起来或感觉不自然，那么机器的路径可能是不太适合客户的。

始终确定以下内容。

- 运动开始前关节的正确位置。
- 活动度的安全止点（器械可能有限幅装置）。
- 关节运动的平滑弧线。

仔细监督你的客户进行这3项检查，特别是在活动脊柱以及旋转肩关节的时候。新技术正在解决这个问题。现在有些PEC甲板（如Cybex）采用的是一种能让客户确定自己最佳的运动弧线与活动度的双轴技术。即使使用技术含量低的自重训练，你也应该监控运动的路径。例如，提醒你的客户在做双杠臂伸展的动作时不要将身子放得太低，同时不要过度伸展他的肩膀。

踝关节、膝关节与髋关节形成动力链。当脚稳定或固定时，此动力链处于闭合状态。当脚不与地面或其他表面接触时，此动力链处于开放状态。需要借助机器进行的屈膝与伸展运动是开链练习的例子。在闭链练习中，脚处于负重状态：力量从地面开始，向上穿过每一个关节。

✓ 应用

让不同的解剖结构将力吸收，而不是让力简单地消散在一个开链的运动路径中，这样做会有一定的益处。

力的作用方向是安全且最佳的吗？

有一个能够让肌肉产生最大力量的运动方向。始终确定力的角度是否允许举起最大的阻力。在许多运动技能中，当运动方向为向前时，将力分成侧向或垂直运动，则速度就会降低（前进的速度）。

在使用滑轮系统、管形材料或水的时候，你需要为你的客户找到正确的身体位置。运动的目的将显著影响肌肉拉力线与关节的位置。这一概念将在第5章中更详细地讨论；请看图5.2中的例子，这表明在两个类似的练习中，肌肉拉力线与肩膀的位置有很大的不同。类似地，在使用力量训练器时，倾斜的长椅上的不同角度可以用来隔离不同的目标肌肉。

应用

当健美运动员在做飞鸟时，可以将凳子头部下降10°来帮助他专注于运动胸大肌的胸骨部分和下部肌纤维。凳子头部向上45°的倾斜会将运动的重点转移到胸大肌靠近锁骨的部分。

设备是否能够让支点与活动关节的中心位置相互对齐？

如果器械的支点不与活动关节的中心对齐，那么该关节将会受到额外的剪切力（使其滑动分离），其增加的速度快于器械上的阻力（Hamill & Knutzen, 1995）。曾经受过伤的客户在这项运动上会面临重大风险。

以下示例阐明了各种器械中所体现的这种问题。

• 许多pec甲板都有自己的枢轴点，这个枢轴点会迫使肩带明显地外展，同时也会降低训练效果。

• 膝关节特别容易受到剪切力的影响。

腿部伸展力学中的关节排列至关重要。正确放置胫骨垫（不能太低）并且通过凸轮改变阻力可以减少膝关节的压力并优化力量增益。

• 腿部卷曲机也存在着类似的问题。在膝关节弯曲的时候，一个倾斜的长凳可以抬高骨盆，让腰部保持对齐。

• 哈克深蹲机可以使盆骨与背部保持在一个很平稳的状态，这样膝关节就会承受更大的剪切压力。

• 由于多个枢轴点在整个活动度内都在改变，腹部机器的运动特别困难。让躯干向前弯曲，形成L形姿势的动作会给腰背部带来更多的压力（Hamill & Knutzen, 1995）。如果不存在疼痛，向下挤压或向上抬起上半身是优选的运动。有人说这种运动会将收缩的强度集中在下腹部肌肉上。对于腰背部有问题的人来说，更重要的是，这种运动似乎能够削减腰背部椎间盘上的压迫感。

外力如何影响肌肉的需求？

外力作用于物体上。它们可能是接触力或非接触力。重力是非接触力的一个例子。作用于物体上的重力通常被认为是该物体本身的重量。

接触力发生在相互接触的物体之间，例如，空气或水（流体）阻力还有固体之间的接触力，如与一件阻力设备、另一个运动员，或一个物体等。跳跃与奔跑都涉及来自地面的反作用力。

像重力与动量这样的外力需要来自内力（肌肉收缩）的反应。例如，由于弹道作用（动量）失去控制，会导致高强度的离心收缩和潜在的软组织应变，以减缓关节动作。

应用

加上了球拍或其他负重等附加工具的

剧烈运动增加了对内力控制的需求。

案例研究

针对每位客户的目标，都有特定的运动处方指导。客户1存在许多心血管风险因素，并设定了与健康有关的体适能的目标。客户2对整体体适能以及身材的保持感兴趣。客户3是一名对与运动表现相关的体适能以及损伤的预防感兴趣的运动员。

案例研究1：目标是与健康相关的体适能的客户

大多数的新客户都对规律运动所带来的健康效益感兴趣。他们可能表达了一种想要感觉更好的普遍愿望，或者对减轻体重或控制血压等方面表现出特定的关注。

与健康相关的运动处方

- ACSM建议，每周的5天时间里，每一天至少进行30分钟中等强度的运动（55%~75%的最大心率，或40%~60%的最大摄氧量）。

- 或者，让客户每周7天时间里都进行不太激烈的运动，或者在一周的大部分时间里，每天进行几次以10分钟为一组的中等强度运动。

- 就抗阻训练而言，让他用大肌肉群来

臂侧平举里生物力学机制的设计及调整

三角肌中束与冈上肌有一条直接的拉力线，能够让肩关节外展。当三角肌把手臂举到水平线附近时，三角肌就会变得短而无力。在这一点上，肩带肌群起着更重要的作用。

三角肌前束能够协助肩关节外展。当客户开始感到疲劳时，他可能会将负重稍微往他的身体前面移动一些，以动用更多的三角肌前束。这种排列的改变改变了力的合成。通过拇指向上的姿势来旋转肩膀的起始位置，使其包括两个以上的肩袖肌肉（冈下肌与小圆肌）。这种排列方式的改变不仅是一种安全特性——它使臂侧平举成为肩袖的力量练习。

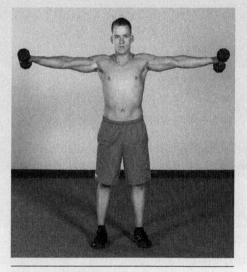

图3.18 臂侧平举

臂侧平举（图3.18）是一个第三级杠杆，其支点是肩关节，杠杆臂是肱骨，三角肌提供主要力量，阻力是手臂与哑铃的重量。加大肘部弯曲程度能够让阻力更接近支点，减少阻力臂，使运动更容易，并具有一个良好的起始位置。随着客户运动的进展，可以让他在改变重量之前稍微伸直一些肘部。

有效的运动分析可以达到预期的运动目的，并满足客户的需求。考虑到客户的局限性，你应该始终依据解剖学与生物力学这两个角度来改变运动方式。

练习，使用高训练量（即多组，中等强度），并避免会让其精疲力竭的组别（Feigenbaum & Pollock, 1997；Stone, Fleck et al., 1991；Jonas & Phillips, 2009）。

- 请记住，如果消耗的能量相等，低强度、长时间的运动将会为年龄较大或身体不那么好的客户带来与高强度、短时间的运动一样多的效益。
- 此外，请记住，中等强度运动可降低心血管风险，降低骨骼损伤的可能性，并具有更高的持久性。
- 如果你的客户关心减肥，可以让他每周做150~250分钟的中等强度运动（Donnelly et al., 2009）。通过频繁的短时间、中等强度的活动，客户可能会达到每周消耗1500千卡的目标（表9.5）。

案例研究2：体适能一般的客户

客户2希望能够在不过度疲劳的情况下进行适度的体力活动，并在整个生活中保持这种能力。更具体地说，他希望看到心血管、身体成分、柔韧性以及肌肉力量与耐力方面的改善。

考虑到他是一个不怎么活跃的45岁的人，你可以在他的医生的同意下，设计一个逐步增加强度的有氧运动计划。在超过6周的时间里，他在每分钟心跳为122~125次（70%最大心率）的强度下努力地运动，并在另外的16个星期里，一直坚持这种强度的运动。他的有氧能力增加了20%。在他这个年龄，平均每年会失去0.5%的有氧能力，所以实际上，这个客户的进步相当于10年的回春！

重量训练可以增加客户的肌肉力量，并引起身体成分的一些改变，但它只会在有氧能力上略有改善。中等强度的计划在预防肌肉骨骼损伤与提高耐力训练的持久性方面，似乎优于高强度的计划。

肌肉平衡的运动（包括力量与柔韧性）可以预防不良姿势、腰背部症状以及骨质疏松症。静态、动态拉伸或本体感受神经肌肉促进拉伸（第8章）能增加客户的柔韧性。

一般体适能的运动处方

ACSM（2009）向健康的成年人提出了以下几点建议。

- 训练频率：3~5天/周。
- 训练强度：55%~90%的最大心率，或40%~85%的氧摄取储备或心率储备。《加拿大居民身体活动指南》（CSEP, 2012）将中等强度的身体活动描述为那些让成年人微微出汗、呼吸困难的运动，如快走或骑自行车。将剧烈的身体活动描述成会导致成年人出汗以及"气喘吁吁"的活动，比如慢跑与越野滑雪。
- 练习时长：20~60分钟持续的有氧运动。持续时间取决于强度：例如，较低强度的活动应该进行较长的时间。
- 活动模式：任何使用大肌肉群的活动都可以持续地进行，同时需确保其为有节奏的有氧运动，例如，步行/徒步、跑步/慢跑、骑自行车、越野滑雪、跳舞、跳绳、划船、爬楼梯、游泳、滑冰，以及各种耐力性的比赛活动。
- 进展速率：与体适能的初始水平成比例，并取决于年龄与目标。刚开始有氧训练计划的客户可能在第一个月里的每周增加3%，第二个月每周增加2%，之后的月份里每周增加1%（Heyward, 2010）。

- 抗阻练习：中等强度的力量训练足以发展并保持去脂体重（FFW）。8~10个使用主要肌肉群的练习动作，一组重复8~12次，每周至少运动2天，这是推荐的最低限度。
- 初始体适能水平：水平高=高活动量；水平低=低活动量。

案例研究3：目标是与运动表现相关的体适能的客户

对于客户3，严肃的运动者或运动员而言，你需要规定运动强度及运动量的上限。了解客户运动的需求能够让你更好地制订处方。无论你是否参加过这项运动，你都必须分析身体的需求，设计类似的经历，让客户有效地适应并改善其运动表现。

1. 确定代谢能量系统的相对贡献：有氧［氧化-ATP（三磷酸腺苷）］，糖酵解（乳酸-ATP），磷酸肌酸（α-ATP）（详见第6章）。
2. 确定神经肌肉的需求：募集（所采用的主要肌肉）、发放频率或速率、模式（协同作用）以及反射（本体感受）（更多细节，参阅第7章与第8章）。
3. 对这项运动中最重要的技能进行生物力学分析（本章前面有详细的介绍），例如投掷棒球。将技能分解为准备阶段、发力阶段及后续阶段。确定每个阶段里的关键要素，如最快的加速度、撞击点或任何极端的活动度。

准备阶段

- 主要活动肌的预负载以及预拉伸。
- 例如：投手需要能够进行高于平均水平的外旋，以便在更大的运动范围内进行投球。

发力阶段

- 产生的力（运动链中力的总和）能够给运动造成影响（通常是同轴的）。
- 在正确的时间、正确的力能够影响技能的效果（适时的跳马、半管状雪道单板滑雪）。

后续阶段

- 减速或恢复。
- 例如：投球之后的后续阶段。
- 让力分散开来，或者尽可能地使力多次被多个关节吸收。

一旦进行了专项分析，训练的重点将会非常明确。这将是一个相对顺利地进入运动处方的步骤，其中包括以下选择。

- 主要的体适能或运动表现要素。
- 强度与持续时间。
- 主要的肌肉与收缩的类型。
- 特定关节的活动度。
- 高风险的关键因素。

总 结

以客户为中心的运动处方遵循3项基本原则。

1. 运动的设计决定运动的成果。运动是适应性的，旨在产生3种潜在的结果：增强体质、增进健康，或改善运动表现。对一般体适能感兴趣的客户可能想要在不过度疲劳的情况下进行适当的身体活动，并在一生中保持这种能力。普通的客户也许会因为对休闲运动有着更多的兴趣而参与到健身活动中来。提高生活质量及降低风险因素（健康目标）的想法仍出现在这些客户的脑海中。最近的研究中最有价值的发现之一是，即使是低强度的身体活动也能够降低血脂、降低静息血压、预防2型糖尿病、增加代谢率（减轻体重）、改善生活质量以及提高老年人独立生活的能力。运动处方可以影响健康与体适能效益的机制，应该被视为一种需要订制运动量（频率、强度、持续时间和练习类型）的干预治疗。为运动员设计的以客户为中心的运动处方要求运动员在与运动表现相关体适能的构成部分中进行个性化训练：运动技能（如速度、灵敏性、平衡性及协调性）、心血管耐力、肌肉爆发力、最大力量、耐力、身体成分、技能获得和动机。只有谨慎地选择训练方法，并根据需要适当改变处方要素，才能最大限度地提高客户训练的效率。

2.必须将体适能的组成部分纳入运动计划的结构部分当中。虽然有一般的体适能成分，但每一个运动结果（健康、体适能、运动表现）都有着特别重要的组成部分。必须将体适能的各个组成部分整合到平衡的训练之中。普通健身的客户可能希望看到在心血管状况（最大摄氧量）、身体成分、柔韧性、肌肉力量与耐力方面的改善。为了改善或维持这些组成部分，你需要在客户的运动处方中纳入以下几个阶段：热身、有氧训练、身体成分、柔韧性练习、力量训练、放松。只有与客户相匹配，并找到计划里各个阶段突出的安全问题，平衡的训练计划才是适当的。

3.运动的调整以及功能的进展使运动处方具备了个性化的特征。为了适应客户的需要，我们应该使用生物力学的标准与原理来修改与改进运动处方。生物力学分析研究了一种运动的执行方法。一项运动或一项运动技能的目的、有效性和安全性可能会受到以下单个或所有生物力学原理的影响：肌肉长度与力量、双关节（两关节）肌肉的运动、力的合成、杠杆与力、力的作用方向及排列，以及外部阻力的排列。生物力学的应用可以优化客户的运动效益，以及通过改变运动来解决他们的局限性。

第4章

以客户为中心的评估

本章要点

完成本章后，你将能够展示以下能力。

1. 让你的评估方式具备以客户为中心的特点。

2. 用生活方式的评估工具来改变行为。

3. 为客户进行风险因素与症状的筛查。

4. 在选择特定场地进行测试时，考虑客户的问题。

5. 选择适合客户的年龄、性别、预期的运动方式以及健康与体适能状态的心血管运动模式及测试方案。

6. 确定基于实地的心血管评估的优点。

7. 确定实验室与基于实地的身体成分评估工具的长处、短处以及测量误差的来源。

8. 描述在选择基于实地的肌肉骨骼评估时应考虑的因素。

9. 确定所选的基于实地的肌肉力量与耐力评估的目标。

10. 确定所选的基于实地的柔韧性与肌肉紧张性评估的目标。

11. 使用静态与动态的姿势分析来检查客户。

12. 选择并确定适当的客户肌肉平衡评估的目标。

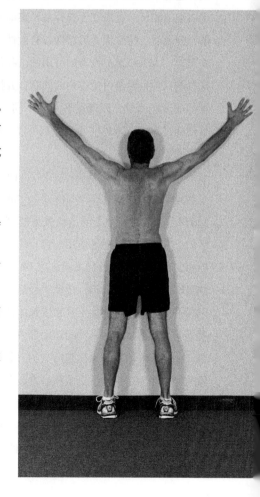

在以客户为中心的评估中，我们需要寻找我们的客户想要做的事情，以满足他们最重要的需求，同时补充或者至少适应他们的生活方式。使用预先确定的一系列包括大部分体适能要素的测试。虽然这一系列测试适用于某些评估设置，例如工作申请或团队选择，但并不将其作为以客户为中心的评估方法。同样，由于每位客户都处于不同的准备阶段，你在选择或执行评估之前，先确定客户的优先事项是非常重要的。

这一章介绍了与心血管、身体成分，以及体适能中的肌肉骨骼要素相关的实验与基于实地的测试。重点在于选择基于实地的评估，规范值，特殊性、可靠性和有效性，客户需要，人为错误，设备的可用性。我们在选择测试项目时会讨论客户的问题，并描述具体的现场测试，以确定客户的不同需求。其他超过本书范围的实验室方案可以在"评估资源"里找到。

体适能测试本身并不是终点，而是整个运动计划的一部分（Nordvall & Sullivan, 2002）。以客户为中心的运动处方模型是灵活的，它可以让你通过使用与客户的优先事项相关的选定评估项目来验证客户的需求，并密切模拟他当前的训练活动。最后，你可以通过采用适当的评估工具和所选的体适能要素的基线值来验证客户的运动处方。但也要记住，第一印象是强烈且持久的。如果你做的第一件事是探查、刺激和诱发疲劳，那么自尊心较弱的客户可能会比他们刚加入时更不愿意改变。请花足够的时间让客户做出承诺，仔细地询问他们，且关注他们关心的领域。

健康筛查与生活方式的评估

当我们滥用身体时，它就不能够以最佳的状态来运作。残疾与死亡的主要原因不再是传染病，而是与生活方式相关的疾病。导致各种慢性疾病的行为包括酗酒、吸烟、不适当的饮食以及缺乏身体活动。健康生活方式的要素包括对自我及他人的积极态度、应对压力的能力、对生活的热情，以及践行健康行为。尽早认识并理解我们客户的生活方式有助于我们设定优先事项以及计划全面的健身方案。在咨询的早期阶段，最好先评估客户的健康状况与生活方式，然后再进行其他评估。

筛查是在任何评估或运动计划之前进行的，用于确定慢性疾病、急性疾病或损伤、疼痛、障碍、药物、心血管危险因素、整体健康状况、身体活动及运动模式、运动的准备情况、流程以及准许。在进行评估、活动或这两者的组合之前，可以从访谈、表或问卷中获得相关信息。可以在《美国运动医学会指南》（ACSM, 2009）与卡明斯基（Kaminsky, 2010）的书中找到有用的生活方式评估筛查工具。在进行运动评估或开始实施运动处方前，你可以利用健康与生活方式评估的信息来协助自己对客户的健康状况进行分类和筛查。访谈（第1章）是开始收集信息以及和客户建立关系的一种很舒服的方式。

无论你采用哪种类型的预先筛查，都应该由适当的医疗保健专业人员来解释相关信息，同时应该将结果记录在案（ACSM, 2009）。这个筛查信息能够帮助你选择适合你客户的能力及兴趣的功能测试。

评估资源

以下是评估资源的清单，其中包括了它们的重点。

- American College of Sports Medicine. 2009. Guidelines for Exercise Testing and Prescription. 8th ed. Philadelphia: Lea & Febiger. 作为行业标准，这本书能够让我们快速了解基本细节。第4章：实验室心血管跑步机与自行车测力计方案，以及身体成分的评估。

- Baechle, T.R., and R.W. Earle. 2008. Essentials of Strength Training and Conditioning. 3rd ed. Champaign, IL: Human Kinetics. 这本书在美国国家体能协会认证教学中使用。它包括了一些良好的规范准则，并且在一定程度上是以运动表现为导向的。第15章：基于肌肉骨骼实践的力量和爆发力准则。

- Canadian Society for Exercise Physiology. 2013. Physical Activity Training for Health (CSEP-PATH). Ottawa: CSEP. 这本书是加拿大私人教练认证和运动生理学专家认证的参考用书。"B2. 评估"：身体活动、体适能与生活方式——基于实地的身体成分、有氧能力、肌肉骨骼和背部健康评估措施。

- Heyward, V.H. 2010. Advanced Fitness Assessment and Exercise Prescription. 6th ed. Champaign, IL: Human Kinetics. 这是为大多数体适能要素评估提供广泛评估报告的主要参考之一。第4章：心肺功能最大化、亚极量实验室以及基于实地的测试方案。第6章：关于力量以及肌肉耐力的实验室和基于实地的测试方案。第8章：基于实验室与实地评估身体成分的方法。第10章：评估柔韧性的方案。

- Hoeger, W., S. Hoeger, M. Locke, and L. Lauzon. 2009. Principles & Labs for Fitness & Wellness. Toronto: Nelson Education. 该书在加拿大的第1版内容实用，且包含许多容易管理的评估方法，包括基于实地的身体成分测试（第4章）、心肺耐力（第6章）、肌肉力量（第7章）和柔韧性（第8章）。

- Kaminsky, L.A., American College of Sports Medicine. 2010. ACSM's Health-Related Physical Fitness Assessment Manual. 3rd ed. Philadelphia: Wolters Kluwer/Lippincott, Williams & Wilkins. 这本书包含众多表格、图以及与健康相关的评估，这使得这本172页的资源非常有价值。

- Kendall, F.P., E.K. McCreary, and P.G. Provance. 2005. Muscles, Testing and Function: With Posture and Pain. 5th ed. Baltimore: Williams & Wilkins. 肯德尔一直以来都是在物理治疗领域的一位受人尊敬的专家，他对肌肉平衡的评估有独到见解，比如，肌肉长度与柔韧性测试、姿势测试（第2章），以及物理治疗师通常使用的大量的肌肉力量测试。

- Nieman, C. 2010. Exercise Testing and Prescription: A Health-Related Approach. 7th ed. Mountain View, CA: Mayfield. 尼曼使用与健康相关的方法来测试方案的选择。基于实验室与实地的评估心肺适能的方法（第4章），实验室与基于实地的身体成分的评估方法（第5章）以及基于实地的评估肌肉骨骼适能的方法（第6章）。

- Page, P., C. Frank, and R. Lardner. 2010. Assessment and Treatment of Muscle Imbalance: The Janda Approach. Champaign, IL: Human Kinetics. 这本书第2部分使用了一种强有力的科学方法，在正文中概述了肌肉不平衡的姿势以及其他的功能评估。

- Reiman, M.P., and R.C. Manske. 2009. Functional Testing in Human Performance. Champaign, IL: Human Kinetics. 这是一本精装书，介绍了139个（40个以DVD形式呈现）运动、健身和职业测试。

进行健康风险评估，或者更积极的健康与生活方式评估，可能是客户做出行为改变的第一步。这可能只是能够让客户准备采取一些行动所需要的额外推动力。它最大的价值在于，可以作为引导健康生活方式干预的一种工具。缺乏身体活动是很常见的，我们在医疗保健的提供者和推动者中扮演着至关重要的角色。有3个有用的生活方式评估工具：风险-I（RISK-I）、身体活动指数（PAI），以及特异的生活方式清单。

• 风险-I（RISK-I）。RISK-I（发音为"risky"；表单4.1）可以是自我管理的，需要在图表上的每一个风险类别中选择适当的数值〔CSEP, 2003；Getchell & Anderson, 1982；美国国立卫生研究院\美国国家心肺和血液研究所（National Institutes of Health, NIH\National Heart Lung and Blood Institute, NHLBI），1998〕。前5类（年龄、家族史、吸烟、体重指数、运动）是冠心病的危险因素，最后两种类型（背部和膝关节）是肌肉骨骼的风险区域。你可以使用代表总体风险的总分来筛查客户以获得医疗转诊。由于风险-I涵盖了肌肉骨骼风险，它的应用比大多数工具更广泛。尽管评分并不精确，但它为我们提供了一个可以与客户讨论一系列可能需要注意的问题的机会。

• 身体活动指数（Physical Activity Index, PAI）。身体活动与体适能是相辅相成的。正如身体最好的人往往是最活跃的，最活跃的人往往是身体最好的，而体适能的要素是由习以为常的身体活动的模式决定的。如特异的生活方式清单或风险-I这样的评估工具可能已经确定了缺乏身体活动是一种需要改变的习惯。然而，对某些客户来说，高强度的心血管评估可能并不适合他。表单4.2将帮助你对客户已经参与的活动做出评估。举个例子，如果你的客户每周进行4次（4分），40分钟（5分）的中等强度（3分）的运动，那么他的身体活动指数就是$3 \times 5 \times 4 = 60$。这是一种对健康有益的身体活动水平，可以降低血脂、血压及体脂（Shephard & Bouchard, 1994）。你可以通过定期计算PAI来显示客户的进步并激励他们。

• 特异的生活方式清单。由于这个工具在生活方式指导方面的价值，在第1章（表单1.1）中对其有所介绍。这份清单能够让客户了解各种生活习惯对他们健康的影响。它可以让客户了解到生活方式中需要注意的方面，并帮助客户做出适当的改变。

PAR-Q与疾病史

在进行剧烈运动前，年龄较大的人和有高风险症状的人都应先获得医疗许可。所有最大限度的运动测试都应在医生的监督下进行。

身体活动准备问卷与现在的新PAR-Q+有助于确定客户在进入运动计划之前是否应该提供详细的疾病史。PAR-Q+作为一种用于亚极量有氧评估和开始中度且渐进式运动计划的筛选工具，你可以在相关网站在线使用（CSEP, 2013；Shephard, 1988；Warburton et al., 2010）。

PAR-Q+有助于辨别哪些客户可能不合适某些特定的身体活动，或者哪些客户应该接受关于最适合他们的活动类型的医疗建议。为了确保测试的有效性，以及在法律上保护自己，在不向你客户提供任何解释的情况下执行PAR-Q+。所有的判断都必须是他们自己的。如果他们给出了一个或多个"是"的回答，请直接将他们送到他们的医生那里，让医生对他们的疾病史进行检查，然后再让他们完成一些积极的测试，如有氧、肌肉力量或耐力的测试。

加拿大运动生理学学会采用了以证据为基础的共识过程来调整PAR-Q表（现在称为PAR-Q+）。身体活动准备问卷是一种4页的表，用于开始身体活动之前的预筛查，且包括其他关于慢性疾病的附加问题，供CSEP认证的运动生理学家（CEP）进一步探讨。其中第1页包含一个部分，该部分提供了如何通过完整的表引导客户的概念。加拿大运动生理学学会也为患有慢性疾病的人建立了一个新的在线筛查项目（e-PARmed-X+）。

与PAR-Q相比，PAR-Q+被认为更适合现在的大众，原因如下。

- 它是在一项大型研究项目的基础上设计出来的。
- 它整合了高血压与糖尿病，而PAR-Q没有。
- 不限于15~69岁的参与者。
- 它承认，不活动的风险比那些控制了医疗条件或无症状的参与者的急性运动风险要大得多。
- 对于大多数患有慢性疾病的人群来说，过早死亡的风险要远远大于有组织与监督的运动计划所带来的急性风险。
- PAR-Q+明确指出，在适当的运动量、运动强度和环境下进行身体活动和锻炼，对每个人都有好处，特别是对慢性疾病患者。
- 它不会像原来的PAR-Q那样快速地将人们排除在外。

个人观察

这里我们所探讨的调查问卷确定了大多数的问题，这些问题可以使健康评估更加具体和完善。然而，建议你在筛查的过程中进行一些一般性的观察（CSEP, 2003）。如果客户出现了以下情况，请推迟或取消评估。

- 在休息时表现出呼吸困难。
- 生病或发烧。
- 下肢肿胀。
- 怀孕且没有得到医生的同意。
- 持续咳嗽。
- 目前正在服用治疗心血管病或代谢疾病的药物。
- 在到达之前，明显地忽略了有关饮食、饮酒和吸烟的指导。
- 表现出任何你认为可能会使他们产生不必要的不适或风险的特质。

如果发现一些情况（如咳嗽、肿胀），请直接将他们送往医生那里；对于其他情况（如疾病、饮食、饮酒），一旦顾虑不再存在，就指示他们重新开始运动。

知情同意

任何接触到可能的身体或心理伤害的客户在参与评估或运动计划之前，你必须获得他们的知情同意（CSEP, 2013）。知情同意书应向客户充分说明测试与计划、可能涉及的潜在风险与不适，以及他们的权利和责任。客户应阅读、理解并签署此表，你应该将其作为正式记录保存。在填写表单的过程中可能会给予客户提出问题的时间，这个时间可以为你们提供交谈的机会，以及采集客户的信息并与客户建立融洽关系的机会。

知情同意书并不能免除你在评估或实施运动处方时的疏忽。虽然该表应适用于每一个机构或业务，但每一份知情同意书中都应包含以下内容（Nieman, 2010）。

- 计划背景与目标的概述。
- 对应遵守的流程的解释。
- 任何可能发生的风险或不适的描述。
- 可以预见的效益的描述。
- 主动回答客户的任何问题。
- 一个关于客户可以自由地撤回同意，并在任何时候停止参与的说明。
- 对确保所要求的信息的机密性所需要采取的流程做出解释。

一般来说，大多数被发现有低到中度风险的客户，在开始低到中等强度的运动计划之前，不需要进行当前的体格检查或压力测试（Morrison, 2001）。然而，每10个65岁以上的成年人中就有4人患有慢性疾病，这可能会导致他们的功能受限。对于任何客户而言，这些问题都必须通过运动前的筛查过程来加以识别。任何可能导致客户在运动或身体评估中处于危险的疾患，都应得到客户的医生的明确同意。提供有关如何知道何时能安全地开始运动计划的信息，进一步增强了个人对自己的健康负责的能力。即使是最健康的客户，你也可以通过这样的方式来鼓励他们承担个人责任："你最好在所有的测试中尽你所能，但绝不要强迫自己过度劳累或超出你认为安全的范围。"

体适能测试项目的选择

你不必预先知道你客户的情况：以客户为中心的模型是灵活的，它允许你在任何时候进行回查，并通过评估客户当前的优先事项及情况来验证客户的需求。对于所有初来乍到的客户来说，完全可以使用某些测试，如标准的筛查工具。但是，当客户表达了特定的兴趣或需求时，请确保将该要素整合入测试项里。如果你的客户对运动的想法感到恐惧，你可以从简单的实地测试中采集信息。相对于更复杂的评估工具，这可能对他的威胁要更小，但这能让你设计出适合他眼前需求的初始运动处方。

重新测试的环节不需要包括所有的初始测试项目，特别是当你使用了一组通用的测试单元时。只选择客户目前正关注的要素或你预计能够做出改变的要素。整个程序中的检测既要显示出有改进，也需指出应该在什么时候提出进展。这也可以减少在肌肉力量等方面进行定期、正式的重新评估的必要性。评估时模拟的活动越接近客户的训练活动，测试的灵敏度和有效性就越大。

学会从变化的阶段来看待评估。许多初来乍到的客户都不愿意在完成最初的咨询与生活方式评估之后做更多的事情：强迫他们进行全面、彻底的测试可能会摧毁他们仅有的一点动力。另一方面，经过季前赛训练的运动员可能非常渴望挑战他们的极限。

在制订详细的运动处方前，需要评估选定的体适能要素的基线值。有时，教练员对大部分的体适能要素（如心血管、身体成分、柔韧性、肌肉力量与耐力）进行取样。在其他时候，我们可能只评估优先级高的要素。在适当的情况下，我们可以使用更便宜、更易于管理的实地测试作为补充，甚至将其用作实验室测试的替代品。

在这里，我们探讨了一些评估工具，你可以很容易地找到关于各种评估方案的详细信息（ACSM，2009；CSEP，2013；Heyward，2010；Hoeger et al.，2009；Reiman & Manske，2009）。我们鼓励你在建立个人评估数据库时使用这些资源。本章探讨了实验室及基于实地的测试的适当性与局限性。表4.1将一些评估工具分为实验室测量和基于实地的测量。

表4.1 实验室和基于实地的评估工具

	实验室	基于实地
心血管	• 跑步机 • 自行车测力计 • 手臂测力计	• 链循环自行车测试 • 1.5/2.0米运行 • 加拿大有氧适能测试 • 身体活动指数
身体成分	• 水下称重法 • 空气置换法	• 皮折厚度 • 围度 • 身高与体重 • 身体质量指数

实施健康评估的过程将人们的注意力吸引到我们以客户为中心的关系上。测试过程和测试结果有助于教育和激励客户，并激发他们对运动以及其他与健康相关的问题的兴趣。然而，测量的主要功能在于确定他们的状态。任何健康评估方案都应符合以下标准（Hoffman，2006）。

• 内容的有效性是指，测试项表示测试设计要测量的内容的程度。涉及身体评估的一个例子为：采用等长测量来评估参加动态娱乐活动的客户的力量。

• 构念效度是指一种特定的测试可以在多大程度上衡量一个假设的构念。例如，智力、焦虑与创造力都是假想的构念，因为它们不是直接被看到的，而是通过它们对行为的可观察性影响推断出来的。然而，一些研究人员已经运用构念效度来评估耐力跑作为有氧能力的测试。

• 可靠性是测试产生一致且可重复结果的能力。经过验证的可靠性测试甚至能够在你评估训练计划时反映出运动表现方面的细微变化。当误差高时，测试的可靠性较低。有几个因素可以影响测试的可靠性，包括测试的类型、测试的长度以及测试人员的能力范围和能力水平。如果不熟悉某些动作模式或技能，便对测试的可靠性有很大影响。快速的进步通常与学习效果有关，而与任何生理上的适应无关。由于测试人员评估相同测试的方式不同，运动表现的测试结果可能会有所不同。这种可变性被称为客观性或测量者可靠性。如果一个测试是真正客观的，那么无论谁来评估这个技能，结果都应该是相似的。如果控制了几个因素，比如遵循标准化的流程来正确地实施测试，那么测量者可变性就被最小化了。

• 方案的经济性意味着它相对便宜、高效且易于执行。

测试结果是达到目的的一种手段。它们

不应该让你偏离为客户服务的目的。与其过度测试，不如少做测试，这样你就可以花更多的时间去咨询并展示这个计划。一旦客户开始执行你的初始运动处方，通过标准化条件下的仔细监控，可以让他在你获得关于他状态的信息时继续他的运动计划。

心血管评估

你自己的经验、训练以及教育背景将会影响你对于测试类型的选择。但是因为你遵循以客户为中心的方法，客户因素也同样重要。以下部分将协助你选择实验室方案。

为了优化测试实施的效率以及确保准确性和可靠性，应注意对所有评估员进行简要的介绍。假设已经进行了技术训练及准备工作，在评估发生前召开一个简短的会议是非常关键的一步。它应该包括任何流程性的询问、审查设备的使用情况、审查表与客户流程，以及概述会议使用的任何讲义或小册子。不正确地进行测试会导致错误的结果以及错误的结论；如果你要花时间做测试（你

也应该这样做），请先花时间做正确的事情。

实验室检查

你可以很容易地在"评估资源"中找到各种基于实验室的方案的详细信息。表4.2比较了4种主要评估设备的若干标准。你必须能够选择适合你客户的年龄、性别、预期的运动方式以及健康与体适能状态的运动模式和测试方案。

用于实验室心血管评估的3种最常见的模式包括跑步机、自行车和台阶。每种方案都有其优点及客户适用性。

跑步机方案（ACSM, 2009；CSEP, 2013；Heyward, 2010）最适合符合以下情况的客户。

- 想要执行散步、慢跑或跑步的运动处方。
- 希望达到可衡量的最高摄氧量。
- 熟悉在跑步机上的跑步。

特定的方案以每分钟为单位，以恒定的速度做出小幅度的改变，更适合那些在慢跑方面有麻烦或久坐不动的成年人。其他方案

给予参与者的预测试说明

为确保最大限度的安全和运动表现，请参与者遵守以下条件。

- 在测试当天避免剧烈运动。
- 穿适合参加身体活动的衣服和鞋子。
- 推荐穿跑鞋。
- 在测试前1~2个小时吃一顿清淡的食物。
- 在测试前6小时避免饮酒。
- 在测试前两小时不要吸烟。
- 如需填写表，请带上阅读眼镜。
- 如有需要，请携带医疗许可表。
- 告知测试管理员任何可能影响运动效果的疾患或药物。

提高了等级与速度，可能会因为小腿疲劳而对久坐或年龄大的客户造成限制（Heyward, 2010）。

自行车测力计方案（ACSM, 2009；CSEP, 2013）最适合符合以下情况的客户。

- 想要一个自行车或固定自行车的运动处方。
- 之前就会经常骑车。
- 希望关节不会经常遭遇外伤。
- 超重以及不熟悉跑步机。

表4.2　以客户为中心的选择的评估方法

运动表现因素	跑步机	自行车	台阶	手臂测力仪
熟悉度与所需的技能	****	***	**	*
运动量的调节	****	**（冲突）	*	**（冲突）
仪器的校准	**	***（冲突）	****	***（冲突）
达到最高吸氧量的能力	****	**	***	*
测量血压的能力	***	****	**	*
获得摄氧量的能力	***	****	*	**
获得心电图的能力	***	****	**	*
获得心率（听诊器）的能力	***	****	*	**
局部肌肉疲劳	****	**	***	*
成本与维护	*	***	****	**
客户依从性	****	**	***	*

注意：每种模式在各种运动表现因素中以＊（最差）到＊＊＊＊（最好）的形式来评比。

台阶试验方案（CSEP, 2013；Heyward, 2010；Hoeger et al., 2009）具有以下优点与缺点。

- 通过测量运动后恢复心率和一个或多个步频或台阶高度来预测心肺适能。
- 不需要什么设备，既节省时间又节约成本。
- 很容易向客户解释。例如，修改后的加拿大有氧适能测试（CSEP, 2013）提供了与健康效益区域相关的有氧适能评分，以帮助解读与指导。
- 有平衡问题或完全没有受过训练的人员，可能需要特别的预防措施。

次极量与极量

在临床上，为了研究目的，在高运动表现环境（运动和职业）中，极量测验是非常重要的。由于次极量测验的风险较高，客户可能不适应，以及对员工的资格要求或监督可能有限，它在大多数健身场所中的适用性更有限。

最大循环测力计测试能够估计出完成最高输出功率时的最大摄氧量。由于无氧能力可以在最后的运动负荷中显著地影响运动表现，相对于那些简单测量有氧能力的方法，这些测试能更好地衡量运动的耐力。次极量测试是跟踪训练计划和监测血压及心率的实用工具。这种额外的控制适用于较老的客户。尽管标准误差可能在15%左右，但其对可重复运动负荷的测量反应为心血管强度的运动处方提供了信息（Heyward, 2010）。

在跑步机或自行车测力计上进行的次极量测试，或在台阶上进行的测试，都类似于极量测试，但它们都终止于预定的心率。大多数次极量运动测试确定一个或多个次极量工作下的心率，并使用结果来预测最大摄氧量或设定起始的运动强度。次极量测试假设摄氧量、心率与运动强度之间呈线性关系。换句话说，随着运动量的增加，运动的耗氧量和心率也会同时增加。最大心率和机械效率的变化通常会导致对训练有素的个体的过高估计，以及对未受过训练、久坐的客户的低估（Heyward, 2010）。然而，在一段时间内重复的次极量测试显示，不考虑摄氧量预测的准确性，在固定的工作负荷下，心率的降低可以反映出心肺适能的改善。

让测试与客户的限制相匹配

为许多客户选择合适的评估项目是一件富有挑战性的事情。如肌肉骨骼问题、超重、缺乏训练、高龄或高健康风险等因素可能需要你对测试进行适当的调整。

请考虑以下建议。

- 使用自行车比使用跑步机、台阶或手臂测力计更适合需要增加心率或血压监测的客户。
- 对于容易疲劳的客户而言，总测试时间应少于15分钟。
- 对于腿部力量较弱的客户来说，跑步机比自行车或台阶更可取；对于那些身体不平衡的人来说，自行车比跑步机或台阶更好。

- 怀疑摄氧量低的客户应以较低的强度开始；那些经常活动的人可以从更高的强度开始。
- 更长的热身和更小的运动量增加对于那些需要更多时间才能达到稳定状态的人来说更加合适。
- 台阶试验存在着一些技术上的限制，如客户的体形以及保持良好的状态的能力。
- 手臂测力计为下肢存在轻度损伤的客户提供了一种合适的检测方法。

基于实地的测试

来自相对简单的基于实地测试的结果可能足以识别与量化客户的需求。基于实地的测试通常比实验室测试更便宜，也更容易管理。对于私人教练或小型机构的主管来说，基于实地的测试可能是唯一的选择。如果常规的监测方法类似于基于实地的测试所采用的方法（例如每英里的分钟数、每小时的英里数、心率或自感用力度——这些都很容易测量——可以作为进展的快速指标），那么它们将非常有用。

步行测试方案适用于相对不活跃且喜欢散步，不适合慢跑的客户。对于超重、年龄较大，或者在PAI上得分低于40的参与者来说，洛克波特（Rockport）1英里步行测试（Rock-port Walking Institute, 1986; Kline et al., 1987; CSEP, 2013）可能是替代实验室评估的有效方法。

这个测试所需要的只是一个计时装置、一个距离为1英里的轨道或测量距离，以及合适的鞋子与衣服。让你的客户先做热身伸展（5~10分钟），然后尽可能地快步走（不要竞走或慢跑）。在完成1英里后立即使用15秒计数法或心率监测器来记录心率（HR）。当然，如果客户开始出现任何对运动不能够忍受的迹象，请终止测试，并且让客户冷静下来。使用下面的公式估计客户的最大摄氧量，其中包括体重（磅）、年龄（岁）、性别（男性1，女性0）、完成1英里所花的时间（分），以及运动后的心率（次/分）。

预计最大摄氧量（ml/kg/min）=

132.853-0.0769×体重-0.3877×年龄+6.315×性别-3.2649×时间-0.1565×心率

其他步行–跑步实地测试方案（Heyward, 2010；Hoeger et al., 2009）需要客户在给定的时间段内完成一定距离（即12分钟跑测试，1.6或3.2千米步行测试，2.4千米计时跑测试）。由于一次可以评估多名客户，我们通常会将跑步方案用于运动队。建议进行仔细的视觉监测，因为这些测试对于某些人来说可能接近他们的极限。我们可以从测试中估计出最大摄氧量或代谢当量（MET）水平。

身体成分评估

考虑到肥胖带来的严重健康问题和公众对身体形象的痴迷，对身体成分的评估已经变得非常普遍。大多数评估方法都认为，身体是由脂肪和去脂成分组成的。可以用脂肪质量除以总体重来计算出体脂百分比（%BF）。对成年人（18~34岁）的推荐体脂百分比为：男性13%，女性为28%；肥胖标准为：男性超过22%，女性超过35%（Heyward & Wagner, 2004）。价值观随年龄、性别和活动状况而变化。然而，将客户与标准进行比较的做法往往不如让每位客户随时间的进度与他自己的测量结果（例如，腰围或个人皮折部位）

进行比较有效。一些评估模型整合了皮折的测量、腰围及身体质量指数（BMI），从而为客户提供了综合评分以及健康效益评级（CSEP, 2003）。

用于评估身体成分的技术包括：水下称重法、空气置换法、生物电阻抗，以及人体测量学（如：皮折与腰围的测量）。"评估资源"里所列出的书中介绍了具体的方案。这些分析的依据来源于脂肪与去脂体重之比。表4.3比较了这三种方法的成本、易用性以及测量体脂的准确性。

表4.3 **身体成分评估的方式**

方式	成本	易用性	精确度
皮折测量	低	中等	中等
水下称重法	高	低	高
生物电阻抗	中等	高	中等

Based on Baechle, Earle, and Wathen, 2008.

水下称重法多年来一直是实验室评估身体成分的黄金标准；然而，假设去脂体重的密度是恒定的，会带来一些误差。同时，所需的时间、费用以及专业知识往往令人望而却步。空气置换法原理相同，但用空气来代替水，在实际应用中存在类似的缺点。

生物电阻抗是基于身体的高度与对电流的阻力（阻抗）。由于去脂体重中的水与电解质含量较高，所以通过去脂体重的阻抗要小于通过脂质的阻抗。分析仪的变异性以及方程式的特异性（年龄、性别、肥胖、活动）是生物电阻抗的弱点（Anderson, 2003）。随着更好的方程的建立和适当的前测条件的跟进，生物电阻抗应该被证明是一种最方便、安全、准确和快速的方法。对于那些过度肥胖、肌肉发达或皮肤又厚又紧（Kravitz

& Heyward, 1997）的客户来说，它可能比皮折测量技术更有优势。

由皮折测量所确定的身体成分与水下称重法之间有着良好的相关性（ACSM, 2009）。该方法需由经验丰富的运动专家进行。其具有以下几个优点。

- 与流行的实验室测试相比，该器材价格低廉，携带方便。
- 测量迅速且容易。
- 测量方法与身体密度高度相关，并提供比身高体重比（Nieman, 2010）更准确的体脂估计。

一些研究（Heyward & Wagner, 2004; Ross et al., 1996）已经表明，位于中心区域（通常为躯干）的脂肪质量比以一般模式分布的皮下脂肪更直接地与代谢紊乱、超重以及可能的高血压有关。也就是说，脂肪组织的内脏分布与身体总脂肪无关，是肥胖的健康风险的关键因素。在总体、腹部与内脏肥胖的测量值与BMI、5个皮折总和以及腰围的测量值之间存在着一定关系（Janssen et al., 2002）。

对客户来说，最大的价值之一就是当你在解释身体成分测量时所提供的理解与教育。这些结果可以成为一个很好的激励工具，以及用于目标设定与计划监控的有用基础。基于实地的测试为评估身体成分和确定相对的健康风险提供了支持性的信息。身体质量指数与腰围测量是对身体成分的估计，当二者与皮折测量一起发挥作用时，便可以有效地监测个体的进步。

皮折测量

任何皮折方案的预测公式都是针对它所开发的人群的。为了更有效和公平地对待你

的客户，请选择适合他的方案。相关人员已经为特定类型的人开发了许多方程。海沃德和瓦格纳（Heyward & Wagner, 2004）探讨了评估的主要措施，以及如何将这些措施应用于不同种族、年龄组以及临床人群。采用广义的而非特定于人群的方程成为最近的趋势。由于这些公式适用于广泛的群体，其预测的准确度有所下降。与广义的皮折方程相关的误差仅略大于水下称重法的误差（3.7% 比2.7%）。例如，如果估计的体脂百分比为25%，则3.7%的误差意味着体脂的精确度范围为21.3%~28.7%。皮折测量的另一个主要误差来源是技术人员之间的差异。良好的标准化流程培训可以显著地改善这种情况（Heyward, 2010）。

身体质量指数（BMI）

BMI指数是体重或肥胖比例的指标。它比重量表更精确，操作起来更简单，并且可用于比较大型的组别。用体重（千克）除以身高（米）的平方来计算BMI。

例子：

体重=80千克，身高=175厘米=1.75米

体重指数=重量/身高的平方=

$$80/1.75^2 = 80/3.06 = 26.1$$

BMI推荐的分类如下（NIH, NHLBI 1998）。

- <18.5——体重不足
- 18.5~24.9——正常（成年男性和女性的理想范围）
- 25.0~29.9——超重
- 30.0~34.4——一级肥胖
- 35.0~39.9——二级肥胖（医学意义重大）
- ≥40——三级肥胖

在这个例子中，客户被归类为超重。将BMI与皮折测量结合在一起使用时，它会发挥出最大的作用。身体质量指数高可能是肌肉质量增加的结果，就像足球运动员一样，或者就是身体脂肪过多。如果皮折的测量值很高，就明确表示真的是体脂过多以及有相应的健康风险。

腰围

躯干部位脂肪过多会增加发病率及死亡率。一些资料（Hoeger et al., 2009；Ross et al., 1996；NIH, NHLBI, 1998）表明，腰（腹）围测量能够有效地表明这种脂肪分布模式。

要测量腰围，首先将卷尺水平放在肋骨底部和髂嵴之间的中点处，在正常的呼气结束时进行测量。保持张力，但不要缩紧皮肤。

一些资料（CSEP, 2013）描述了基于年龄与性别的腰围"健康益处区间"。美国国立卫生研究院（NIH, NHLBI, 1998）承认，腰围提供了一个临床上可接受的测量客户腹部脂肪含量的指标，并确定了与风险增加有关的腰围水平。

- 男性：>102厘米（>40英寸）（1英寸为2.54厘米，此后不再标注）
- 女性：>88厘米（>35英寸）

监测这一指标的变化既简单又非常令人振奋，特别是在开始一项运动计划的时候。

肌肉骨骼评估

在本节中，我们将对体适能中每项主要肌肉骨骼要素进行实验室以及基于实地的测试：肌肉力量与肌肉耐力、柔韧性与肌肉平

使用BMI、皮折以及腰围测量

如果你的客户身体质量指数高，可使用皮折测量的方法来确定，其原因在于肌肉的质量，还是在于过多的体脂。接着，通过测量腰围或躯干的皮折来检查脂肪分布的模式。即使身体质量指数可以接受，且有适度的皮折测量结果，但是如果腰围的数值很高，而且腰部有过多的皮折，也可能存在健康风险。这些人体测量措施已被用于制订健康效益评级以及向客户咨询以减少健康风险的方法（CSEP, 2013）。

海沃德和瓦格纳（Heyward & Wagner, 2004）总结了一些基于实地的身体成分测量方法的要点。

- 在检测皮折测量的变化时，应该使用相同的卡钳。
- 运动后不应立即进行皮折测量。
- 皮折测量与人体测量学的误差可能来源于技术人员的技能、客户因素以及所采用的预测方程。
- 全身脂肪以及区域脂肪的分布与疾病风险相关联。
- 腰围可以评估实地环境以及临床环境下腹腔内（内脏）脂肪沉积的情况。
- 生物电阻抗（BIA）方法可能比皮折测量方法更适合于测量肥胖患者的身体成分。
- 低成本的上半身和下半身BIA分析仪提供了合理的体脂百分比的组合估计，但是个体的预测误差要大于全身BIA分析仪的误差。

衡。本章研究了肌肉力量、肌肉肥大或神经肌肉的表现等相关要素；请参阅本章开头的"评估资源"。在以下几页中提出的肌肉力量、肌肉耐力以及柔韧性的健康评估都会成为用于评估肌肉平衡的有用工具。在体位评估中出现的任何偏差都可能是由相关肌肉的相对紧张或虚弱所致。

对于肌肉骨骼评估的专业方法，在后面的章节中有着更为深入的研究。第13章有一部分是关于50岁以上的客户或者是一些有缺陷的年轻人的身体健康以及功能评估。第14章包括重点评估和发展肌肉骨骼要素的灵活性。灵活性不仅与人口老龄化有关，而且对于在为各种各样的运动做准备的运动员来说也至关重要。因此，在本章的最后，我们还研究了一种流行的运动准备筛查方案，称为

功能性运动筛查（FMS）（Cook et al., 2006a, 2006b）。

我们讨论了在选择基于实地的测试时需要考虑的因素、客户在选择测试项目时所遇到的问题，以及用于确定客户不同需求的具体的基于实地的测试。客户的运动处方应该通过使用适当的评估工具，以及选定的体适能要素的基线值进行验证。

用于测量肌肉骨骼适能状况的评估工具有很多。表4.4将一些此类工具归类为实验室以及基于实地的测试。由于实验室检测费用昂贵且执行起来更为复杂，我们几乎完全采用基于实地的测试。基于实地的测试不太临床，但更实用，通常为功能或运动表现导向型。可以从"评估资源"中获得实验室方案的详细信息。

表4.4　肌肉骨骼评估工具

	实验室	实地
肌肉的力量与耐力	• 等速测力计（如：Cybex，Kin-Com） • 电缆拉力计 • 测力元件	• 握力计 • 自由举重与健身器材（单次重复最大值的百分比） • 徒手操（如仰卧起坐、俯卧撑）
柔韧性	• 莱顿挠度计	• 角度仪（如：踝关节、髋关节） • 坐位体前屈 • 间接测量（如：山羊挺身、直臂前平举）
肌肉平衡	• 富勒顿高级平衡秤 • Berg平衡量表（BBS）	• 姿势评估 • 肌肉紧张度测试 • 背部健康测试 • 功能性运动筛查（FMS）

选择评估方式时要考虑的因素

有大量可用的基于实地的测试。在选择测试种类的时候，请考虑以下几项因素。

- 关节——肌肉的关系。肌肉力量与耐力取决于肌群、收缩的类型与速度，以及关节的角度或活动度。要时刻考虑你的客户将如何训练、任何主要运动的参与性质、对工作环境的要求，或者他所陈述的优先事项。例如，如果你的客户想要提高他的壁球水平，那么你可能希望设定以下的基线水平。
  - 肩内旋肌在全活动范围内的动态力量（正手击球的力量来自肩部内旋肌的快速收缩）。
  - 静态握力（力量性的一般指标，对球拍的稳定很重要）。
  - 膝关节与髋关节伸展肌的动态耐力（从部分蹲起姿势开始的伸展，如功能性运动筛查里的直线弓步，是一种在壁球比赛中以高强度重复的运动模式）。
- 最大努力。大多数测试需要客户尽最大努力。你的客户可能还没有达到准确或安全的阶段。诸如测试的时间、睡眠、药物使用和预期等因素也可能影响其最好的运动表现。在推动客户达到最大限度时要谨慎。技术上的缺陷往往出现在疲劳之前：请仔细观察客户，并在他们表现出挣扎时停止测试。
- 力量等级。一些耐力测试的运动表现在很大程度上取决于肌肉力量。使用与客户最大力量或体重成比例的测试，如五级仰卧起坐。
- 规范值。虽然目前已经建立起了一些基于年龄和性别的标准（见"评估资源"），

但许多测试缺乏最新的标准，你可以将客户的结果与之前的进行比较——尤其是25岁以上的成年人。但是，测试结果还可能有其他功能：使用它们来建立测量改进的基线水平（特别是如果测试类似于训练）或者确定运动处方的起始水平。

- 特异性、可靠性及有效性。一些非常可靠的实验室方法的作用有限，因为它们太具体了。例如，精密的等速测力计通常只测量一个关节的动作。然而，涉及两个关节的复合运动，如举腿动作，在运动中是很常见的。电缆拉力计是另一个例子，它是测量等长肌张力的一个很好的方法，但它只是测量收缩的角度，也许不能反映动态的肌肉力量。
- 体重测试项目。徒手操测试会产生千差万别的结果。身体脂肪含量高的人肌肉相对较少，因此他们的力量相对于他们的体重而言会较低。因为阻力是客户的重量或重量的一部分，所以这些客户正在举起相对较高的负荷（表示为其最大力量的百分比）。体重的分布会影响仰卧起坐测试的结果，因为对于那些下半身较重的人来说，他们的上半身较轻，相应的阻力也比较小。从积极的方面来说，徒手操是便宜的，它们通常不需要器材，而且可以通过改变身体与肢体的位置来改变阻力。
- 客户需求。力量测试可以有效地监测受伤后的康复情况，并为恢复活动提供客观依据。许多非运动员会出于美学及功能的原因而采用力量训练。当出现姿势错位或代偿性运动模式的时候，可能需要进行肌肉平衡评估。测试还可以为运动处方的制订提供指导性意见，并提供监测进展的方法。
- 人为误差。肌肉适能测试中的误差来

源于人为因素。我们的客户必须熟悉测试流程以及相应的器材。他们可能需要时间来练习如何控制学习对运动表现的影响。我们需要在客户进行测试期间及之后激励他们，以激发最好的运动表现（需谨慎运用，如前所述）。为了获得准确的结果，需遵循标准化的起始位置与测试流程。客户可能会不经意地改动某个位置或技术，尤其是在他们疲劳的时候。所以，请观察并指出他们测试时的错误。

• 器材的可用性。许多私人教练都经常来回变更工作环境，或轻装旅行，或者由于其他的原因，没有现成的评估设备可以随时提供给他们。使用大型或昂贵的器材通常是没有必要的。事实上，本章描述了超过20个评估，除了一个之外，剩下所有的评估都可以只用一个卷尺、手表、测角器、有氧台阶，或者铅垂线来完成。

测试的局限性

许多传统的体适能测试一直被认为是测量肌肉力量、耐力及柔韧性的方法。不幸的是，这些测试已经变成了对运动表现的评估，而不是体适能的衡量标准。其重点在于执行的速度、重复的次数，或伸展的程度，而不是运动的质量与特性。以下是其中的一些例子。

• 俯卧撑。正确执行的俯卧撑涉及上升阶段肩胛骨的外展。当前锯肌无力时，肩胛骨不动，但仍可进行俯卧撑。因为其他的肌肉可以弥补这一弱点，你可能无法注意到身体力学的微小变化，比如肘部的不完全弯曲或双手的距离宽得离谱。俯卧撑的目的在于测试手臂肌肉的力量或耐力。身体的摆动以

及肩胛骨缺乏外展的现象可以表明前锯肌处于无力的状态。如果没有注意到这种不足，那么测试的有效性就会降低，俯卧撑就不能很好地反映出手臂的肌肉耐力。

• 屈膝仰卧起坐。运动专家经常通过让客户在60秒内尽可能多地做屈膝仰卧起坐来测量其腹部肌肉的耐力。卷曲的躯干需要强有力的腹部收缩肌来保持这个姿势。许多人开始测试时，躯干是卷曲的，但他们的背部开始拱起，因为他们的腹部肌肉不够发达，不足以维持这个姿势。由于测试的速度和长度突显了问题，腰部会处于紧张的状态。所带来的结果是，腹部肌肉薄弱的客户可能会通过薄弱的腰部力学以及髋部屈肌的协助来通过这个测试。有证据（Chen et al., 2002）表明，卷腹运动可以增加腹部肌肉的活动，而仰卧起坐不会运动到腹斜肌，后者有更多的腰大肌活动。所以，对于背部不稳定的人来说，仰卧起坐不是一个明智的选择。

• 躯干屈曲。体前屈也叫作坐位体前屈，是最为常见的一种测试柔韧性的方法。坐着的时候膝关节伸直，参与者向前触碰或超过脚趾。旨在测试背部与腘绳肌的柔韧性。测试的关注点在于，参与者可以碰到多远的地方。该测试没有考虑可能影响结果的变量，例如由腰部与腘绳肌不平衡所造成的限制。另外，如果腘绳肌有过度的柔韧性，我们就不会发现腰部的柔韧性差。存在这种不平衡的客户在测试中可能会做得很好，而拥有正常柔韧性的人可能做得不好。此外，一些教练会在不必要时或不能做到的情况下，错误地使用运动治疗来增加脊柱柔韧性或拉伸腘绳肌。

基于实地的测试

"肌适能"一词指的是肌肉力量（肌肉的最大力量）与肌肉耐力（肌肉反复收缩或抵抗肌肉疲劳的能力）的综合状态（ACSM, 2009）。评估肌适能涉及一系列的测试，通常这些测试在测量力量时，重复次数较少，然而在测量耐力时，重复次数更多，或所用的时间更长。

与基于实验室的肌肉力量与耐力的测试不同，基于实地的测试经常模拟客户的训练活动，从而提高评估的有效性及敏感性。这些测试通常不贵、易于管理，而且经常可以对其进行修改以适应所需的阻力水平（表单4.3，力量与耐力测试）。如果测试与运动非常相似，它们便可以帮助你制订运动处方的初始等级。

力量测试1
RM举重里的相对肌肉耐力

要测试相对的肌肉耐力,需要设定一个次极量的负荷——即单次重复的最大力量的百分比(1RM为客户只能举起一次的重量)。所设定的负荷需具体到客户的目标:一项特别的运动、一份工作任务,以及一个康复的目标。用于测试的练习也应该能够反映出客户的目标,以及主动肌与拮抗肌之间的肌肉平衡。更容易标准化的运动包括:卧推、背阔肌下拉、后屈腿、腿伸展、腿举、手臂弯曲以及肱三头肌屈伸。

对1RM测试内容的调整可以是2RM与10RM之间的疲劳提升。可以从结果中得出1RM的估计值,而不必达到确切的重复次数。图4.1显示了在与1RM相比的时候,可能重复的平均次数(Sale & Mac-Dougall,1981)。该图可用于评估相对负荷测试的结果。它表明,当级别设定在8~10RM或1~3RM时,你可以与客户一起尝试1RM的百分比。贝希勒和厄尔(Baechle & Earle,2008)将类似的数据结合起来,以提供1RM百分比与重复次数之间的关系(表4.5)。要根据2RM与10RM之间的结果估算1RM,需要用被举起的重量来除以相应的1RM百分比。

例如:

所举起的重量为140磅

重复次数=8

1RM:140磅/0.80=175磅

在规定训练负荷的时候,这些估计值会成为有用的指导方针,但可能会因年龄与性别、肌群的大小(越小的肌群就越不可能完成预期的重复次数)、执行的组数,以及器材或负重器械类型的不同而不同(Baechle & Earle,2008)。

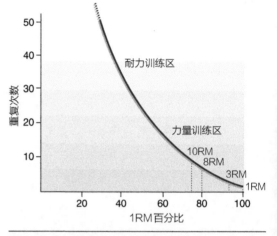

图4.1 1RM的百分比与重复的次数

Reprinted by permission from the Canadian Society for Exercise Physiology 2003.

表4.5 **1RM百分比与允许的重复次数(1RM百分比与重复次数之间的关系)**

1RM百分比(%)	允许的重复次数	1RM百分比(%)	允许的重复次数
100	1	80	8
95	2	77	8
93	3	75	10
90	4	70	11
87	5	67	12
85	6	65	15
83	7		

Reprinted by permission from NSCA 2008.

力量测试2
比林-索伦森（Biering-Sorenson）背部耐力测试

在对背部疼痛进行筛查后，客户俯卧，双腿放在桌子或可移动台阶上，躯干呈直角式悬挂在外。将髂嵴置于桌子的边缘，评估师负责固定大腿下部。客户将自己躯干抬到一个水平的位置，双臂交叉在胸前，然后尽可能保持这个姿势，直到180秒为止（图4.2）。

背部伸肌的耐力与背部的健康正相关。在与其他表明腹部与髋部屈肌的耐力较差，以及腰部紧张度较低的测试结果相结合时，比林-索伦森背部耐力测试中关于背部伸肌耐力较差的发现与背部疼痛的发展有着很强的联系（Albert et al., 2001）。

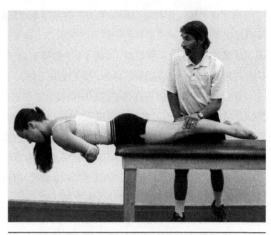

图4.2 背部伸肌耐力与背部健康有一定联系

力量测试3
五级仰卧起坐

有了徒手操，你就可以用简单的生物力学来改变某些身体部位的位置，从而改变负荷量。五级仰卧起坐测试通过调整手臂的位置来改变阻力。膝关节屈曲呈90°，以减少屈髋肌的参与。图4.3展示了从最容易（1级）到最难（5级）5个级别的流程。客户每一级执行一次，从级别1开始。如果执行的方式正确，允许短暂的休息，然后尝试2级，以此类推（Griffin, 2006）。

评分：如果你的客户在尝试过程中有着明显的困难，但仍成功地完成了，那么这便是他的"力量等级"。如果他必须改变他的技术来完成仰卧起坐（如伸展他的腿或使用动量），那么先前的等级便是他的力量等级。要评估他的"耐力等级"，请选择比他的力量等级低一级的仰卧起坐。测试肌肉耐力，请让你的客户在1分钟内完成尽可能多的正确的重复动作，或者直到他感觉疲劳为止。当他在执行的过程中第二次出现技术缺陷时，测试也可能会终止（任何动作有缺陷的次数都不计算在内）。

在使用测试结果来制订运动计划之前，请先确定客户的目标：力量、力量和耐力，或者耐力。从力量和耐力测试的结果来看，你可以制订与他的目标相匹配的仰卧起坐的等级与重复次数（第7章）。你可以通过让他将脚跟放在靠近臀部5~10厘米的位置来稍微增加练习的难度，对运动处方进行微调。

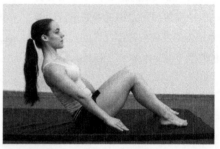

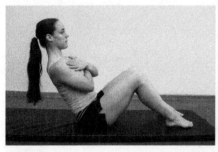
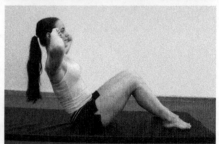

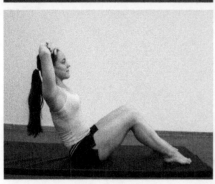
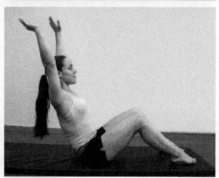

图4.3   五级仰卧起坐为运动处方提供了一个起始点

力量测试4
下腹部与骨盆的稳定

　　客户仰卧于坚硬的地面上，双膝弯曲。评估师将一只掌心向上的手放在客户腰部的下方。客户直接在空中伸直双腿（90°），然后慢慢放下伸直的双腿，试着去保持对评估师手部的压力（图4.4）。当脊椎开始从评估师的手指上脱离时，测试就终止了。此时腿与地面之间的角度代表了腹部肌肉的稳定力量，因为它们抵消了髋部屈肌的离心拉力。角度为75°表示力量较差，60°、30°为力量一般，5°则为优秀（Ellison, 1995）。

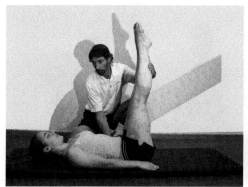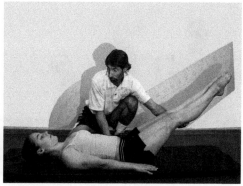

图4.4 下腹部的力量对核心稳定性很重要

力量测试5
侧抬测试

侧抬测试评估的是腰方肌，它是背部伸肌的一部分，同时也是身体侧屈的原动力，为脊柱与骨盆提供侧向支撑。

客户侧躺在一边，双臂交叉在胸前，保持双脚稳定（图4.5）。在保持身体平直而不扭曲的同时，客户需要尽可能高地将肩膀抬离地板并短暂地保持这个姿势。她应该避免抽动或在离开地面时有胳膊肘推开的动作。表单4.3的耐力与力量测试展示了评分的方法。

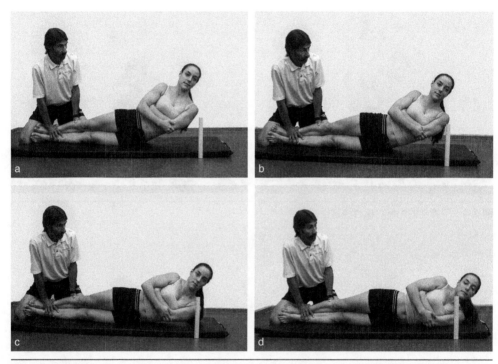

图4.5 侧抬测试：a. 第一级：优秀；b. 第二级：良好；c. 第三级：一般；d. 第四级：欠佳

力量测试6
前锯肌（俯卧撑）

俯卧撑往往被用作肌肉骨骼测试的一部分（图4.6）。当客户进入俯卧撑的下行阶段的时候，如果肩胛骨呈翼状，就说明前锯肌的力量不够（Michaelson & Gagne, 2002）。

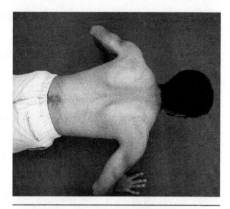

图4.6 翼状肩胛骨：薄弱的前锯肌

柔韧性与肌肉紧张度的测试

你可以通过运用像角度计或曲度计一样的装置来测量一个关节或一系列关节的活动度，从而确定其柔韧性。莱顿挠度计的重测信度为0.90~0.99（Heyward, 2010）。在使用测角仪时，定位与保持真正的关节中心对于获得真正的读数而言至关重要。同一位评估师给出的测角仪的重测结果要强于不同评估师给出的重测结果（Norkin 7 & White, 1995）。使用卷尺的间接评估方法通常被认为将得到粗糙且缺乏规范的数据。此外，由于身体部位的长度或宽度可能会影响一些测试的结果，如坐位体前屈，所以用这些测试来进行个体之间的比较，可能不是很有效。不过这些测试可以成为个人有效的监测工具。没有任何一项测试能预测整个身体的柔韧性。

关节的活动度可能受到许多因素的限制，包括骨骼的接触、韧带以及肌肉紧张。有许多很好的关于肌肉紧张度的实地测试，这些测试并不要求关节进行全方位的运动。对于柔韧性这一要素而言，以客户为中心是非常重要的，每个关节与活动度都是独一无二的。测试关节的活动度，以确定它是受限的、过度的，还是处于正常范围内。这些评估结果的摘要可以记录在柔韧性与肌肉紧张度测试（表单4.4）中。

检查客户的需要及需求。关节周围的部位是否过度劳累，可能导致肌肉紧张？从事负重运动或定期进行负重运动的客户应该评估踝关节的柔韧性。长时间坐着的客户应该检查髋部屈肌的紧张度，在某些情况下，也需要检查躯干伸肌的紧张度。许多体力劳动者往往有紧绷的胸前肌，如胸大肌与胸小肌。过度使用或不充分使用背部肌肉都可能使背部肌肉及关节处于僵硬的状态。一个水平的工作台或一个较长的便携式有氧台阶可以代替检查表来对肌肉的紧张度进行评估。

柔韧性测试1
坐位体前屈

客户坐着，双腿伸直，脚底（光着）垂直靠在屈挠计上，双手与屈挠计相隔6英寸，同时在标尺10英寸处做标记（图4.7）。指导她弯腰，手臂向前伸直，手掌向下，膝关节伸直。让她低下头，以接近最大值的舒适距离保持2秒。《CSEP-PATH手册》（CSEP, 2013）里会介绍与测试流程及评分标准有关的完整细节。

正常：对于40岁以下的客户而言（CSEP, 2013），"良好"的评分范围为11~13英寸（男性）以及13~15英寸（女性）。然而，这个测试并没有表明哪里发生了限制或过度活动（Alter, 2004）。各种各样的腘绳肌、背部肌肉、肩部肌肉或腓肠肌的组合可能是表现不佳的原因。当你的客户执行这个测试时，请仔细观察她们，以确定移动受限的位置（例如，平躺）。

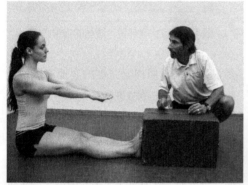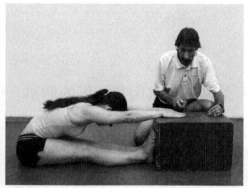

图4.7 坐位体前屈可以用来测试背部或腘绳肌的紧张度

柔韧性测试2
踝关节活动度

踝关节的完全活动度保守估计为65°~70°。这些基于实地的测试可能对肌肉紧张的限制更为敏感。有了这些信息，你就更可以做到让你的处方以客户为中心（图4.8）。

跖屈（背屈肌的长度）

让客户坐在桌子边上，膝关节屈成90°，双腿悬空。让测角仪的中心与外侧踝的中心对齐。接着，将测角仪的一只臂与腓骨的头对齐，将另一只臂放置在90°的位置。膝关节处于中立位置，使脚的外侧脚掌平行于测角器的下臂。让客户主动弯曲踝部。平均活动度应该是45°~50°（Kendall et al., 2005）。当活动度小于40°的时候，可能会影响客户减轻承重损伤的能力——尤其是在跑步或参与其他运动性的活动时。

背屈（单关节跖屈肌长度）

客户和仪器的位置如前所述。让客户主动背屈踝部。平均活动度应该为20°（Kendall et al., 2005）。活动度小于此值的客户，比目鱼肌或胫骨后肌会比较紧，同时他们的背屈肌力量可能较为薄弱。如果这些跖屈肌肉处于紧绷的状态，跑步者以及其他有氧运动员的小腿可能会旋转，或者他们的跟腱会过度拉伸。

背屈（双关节跖屈肌长度）

让客户直接坐在桌子或地板上。运用如前所述的方法来校准测角仪。请客户主动背屈踝部。活动度的均值应该为10°（Kendall et al., 2005）。活动度小于此值的客户，腓肠肌会较为紧绷。这种肌肉穿过膝盖的后方；当膝关节伸展时，腓肠肌会拉紧并进一步限制处于背屈状态的踝关节。通过练习，无须测角仪就可以非常精确地估计出踝关节开始时中立位置的角度。

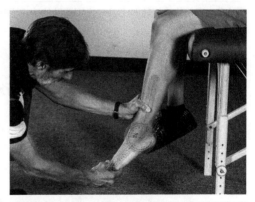

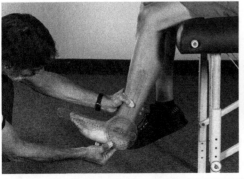
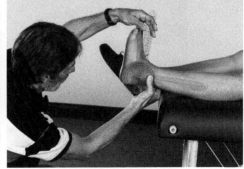

图4.8 踝关节的活动度对于那些进行跑步活动的客户而言至关重要

柔韧性测试3
肩关节内旋与外旋的活动度

请客户仰卧在桌子上，膝关节弯曲，脊柱呈中性曲线（图4.9）。手臂外展到90°的位置，手肘屈成90°并离开桌子，前臂垂直于地面。测角仪的轴线与肱骨对齐，固定臂与地面垂直，移动臂与茎突对齐。内部（内侧）旋转运动应为70°（测量冈下肌与小圆肌的紧张度）。外侧（横向）旋转角度应为90°（测量肩胛下肌的紧张度）。指导客户如何避免伸展肩胛带、旋转躯干、抬肩，以及改变肩或肘的角度（DeLisa，1998）。

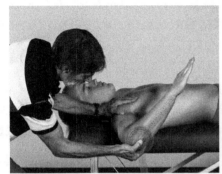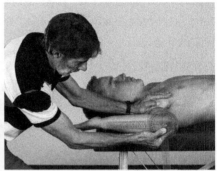

图4.9　肩关节的旋转对于参与投掷活动的客户而言很重要

柔韧性测试4
髋关节内旋与外旋的活动度

让客户坐着，膝关节弯曲至90°，腿部悬空（图4.10）。将测角器的中心置于髌骨上，并使之与股骨对齐。固定臂垂直于桌子，活动臂与前踝的中部对齐。内（内侧）旋转运动应为35°，外（外侧）旋转应为45°。避免旋转躯干或从桌子上抬起大腿（DeLisa，1998）。

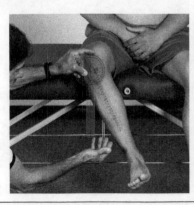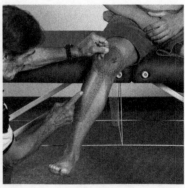

图4.10　髋关节旋转不足会增加膝关节与腰背部的压力

柔韧性测试5
脊柱旋转的活动度（颈椎与胸腰椎）

请客户坐下，并将双臂交叉放在胸前，或将双手放在大腿前侧。将测角器水平放置，轴线位于颅骨中心，评估者站在客户后面向下看（图4.11）。

颈椎的旋转

固定臂与两个肩峰之间的假想线平行对齐。让活动臂与鼻子对齐。左右的旋转角度应为65°～70°。请客户将自己的肩胛带固定在椅背上，以防止胸腰椎转动。

胸腰椎的旋转

固定臂与两个髂前棘之间的假想线平行对齐。让活动臂与鼻子对齐。旋转过程中，胸腰椎必须保持与胸骨对齐（即颈椎不旋转）。左右的旋转角度应为45°。检查客户的骨盆是否稳定以防止其他脊柱运动（Norkin & White, 1995）。

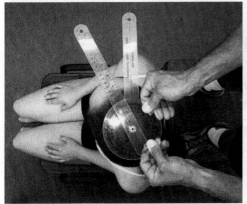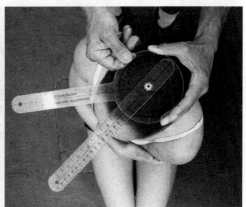

图4.11 许多功能性活动都依赖于良好的脊柱旋转

紧张度测试1
胸小肌的长度

（Kendall et al., 2005）

1. 客户仰卧，腰背中立，手掌向上（图4.12）。
2. 从客户的头顶上看；确定肩膀是否明显地离开桌面并且是等高的。
3. 轻轻推动肩膀以判断阻力，并查看是否有轻微、中度或明显的肌肉紧张。

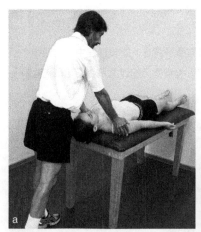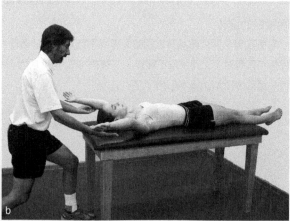

图4.12 肩部肌肉长度评估：a. 胸小肌；b. 胸大肌（胸骨部分）

紧张度测试2
胸大肌的长度（胸骨部分）

（Kendall et al., 2005）

1. 请客户仰卧，膝关节弯曲，腰背中立。
2. 协助客户在135°外展时缓慢放下手臂。
3. 确保肩关节侧向旋转（大拇指指向后方），肘部是伸直的。
4. 正常：手臂应休息，放松地放在桌子上。

紧张度测试3
屈髋肌的长度（托马斯测试）

（Kendall et al., 2005）

1. 客户坐在桌子的边缘，帮助他将身体向后卷，回到仰卧的姿势。评估者的一只手在客户背后，另一只手放在膝关节底下。

2. 请客户将一条大腿拉向胸部，拉到腰部和骶骨，能够平压在桌子上即可。

3. 允许另一条大腿在膝关节自由放松的情况下，在桌子边缘缓慢下降（图4.13a）。

4. 注意大腿与膝关节的角度。

  • 正常的单关节屈髋肌（如髂腰肌）：大腿仍然在桌子上（任何的抬起都以度数来衡量）。

  • 正常的双关节屈髋肌（如股直肌）：膝屈曲80°。

  • 如果髋关节外展并伴有膝关节伸展情况下的内旋，那么阔筋膜张肌可能很紧。

紧张度测试4
腘绳肌的长度

（Kendall et al., 2005）

1. 让客户仰卧在桌上或地板上。

2. 让客户将腿伸直，腰背部与骶骨平放到桌子上。

3. 如果腰背不平（屈髋肌短），请在膝盖下方垫上卷起的毛巾，使背部放平。

4. 按住一条大腿，协助客户轻轻抬起需要测试的腿（图4.13b）。

5. 保持膝关节伸直，足部放松。

6. 让客户抬起腿，直到感觉受限制为止（正常：80°~90°）。

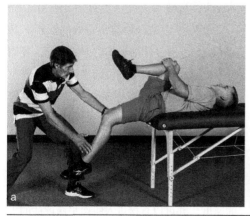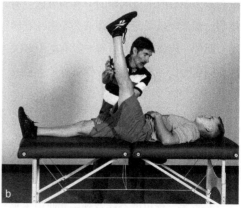

图4.13 下半身肌肉长度评估：a. 屈髋肌；b. 腘绳肌

肌肉平衡测试

肌肉平衡并不意味着主动肌与拮抗肌（例如，腘绳肌与股四头肌）之间的力量相等，而是意味着一个肌肉群的力量或耐力与另一个肌群的比例适当。当相关肌肉的力量、长度以及神经兴奋之间存在适当的关系时，肌肉平衡就存在。这三个因素共同作用，以提供平衡的支持与运动，并代表了肌适能的整体水平。这种关系应该存在于主动肌与拮抗肌之间、拥有协同作用的肌肉之间以及原动力与稳定器之间。当某些肌肉比同类肌肉更强壮或更紧张时，便会出现肌肉不平衡的情况。肌肉失衡会影响功能表现，也是错误的运动模式中导致损伤的主要原因（Cook et al., 2006a, 2006b）。

根据这些评估中针对特定客户的结果，来制订运动处方的柔韧性及力量练习，已被证明是非常有效的（Page et al., 2010）。虽然这不是一个新概念，但无论客户是运动员还是健身爱好者，或是正在从伤病中恢复过来的人，肌肉平衡的评估与运动处方是解决以客户为中心的常见问题的一种新方法。对姿势、紧张度以及无力的评估并不意味着诊断。此外，应鼓励私人教练在没有能力解决相应问题时，寻求其他医疗保健专业人员的帮助。

对肌肉力量、耐力及柔韧性所进行的一系列适能评估，与我们刚刚讨论的评估类似，可以成为很好的评估肌肉平衡的工具。但是，以客户为中心的方法是最有效的。

1. 首先，你可能会注意到一些肌肉不平衡的迹象。例如，在评估前的咨询过程中可能会出现与过去的损伤、局部紧张或疼痛相关的主诉，或者是需要重复运动模式的职业或运动。

2. 体位评估可以提供更仔细的检查。任何错位都可能由相关肌肉的相对紧张或无力所引起。

3. 关于症状、病史或生活方式的进一步探索可能会在这一点上提供新的线索。

4. 要验证相对的紧张或无力，请选择本章概述的相关测试。

5. 有了这些数据，根据客户的对称性，你就可以更好地制订明确的目标并设计有效的运动处方。

姿势评估

人体运动链的最终目标在于保持动态的姿态平衡。姿势的适应潜力受限于不良的柔韧性、肌无力以及不适当的神经刺激。良好的姿势指的是所有身体部位处于平衡状态，同时保持身体直立的肌肉不感到疲劳。错位的人体不会崩溃——相反，它会扭曲变形以弥补失衡，同时需要额外的肌肉能量和张力才能支撑自己。

姿势评估是一种非常有效的筛查工具（图4.14）。通过仔细观察对齐的情况，我们可以检测由各种身体部位的错误关系所产生的应变。对于静态姿势评估，请从3个位置（侧面、后面及前面）观察客户的站立状况，并根据适当的对齐标准记录下任何错误的对齐。动态的脚掌与肩膀对齐也很有帮助。通过保持简单的姿势评估，我们可以提高评估的速度，并可以直接进入肌肉平衡评估的下一阶段：对肌肉紧张与无力的测试。

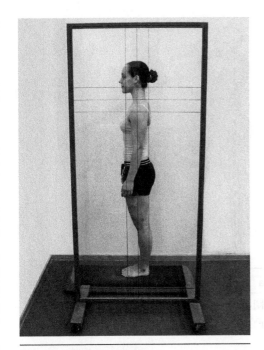

图4.14　便携式体位网格

从三个视角进行完整的静态姿势评估。但是，由于时间的关系或事先对于出现问题的区域的了解，评估员可能会选择进行"节段"姿势分析。可能对下半身、上半身以及脊柱进行单独评估（表单4.5、表单4.6及表单4.7）。这些形态略有重叠，以反映延伸到邻近区域的肌肉，这些区域可能会产生不平衡的力量。因此，每个细分的分数不能相加，只能作为重新评估的基准。

　　每个节段姿势评估表的左列（表单4.5、表单4.6及表单4.7）列出了需要检查的关键身体区域。作为一个理想的标准，其中一列描述了"良好的排列"。在前一列中提出了查看该排列的最佳观察点（A=前面；P=后面；L=侧面）。其中也涵盖了对于错误排列的描述，以对比良好的排列并提示评估者对特定区域进行观察。一个明确的错误姿势将得3分。该表能记录下左侧或右侧身体的信息以及任何其他评论或观察结果（例如"下巴前伸"）或相关客户的评论。

　　身体是一系列的动力链，其中一个区域的不对齐便可以引发一系列与最初的问题有一定距离的代偿性调整，这些调整可以被看到，也能被感觉到。出于这个原因，应至少

站立时的排列

　　让客户脱掉鞋子与袜子。女性应该穿两件式泳衣，男性应该穿泳裤，以便清晰地观察标记。你会发现铅垂线与水平线网格非常有用，但对于筛查不是必要的。砖或水泥块墙也会有一定帮助。从三个位置（侧面、后面和前面）评估客户的站姿。请客户以一个挺直且放松的姿势站立，双眼向前看。图4.14显示了与参考线相吻合的解剖结构。你的观察应该参照表单4.5~表单4.7节段姿势评估表。图4.15显示了理想的排列方式，图4.16显示了常见的错误姿势。关于良好的和错误的姿势的判断练习，会让你的技能水平得到快速的提升。

　　"标准姿势"（Kendall et al., 2005）代表了一种理想的骨骼排列方式，可以将压力降到最低并使效率最大化。没有人会在各方面都符合标准。

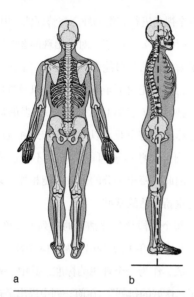

图4.15　理想排列：a.后视图；b.侧视图

©K Galasyn Wright '94

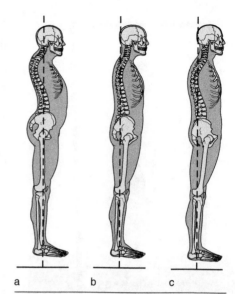

图4.16　常见的姿势错误：a.脊柱后凸-前凸姿势；b.平背姿势；c.骨盆后倾

侧视图

以下各点与侧视图中的垂直参照线重合。

- 外踝稍前。
- 膝关节轴线稍前。
- 髋部轴线稍后。
- 腰椎体。
- 肩关节。
- 大多数颈椎体。
- 乳突。

（Kendall et al., 2005）

检查膝关节的排列、骨盆位置、脊柱的曲线、头部位置以及胸部位置。如果脊柱弯曲过度，请让客户穿3英寸的高跟鞋站着。髋部、肩胛骨及头部接触墙壁。将你弯曲的手指靠在墙上，在他的脖子后面滑动，以便接近正常的颈椎前凸。将你的杯状手放在他的腰后，检查腰椎是否过多地前凸。如果杯状的手很容易在脊柱与墙壁之间移动，则说明脊柱明显前凸。

后视图

首先观察跟腱的排列、股骨的角度、髂后棘的高度、骨盆外侧的倾斜度、脊柱的偏差、肩膀与肩胛骨的位置以及头部的角度。

前视图

观察下列情况：足部、膝关节与腿的位置，纵弓的高度，足的内翻或外旋，髌骨显示的股骨旋转，膝外翻或膝内翻，头的旋转，肋骨的突出部分。

足部的静态及动态排列

对任何正在跑步或行走的客户，请仔细观察纵向足弓，因为这也是静态及动态姿势评估的一部分。

纵向足弓

当客户站立时，双脚分开，与肩同宽，让他从地板上抬起一只脚，以便你观察他的足弓。如果坐着更舒适，那么也可以在坐姿情况下进行评估。此做法的要旨是，在没有负重的情况下对足弓进行评估（Griffin, 1989）。另一种选择是让客户脱掉他的鞋子，将脚底浸湿后踩在渗透性好的纸上，留下足印。

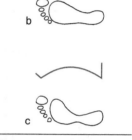

- 如果足部很少或没有呈现足弓，客户在进行负重活动时应格外小心（图4.17a）；
- 如果足弓看起来很小，它可能比较柔软，并且需要额外的支撑（图4.17b）；
- 如果足弓看起来很饱满，则它可能是健康、健全的，能够承受创伤（图4.17c）。

动态足部的排列

在静态姿势评估过程中，无论是偏高还是扁平的足弓，你都应在客户走路或慢跑时观察足部的内侧与后侧，以便确定足内翻的程度。这项评估最好在不穿鞋的情况下进行（Griffin, 2006）（图4.18）。

图4.17 足弓支撑欠佳会导致小腿的过度使用性损伤

- 如果脚后跟或前脚向内滚动，当客户步行或轻微慢跑时"展平足弓"，则客户足内翻；
- 如果客户在走路或轻微跑步时，脚后跟有些许的向内滚动，他们应避免过度使用脚部；
- 如果客户在步行或轻度慢跑时，脚后跟保持稳定，跟腱是垂直的，踝关节便处于对齐的状态。

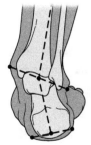
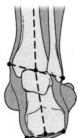
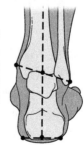

如果脚后跟或前脚向内滚动，当客户步行或轻微慢跑时"展平足弓"，则客户足内翻

如果客户在走路或轻微跑步时，脚后跟有些许的向内滚动，他们应避免过度使用脚部

如果客户在步行或轻度慢跑时，脚后跟保持稳定，跟腱是垂直的，踝关节便处于对齐的状态

图4.18 所有参与跑步活动的客户都应该进行与足内翻相关的评估

肩部动态的排列

在静态姿势评估过程中，你可能已经识别出圆肩、前倾的头部、外展或翼状肩胛骨、带有颈椎前凸的拉长的头部或面向后方的手掌（参见表单4.6，节段姿势评估：上半身）。那些过度强调一种肌群的重复运动，可能由损伤引起的运动补偿、活动度的缺失，甚至是情绪压力都可能会引起这些失调类型中的任意组合。

一个更实用的检查动态肩关节的方法也许能有助于我们更好地了解肌肉或神经失调方面的情况。肩部时钟测试（图4.19）将帮助你观察肩胛带与肩关节之间的动态关系。客户的头部、背部及手臂紧贴在墙上，双脚离墙约1英尺（1英尺约为30.5厘米，此后不再标注）。让她将伸出的手臂向上滑动到墙上，手掌向前，缓慢而有意识地、尽可能地抬高，不要让她的背部、头部或手臂离开墙面（Michaelson & Gagne, 2002）。也可以让客户以面对墙壁的方式重复进行，以便更好地观察肩胛骨的运动以及斜方肌的收缩。

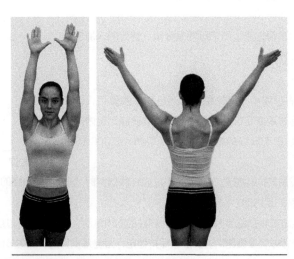

图4.19　肩胛带和肩关节应同步运动

请注意以下情况。

- 肩胛骨过度抬高（耸肩）可能表明它由斜方肌上部主导或由神经支配。如果没有看到肩胛骨的正常向上（外侧）旋转，它也可能反映了斜方肌下部与前锯肌力量的薄弱（注意：如果客户在俯卧撑的下降期间，其肩胛骨"呈翼状"，那么可能是前锯肌无力，以及胸小肌紧张）。
- 如果手臂与墙壁接触，胸大肌或背阔肌可能会紧张（Michaelson & Gagne, 2002）。
- 如果客户不能将自己的腰部保持在一个中立的位置，同时在他举起手臂的时候，你观察到他的腰椎过度前凸，那么他的前胸或内侧肩的旋转肌可能会比较紧张。当他弓着后背的时候，他能够将手臂保持靠在墙上。
- 客户应该呈现出对称性：他的手臂是否以相同的速度上升？他的身体是否会离开墙壁？头部是否偏向一侧？两个肩胛骨抬起的高度是否一致？
- 关节外展的活动度应接近180°。
- 如果出现疼痛，则可能是由撞击引起的。注意症状开始时的角度——避免超出这一范围。

紧张度和无力的测试

当体位检查发现错误的排列或身体力学时，应考虑客户有可能存在着肌肉不平衡的情况。通过对关节部位进行特定的柔韧性或肌肉紧张度测试以及肌肉力量与肌肉耐力测试来确认这些结果。姿势分析将帮助你确定应该选择哪些肌肉骨骼测试方法。

虽然柔韧性通常被定义为关节的活动度，但这不是一个简单的问题：它涉及肌肉的长度与力量。短的肌肉会限制正常的活动度。由于肌动蛋白与肌球蛋白丝重叠的交叉位点较少，缩短的肌肉可能并不是很强壮。太短的肌肉会使相反的肌肉处于被拉长的状态。过长的肌肉通常很脆弱，会让身体适应性地缩短拮抗肌（即之前所说的短的肌肉）。正如老的问题，"是先有鸡，还是先有蛋？"

在运动处方中改善肌肉平衡时，请采用具备以下特点的运动。

- 通过增加和肌肉活动方向相反的肌肉起点和止点之间的距离来拉长较短的肌肉。
- 强化被紧绷的拮抗肌拉长的薄弱肌肉。

你会遇到大量患有肌肉骨骼损伤或腰背部问题的客户，特别是中年人。大多数腰背部问题归因于姿势错位以及肌肉缺乏平衡。小腿最有可能在进行有氧运动或跑步时出现损伤的情况，这是由于肌肉紧张以及踝关节周围活动度较差而引起的。仔细地提问有助于你关注出现潜在问题的部位。

太在意仪器的作用会让许多私人教练在测量柔韧性和力量时感到力不从心。然而，理疗师、运动教练以及医生成功地依靠他们自己的人工评估技能。虽然作为一名私人教练，你没有诊断、治疗或直接开出用于治疗任何损伤的药物的资格，但你需要具有自己的知识和技能基础，来了解什么运动有助于强化薄弱的肌肉、舒展紧绷的肌肉，或纠正肌肉失衡的状况，从而帮助客户进行损伤的预防或康复。

功能性运动筛查

运动训练与康复已经从单独的评估和强化逐渐走向综合功能方法。许多体育运动里都有类似的动作；为了让运动员做好准备，FMS评估的是运动员执行基本动作的能力。诸如仰卧起坐、俯卧撑或灵敏性测试等的运动表现测试，并不针对任务或通常所需的基本运动模式。肌肉平衡的探讨强调了灵活性与稳定性之间的重要关系。库克等人（Cook et al., 2006a, 2006b）设计了一系列测试（FMS），当没有采用适当的稳定性与灵活性方法时，这些测试能够发现肌肉失衡、无力以及紧张。FMS检查的是可能会使运动表现受限并使个体容易遭受微创损伤的功能性运动缺陷。当FMS作为综合评估的一部分来使用时，它可以为其他体适能评估或运动设计提供个性化的功能建议。

功能性运动筛查（FMS）由7种需要在灵活性与稳定性之间达成平衡的基本运动模式组成。测试内容包括深蹲、跨栏步、直线弓步、肩关节灵活性、主动直腿抬高、躯干稳定的俯卧撑，以及旋转稳定性。如果没有采用适当的稳定性和灵活性方法，测试会将个体置于极端的姿势，在这些姿势中会明显地表现出肌肉的无力与失衡。因此，不良的、低效的代偿性运动模式会重复出现，这就可能导致过度使用性损伤。不良的运动模式的另一种解释是以前受过伤。FMS旨在辨别在动力链中已经形成代偿性运动模式的个体。对动力学连接体系所造成的负面影响会导致灵活性、稳定性以及力的对称性改变，最终导致出现代偿性的运动模式。每项测试的得分范围是0~3分。0分表示测试过程中出现疼痛。如果被测者无法完成动作模式，则给出1分。2分代表在使用代偿运动的情况下完成任务，3分代表正确的运动模式，没有代偿。FMS并非用于诊断，而是用于证明人体运动模式的局限性或不对称性，并最终将这些局限性与结果联系起来，这可能会带来一种改良的主动预防损伤的方法（Cook et al., 2006b）。

案例研究

对于每位新客户，你都必须确定要评估的内容以及衡量的方法。以下示例探索了这些与评估相关的决策。本章会提供关于个体评估的更多细节，你将在第9章找到更多的案例。

案例研究1：中度超重的客户

你的第一位客户是一名55岁的男性，体重适中。他一直在进行一些户外骑行的活动，因此他已经处于行为变化的"行动"阶段（第1章）。他的医生最近鼓励他进行更多的运动，因此他到了你的咨询中心寻求指导。

是否有筛查的必要？有些风险因素会在初步的咨询中暴露出来，因此你需要从健康以及生活方式的评估中选择一系列项目（例如，风险-I与身体活动准备问卷）。

你的客户一直在户外骑车。考虑到你喜欢的评估模式，自行车测力计的优势在于无负重，也无须考虑平衡问题。哪种自行车测力计评估方法最合适？没有必要让客户达到疲惫不堪的程度。请确定他对不同的骑行强度的反应。你可以选用一个三阶段的次极量骑行测试，并将测试结果绘制成图表，让自己可以在大范围的运动负荷中估计他的心率。

你的客户对体重的关注主要基于对自身健康的考虑，因此在身体成分方面，可供你选择的方式有BMI、皮折测量及腰围测量。

案例研究2：保守的客户

你的第二位客户是一个以前久坐不动的33岁女人，她的主要目标是减肥。她似乎正从行为变化的准备阶段转变为行动阶段。她明确表示她不想被"那些肥胖的钳子"戳来戳去。

你如何处理这种级别的保守？健康和生活方式评估是获得有用信息和继续建立融洽关系的一种非侵入性方式。表单1.1采用全面的方法来管理体重；表单1.2可以为她提供一些选择。

在没有皮折卡钳或侵入性设备的情况下，你是否能够对身体成分进行评估？身体质量指数使用身高和体重指标来提供与超重有关的信息。你可以通过腰围测量来检查脂肪分布的模式，这也为改进提供了一个可供参考的指标。

如果没有明显的健康风险，同时你的客户不希望进行正式的心血管评估，那么你是否需要继续进行评估？你可以使用心率储备计算方法（第6章），根据她的年龄、静息心率和期望的训练水平来确定她的训练区域。如果你定期监测心率，并将其与自感用力度的测量进行比较，你就可以开始一个安全的计划。

总 结

以客户为中心的运动处方模型非常灵活，你可以通过采用与客户优先事项相关的选定的评估项目来验证客户的需求，并密切模拟当前的训练活动。针对心血管、身体成分与肌肉骨骼健康的实验室及基于实地的测试应该根据客户的不同需求进行调整。

进行健康与生活方式评估可能是客户行为改变的第一步。这可能只是对客户需要的额外推动。它最大的价值是作为一种工具，引导健康的生活方式干预。对你的客户所进行的初步筛查可能包括PAR-Q+、个人健康史、个人观察、知情同意以及运动前的心率与血压。当客户表达了特定的兴趣或需求时，请在评估中纳入与该要素相关的测试项目。进行体适能评估的过程本身就将人们的注意力吸引到以客户为中心的关系上。

应选择适合客户的年龄、性别、预期的运动方式以及体适能和健康状况的心血管运动模式与测试方案。相对简单的实地测试的结果可能足以确定和量化客户的需求。如果常规监测方法与用于实地测试的方法类似（例如，每英里的分钟数、每小时的英里数、心率，以及自感用力度），那么它们会非常有帮助。

对于用于评估身体成分的技术，应考虑它们的优缺点以及测量误差的来源：水下称重、空气置换法、生物电阻抗以及人体测量学（如皮折及腰围测量）。

在选择基于实地的肌肉骨骼评估的时候，应考虑关节与肌肉之间的关系、最大努力、标准值、特异性、可靠性及有效性、体重测试项目、客户需求、人为错误及器材可用性。选择基于实地的柔韧性及肌肉紧张度评估的目的在于，确定柔韧性是否受限、过多或在正常范围内，或者关节周围结构是否过度工作，从而可能出现肌肉紧张。

身体是一系列的动力链，其中一个区域的不对齐便可以引发一些可以看到和感受到的代偿性调整。我们可以通过仔细观察身体的排列情况来检测由各种身体部位的错误关系产生的应变。当体位筛查发现错误的身体排列或身体力学时，应考虑你的客户可能存在肌肉失衡的情况。通过对关节区域进行特定的柔韧性或肌肉紧张度测试，以及肌肉力量与肌肉耐力测试来确认这些结果。

表单4.1 风险-I

选择最能描述你的情况的数字，并比较总体评分的总分。

	1	2	3	4	5	得分
年龄	20岁	30岁	40岁	50岁	60岁	
家族史	无任何已知心脏病	超过50岁患病亲属1人	超过50岁患病亲属2人	小于50岁患病亲属1人	小于50岁患病亲属2人	
吸烟	非吸烟者	吸烟者<5年	<10/天	10~20/天	>20/天	
身体质量指数	18.5~23	24~27	28~31	32~35或<18.5	>35	
运动	积极>2次/周	积极1~2次/周	中度积极1~3次/月	停止活动<3个月	静坐少动	
背部	健康	过去有小的问题	偶尔的疼痛或活动后的疼痛	过去的问题或目前的不适	经常性不适/被诊断出疾患[a]	
膝关节	健康	过去有小的问题	偶尔的疼痛或活动后的疼痛	过去的问题或目前的不适	经常性不适/被诊断出疾患[a]	
总分						

家族史： 包括患有心脏病或中风的父母、祖父母、兄弟及姐妹。

吸烟： 如果你深深地吸了一口气，或者抽一支烟，你的分数就会增加1。

身体质量指数： 这是一种身体比例的测量方法，它是比体重更好的风险指标（CSEP, 2003）。它是用体重（千克）除以身高（米）的平方。

例子：

体重=72千克

身高=1.72米

风险-I得分=25

解释：

总分	评定
7~10	超低风险
11~15	低风险
16~20	一般风险
21~25	高风险
26~30	危险[a]
31~35	极其危险[a]

[a]有必要进行医学核查。

From J. C. Griffin, 2015, *Client-centered exercise prescription*, 3rd ed. (Champaign, IL: Human Kinetics).

表单4.2　身体活动指数（PAI）

说明

为以下3部分中的每一部分选择适当的分数。

第1部分——当你从事体育、健身活动或积极的休闲活动时，哪种描述最为适当？

强度描述	分数
非常大：持续的剧烈运动导致心跳加速或呼吸急促。	5
大：导致心跳加速或呼吸急促的剧烈运动。	4
中度：需要适度的努力，会出汗。	3
轻度：需要轻度的努力，通常是间歇性的。	2
最小：不需要额外的努力。	1

第2部分——当你参与第1部分所描述的活动时，你坚持了多长时间？

时长描述	点数	时长描述	点数
35分钟或更久	5	5~14分钟	2
25~34分钟	4	少于5分钟	1
15~24分钟	3		

第3部分——你多久参加一次第1部分里所描述的活动？

时长描述	点数	时长描述	点数
每天	5	1~3次/月	2
3~6次/周	4	每月少于1次	1
1~2次/周	3		

PAI评分

将你的强度分数乘以你的持续时间分数，乘以你的频率分数，以获得你的健康效益的得分。

身体活动指数 = 强度得分____ × 持续时间得分____ × 频率得分____。

PAI评分的健康效益评定

PAI得分	评定	意义
100或更多	优秀	此等级的身体活动与最佳的健康效益相关。
60~99	良好	此等级的身体活动与可观的健康效益相关。
40~59	中等	此等级的身体活动与些许健康效益相关。活动的增加可以带来更多的健康效益。
20~39	一般	此等级的身体活动与一些健康益处及一些健康风险有关。应增加活动的持续时间或频率。
少于20	需要改进	此等级的身体活动与值得注意的健康风险相关。

From J. C. Griffin, 2015, *Client-centered exercise prescription*, 3rd ed. (Champaign, IL: Human Kinetics).

表单4.3 力量与耐力测试

客户：_____ 日期：_____

评估者：_____

肌肉	测试	评定体系	评估
（1）_____ （2）_____ （3）_____ （4）_____	举重	运动：_____5~10次重复最大值__；1次重复最大值__ 运动：_____5~10次重复最大值__；1次重复最大值__ 运动：_____5~10次重复最大值__；1次重复最大值__ 运动：_____5~10次重复最大值__；1次重复最大值__	
竖棘肌	比林–索伦森	例子：20~29岁的男性及女性 需要改进 一般 良好 非常好 优秀 男性 ≤85 86~98 99~132 133~175 176~180 女性 ≤65 66~101 102~135 136~178 179~180	
腹直肌	五级仰卧起坐	（1）____（2）____（3）____（4）____（5）____ 重复次数____	
下腹部的肌肉	仰卧直腿下降	75°=不良；60°=一般；30°=好；5°=优秀 该角度为仰卧状态放下腿时，后背拱起时腿与水平面的角度	
腰方肌	侧抬试验	右肩 等级1：肩部轻松地抬升至离地面12英寸的位置 等级2：在有一些困难的情况下，肩部抬升至离地面12英寸的位置 等级3：肩部抬升至离地面6英寸的位置 等级4：不能够将肩部抬离地面 左肩 等级1：肩部轻松地抬升至离地面12英寸的位置 等级2：在有一些困难的情况下，肩部抬升至离地面12英寸的位置 等级3：肩部抬升至离地面6英寸的位置 等级4：不能够将肩部抬离地面	
前锯肌	俯卧撑	强壮=向下阶段肩胛骨平整 薄弱=向下阶段肩胛骨呈翼状	

完整的标准以及健康效益区间可见于CSEP（2013）中的比林–索伦森测试。

From J. C. Griffin, 2015, *Client-centered exercise prescription*, 3rd ed. (Champaign, IL: Human Kinetics).

表单4.4 **柔韧性和肌肉紧张度测试**

客户：_____ 日期：_____

评估者：_____

肩部及胸部的评估	结果（观察）	正常活动度	疼痛 是/否
肩关节内（内侧）旋：（冈下肌、小圆肌的紧张度）	左：___右：___	70°	
肩关节外（外侧）旋：（肩胛下肌的紧张度）	左：___右：___	90°	
胸大肌（胸骨部分）的长度			
胸小肌的长度	左：___右：___	桌面高度	
肩关节外展（见于动态的肩关节排列）		180°	

解释与评论：

_____

_____

_____

_____

背部评估	结果（观察）	正常活动度	疼痛 是/否
脊柱旋转： 　腰椎 　颈椎	左：___右：___ 左：___右：___	45° 65°~70°	
坐位体前屈： 　（实际） 　（视觉）		良好；11~13英寸（男性） 13~15英寸（女性）	

解释与评论：

_____

_____

_____

_____

髋部和膝关节评估	结果（观察）	正常活动度	疼痛是/否
腘绳肌长度	左：＿＿右：＿＿	80°（男性） 90°（女性）	
髋部屈肌：1个关节（髂腰肌紧张度）	左：＿＿右：＿＿	大腿至桌面高度	
髋部屈肌：2个关节（股直肌紧张度）	左：＿＿右：＿＿	膝关节：80°	
阔筋膜张肌紧张度	左：＿＿右：＿＿		
髋关节内（内侧）旋（臀大肌、梨状肌紧张度）	左：＿＿右：＿＿	35°	
髋关节外（外侧）旋（臀小肌、前臀中肌紧张度）	左：＿＿右：＿＿	45°	

解释与评论：

_____

_____

_____

_____

踝关节评估	结果（观察）	正常活动度	疼痛是/否
踝关节跖屈：（胫骨前肌紧张度）	左：＿＿右：＿＿	45°~50°	
踝关节背屈：1个关节（比目鱼肌紧张度）	左：＿＿右：＿＿	20°	
踝关节背屈：2个关节（腓肠肌紧张度）	左：＿＿右：＿＿	10°	

注意：ROM = range of movement。

解释与评论：

_____

_____

_____

_____

表单4.5 节段姿势评估：下半身

排列量表：	5 良好		4	3 错误的		2	1 非常错误的

关节	视角	良好的排列	错误的排列	分数	左/右	评论
足部	前	半穹足弓	低足弓、扁平足			
	前/后	脚趾略微外八	明显外八、足内翻或足外翻			
膝关节与腿部	前/后	垂直对齐	罗圈腿（内翻膝）或外翻膝（叉形腿）			
	前	膝盖骨朝前	膝盖骨向内或向外（旋转的股骨）			
	侧面	膝关节伸直，并不锁死（侧视图）	膝关节弯曲或过伸			
脊柱与骨盆	前/后	髋关节高度，每只脚上的重量相等	髋关节一侧较高（侧倾），髋部旋转（向一侧前侧）			
			得分	__/30		

建议：

_____

_____

_____

_____

表单4.6 **节段姿势评估：上半身**

| | | | | | 5 | 4 | 3 | 2 | 1 |
| 排列量表： | 良好 | | | | | | 错误的 | | 非常错误的 |

关节	视角	良好的排列	错误的排列	分数	左/右	评论
头部	侧 后	直立与平衡	下巴前伸、倾斜或旋转			
手臂与肩部	前	手臂放松，手掌面向身体	手臂僵硬，远离身体，手心向后			
	侧面	肩部向后	肩部呈圆形或向前			
	前/后	肩部水平	一侧或双侧肩抬高、下降或旋转			
	后	肩胛骨：平肋骨，相隔4~6英寸	肩胛骨；呈突出的翼状，相隔较远			
得分				__/25		

建议：

_____
_____
_____
_____

From J. C. Griffin, 2015, *Client-centered exercise prescription*, 3rd ed. (Champaign, IL: Human Kinetics).

表单4.7 **节段姿势评估：脊柱**

排列量表：	5 良好	4	3 错误的	2	1 非常错误的			
关节	视角	良好的排列	错误的排列		分数	左/右	评论
脊柱与骨盆	前/后	髋关节水平，每只脚上的重量相等	髋关节一侧较高（侧倾），髋部旋转（一侧偏前）				
	后	脊柱无侧弯（后视图）	C形或S形脊柱侧弯 肋骨向一侧突出				
	侧面	自然的腰椎弯曲	脊柱前弯症：骨盆前倾 平背：骨盆后倾				
	侧面	自然的胸椎弯曲	驼背：脊柱后弯				
	侧面	自然的颈椎弯曲	颈椎前弯症：头部前伸				
躯干	侧面	腹部扁平或略圆	下腹部或整个腹部突出				
	侧面	胸部略有提高	含胸或圆背				
	侧面 后	直立与平衡	下巴前伸、倾斜或旋转				
得分				/40			

建议：

_____

_____

_____

_____

From J. C. Griffin, 2015, *Client-centered exercise prescription*, 3rd ed. (Champaign, IL：Human Kinetics).

第5章

动作的分析、设计及示范

本章要点

完成本章后，你将能够展示以下能力。

1. 对健身计划里常见的练习与活动中的关节活动、所运用的肌肉以及肌肉收缩的类型进行解剖分析。

2. 描述和应用五步肌肉骨骼运动设计模型。

3. 采用以客户为中心的动作示范模型，提供个人动作示范，包括对运动前的解释说明、教练示范、客户演练、表现反馈以及跟进。

4. 在练习展示中应用教学线索并解决常见问题。

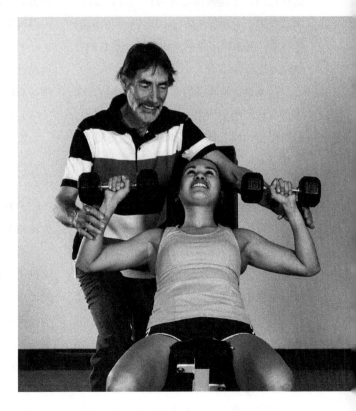

作为一名私人教练，你应该具备某些基本技能。本章将会介绍3种技能：解剖学运动分析、肌肉骨骼运动设计以及动作示范。

运动分析的内容包括：能够在健身房里观察抗阻练习或柔韧性练习，理解书中的一个例子，或者在互联网上看到一个演示，毫不犹豫地确定其主要的关节活动、所牵涉的肌肉及肌肉收缩的类型。这种能力也会转移到运动中，在分析一项特定的运动技能或动作时，也可以做出同样的判断。对所应用到的解剖学技能必须掌握得特别好。只有通过这些技能，才能够确定练习目的的有效性。本章介绍了运动各个阶段中所应用到的解剖学技能，并解释了评估动作有效性及其相对风险的技巧。

运动设计是本书的重点部分。最后，你将拥有详细的用于心血管训练、抗阻练习、肌肉平衡，以及体重管理的运动处方模型。运动处方将在训练方法、模式、强度－运动量、持续时间、频率以及进展方面起到决定性作用。然而，我们首先需要确定的是针对特定肌肉的运动设计模型。运动设计提供了起始位置、关节运动或位置变化，以及任何特定肌肉骨骼运动的预防措施。无论运动的目的是强化还是拉伸肌肉，这项技能都能让你对特定的肌肉或肌肉群的特定需求或要求做出回应。对技能进一步的扩展将有助于你了解如何有效地修改一项练习，并根据客户的具体情况来确保该项练习的安全性。

动作示范为私人教练提供了向客户传授新的运动技巧的机会。客户需要听到练习如何帮助他们，看到示范，然后根据一些专家的反馈来进行演练。与客户一对一的时间可以成为改变他们行为以及为后续会议定下基

调的关键。很少有文献涉及动作示范的技巧，对这些技巧的研究更是少之又少。本章借鉴了第1章的咨询技巧，以及那些在我的大学时就已经被成功使用了20多年的动作示范模型。

本章的开头先对解剖学动作分析进行了介绍。使用了众多流行练习的示例，并确定了它们是否适合客户的需求。运动处方模型提供了一个起着关键作用的渐进式运动分析模型以及一个以客户为中心的肌肉骨骼运动设计的五步方法。最后，动作示范被认为是私人教练最常见的任务之一——其既代表了一门科学，也代表了一门艺术。

只有当每项练习都以客户为中心时，运动设计的效果才是最佳的。以客户为中心的练习有以下三大标准。

1. 满足客户的需求。
2. 有效且安全地实现了运动设计的目的。
3. 被客户所接受，并使其成为一件客户想做的事情。

只有当一项练习符合这些标准时，它才会被纳入运动处方之中。

通过"选择+修改"的方法，客户个性化又进了一步。通过修改模拟练习来达到精确的要求——例如，模拟一个在工作任务或运动技能中所采用的运动模式。图5.1a展示了肩关节水平内收，克服阻力，强化胸大肌与三角肌前部。图5.1b展示了一种适合于专项运动，包括投掷运动的调整方法。经过改良的练习虽然仍会涉及相同的肌肉，但它们动作的角度略有不同，其中包括内侧旋转（肩胛下肌）以及一些躯干旋转。

我们必须通过适当的调整来满足客户的需求。我们在示范过程中经常会意识到需

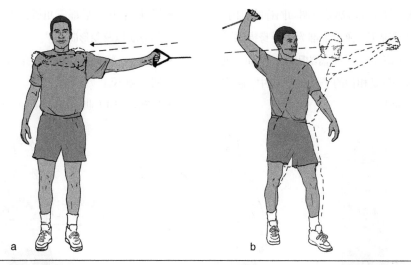

图5.1　设计的调整

要对练习进行调整。目前，我们的咨询技巧（第1章）在观察肢体语言、有效地询问客户、提供说明并鼓励双向反馈等方面发挥着关键作用。我们可以根据以下几个问题的答案来改变设计：它是否适用于目标肌肉？关节的活动是否符合目的？难度等级是否合适？该项练习是否与运动处方的其他部分保持平衡？客户是否需要特殊的调整？动作的起始位置与活动度是否安全有效？器材是否合适？器材是否一定能起到作用？客户是否会喜欢或重视这项练习？有效性与风险之间的比率是多少？监测技术是否需要整合？客户如何看待该项练习的舒适性、难度及有效性？我们的运动设计系统必须使用简单，但也必须足够敏感，这样才能处理这些问题。

本章所介绍的技能包括通过分解动作来确定它们的目的（如分析），以及根据需求来制订练习的类型（如设计）。这些技能在以下几个方面具有十分重要的作用。

- 动作分析有助于练习的选择或调整。
- 运动技能分析有助于选择模拟运动和肌肉模式的练习。
- 运动任务分析有助于设计对肌肉的力量与耐力有要求的练习或平衡由重复或长期任务所带来的过度使用的影响。

你需要具备能够在解剖的角度分析关节活动、所运用到的肌肉，以及练习与活动中常见的肌肉收缩类型的能力。要分析、设计及示范练习，你就需要了解目标区域的解剖结构，识别风险程度，了解如何处理排列或代偿性的问题，并且能够提供调整和替代方案。

练习的解剖学分析

你需要对练习中肌肉的重点有一定的了解，并了解该重点是否适合你的客户。对于没有经过训练的人来说，识别各种练习中所动用的肌肉可能有一定的难度。以下内容可以帮助你判断自己当前的解剖学分析技能。

想象一下，当地的健身中心有一位客户在问你，图5.2中的人正在做的练习有什么不同。

由于手臂的运动看起来很相似，人们可

能会认为，每项练习都需要调动同样的肌肉。在每一种情况下，弹力带都为上半身提供了肌肉力量训练过程中所需的阻力。然而，也就只有这一处是相似的了。在图5.2中，起作用的肌肉如下。

- 运动a：中、后部三角肌，中、上部斜方肌以及菱形肌。
- 运动b：胸大肌、前部三角肌、前锯肌、胸小肌。
- 运动c：冈下肌与小圆肌。

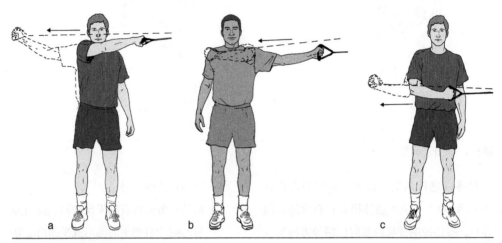

图5.2 确定练习中的不同点

即使是经验丰富的运动专家也必须仔细检查一项练习。观察练习好几次，也许还需要自己慢慢重复。注意哪些身体部位在移动，哪些部位处于稳定而没有运动的状态。关节是在整个活动度内弯曲或伸直，还是在其活动度的末端弯曲或伸直？肌肉是伸展的还是收缩的？如果是，那么以怎样的方式伸展或收缩？这一节的解剖学分析展示了用于确定每项练习的目标肌肉群的方法。

你应该分析自己设定的每项练习。当你批评一个现有的课程（书面或示范）、观察一个课堂或讲习班、阅读一本健身杂志或图书、接受康复转诊来的项目、看健身器材促销活动或自己尝试新事物时，你还应该应用以下步骤。通过实践，以下简单的五步解剖分析方法将成为你的第二天性。

步骤1：分析阶段。

步骤2：分析关节与运动。

步骤3：分析肌肉收缩的类型。

步骤4：分析哪些肌肉正处于被调动的状态。

步骤5：评估目的、效果及风险。

步骤1：分析阶段

将练习分成几个阶段。大多数练习有两个明显的阶段：上和下、进和出、推和拉或左和右。阶段不是技术术语，而是被选为简短和描述性的。新的阶段通常由关节运动停止和新的运动开始的时间点来决定。在诸如自由重量或徒手操之类的肌肉力量练习中，其阶段通常为"向上"与"向下"，从而充分利用重力在上升阶段中所产生的反作用力。图5.3中侧躺的姿势优化了运动中上下阶段的重力。

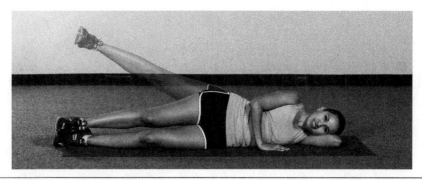

图 5.3 侧抬腿中的上下阶段

一些复杂的运动技能包括几个阶段。发力阶段在更好的例子中得以说明（图 5.4）。发力阶段中会产生最大力量，并且通常为以接触（例如，击球）或释放（例如，投掷）作为结束的运动的一部分。预备阶段或收缩阶段出现在发力阶段之前（通常在相反的方向上），并且起到两个作用：增加在发力阶段施加力的运动范围；如果能够快速完成，则可以对负责发力阶段的肌肉进行预拉伸，从而增加它们的力量。

发力阶段之后是跟进阶段。通过观察跟进动作，你可以对力的作用方向有更好的了解。该阶段对从身体（或球拍）传递的力没有影响。这三个阶段是很多运动技能的典型阶段。你需要将重点放在发力阶段——因为这是客户需要最大力量或能量的地方。

步骤 2：分析关节与运动

我们需要在运动阶段的特定阶段确定出所牵涉的关节以及它们正在执行的动作。当肌肉穿过这些关节收缩时，关节就会运动。在向心（缩短）收缩期间，肌肉的止点会朝着其起点移动。要使得运动分析更有效果，你需要回顾自己所拥有的解剖学知识，那样便可以准确地描述出主要的关节活动（图 5.5）。

以下是对全身关节主要活动的定义（Batman & Van Capelle, 1992）。所有活动都是从解剖姿势开始的。解剖姿势包括身体以直立的状态站立，手臂与腿伸直，头朝前，手掌及脚趾也朝前。

• 屈曲：弯曲，使骨骼互相靠近，减少关节的角度。当肱骨向前移动时出现的肩关节屈曲为例外情况。

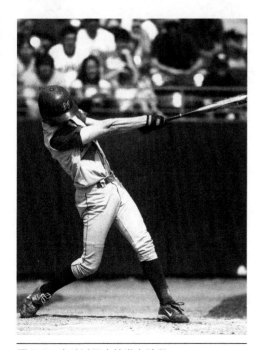

图 5.4 击球过程中的发力阶段

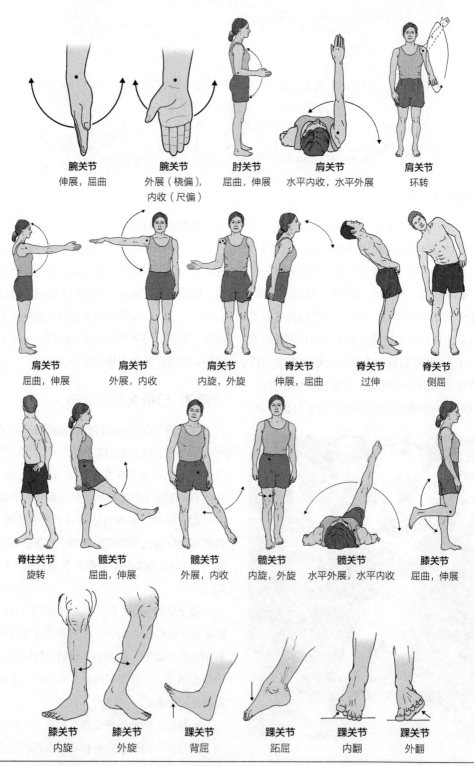

图5.5 特定关节的动作

- 伸展：伸直；使骨骼分开；增加关节的角度。唯一例外的是肩关节伸展时，肱骨会被拉回到身体。
- 外展：远离身体中线的运动——例如，将手臂与腿向侧方移动，远离躯干。
- 内收：向身体的中线靠近的运动——例如，将手臂或腿部向侧方移动，靠近躯干。
- 内侧（内部）旋转：肢体向身体中线方向的旋转——例如，向躯干的方向旋转手臂或腿部。
- 外侧（外部）旋转：使肢体远离身体中线的旋转——例如，向远离躯干的方向旋转手臂或腿部。
- 旋外：桡尺关节（肘关节下方）的横向旋转运动或距下关节（踝关节下方）侧滚至脚后跟外侧。
- 旋内：桡尺关节（肘关节下方）的内侧旋转运动或距下关节（踝关节下方）向脚后跟内侧滚动。
- 水平外展：肢体在水平面上远离身体中线的运动——例如，将手臂从前水平位置移动到侧水平位置。
- 水平内收：肢体在水平面上向身体中线的方向运动——例如，将手臂从侧水平位置移动到前水平位置。
- 环转：关节处的圆周运动，与许多其他运动相结合——例如，其会发生在肩关节、髋关节以及脊柱关节。

图5.5介绍了由特定关节来执行的动作。有些运动只发生于成对的关节，例如上肢带、骨盆带以及足部。

肩胛带

这个关节是三个共同工作的关节的组合。这些动作往往很难被看到。下面的动作描述了由肩胛骨以及锁骨所组成的肩胛带的运动。

- 提升：肩胛骨向上运动。
- 下沉：肩胛骨向下运动。
- 外展（牵引）：肩胛骨远离脊柱的运动。
- 内收（收缩）：肩胛骨靠向脊柱的运动。
- 向上旋转：肩胛骨向上旋转。下角（底部）向外向上移动。
- 向下旋转：肩胛骨向下旋转。下角（底部）向内向下移动。

尽管肩胛带的关节可以独立活动，但肩胛带主要是支持和协助肩关节的运动。肩胛带的活动能够让手臂（肱骨）在更大的运动范围内活动。在分析肩关节以及肩胛带的运动时，表5.1的应用可能有助于你辨别肩关节的活动，然后再查看肩胛带的相应动作。

表5.1 肩胛带与肩关节的组合动作

肩关节动作	肩胛带动作
外展	向上旋转 外展
内收	向下旋转 内收
屈曲	向上旋转 外展
伸展	向下旋转 内收
内旋	外展
外旋	内收
水平外展	内收
水平内收	外展

练习步骤1与练习步骤2

此时，你可以将练习分为几个阶段，确定每个阶段所涉及的所有关节，并确定每个关节的运动或动作。

你应该练习这些技巧。在以下的练习中，确定各个阶段、涉及的关节，以及在这些关节处发生的运动。

- 卷腹。
- 抗阻足屈伸。
- 俯卧肩胛夹缩。

为了使分析更容易，请绘制3个分析图表，其中包含标有"阶段""关节"以及"运动"的栏。在每个图表之间留出至少5行以供分析。分析完这3项练习后，将结论与表5.2、表5.3和表5.4进行比较。使用类似于这些表的网格表将让分析变得更为容易。

表5.2 练习：
卷腹

阶段	关节	运动
卷起	脊柱（腰椎）	屈曲
下降	脊柱（腰椎）	伸展

Reprinted by permission from Cook and Stewart 1996.

表5.3 练习：抗
阻足屈伸
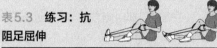

阶段	关节	运动
向外	踝关节	跖屈
向内	踝关节	背屈

（用弹力带缠住足部，足部往下压）

Reprinted by permission from Cook and Stewart 1996.

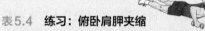

表5.4 练习：俯卧肩胛夹缩

阶段	关节	运动
向上	肩关节	水平外展
向上	肩胛带	内收
向下	肩关节	水平内收
向下	肩胛带	外展

（夹紧肩胛骨，手臂从两侧伸出，肘部弯曲）

骨盆带

以下动作与骨盆带有特别的关系。

- 前倾：骨盆带向前移动。
- 后倾：骨盆带向后移动。
- 侧倾：骨盆带的活动使一侧下降。

足部

以下动作与脚踝及足部有着独特的关系。

- 背屈：与屈曲一样，只在踝关节处。
- 跖屈：与伸展相同，只在踝关节；指向足部。
- 外翻：将足底向外侧翻，足部的内侧承受重量。发生在距下关节处。
- 内翻：将足底向内侧翻，重量作用于足部外侧。发生在距下关节处。

步骤3：分析肌肉收缩的类型

只有在肌肉紧张且收缩的时候，才能够产生运动。在紧张状态下，肌肉在收缩过程中可能会变短、变长，或保持同样的长度。

在向心收缩的情况下，肌肉产生的张力足以克服阻力并通过缩短的方式来产生动作。徒手操、自由举重、运动技巧以及许多阻力器械的"向上"阶段都会涉及肌肉的向心收缩，从而在该方向上产生关节的运动。例如，在肱二头肌弯举的向上阶段，肱二头肌在张力的作用下（向心收缩）缩短，从而产生肘关节的屈曲。肱二头肌能够创造出足够的张力来克服由重力、手臂重量及外部重量所带来的阻力。

在离心收缩时，肌肉产生的张力会小于阻力，同时肌肉会变长。当发生离心收缩时：

- 肌肉会试图抵抗重力，比如当身体或肢体下降的时候；
- 肌肉试图通过减慢动作来抵消动量的力（例如，击球手跟进弹道的动作）。

离心收缩不会增加柔韧性，因为肌肉在拉长时会产生张力。事实上，离心收缩可以产生比缩短型收缩带来的更多张力（Wilmore & Costill, 2004）。徒手操、自由举重、运动技巧以及许多抗阻器械的向下阶段都涉及肌肉的离心收缩，从而产生该方向的关节运动。请记住，如果物体或肢体自由落下，则重力会使物体或肢体产生显著的加速度。在大多数练习中，向下阶段会让向上运动的肌肉出现离心收缩。我们通过离心收缩来控制下降的速度。例如，在肱二头肌弯举的向下阶段，肱二头肌的发力使得该阶段下降的速度更缓慢，从而控制自由落体。

有时很难理解，相同的肌肉群会负责运动的上、下两个阶段。这些肌肉随着向心收缩而缩短，并随着离心收缩而拉长。离心收缩是日常生活的重要组成部分，例如，慢跑中每一步的落地阶段，或者让自己坐下来，走下楼梯及弯腰。

当我们让一个移动得很快或具有巨大动量的物体的速度慢下来的时候，也会发生离心收缩。我们仍然在试图控制一个运动。例如，当一个人掷球时，肩前部肌肉会发生向心收缩以产生运动（发力阶段），但是在球被释放后（跟进阶段），必须减慢该手臂的速度以防止受伤。这种控制来自肩后部肌肉的张力。手臂的动量使其向前移动，但肩后部肌肉被拉长时的收缩减慢了手臂运动的速度。许多爆发的运动及弹道练习（例如手负重的手臂动作）都会涉及快速的离心收缩。快速离心收缩能够让肌肉产生最大的力量，当它在张力下被拉长时，结缔组织受到的应力会更大。

动作或技能的正确执行可能涉及关节的稳定。如果肌肉出现紧张但关节没有明显的运动，则称为等长收缩。尽管分析表中没有包括这些信息，但你应该辨别出参与等长收缩的主要肌肉，在这些肌肉中，稳定性是客户活动的关键部分。例如，上半身的杠铃或哑铃练习，如表5.5中手臂侧平举，对肩胛带的稳定性有一定要求。肩胛带的提升肌与内收肌的等长收缩会为关节的活动形成一个强有力的基础。同时还需要注意以下几点。

表5.5　**练习：手臂侧平举**

阶段	关节	运动	肌肉收缩类型
上	肩关节	外展	向心
上	肩胛带	向上旋转外展	向心
下	肩关节	内收	离心
下	肩胛带	向下旋转内收	离心

（将手臂从身体的一侧抬起）

Reprinted by Permission from Cook and Stewart 1996.

- 肘部与腕部没有任何活动，在练习的两个阶段都处于稳定的状态（等长收缩）。

- 当肩关节外展的前60°时,肩胛带几乎没有运动。肩胛带内收肌等长收缩,从而保持稳定。
- 扩大分析表,向其纳入肌肉收缩的类型,是很有用的。

步骤4:分析哪些肌肉正处于被调动的状态

这里有两个有用的可视化练习分析。

- 肌肉会影响它们所跨过的关节的运动。跨过肘关节的肱二头肌是一个明显的例子。虽然使肘关节屈曲是肱二头肌的主要功能,但肱二头肌还穿过桡尺关节以及肩关节,并能在这些关节处引起运动。
- 如果肌腱与运动的方向一致,则该肌肉所带来的影响是最佳的(见第3章关于运动生物力学分析的部分)。

一旦你确定了关节的运动与肌肉的收缩

类型,你最后也是最重要的一步就是确定活动的肌肉。遵循以下原则,可以简化确定单个肌肉对某个运动负责的过程:引起该动作的肌群由该关节和动作来命名(如果肌肉收缩的类型为向心的话)。例如,在肱二头肌弯举的上行阶段,肘部弯曲——肘屈肌起到主要作用。当进行手臂侧平举时,肩关节会在上行阶段外展。因此,肩关节外展肌在此过程中起主要作用。要进行更详细的分析,我们先看一下卧推(表5.6)。

表5.6简要介绍了活动的关节及其运动、主要的肌肉,以及它们在卧推的阶段收缩的方式。回忆起负责关节动作的具体肌肉是解剖分析中最具挑战性的部分(Tortora & Grabowski, 2003)。为了方便这一步,本章末尾提供了JAM表(表单5.1~表单5.7):这些是表明关节、动作及肌肉的快速参考。

表5.6 卧推

阶段	关节	运动	肌肉收缩类型	肌肉
上	肩关节	水平内收	向心	胸大肌 三角肌前部(肩关节水平内收)
上	肩胛带	外展	向心	前锯肌 胸小肌(肩胛带外展肌)
上	肘关节	伸展	向心	肱三头肌(肘关节伸肌)
下	肩关节	水平外展	离心	胸大肌 三角肌前部
下	肩胛带	内收	离心	前锯肌 胸小肌
下	肘关节	屈曲	离心	肱三头肌

(将杠铃推离身体,降低杠铃,靠近胸部)

协同肌

协同肌是通过一起运作的方式来产生合力的肌肉。它们可以是同一肌肉的不同部分，如臀中肌的前、后部分一起运作，从而使得髋关节外展，或上、下斜方肌互补时能让肩胛带内收。协同肌也可能是相反的肌肉部分，它们共同作用于一个动作，但由于相反的作用而相互抵消。例如，弯曲和外展的腕部肌肉与其他弯曲和内收的肌肉一起协同运作。所带来的结果是更强有力的腕部屈曲，既没有外展也没有内收。在足部，内翻肌与外翻肌组合使得足跖屈时不向任意一侧翻转。这种肌肉协同作用所带来的效果往往是更好的关节稳定性。

让我们应用JAM图来对浅蹲进行解剖学分析，该动作旨在加强下半身——尤其是股四头肌的力量。这种运动能有效地产生收益，但也会带来一定的风险。随着膝关节角度接近90°，髌骨-股骨之间的压力会显著增加。开始时需要先采用较轻的重量以及有限的活动度。

请记住原则：引起动作的肌肉群以该关节和动作来命名（如果收缩的类型为向心的话）。这将指导我们阅读JAM表栏中的伸髋肌（表单5.4）、伸膝肌（表单5.5）和脚踝跖屈肌（表单5.6）的信息。读取JAM表的每一列，选择产生原动力的肌肉（PM）并将它们插入分析表（表5.7）。请记住，向下阶段是相反的运动，但同样的肌肉会离心地收缩。注意一定要首先分析向上阶段的优势。

步骤5：评估目的、效果及风险

将第1步到第4步所获得的信息应用于每次练习的评估。完成练习的解剖学分析后，你就会知道能锻炼到哪些肌肉。这是你想要给客户的吗？通过以客户为中心的咨询方法，你已经考虑到他的愿望、需求及生活方式，并据此确定了他优先考虑的事项。现在，是时候评估该项练习的目的、效果及它所带来的个人风险程度了。

目的

确定练习的一般目的，即哪个主要的体适能要素正在受到挑战。练习的目的必须与客户确定为优先领域的成分以及身体部位相一致。本章的探讨主要集中在柔韧性以及肌肉力量训练的要素。有时会难以区分柔韧性与力量的练习。为了提供帮助，请尝试表5.8中的3项简单检查。检查的过程中，应该确认拉伸到的肌肉，延长其长度的同时不会产生太多张力，并且在拉伸之后使肌肉更加放松，然而力量训练的练习会缩短肌肉，产生明显的张力并导致疲劳。

通过参考练习所针对的身体部位来更明确地定义运动的目的。例如，练习的目的可能在于拉伸小腿，强化腹部，或发展垂直跳跃所需的力量。

效果

效果是指练习达到其目的的程度。没有哪两位客户会采取完全相同的方法来实现目标。效果不仅仅是研究人员所说的一种练习或训练方法，效果会因客户的不同而出现很大的差异。

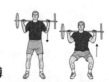

表5.7 **练习：浅蹲**

阶段	关节	动作	收缩类型	肌肉
上	髋关节	伸展	向心	臀大肌、半腱肌、半膜肌、股二头肌
上	膝关节	伸展	向心	股直肌、股外侧肌、股中间肌、股内侧肌
上	踝关节	跖屈	向心	腓肠肌、比目鱼肌
下	髋关节	屈曲	离心	臀大肌、半腱肌、半膜肌、股二头肌
下	膝关节	屈曲	离心	股直肌、股外侧肌、股中间肌、股内侧肌
下	踝关节	背屈	离心	腓肠肌、比目鱼肌

（保持直立并抬头，降低杠铃，将膝盖弯曲至90°。返回直立位）

Reprinted by permission from Heyward 1998.

表5.8 **目的的检查**

检查	拉伸	力量
附着点（即：起点和止点）	拉得更远	相互靠得更近（向心收缩）
肌肉张力	轻微	中度到高度
逐渐的感觉	缓解和放松	僵硬；疲劳

效果的底线在于"这个练习能达到我想让它为我的客户达到的效果吗？"请提出以下问题。

- 什么样的超负荷强度是适当的，能锻炼到所需的体适能要素？
- 拉伸是否避免了过度的张力？是否使拉伸的运动朝着纤维的方向以及肌肉伸长的方向进行？
- 在力量训练中，目标肌肉是否感到疲劳？是否直接受到外部阻力的抵抗，如自由举重、器械、弹力带或重力？
- 从生理学角度看，这种运动是否有效？
- 在运动设计中可以设置什么样的监控来跟踪其有效性？

举个例子，如果你的客户躺在长椅上，在他伸直的手臂上放着适当的重量，这样靠着胸部和前肩来支撑着阻力，那么这是一种有效的拉伸吗？当他慢慢地降低重量的位置时，他会感觉到胸大肌和三角肌前部在伸展——这肯定是一种有效的拉伸。确实，这些肌肉是在拉长，但它们有显著的张力，因为它们正处在离心收缩的状态，肌肉不会放松。事实上，它们最终会疲劳，之后会给肩关节的韧带施加压力。根据我们的评估，其效果是很差的，并且存在潜在的损伤风险。

风险

谨慎的风险分析是任何以客户为中心的运动处方所固有的。并非所有的练习都是一样的。一些练习或姿势实际上增加了损伤的风险。例如，躯干的前屈不应该在膝关节完全伸展时完成。当膝关节被锁住时，腘绳肌会被拉紧，从而限制骨盆向前旋转，导致大部分的运动都集中在腰背部，L5-S1的前椎间盘以及上面的椎间盘会被严重挤压。对于骨质疏松症患者及老年患者来说，由于存在椎骨骨折的风险，这个姿势也是禁忌。像仰卧起坐、触趾，甚至一些背部伸展运动都增加了风险。

重量训练练习的解剖学分析

劳拉在邮局做分拣员。她对在健身计划中增加体重感兴趣。有时她的肩膀在工作中会感到疲劳，所以她想提高她肩部的耐力，以防止自己受到一些同事身上看到的损伤。他们的受伤是由撞击（第11章）造成的，在撞击过程中，肱骨头与肩胛骨的肩峰之间的软组织会被阻塞。我为她设计的核心练习之一是手臂侧平举。

手臂侧平举的目的在于锻炼肩部及上背部。该练习有效地针对三角肌和上肩带肌肉（表5.9）。较重的重量和手臂举到水平线以上会增加撞击的危险。保持大拇指向上的姿势能够为组织提供最大的空间并减少相应的风险（见第11章"肩袖肌腱炎"一节关于撞击综合征的探讨）。由于劳拉没有肩膀问题，在不会出现并发症的前提下，我希望通过一项渐进超负荷的练习来达到预期的效果。我建议劳拉避免快速移动，尤其是在水平线以上的移动。如果她开始感到不适，她就应在运动后停下来，冰敷她的肩膀。

完整而有效的解剖学分析包括5个步骤。你必须实现训练预期的目的，满足客户的需求，考虑到所有的局限性，并验证你的运动设计。你应该经常从解剖学与生物力学的角度改变动作。请考虑客户的局限性，以减少损伤的风险。

表5.9　手臂侧平举的解剖学分析

阶段	关节	运动	肌肉收缩的类型	肌肉
上	肩关节	外展 侧旋（拇指向上）	向心 等长	三角肌中束、冈上肌、冈下肌、小圆肌
上	肩胛带	上旋 外展 抬高	向心	前锯肌、斜方肌1和2、肩胛提肌[a]
下	肩关节	内收 外旋（拇指向上）	离心 等长	三角肌中束、冈上肌、冈下肌、小圆肌
下	肩胛带	下旋 内收 下沉	离心	前锯肌、斜方肌1和2、肩胛提肌[a]

[a] 胸小肌与斜方肌4负责下降的动作，在这个练习中效果较差。

在练习中也可能存在风险，我们将在探讨示范时对其进行检查。练习执行以及其他训练错误被称为外在风险。客户本身的生物力学风险或结构弱点被称为内在风险。关于如何控制这些危险因素的细节，将会在第10章"过度使用性损伤的原因及预防"中探讨。

肌肉骨骼运动设计模型

训练方法与运动器材是为真正的行动者设置的个人练习。这些为行动者设定的方案从运动的设计开始。运动设计提供了初始的身体姿势、客户需要如何移动或保持稳定，以及针对特定肌肉骨骼练习的适当预防措施。运动处方从设计开始，通过调整处方因素（FITT——频率、强度、时间、练习类型）来适应客户。我们在本章中所探讨的重点在于运动的设计。第2部分会介绍运动处方模型。

就像患者在有所需求时接近医生或药剂师的情况一样，"请根据我的情况给我一些东西……"客户会向私人教练提出具体的锻炼要求。为有氧运动领袖和私人教练举办的力量训练技术研讨会和运动设计工作坊的增多，证明了人们对运动设计的兴趣。然而，许多业内人士正处于"设计模板综合征"的边缘，他们设计的每一个计划都看起来一样。相反，我们应该能够利用各种各样的练习来使我们的运动处方个性化——特别是在涉及柔韧性、肌肉平衡以及肌肉力量等要素的时候。

在我们分析可能的运动之后，我们需要选择最符合客户需求的练习。我们通常需要进行修改，以提高其与客户的"适合度"。如果仍然不合适，我们可以从头开始，为客户构建理想的练习。

下面的模型将本章所讨论的技术整合在了一起，它是一种简单的五步方法，可以指导你完成运动设计这一过程。

步骤1：确定主要要素。
步骤2：确定目标肌肉。
步骤3：确定合适的关节运动或位置。
步骤4：设计和修改。
步骤5：以安全检查结束。

步骤1：确定主要要素

有时候你必须要了解客户的愿景并将其转化为生理成分。例如，客户可能希望在没有腰痛的情况下完成工作。这可能需要拉伸屈髋肌、腰背部以及腘绳肌的练习，腹肌和臀肌耐力的练习，以及一些有氧运动。客户的目标也可能涉及多种要素。例如，想要进行有氧运动而小腿有问题的人必须在康复腿部的同时面对有氧运动任务的改变。当客户

取得进展时，一些要素的重要性可能会有所降低（例如，小腿力量），而其他要素的重要性可能会增加（例如，心血管耐力）。

步骤2：确定目标肌肉

步骤2确定了身体的目标区域，进而确定了主要肌群（图5.6）。

在这一步，你必须考虑肌肉平衡以及姿势稳定器。例如，一个在计算机前花了很多时间的人，要求通过练习来提高他投掷棒球的能力。图5.1b中所示的练习将有助于加强前胸以及用于投掷的肌肉。然而，由于客户使用计算机时姿势不会变，这些肌肉会变得很紧张。目标肌肉必须与它们的拮抗肌达成一种肌肉平衡。因此，你的设计应该包括主动拉伸胸部肌肉以及强化上背部与肩后部肌肉（即三角肌后束、背阔肌及斜方肌）。第8章会介绍如何分析和处理肌肉平衡与姿势。

请注意：虽然分离肌肉来缩小锻炼的目标有时是一种恰当的做法，但这会在客户的计划中留下不足。有些器械可以防止肌肉自然地与其他肌肉以协同肌或合作肌的身份运作。例如，在使用股四头肌的负重运动或活动中，等速膝关节伸展机的性能与功能之间几乎没有关系（Ellison, 1993）。

步骤3：确定合适的关节运动或位置

你可以通过反向阅读JAM表来确定运动设计所需的动作（见本章结尾处的表单）。这里有一个例子。

• 目标肌肉为臀大肌。表单5.4表示臀大肌是髋关节伸展以及侧向旋转的原动力，也是髋关节外展的辅助动力。在第4步中，你将看到如何设计3种运用到这些髋部运动

的肌肉耐力徒手操，或者用3种方式来修改一项练习。JAM表会提醒你需要多个动作来完全锻炼到肌肉的所有纤维；

• 第2个例子讲的是一位上背部出现紧张感的客户。第2步，针对上斜方肌、肩胛提肌以及颈椎竖脊肌。第4步将解释如何为这些肌肉设计一些静态拉伸，但是肩胛带以及颈椎应该处在什么位置才能拉伸到所有这些肌肉？表单5.2表示肩胛提肌与斜方肌1及2负责肩胛带的抬高、向上旋转，并且

它们的某些部分会辅助肩胛带内收。采取相反的位置会拉伸这些肌肉，使肌肉的起点和止点距离增加。表单5.7显示，当颈部弯曲、侧向弯曲或旋转时，竖棘肌会被拉伸。

步骤4：设计和修改

该系统在选择练习之前便确定了相关要求。你的指导方针在于肌肉的动作或活动。你不受限于一系列的练习。尽情发挥你的创意吧！

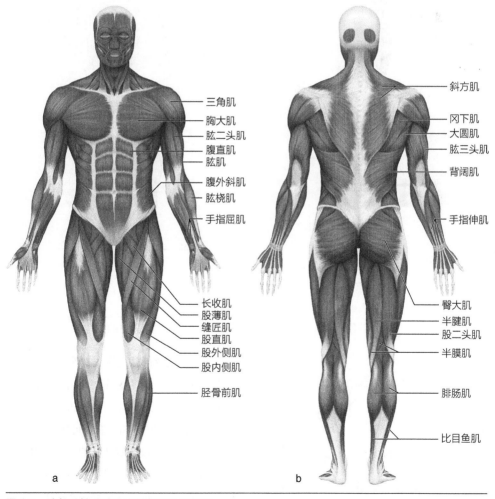

图5.6 成年男性骨骼肌肉的前视及后视图

在第1个例子中，图5.7介绍了3种锻炼臀大肌的练习：a. 通过弹力带来横向旋转（动态）；b. 伸展（等长）；以及c. 外展（动态）。弹力带可用于所有的3项练习；站立姿势会用到踝部的重量；可以在所有的3项活动中增加运动的范围。

在第2个例子中（图5.8），第1个练习a可以拉伸两侧的竖脊肌、斜方肌以及肩胛提肌。第2个练习b每次侧重于一侧，并拉伸

所有的4个肌肉。如果你的客户在计算机工作中有紧张感，你可以修改第2个练习，让他能够在椅子上完成。抓住椅子的底部，身体向一边倾斜，同时颈部向侧边弯曲。

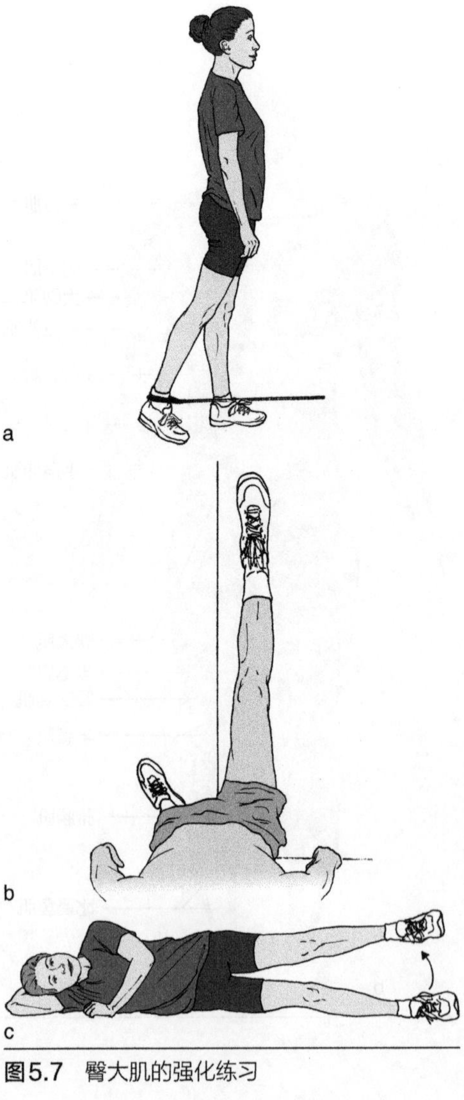

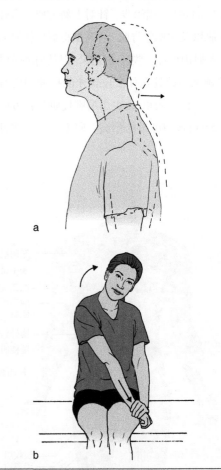

图5.8　针对上背部紧张的练习

本书的第2部分提供了样本计划卡来记录客户的练习。请考虑你在计划卡上展示练习的质量和格式。当你不在身边时，表或照片在计划的早期阶段将会有不可估量的帮助。请提供练习名称以及所涉及的主要肌肉。当你从初始身体位置开始描述练习中的所有动作顺序时，请仔细选择措辞。请提供有用的线索，如需要稳定的部位，并包括所有相关

图5.7　臀大肌的强化练习

的安全措施。

步骤4也可能涉及练习的细化与修改。为了能产生有创造性的想法，考虑身体位置、关节角度或活动度的变化；增加其他身体部分、运动阶段或组合练习；模拟工作任务或运动技能。让我们进行手臂侧平举（表5.5），并考虑各种适用于特定场景的修改。你在家里训练，而家里只有10磅的哑铃，客户遇到了一些困难。通过让客户稍微弯曲肘部，使阻力更接近关节来修改练习。另一位客户是一名水球运动员，在使用肩膀时需要稳定核心。让这位运动员坐在一个具有不同程度腿部支撑的健身球上进行练习。你也可能遇到一名业余的网球选手，他的反手上旋球感觉很弱。让这位客户从弯曲的肘部位置开始侧平举，当手臂抬起、举起重物时，使其垂直向上（肩关节的外侧旋转）。这种复合运动很好地模拟了反手上旋球。

步骤5：以安全检查结束

在创建了你的设计之后，请仔细检查它是否安全。请先检查设计中是否存在风险，并在后面的执行中再一次地进行检查。寻找导致过度使用的重复力、在动量发展中过度的力，或者当关节排列不一致时所施加的力。如果练习存在着较高的损伤风险（表5.10），请进一步修改设计。在一项练习计划的演示过程中，你为你的客户呈现了大量的、需要他保留的信息。私人教练的真正价值之一在于，他们能够提供持续的安全检查。

你的客户可能已经有一些你需要注意的弱点，比如肌肉不平衡、关节不稳定、肌肉紧张，或者以前受过伤。我记得我曾向一位强壮的、非常健康的客户展示了一个计划，他以良好的安全形式遵循了我的指导。在几节课之后，我让他一个人待了几个星期。当我回来的时候，他正在以一种不正确的方式进行着一项运动。我让他在背后放置一个健身球的情况下靠墙蹲，但他的脚已经自然地调整到脚趾指向外面的姿势了。

他说他之所以做了这些改变，是因为他在跑步的过程中患上了外胫夹，这个姿势能让他感到放松。我看一眼就知道，膝盖上的剪切力和扭矩是不安全的。直到他能够正确地做蹲起而不感到胫骨疼痛，我才取消了这个练习。

表5.10 运动设计的安全检查

要素	设计中存在的安全问题
柔韧性（热身过程中）	• 在组织温度升高或产生关节液之前，请避免进行静态拉伸 • 低创伤的动态拉伸可能优于静态拉伸 • 针对之后要用到的肌肉，特别是之后需要离心收缩的肌肉 • 就运动准备而言，请模拟关节力学
柔韧性（计划进行过程中）	• 在需要的时候，让客户拉伸肌肉 • 运动时，在间歇运动中做拉伸练习（动态、静态），比如棒球 • 在抗阻练习中，让客户拉伸身体

续表

要素	设计中存在的安全问题
柔韧性（放松过程中）	• 利用温暖的组织来获取最大的柔韧性 • 针对练习中使用过的肌肉，特别是离心收缩过的肌肉 • 不要低估了放松淋浴的治疗效果
抗阻练习（最大力量、肌肉耐力和爆发力）	• 强调对特定练习的预防措施 • 确保主动肌与拮抗肌都锻炼到 • 肌肉失衡可能需要拉伸特定的肌肉以及强化相对的肌肉 • 在肌肉紧绷的情况下，让客户拉伸身体 • 区分疲劳、疼痛和炎症 • 冰敷任何"灼热点"或小伤 • 调整围绕轻微损伤的练习（包括避免） • 对排列情况（例如盆骨的稳定）进行持续的检查，避免极端的运动范围 • 确保肌肉有着正常运作的感觉，不酸痛或紧绷 • 遵循规定的训练方法指导（第7章）

以客户为中心的动作示范

在示范阶段对运动处方形式的第一印象会在随后的训练以及所有的监测阶段继续加强。关于新运动技能的教学与展示的文章相对较少，尽管这往往占据了私人教练的绝大多数时间。教学行为，如练习讲解、示范、正面强化和表现反馈等，能有效提高练习中专注的水平。

客户需要了解练习将如何帮助他们。他们需要先看到示范，然后再根据专家的一些反馈来进行尝试。最后，这个练习可能需要修改或整合成一个完整的运动处方。表单5.8涵盖了相关步骤。请依据客户的自身条件以及不同的情况对该模型进行调整。

一对一的练习示范是以客户为中心服务的核心要素。动作示范模型（在这里以突出显示框的形式呈现，同时作为表单5.8的清单）标识了组成一个示范的20多个关键行为。清单上的事项能够指导你完成这个过程。

对于其中的许多事项，清单提供了展示该事项的行为或方法的示例。它们只是一些可以指导你的行动或你与客户的对话的建议。

以下是4个不同的步骤。

1. 通过预示范来设置场景，在此场景中，请确保客户感到舒适，了解客户之前的经历，并提供关于将要发生什么以及发生的原因的想法。

2. 在实际的示范阶段，你需要告诉客户如何正确和安全地进行练习。有效地使用语言和肢体技巧可以使教学更加清晰。

3. 第3阶段是客户演练，你要仔细观察并提供具体的反馈。

4. 后续跟进能够让你从客户那里采集反馈信息，并提供以客户为中心的运动处方指南。

动作示范既是一门科学，也是一门艺术。它需要在你的技术知识与你的人际技巧之间取得平衡。通过实践，你将学会如何在

周末战士

这是一个关于"周末战士"的警告。这位冲动的客户从他那一周的久坐生活中直接转到了竞争激烈的赛场上。他的肌肉或结缔组织很容易损伤，这种损伤往往由快速或强有力的离心收缩引起。逃避并不是他想要听到的，一些寒冷的拉伸运动不太能帮助他的身体应对创伤。长时间的热身，结合与运动中类似的渐进离心动作，将会有所帮助。此外，需要增加一个补充计划，以加强（离心）运动的肌肉，特别是在季前赛。在你客户的运动处方中，你需要不断地对离心的收缩模式进行批判性的评估。对于这种类型的客户，还有没有什么其他合适的咨询方式？为什么？

技术方面做出改变，以适应每位客户的个性与学习风格。

你应该不断地观察、分析以及修改技术。你必须对练习的生物力学有充分的了解，并且有能力设计多种多样的技术来适应客户的能力。除了设计适当的练习外，你还必须通过示范新的练习以及观察正在尝试你所示范的练习的客户，来强化良好的技术。

这些都是你必须关注的关键技术问题，以提供有效的动作示范。

• 最初的体位。注意全身的姿势。指导你的客户在进行任何运动之前都要保持一个良好的身体姿势。专注于你想让客户从哪里开始。例如，当客户开始做卧推的时候，他应该将他的腰平压到训练椅上，脚放在训练椅上（如果可能的话），双手分开，略大于肩宽。确定什么部位是稳定的，以及它的感觉（例如，肩带或骨盆的稳定）。

• 运动模式。从初始的位置开始，描述动作的顺序以及运动结束时的身体或关节的位置。

• 提示。在练习的执行阶段给予关节排列以及"感觉"的提示来协助练习。例如，当你的客户做侧卧侧抬腿时，展示髋部如何彼此重叠，抬高至大约45°，膝关节朝前。

• 安全与质量。运用你对训练的要求和生物力学的知识来提供适当的安全指导。关注动作质量以及数量。这指的是你的客户正确执行的重复次数以及它们发生的速度。在使用阻力设备的时候，请记住我们在第3章

是设计错误还是执行错误？

当你为你的客户分配"食谱"练习时，你很可能会错过运动机制中重要的个体差异。设计错误的另一个重要原因在于，示范过程中未能注意到执行错误。客户的错误可能不仅仅是一个学习问题，也可能是一个不稳定的区域导致了力学的改变。举个例子，在进行一项躺着的腘绳肌弯曲练习的时候，要注意髋部的上升以及髋部的弯曲。这可能由以下3种情况之一所引起的：（1）体重过重；（2）股直肌太紧，拉动骨盆旋转；（3）腹部肌肉太弱，不能使脊柱的位置保持中立。通过在盆骨下放置卷起的毛巾来预拉伸股直肌或降低膝关节屈曲的范围来修改设计。通过强调骨盆稳定以及当疲劳开始影响任何形式的变化时终止练习来修改执行过程。

中提出的"力的应用与肌肉排列方向"所提出的问题。

- 器械固定的运动轨迹与客户的运动轨迹相同吗？
- 施力方向是否安全、最优？
- 设备是否能调整，使器械的支点与活动关节的中心对齐？

- 观察。观察是动作示范的一个重要组成部分。"观察"指的是监视客户执行练习时视觉以及身体方面的变化。进行所有的练习时都要进行视觉观察，而身体观察主要用于重量训练。注意正确的身体姿势、疲劳的迹象和症状、不适的迹象、对运动的控制，以及运动能量的方向。请协助客户进行技术调整，尝试更多的重复，或增加动作的运动范围。对于更厉害的客户来说，语言强化提示可以有效地纠正他们的技术。一旦神经模式（运动模式）得到了巩固，便可以在动作重复（Baker, 2001）过程中快速流畅地按照指导进行调整。简单地使用一个或两个关键字，如头部、骨盆稳定，或收缩，便提供了充分的反馈。这是基于客户当前的运动表现知识。观察客户这一做法提供了一个绝佳的机会来监控良好的运动形式。有关观察的更多细节，请参见第7章。

- 站位。当你在训练或给你的客户做示范时，你的站位可以帮助你并且影响你与客户之间的关系。如果你没有觉察到客户的技术，你需要让自己处在最好的视角。从侧面或45°角的位置来观察，你也应该能够看到他的脸以及他的大部分身体。与客户的上半身保持一致，避免居高临下地与其交谈。像运动员一样，要准备好随时帮助你的客户。随意地靠着或坐着等行为都会让你显得不专业。

- 接触或不接触。许多私人教练通过碰触他们的客户来调整他们的位置。我们必须始终尊重个人的底线。如果你没有获得触碰客户的权限或当你犹豫不决时，你可以使用一些策略来帮助你在不触碰客户的前提下帮助他调整位置。先示范相关练习，然后在客户进行练习时指出其身体上的调整。另一种技巧是提供一种幻想的画面，如"像手风琴一样挤压腹部"（Cantwell, 1998）。

示范所涉及的技能主要基于心理社会领域。表5.11概述了从我们与客户会面，进行项目演示，到项目后续活动所涉及的一些心理社会方面的内容。

在动作示范中，重要的是调整你的方法以适应每位客户的学习与个性风格。在开始阶段，只需要关注重点。当你的客户变得更有经验之后，提供更多可供选择的练习，让你的客户自己选择。根据客户当前的学习阶段以及他喜欢的学习方式，与他分享信息。下面所列出的是不同的学习方式与个性，每一项都附有一个用于阐明你如何使用该种学习方式与客户交流的例子。

- 通过实践来学习：让客户以非常缓慢和可控的速度进行一系列腹部练习，而不是以他所习惯的更快的速度。

- 通过观察来学习：为你的客户展示慢速与快速练习之间的差异，然后让他尝试一下。让你的客户评论他所观察或感受到的特定项目——例如，"在快节奏的时候我是否完全控制了自己的身体？"或"做慢速动作时感觉如何？缓慢与快速地执行这些系列，哪个需要更多的能量？"

动作示范模型

1. 预示范

- 营造一种氛围，让客户感到舒适、乐于接受和回应。
- 通过解释本阶段的目的以及在本阶段中将要发生的事情来提供概述。
- 通过提问"你以前做过这个练习吗？""你以前用过这种设备吗？"及"你的经历是什么？"来确定客户的背景与经验。
- 通过解释需要运用到的特定肌肉（主要的原动力）及其与所陈述的需求和愿望的相关性，来阐明练习的目的。
- 鼓励客户提出问题和意见。

2. 示范

- 提供精确和适当的口头指示。
- 客户需站在适当的位置观看示范。
- 提供清晰的身体展示（客户尝试前进行4~6次）。
- 确保整体技术执行的顺利以及自信。
- 确保初始位置的排列和正确的握法。
- 隔离运动（即没有代偿或不适当的运动）。
- 稳定骨盆与主要关节。
- 确保活动度的末端是适当的。
- 展示安全性，包括控制呼吸以及瓦氏动作。
- 展示安全性，包括速度控制以及运动范围末端没有动量。
- 通过描述与解释来确保时间的有效利用。

3. 客户演练

- 通过站位与排列来确定客户的位置。
- 选择适当的重量（中等难度）。
- 通过控制呼吸、动量以及运动平面来确保演练过程中的安全，确保没有关节锁定的情况。
- 通过在适当的位置观察及协助客户的初始姿势与结束姿势来确保有效的观察。
- 让客户执行一套完整的练习。
- 向客户提供反馈，包括提供具体的信息与监测，关注的重点在于行为而不在于人，一次纠正一个方面，你要积极主动且有所帮助（提供成功）。
- 展示一些语言技巧，比如在执行过程中的暗示、复述、总结及询问。
- 展示非语言技能，如使用正确的身体姿势、参与、眼神交流以及忽略干扰。

4. 后续跟进

- 通过询问客户的感受（例如：难受、舒适以及困难）来获取客户的反馈，同时鼓励客户提问以及提供意见。
- 通过对反馈做出回应来展示积极的倾听技巧。
- 提供能够整合并解释源自客户演练过程中的信息的运动处方指导方针（包括重量、重复次数、频率、强度、时间、类型等）。
- 推荐一种能测出进步的方法或鼓励自我监督与评估。
- 根据请求调整方案（解决问题）。

表5.11 计划示范和后续模型中的心理社会方面

步骤	活动
1. 预示范	• 重新评估以及讨论客户的目标、价值观、动机性兴趣以及健康评估结果 • 重新联系：重新创建并进一步营造积极的气氛 • 允许客户做他们自己；对他们所做的事情感到高兴；提供保护，使其免受消极因素的影响（例如，消极的自我对话、打断、吓人的气氛） • 确保客户的需求得到满足
2. 示范	• 根据客户喜好的学习方式来提供信息（参见后面的例子） • 方法和步调应反映客户的个性风格（参见后面的例子） • 提供精确及适当的口头指示 • 通过描述和解释来节省时间
3. 客户演练	• 向客户提供具体、积极和有帮助的反馈（提供成功） • 关注行为，而非个人 • 在执行过程中使用口头技巧，例如提示、复述与总结 • 使用非语言技能来表示自己参与其中
4. 后续跟进	• 确定舒适程度及理解程度 • 获取客户的反馈（具体的探询） • 采用积极的聆听技巧并回应反馈 • 必要时修改设计；确保客户接受练习 • 在2天或3天内进行一次预约，从而建立沟通 • 尽量使用内在动机

• 通过了解理论来学习：这是客户的经验与观察的一种结合；例如，提问："这对你下一次做仰卧起坐意味着什么？"

• 通过将信息应用于个人情况来学习：让客户考虑如何将这些信息应用于他所执行的其他练习。"执行肌肉耐力训练的最佳方法是什么？这些信息还可以应用于何处？"

教学策略也可以基于客户的个性特征。在课程的最初阶段，请尝试确定他们的主要个性风格。以下是3种不同的个性风格，每个风格都有一个用于阐明如何为特定的客户找到最适当的示范方法的例子。

• 技术型个性：解释你的练习选择或设计的利弊。以适中的速度提供信息，并对你的反馈进行具体说明。

• 善于交际的个性：保持轻松的步调，要求客户反馈，并定期检查其舒适度。做个好听众。

• 自信的个性：做事要有条理，合理地加快节奏（一旦执行成功）以及善于刺激。你可能需要限制你所提供的选项，但一定要纳入客户的意见。

示范过程中的教学线索及常见问题

虽然观察与站位是技术要素，但其直接与客户的执行相关。观察或站位不当可能会对客户或训练师造成严重的伤害；良好的观察能够提供一种建立信任的经验，这是任何咨询技术都无法比拟的。提示是一种线索或信号，可以提醒我们需要做的事情。作为训练师，我们是老师，需要提醒（提示）我们的客户找到正确的位置、稳定或移动的部位，但我们也应通过我们自己的站位与观察来获得实体的姿态。

以下是3种常见的抗阻练习，一种是下半身，一种是上半身，另一种是躯干。其中介绍了常见的执行问题和适当的提示。

下半身示例：腿举或哈克（Hack）深蹲

常见的错误是蹲得太低。当膝关节超过脚趾时，过多的力量会作用在后十字韧带上。例如手掌放在膝关节上这样的触觉范围限制的线索，可能能够发挥作用。有些客户可能会向内或向外转动足部，尝试将股四头肌的部分分开。向你的客户保证，并没有足部的位置可以改变股四头肌的调动这种说法。鼓励他们找到压力最小且最舒适的足部位置。在许多下半身抗阻练习中，你应该在运动结束时或在速度由于疲劳而减慢时帮助客户。

上半身示例：弯举

在执行过程中移动躯干或肩关节是一个常见的错误。在弯举的向上阶段伸展躯干会产生动量。为了改掉这种习惯，你可以让你的客户在练习时上背部靠着墙。三角肌前部以及胸大肌能够在一定程度上协助肩关节的屈曲。将手指放在客户的后肘上以提供一个足够的触觉提示，从而让客户不向前抬起手臂。所描述的错误指的是，不允许肘部在全活动度内活动以及减少肱二头肌肌纤维的调动。在许多上半身抗阻练习中，你的位置应该靠近客户，在那里能够让你最高效地协助他。就哑铃练习而言，将你的手放在重量正下方的关节处。

躯干示例：健身球卷腹

常见的错误在于，在球上采用一个不适合客户力量的活动度。中上背部的支撑位置会减小活动度并减小杠杆臂长度，从而使调整变得更为容易。较低的起始位置能够让脊柱轻微过度伸展，腹部肌肉得到预拉伸，改变支点并增加杠杆臂，从而增加收缩的范围。一开始，你可能需要用脚或可用的设备来将球稳定在墙上。观察客户的位置，观察运动的支点、运动的范围以及客户所感到的困难。你必须教授客户如何在许多躯干练习中稳定骨盆，以尽量减少腰部的弯曲和压力。让客户触摸他们的腹部来提示骨盆稳定，并监测他们的呼吸。

在示范中加强对客户的支持

客户演练阶段以及后续的跟进阶段是激励与强化的极好机会。贝克（Baker, 2001）讲述了3种强化行为的方法。

1. 成就的强化有助于培养实现预定目标的动机。要认识到，即使是一个小小的改进，也要确保它是值得称赞的，这样客户才会知道你是真诚的。

2. 感觉动机源自卓越执行力的感受，如果这份感受得到即刻的加强，它将在动觉记忆中保持清晰。

3. 言语强化应该是积极的，同时需针对特定的表现。要纠正客户的错误，请避免使用否定词组，如"不……那是不对的""太快了"，或者"不要锁定你的肘部"，而是尝试更积极的纠正暗示，例如"如果你调整了那个姿势，你应该感觉到有所不同""保持1上3下的节奏"，或者"保持肘部放松……好。"

在演练及后续阶段表扬客户是激励他继续积极行动或调整不正确技巧的有效手段。韦斯科特等人（Westcott et al., 2003）发现，

与客户之间的联系

试着了解一下计划示范人性化的一面。想象一下，你正在向一位中年客户示范一个调整后的深蹲。在下面的步骤中，对你在每个阶段中所承担的角色进行描述之前，都有一个适用于该阶段的练习示范的简短示例说明。

预示范

第一步需要一种销售技巧。你需要推销这些效益并向你的客户示范该练习与他有何关联。

通过定期的深蹲，你将能够更好地爬上更长的楼梯阶梯，将更重的物体从地板上抬起来，并且走得更远而不会感到疲劳。

示范

虽然你是榜样，但你必须认识到你客户的触觉、听觉或视觉学习风格。

双脚分开站立，膝关节稍微弯曲；你的背部平靠在墙上，手臂放在大腿上支撑，就像这样。

客户演练

你的重点在于客户的行为。让他有一种成功的感觉，并让他思考如何做得更好。

当你弯曲膝关节来降低身体时，膝关节一开始就会超过脚趾，但当你降低身体并重新调整姿势时，你的臀部会向后坐。那样很好。

后续跟进

请询问客户的感受。如果你与他的关系融洽，那么你将获得宝贵的见解，知道你在他身边给他带来了更大自主权的信心。

在练习中，你有没有在哪些方面不确定或想要弄清楚的？你最期待计划中的哪一部分？

在训练的最初几周内，教练与客户之间高度集中的互动应该解决正确运动表现的主要方面，而不过于专业化。他们还建议，评论不应该扰乱演练流程，同时应该以演练为中心来加强客户训练的努力。

案例研究

这本书的第1部分为建立以客户为中心的运动处方奠定了非常重要的基础。让我们来看看这些模型与技巧如何转化成一个与新客户进行两次1小时会话的示例。显然，每个机构的管理结构是不同的，有的强调咨询或评估，有的则鼓励计划中有尽快的设计和示范。

让私人教练来完成前5章所概述的所有事情，需要几个小时与客户接触的时间，这也是不现实的。每一种情况与每一位客户都是新的且独特的，我们必须收集最相关的信息并有效地利用我们的时间。在两次会话格式的示例中，提供了关于在合理的时间框架内可能完成的工作的建议。

前两次会话的示例

机构的经理已经安排了你与客户的第一个 1 小时会议。客户已经根据机构的协议填写了以下表单：变化阶段调查问卷（表单 1.6）、PARQ+、一个机构标准的知情同意书，以及健康风险评估。如果时间允许，客户也完成了活动偏好调查问卷（表单 1.4），将会很有帮助。

会话 1

初始咨询（5~10 分钟）

- 通过善于接受和回应来进行友好的欢迎，并表现出你的关心；
- 概述咨询过程，并讨论客户参加的原因。让你的客户谈论他们自己；仔细倾听，必要时进行复述；
- 建立预期的结果：体适能、健康或运动表现（可参照健康风险评估表）；
- 回顾变化阶段调查问卷。

咨询：信息采集（25~35 分钟）

- 开始采集信息。诸如活动偏好调查问卷（表单 1.4）以及关注生活方式（表单 1.5）的表可能有助于记录关键点。请看一看第 1 章的对话示例和提问技巧，以帮助你回答适当的问题。
- 回顾过去的活动、喜好，然后收集当前活动的 FITT（你可以选择使用身体活动指数，PAI）。
- 探讨与记录
  - 愿望：活动偏好、特殊兴趣或期望。
  - 需求：损伤、体适能要素、健康风险因素、特殊设计、教育或激励性的支持。
  - 生活方式：设施、伙伴、旅行、就业等；日常活动：如工作、活动、睡眠、饮食、家庭等。

咨询：活动及结果的关注点（10~15 分钟）

- 如有必要，请检查选项，并使用决策平衡汇总表。
- 建立与客户所期望的结果一致的目标（体适能、健康、运动表现）。
- 识别目标所需的关键要素，并与客户进行确认。

两个会话之间

- 确定一个与客户的变化阶段以及生活方式信息相匹配的激励策略。
- 根据客户的目标，选择将在客户所关注的领域反映客户状态的测试。第 2 次会话的时间可能会限制你的选择，但在以后的会话中可能会引入更多的项目。仔细而标准化的监测在确定现状以及改进方面也有一定效果。
- 选择或设计在一个典型训练期内所需或适合的运动量。请为每项练习定制 FITT。这些东西可以在测试之后或示范期间进行修改。

会话 2

评估（20~30 分钟）

- 与客户确认目标，现在用 SMART 目标来表示（包括活动及结果）。
- 完成任何筛查（可能因要做的测试而有所不同）。
- 实施选定的测试。

评估的解释和计划概述（5 分钟）

- 解释客户的测试结果，并在需要时修改运动处方。
- 描述整个计划的结构（如果此时可用，请出示计划卡）。

示范（20~30分钟）

- 进行关键的练习示范。如果客户对所有的练习都不熟悉，这可能需要更长的时间。
- 根据来自示范的反馈确定FITT、进展，以及安全防范措施。完成这最后一项所需的信息可能在本书第2部分或第3部分。

总　结

作为一名私人教练，解剖学运动分析、肌肉骨骼运动设计以及运动示范等基本技能能够让你设计且教授练习。

运动分析包括观察抗阻练习或柔韧性练习，并确定主要的关节运动、肌肉及其收缩的类型。本章介绍了许多热门练习的例子，并确定了它们是否适合客户的需求。

以客户为中心的肌肉骨骼运动设计的5个步骤是运动处方模型中的一个关键点。运动设计需提供起始位置、关节运动或位置变化，以及针对特定肌肉骨骼运动的所有预防措施。我们进一步研究了如何有效地修改练习并以针对客户的方式确定其安全性。

最后，私人教练最常见的任务之一是运动示范——一门采用4步模型的科学和艺术。客户需要了解练习对他们有什么帮助。他们需要看到该动作的示范，然后根据一些专家的反馈来进行尝试。最后，这项练习可能需要修改或整合成一个完整的处方。本章探讨了解决动作示范中常见问题的有效教学线索与方法。

你与新客户的第一次会话可能是一项艰巨的挑战。前两次会话的最后一个案例研究整合了你所学到的技能，并提供了一个模板，以指导你的初步经历。

表单5.1　**JAM图：肩关节肌肉及其功能**

肌肉	屈曲	伸展	外展	内收	内旋	外旋	水平内收	水平外展
三角肌前束	PM		AM				PM	
三角肌中束			PM					PM
三角肌后束		PM						PM
冈上肌			PM					
胸大肌[a]	PM						PM	
胸大肌[b]		PM		PM			PM	
肩胛下肌					PM	AM		
冈下肌						PM		PM
小圆肌						PM		PM
背阔肌	PM			PM				AM
大圆肌	PM			PM	PM			

注：PM=主动肌，AM=辅助肌。

[a]锁骨部分，[b]胸骨部分。

From J. C. Griffin, 2015, *Client-centered exercise prescription*, 3rd ed. (Champaign, IL: Human Kinetics).

表单5.2　**JAM图：肩胛带肌肉及其功能**

肌肉	抬升	下沉	外展	内收	上旋	下旋
胸小肌		PM	PM			PM
前锯肌			PM		PM	
斜方肌1	PM					
斜方肌2	PM			AM	PM	
斜方肌3				PM		
斜方肌4		PM		AM	PM	
肩胛提肌	PM					
菱形肌	PM			PM		PM

注：肩关节的大肌肉可以影响肩胛带的功能。PM=主动肌，AM=辅助肌。

From J. C. Griffin, 2015, *Client-centered exercise prescription*, 3rd ed. (Champaign, IL: Human Kinetics).

表单5.3 **JAM图：肘关节和桡尺关节肌肉及其功能**

肌肉	屈曲	伸展	旋前	旋后
肱二头肌	PM			AM
肱肌	PM			
肱桡肌	PM		AM	AM
旋前方肌			PM	
旋前圆肌			AM	
旋后肌				PM
肱三头肌		PM		
腕伸肌（前臂后部）		AM		
腕屈肌（前臂前部）	AM			

注：PM=主动肌，AM=辅助肌。

From J. C. Griffin, 2015, *Client-centered exercise prescription*, 3rd ed. (Champaign, IL: Human Kinetics).

表单5.4 **JAM图：髋关节肌肉及其功能**

肌肉	屈曲	伸展	外展	内收	内旋	外旋
髂肌	PM[a]					AM
腰大肌	PM[a]					AM
股直肌	PM[a]					
耻骨肌	PM[a]			PM	AM	
缝匠肌	AM		AM			AM
阔筋膜张肌			PM		AM	
臀中肌			PM			
臀小肌			AM		PM	
臀大肌		PM	AM			PM
半腱肌		PM				
半膜肌		PM				
股二头肌（LH）		PM				
长收肌				PM		
短收肌				PM		
大收肌				PM		
股薄肌				PM		
6个外旋肌						PM

注：PM=主动肌，AM=辅助肌，LH=长头。

[a] 这些肌肉可以通过使骨盆前倾来间接引起腰背过度伸展。

From J. C. Griffin, 2015, *Client-centered exercise prescription*, 3rd ed. (Champaign, IL: Human Kinetics).

表单5.5 JAM图：膝关节肌肉及其功能

肌肉	屈曲	伸展	内旋	外旋
半腱肌	PM		PM	
半膜肌	PM		PM	
股二头肌	PM			PM
股直肌		PM		
股外侧		PM		
股中间肌		PM		
股内侧肌		PM		
缝匠肌	AM		AM	
股薄肌	AM		AM	
腘绳肌			PM	
腓肠肌	AM			

注：PM=主动肌，AM=辅助肌。
From J. C. Griffin, 2015, *Client-centered exercise prescription*, 3rd ed. (Champaign, IL: Human Kinetics).

表单5.6 JAM图：踝部与足部肌肉及其功能

肌肉	背屈	跖屈	内翻	外翻
腓肠肌		PM		
比目鱼肌		PM		
胫骨后肌[a]		AM	PM	
腓骨长肌[a]		AM		PM
腓骨短肌		AM		PM
趾长屈肌[a]		AM	AM	
拇长屈肌[a]		AM	AM	
胫骨前肌	PM		PM	
第三腓骨肌	PM			PM
趾长伸肌	PM			PM
拇长伸肌	AM		AM	

注：PM=主动肌，AM=辅助肌。
[a] 这些肌肉也能够支撑足弓。
From J. C. Griffin, 2015, *Client-centered exercise prescription*, 3rd ed. (Champaign, IL: Human Kinetics).

表单5.7　**JAM图：脊柱肌肉及其功能**

	屈曲	伸展	侧屈	旋转（同侧）	旋转（对侧）
腰椎和胸椎					
腹直肌	PM		AM		
腹外斜肌	PM		PM		PM
腹内斜肌	PM		PM	PM	
腰大肌	AM	[a]			
腰方肌		AM	PM		
竖脊肌群		PM	PM	PM	
后部肌群		PM	PM		PM
颈椎					
胸锁乳突肌	PM		PM		PM
斜角肌群	AM		PM		
竖脊肌群		PM	PM	PM	
后部肌群		PM	PM		PM

注：PM=主动肌，AM=辅助肌。

[a] 腰大肌可能会使脊柱过度伸展而失去与腹部肌肉的平衡，特别是当髂肌使骨盆前倾的时候。

From J. C. Griffin, 2015, *Client-centered exercise prescription*, 3rd ed. (Champaign, IL: Human Kinetics).

表单5.8　**动作示范模型清单**

1. 预示范

❑ 营造一种氛围，让客户感到舒适、乐于接受和回应。

❑ 通过解释本环节的目的以及在本次会议中将要发生的事情来提供概述。

❑ 通过提问，"你以前做过这个练习吗？""你以前用过这种设备吗？"以及"你的经历是什么？"来确定客户的背景及经验。

❑ 通过解释需要用到的特定肌肉（主要原动力）及其与所陈述的需求和愿望的相关性，来阐明练习的目的。

❑ 鼓励客户提问并提供建议。

2. 示范

❑ 提供精确且适当的口头指示。

❑ 客户需站在适当的位置观看示范。

❑ 提供清晰的身体展示（客户尝试前进行4~6次）。

❑ 确保整体技术执行顺利并充满信心。

❑ 保证起始位置的排列以及正确的握法。

❑ 隔离运动（即没有代偿或不适当的运动）。

❑ 稳定骨盆与主要关节。

❑ 确保活动度的末端是合适的。

❑ 展示安全性，包括控制呼吸、瓦氏动作。

❑ 展示安全性，包括速度控制及运动范围末端没有动量。

❑ 通过描述与解释来确保有效利用时间。

3. 客户演练

❑ 通过站位和排列来确定客户的位置。

❑ 选择合适的重量（中等难度）。

❑ 通过控制呼吸、动量以及运动平面来确保过程中的安全，确保没有关节锁紧的现象。

❑ 通过在适当的位置观察及协助客户的初始姿势与结束姿势来确保有效的观察。

❑ 让客户执行全套练习。

❑ 给客户提供反馈，包括提供具体的信息及监测。关注的重点在于行为而不是个人，一次纠正一个方面，你要积极主动并有所帮助。

❑ 展示一些语言技巧，比如在执行过程中的暗示、复述、总结及询问。

❑ 展示非言语技能，如使用正确的身体姿势、参与其中、提供眼神交流，以及忽略干扰。

4. 后续跟进

❑ 通过询问客户的感受来获取反馈（如难受、舒适，或有困难），同时鼓励客户提出问题并提供意见。

❑ 通过对反馈做出回应来展示积极的倾听技巧。

❑ 提供能够整合并解释源自客户演练过程中的信息的运动处方指导方针（包括重量、重复次数、组数或频率、强度、时间及类型）。

❑ 推荐一种能测出进展的方法，或鼓励自我监测与评估。

❑ 根据请求调整方案（解决问题）。

From J. C. Griffin, 2015, *Client-centered exercise prescription*, 3rd ed. (Champaign, IL: Human Kinetics).

第2部分
以客户为中心的运动处方

处方之旅的咨询阶段为我们提供了与客户的过往史、需求、愿望以及动力潜在来源相关的宏观图。我们通过将关注点放在重要的事情上来帮助客户认清他们的优先事项。我们了解客户的需求；我们已经了解了他们的兴趣以及期望；我们清楚地了解到我们的客户想要改变什么以及如何改变；我们选择最符合我们客户的优先事项的评估项目。我们将在很大程度上根据我们对咨询和评估结果的解释制订运动策略。一个成功的项目的关键在于我们帮助客户维持信念的能力，即我们的处方会带来他们想要的改变。如果能保持这种个性化的服务，那么运动将是一项优先级别高的事项。我们必须不断地支持及强化这种行动与效益之间的联系。

在该旅程的第2阶段，我们根据客户的目标来从众多的选择中选取了合适的练习以及运动处方的要素。各种各样的训练方法使我们能够将特定的效益与特定的客户相匹配。正是由于这种多样性，以客户为中心的运动处方才是安全有效的。个性化运动处方的细节基于两个主要标准：生理上的原则以及客户心甘情愿接受该计划。如果在我们在设计处方之前就对此有所了解的话，将会给我们带来莫大的帮助。

我们可以通过规定运动计划来获得3种潜在的结果：提高总体的身体素质，提高运动表现或者提高健康水平。这本书的第2部分详细介绍了4种处方模型：心血管调节、抗阻训练、包括肌肉平衡与柔韧性的功能性综合练习，以及体重管理。这些模型显示了如何通过谨慎选择适当的练习、处方因素、器材及训练方法来让客户更好地适应练习。

虽然心血管适能仍然是大多数运动处方的基础，但以客户为中心的方法可以通过调整结果来适应更个性化的目标，如改善运动表现、减少压力或心脏病风险因素。高强度间歇训练（high-intensity interval training, HIIT）、循环训练，以及高强度离心训练中都有相关的佐证。

抗阻练习的挑战在于，我们得根据特异性原则来操纵处方因素，从而规定适合客户自身情况的超负荷训练，即肌适能的增益特定于肌肉群、训练方法以及运动量。通过对训练量的特别关注，最近的研究可以帮助我们为更多的新手以及未受过训练的参与者提供以客户为中心的服务。周期化、不稳定技术，以及人工抗阻的令人振奋的新方法将帮助你扩展你的服务。

我们对肌肉平衡的关注是多方面的：它不局限于力量、柔韧性或耐力，但可能涉及一个肌肉群的力量和与其相对的肌肉群的柔韧性，这些都遵循功能性运动设计的指导原则。对于存在肌肉失衡或姿势问题的客户而言，功能整合的练习对他们有帮助。对肌筋膜组织连续性的新认识可能有助于指导我们的肌肉骨骼运动设计。

运动在能量平衡中的独特作用是讨论体重管理中客户问题的背景。美国运动医学会2009年提出了新的身体活动建议，同时也讨论了一些活跃客户的特殊营养问题。

每个处方模型的格式都很相似，并且都附上了案例研究，即用于处理特定的客户状况并展示许多处方工具的应用。在每个案例研究中，为每个设计决策都给出了生理上的理由或以客户为中心（行为上的）的理由。

第 6 章

以客户为中心的心血管类 运动处方模型

本章要点

　　完成本章后，你将能够展示以下能力。

1. 在设计心血管类的运动处方时，使用7步运动处方过程来指导你做出决定（剩下的要点反映了心血管运动处方模型的7个步骤）。
2. 回顾客户的需求并确认目标。
3. 选择活动与器材。
4. 选择练习方式。
5. 设定强度与负荷量。
6. 设定运动量。
7. 设计进展及监测。
8. 设计热身及放松练习。

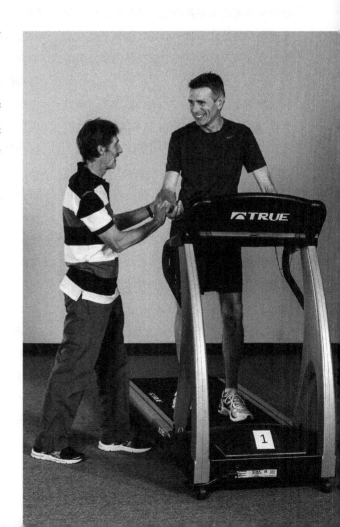

虽然心血管适能仍然是大多数运动处方的基础，但是你可以采用以客户为中心的方法来调整结果以适应更多的个人目标（例如，减少压力或冠心病的危险因素，提高运动表现）。请向客户解释，4个月的有氧运动可以使他的最大摄氧量增加15%，这可能是现实的；但如果他的目标是减轻压力，了解摄氧量的增加并不会给予他什么鼓励。我们需要根据客户的目标不断地解释运动潜在的效益和我们所观察到的结果。

心血管类的运动处方模型使用一个7步的处方过程来指导你根据测试数据、过去的经验、监测设备的可用性以及客户的运动需要与身体素质水平来决定运动强度、运动量及进展。通过许多相关研究，加强了处方模型中每一种选择的生理学依据和以客户为中心（行为）的理由。

以下是以客户为中心的心血管类运动处方模型，它既可以作为对未来情况的概述，也可以作为一个有用的回顾工具（表单6.1）。它概述了生理健全和以客户为中心的心血管健康运动处方的7步模型。每一步都描述了一个你将要面对的决定。每个决策都列出了许多选项。在每个步骤的简要背景下，提供了案例研究的示例，包括为客户做出的选择以及做出这些选择的理由。在本章的最后是以客户为中心的心血管类运动处方工作表（表单6.1），这将有助于你的最终设计。

步骤1：回顾客户需求并确认目标

如第1部分所述，客户的需求可能与医疗因素或高风险因素（如高血脂、高血压）、教育因素或动机因素（如缺乏自尊）有关。客户的需求也可以通过健康评估的结果（例如，摄氧量）或由体重或骨科所带来的身体限制来确定。第4章确定了一些实验室以及基于实地的心血管评估。它还概述了仔细的筛查流程如何确定需要医疗干预的时间。通常情况下，客户不会意识到诸如临界性高血压或缺乏核心力量等新需求的出现。你可以通过采集关于他的活动概况的信息来确定当前的能量消耗水平。

回想一下，目标设定应包括指定所做的内容、何时以及如何做，以及预期的效果。将需求、愿望及生活方式结合起来将增加客户遵从任何处方的可能性。通常来说，以更加全球化的长期目标作为开始是一种比较容易的做法，然后引导客户的注意来制订几个短期目标，这些短期目标可以在评估措施发生重大变化之前完成。你可以通过帮助你的客户制订现实的、可衡量的目标，并将其公布以供定期的评估，来发挥你的重要作用。客户的目标在很多方面直接影响着计划的设计。本章的案例研究表明，客户对健康、体适能或运动表现的关注是很不一样的。请向你的客户解释你的处方决定是如何符合他的目标的，这将极大地影响他在运动早期阶段的依从性。由于这一步非常重要，所以要定期回顾第1部分，直到你确定自己已经牢牢掌握了咨询、激励、加强依从性的原则，以及以客户为中心的评估与处方。

在继续下一步之前，请回顾一下心血管类运动处方模型（表6.1）第1步中给出的选择。

步骤2：选择活动及器材

你的反射式聆听、探询及说明会让客户更清楚地了解他想要做的活动的类型（模式）以及任何他可能需要的器材。客户选择他们的活动是基于他们从自己的角度所看到的效益，而不一定是从你的角度看到的。其挑战在于，你要清楚地阐明一项活动如何满足他们的需求。如第1部分所述，3个步骤将增加你展示这一点的机会：（1）提出选项；（2）分析选项；（3）引导客户做出承诺。选择最优先的活动，确定那些最好的组合，并探讨用于整合新活动或设备的最有效的策略。

表6.1　以客户为中心的心血管类运动处方模型

决策	选择

1. 回顾客户需求与确认目标	• 筛查病史：所需的干预（例如，药物治疗）
	• 局限性（如CV风险、骨科问题、损伤、测试结果）
	• 活动概况及过往史（回顾当前的能量支出）
	• 设计考虑因素或偏好（如时间、设备可用性、位置）
	• 重点：健康、体适能、运动表现
	• 激励策略、个性、学习风格
	• 压力管理问题
	• 评估诠释：
	  • 功能能力（例如，最大摄氧量、有氧适能评分），以及标准或健康等级
	  • 心率、血压及感知运动反应（恢复率、稳定状态、终止标准）
	    • 视觉信号、症状、评论

2. 选择活动及器材	• 设备（与品牌）有利有弊 • 设备特点（如信息显示、制动机构） • 跑步机、跑步、散步 • 自行车测力计 • 椭圆训练机 • 划船机 • 台阶器 • 游泳 • 轮滑 • 团体课程、活动及运动 • 美国运动医学会（ACSM）1组与2组——有氧运动 • 特定的练习（顺序）
3. 选择练习方式	• 连续性练习 • 间歇性练习 • 循环训练 • 快速伸缩复合训练（第7章） • 交叉训练 • 法特莱克训练 • 积极的生活

续表

决策	选择
4. 设定强度与负荷量	建议训练区： • 摄氧储备量%、最大代谢当量（METs）%、心率储备（HRR）%、自感用力度（例如，40%/50%~85% 摄氧量储备/HRR——有足够的量去完成运动持续的时间，并在没有风险的前提下坚持运动。） • 计算相应的运动量（如 ACSM 代谢公式）或选择适当的能够引出适当心率（HR）的运动量（例如，40%/50%~85% HRR）；在客户试验阶段的尝试中验证选择 • 计算千卡/分 • 休闲运动与积极的生活 • 平衡时间与频率 • 确定强度、负荷量与目标、需求的一致性
5. 设定运动量	总运动时间（强度与持续时间） • 间隔：运动时间与休息时间 • 从20~30分钟，增加到45~60分钟 • 250~500千卡/一次锻炼 • 频率：最少2次/周；推荐3~5次/周（每天积极地生活） • 总运动/周（强度、持续时间及频率）——1000~2000千卡/周
6. 设计进展与监测	• 进展阶段（ACSM：初始、改进、保持） • 训练阶段（周期化） • 改进的方法（例如，从一开始便增加时间） • 进展率（1%~3%/周；例如，在第一个月，增加10%~12%） • 通过监测来确定进展的时间 • 通过监测来适应客户的目标，但要避免过度训练 • 通过监测来激励客户 • 建立后续检查 • 列出主要的安全防范措施
7. 设计热身与放松练习	• CV热身与放松的过渡 • 运动之前及之后特殊关节与肌肉的拉伸 • 符合处方的特性以及客户的特殊性（例如：模式、时间、强度、监测）

注：CV=心血管；MET=代谢当量；HR=心率；HRR=心率储备；FITT=频率、强度、时间和练习类型。

心血管类运动

通常，对于客户而言，谈论他的需求与目标相对于选择一项活动或练习更为容易，因为后者是一个特定承诺的开始。有些客户可能会被整个运动搞得不知所措，甚至连最基本的练习或最简单的器材都会让他们感到不安。其他人可能不喜欢在室内运动，只想在户外做运动或进行有氧运动。你需要预料到这种反应，并做好满足这些需求的准备。

情况往往也会发生变化。在一场恶劣的风暴中，用室内的有氧运动来代替室外跑步；或者建议客户在进行新的步行项目时穿上透气的雨衣。这一系列措施将会改变活动的选择，并消除那些阻碍规律性运动的障碍。

一般来说，你的客户最满意的锻炼方式是让他们能够在一定程度上保持强度，并易于监测。这些方式包括散步、慢跑、跑步、游泳、骑自行车、越野滑雪、滑冰、轮滑、踏步、跳绳和划船。只要按照合理的科学原则规定强度、频率和运动持续时间，那么与大多数有氧运动模式的心血管改善效果是差不多的（Heyward, 2010）。

心血管类运动处方通常包括FITT［频率（frequency）、强度（intensity）、时间（time）、练习类型（type）］；就不同的运动模式而言，不太建议采用知情的选项。林内、米伦帕洛和海诺宁（Rinne, Miilunpalo & Heinonen, 2007）评估了这些运动模式的运动能力以及体适能的要素，这些运动模式是中年人最普遍的练习信息，在咨询客户开始一种积极的生活方式时，你需要这些信息。他们检查了5种不同的运动能力（如反应能力）与4种体适能要素（包括心血管耐力）。他们的结论是，在进行身体活动的时候，应该建议不活跃的人从运动需求较少的运动模式开始，比如散步、慢跑、骑自行车，还有徒手操。这些作者认为，滑冰、高山滑雪以及武术都需要所有5种运动能力，这说明它们可能不是初学者的最佳运动模式。壁球、羽毛球以及爵士舞都需要相当高的运动能力与身体素质。

有氧器材

大多数人最终会使用某种形式的有氧运动器材。因此，我们必须了解各种有氧器材的特点及设计、制造、安全、成本和适用性。

准确评估客户的需求是器材选择中最重要的部分。当你的客户选择你不参加的户外运动或体育活动时，这一点尤为重要。你必须准备好质量适当的器材以及提供维修的指导。例如，一辆适合地形挑战的山地车、不会导致外胫夹的跑鞋、做得很好且适合的溜冰鞋，或者是一件质量好的用于划船的救生衣。寻求一份值得信赖的零售商店与有经验的业主名单，他们可以帮助你提供这项服务。所选的器材应该适合客户的身体、兴趣及体适能水平。他们想要的器材不会造成过度使用的损伤，它是低影响的，且能够提供全面的健康。最重要的是，它能够让他们有效地利用时间。

尽管客户的偏好与器材的可用性通常会缩小可选择的范围，但你可能需要向客户阐明某些器材如何能为他们的目标做出贡献。无聊和缺乏舒适感是人们经常不使用有氧器材的原因（Dishman, 1990）。在与客户解决器材使用问题时，你必须积极预防挫折，并提供刺激（通过器材更换或视频使用）。

非便携式器材

表6.2检查了各种常见机器的设计与安全特性，并确定了能够从这些特性里获得最大效益的客户类型（表6.2）。尽管舒适性、外观、耐用性与成本是运动器械的重要因素，但提供阻力的机制与运动的机制是其最为关键的特征。

表6.2 **器材－客户相匹配**

设计及安全特性	如何适合于客户
跑步机	
提供存在危险性的户外跑步及步行的替代方案	在遇上恶劣天气（例如，太热、太冷、暴雨）或不安全的时间、地点、健康状况时仍然有用
能够精确地测量	对压力测试、康复以及医疗评估有帮助（如果跑步机也用于评估的话，处方会更为准确）
可以用指尖来控制坡度与速度	能够进行个性化的微调
允许用户根据身材与自身情况来设定课程与进度	允许将处方设计输入到电子回路中以控制训练
易于学习和使用	在使用机器的时候，骑上它及控制仪表板可能会感到不舒服
对于跑者而言，相对于户外跑步，跑步机所造成的冲击较少	对于那些下肢或背部存在问题或超重的客户来说，有一定的用处
具有监测的特点	有助于高风险的客户，或可以提供反馈和激励
具有预编程的功能	鼓励适当的热身与降温，因为这是计划里的一部分；提供间隔性与连续性的选项
固定自行车	
耐用、经济实惠	适用于家庭项目；空间利用率高，携带方便
通常会有令人兴奋的计算机图形（电子自行车）	可以通过即时反馈来强化动机（例如，模拟山）
提供通过对运动的心率响应来控制踏板阻力的选项	将训练的水准最佳化，并具备安全性
允许精确测量	对压力测试、康复及医疗评估有帮助（如果跑步机也用于评估的话，处方会更为准确）
在大多数电子模型上提供预编程的功能	鼓励适当的热身与放松；提供间隔性与连续性的选项
提供更好的舒适性（卧式自行车）	适用于背部存在问题的客户，为臀肌和腘绳肌提供更大的负荷，减少小腿负重
划船机	
带来的影响较小，尤其是对下半身而言	如果客户在承重方面有问题的话，那么这是一项很好的替代性有氧运动
凭借空气与飞轮来提供高品质的模拟	家庭负担得起，使用舒适
运动腿部、肩部、背部及臂部肌肉	为身体的大肌肉群提供全面的肌肉耐力效益
在腰部产生一定的压迫与剪切力	不适合腰部疼痛的客户
比其他类型的器材要小	空间利用率高且便于携带
可以配备电视、音频，也可以调节运动变量（例如，竞赛、时间、速度）	通过即时反馈来强化动机；提供间隔性与连续性的选项

续表

设计及安全特性	如何适合于客户
台阶器	
足部平台必须要用铰链连接，以保持与地面的平行	如果平台没有用铰链连接，那么踝部或膝关节存在问题的客户将会承受附加的压力（例如：膝关节超伸）
独立踏板允许两个踏板同时上行或下移，而对于依赖性踏板而言，当一个踏板下来时，另一个处于上升状态	虽然独立的踏板需要通过更多的练习来掌握，但其可以提供更多的控制并需要更少的重量转移
电子模型提供编程与监控显示	提供对于已攀爬的楼层、每分钟攀爬的楼层、消耗的热量以及所用的时间的记录，能够增加兴趣与动机
有些模型存在着运动技能与平衡的问题	对于一些存在平衡或协调问题的老年人或客户来说可能不合适；手臂承受重量可能会导致肘部的过度使用性损伤
有些模型具备一种有氧自我测试的选项	应该注意，不要对自测结果过于相信
椭圆训练机	
由于脚从不离开脚垫，其带来的冲击力比较小	适用于下肢骨科损伤风险较高的患者
提供广泛的强度和低冲击	为慢跑提供良好的替代方法
既可以向前，也可以向后	虽然向后的方向可能不会消耗更多的热量，但它增加了多样性，似乎会更积极地牵涉髋关节伸肌
在自感用力度相似的等级（13）下，使用椭圆训练机运动的心率以及耗氧量与跑步时类似，但是比跑步所带来的地面反作用力少一半（Porcari et al., 2000）	在降低与冲击相关的风险的情况下，提供有氧运动的效益
椭圆的形状可以在不同的机器上变化，并改变运动的"感觉"	客户应该首先试用机器，尤其是出于家庭使用的目的而购买的时候
在能量消耗高于步行的情况下，冲击力仍然较低	非常适用于超重的客户和健康的老年人

• 跑步机。1994年，1620万美国人每周至少步行两次以保持健康；将近一半的人在慢跑或跑步（1996年）。这就构成了最大的可识别的锻炼者团体。跑步机变得如此受欢迎并不奇怪。在根据年龄计算的最大心率的65%、75%以及85%的运动强度下，跑步机消耗的热量比其他任何模拟器都要多（Allen & Goldberg, 1986）。

• 固定自行车。这里的选择包括电子的，即其中踏板的阻力是受电子控制的；也包括非电子的，即固定自行车的阻力机制是由一个皮带环与一个重型飞轮组成的。客户可以选择直立式或卧式自行车。直立式自行车是大多数健身中心最常见的设备。

• 划船机。自从在阁楼和车库中藏了吱吱作响的弹簧模型后，划船机的发展已经走过了很长的一段路程。除了个别设计，如水阻划船，大多数都为划船动作提供了一个真实的感觉。大多数非电子器械使用飞轮来作为阻力；相对于更昂贵的电子模型，许多人更喜欢空气划船机的感觉。对许多客户来说，划船机提供的上肢运动是一种有吸引力的额外好处。然而，由于这些机器允许如此巨大的技术自由，客户可能会因此而受伤。请向你的客户展示如何运用他们的腿而不是他们的背部来发力，以及如何在手肘靠近身体和略低于胸部的情况下保持平稳的拉力。

• 台阶器。这些器械的一个吸引人的特点在于，除了提供优良的有氧好处外，它们还能锻炼到下半身的肌肉。大多数人应该从一个短的运动范围和缓慢的步伐开始。为了减轻膝关节的压力，客户不应该在踏脚的时候身体前倾，也不应该将膝关节向前越过脚趾。身体前倾也会增加下背部的压力。

• 椭圆训练机。椭圆训练机涉及下半身运动，它是一种直立静止周期与台阶器之间的重合，只是脚的运动轨迹是椭圆的，而不是圆形的。低冲击力和高强度的有氧运动对寻找可以替代慢跑的高强度、低冲击训练的客户来说是一个好消息。

便携式器材

最有效、最通用、最便携的器材就是你自己。你是计算机、反馈显示器、可变阻抗、显示器以及激励机。尽管如此，还是需要一些设备来让你为每位客户提供最好的锻炼。无论是建议客户购买还是建立自己的收藏品，都要考虑增加一些负担得起且可运输的有氧器材。虽然以下不是一个详尽的列表，但请先从个人偏好的角度来考虑这些项目；然后考虑成本与收益、便携性、对多个单元（如团队训练）以及空间的需要。

• 台阶。与大多数其他器材相比，这些台阶可能对行业做出了更大的改变。价格低廉的台阶不仅让更多的人进入了有氧运动的圈子，而且台阶已经扩展了训练方法的概念。它们是间歇训练和循环训练的有效工具，特别是当步伐训练与协调训练结合起来的时候（Brooks & Copeland-Brooks, 1991）。对于那些不愿意步行或慢跑，或在有氧器械上投入大量资金的人来说，台阶是一个不错的选择。

• 滑动。有了8英尺的塑料片、有角度的缓冲器以及低摩擦的拖鞋，便可进行一项强度合理的下半身有氧运动了。各种滑动技术与手臂的移动可以增加多样性，并可与步伐或其他练习相结合，来设计间隔或循环训练。滑动可以用于体育运动，如曲棍球。练习滑动时，脚踝或膝关节不稳定的客户应保持谨慎。

• 视频。商业健身视频已经扩展到针对特定群体和需求的程度。无论你的客户是老年人、运动员、超重人群，还是想要锻炼他的心脏、臀部或大腿，都有他可以买到的东西！请帮助他筛查视频以确定适当的强度、风格以及安全程度。考虑给你的客户录制一段锻炼的视频，供他们在旅行、度假期间或你们不能在一起时使用。

• 娱乐与运动器材。任何能帮助客户将健身与娱乐联系在一起的器材都能很好地为你们俩服务。有很多的机会骑自行车、进行一对一的篮球对抗、直排轮滑、越野滑雪、网球、投掷飞盘，甚至是太极拳。

• 家庭游泳池。水的浮力降低了地上有氧运动的影响。老年人、肥胖者、患有关节炎或背痛的客户以及进行康复的运动员将从水上运动中获得巨大益处。基本的水上运动包括步行、慢跑、踢腿、跳跃以及抵抗水的阻力做剪刀式移动。客户也可以在他的手上佩戴可以增加水阻的器械——桨，或者在移动过程中用在深水处的漂浮装置来保持头部高于水面。

• **跳绳**。跳绳是相当激烈的运动,可以有很高的冲击性,并需要一些技巧;然而,各种低强度和跳绳技术可以使它成为循环训练中一个可行的练习。绳子还可以用作阻力源或作为拉伸的装置。

• **音乐**。在活动中培养客户的耐力或延长坚持的时间是一项挑战。音乐不仅仅能让客户从汗水与痛苦中分心。对自感用力度的研究表明,音乐还能使运动变得更容易,并且延长了达到疲劳所需的时间(Iknoian 1992)。从时髦的练习到柔软拉伸的商业化调速唱片的采用,能够大大地简化为客户准备音乐或从互联网上下载音乐的过程。

• **游戏体系**。运动游戏是一种用于视频游戏的术语,也是一种运动方式。运动游戏依赖于追踪身体运动或反应的技术。通常我们都认为,玩Wii(一种家用游戏机)比玩久坐的游戏机更需要体力。然而,英国医学杂志的一项研究(Graves et al., 2007年)表明,尽管玩Wii所消耗的能量比玩久坐不动的计算机游戏所消耗的多,但活跃的Wii游戏中消耗的能量还不足以达到能够满足所建议的儿童每天高强度运动量。

• **健身应用程序**。在过去的几年里,iPhone和iPod Touch的健身应用数量大幅增加(Wachner, 2012)。大多数不到10美元,还有很多是免费的,这是40岁以下人群的热门选择。无论你是为了记录你的跑步情况而去下载一个有氧运动课程,还是关注家庭有氧运动,这些选择似乎都是无止境的。买者或下载者需注意应用的质量与安全性。

• **遛狗**。那些经常遛狗的人比不养狗的人更有可能达到每周150分钟的身体活动。

第7章将探讨不同类型的便携式家庭抗阻器材。其中许多项目都可用于有氧或混合要素的循环训练。

耐力活动的强度

任何使用大肌肉群的活动都可以得到保持,同时有节奏的有氧运动可以增加心血管的耐力。美国运动医学会(ACSM, 2009)将心血管耐力练习分为3组。

• **第一组**:运动强度很容易得以维持且心率变化不大的身体活动:步行、有氧舞蹈、游泳、慢跑、跑步以及骑自行车。

• **第二组**:能量消耗与技能有关的身体活动,但对于特定的个人来说,可以提供持续的强度:花样滑冰、游泳、精心编排的舞蹈练习、越野滑雪以及滑冰。

• **第三组**:强度与技能十分多变的身体活动:足球、篮球与壁球。

第一组的活动最适合那些需要小心控制强度的刚入门的客户。第二组的活动通常在健身房外,提供了一个令人愉快的场所。第一组与第二组活动的结合可以减少无聊和消耗,并提高技能水平。第三组活动可能是最有趣的,并提供多样化与交叉训练的机会。它们通常以群体为导向,加入社会元素。需要注意强度上的零星变化:在进入第三组活动之前,人们应该将时间花在第一组活动上面(例如,季前训练)。

在继续下一步之前,请回顾一下心血管类运动处方模型(表6.1)第2步中给出的选择。

以客户为中心的心血管模式设定提示

　　只要有可能，测试模式应该是特定于训练模式的——如果你的客户进行骑自行车的训练，那么请在自行车上测试。请监控你的客户，以确认你所规定的运动量是否会引起你想要的心率以及自感用力度。如果没有进行评估，或者训练模式与评估模式不同，这一点尤其重要。

　　如果总运动（强度×持续时间×频率）与初始健康状态相似，那么，活动模式对心血管训练效果没有显著影响。然而，每项活动都有一些局部或特定的肌肉益处。因此，请考虑选择一种能提高其他目标的模式，例如隔离一个身体区域，或为一项练习寻求交叉训练的益处。

　　在选择模式时，请考虑过度使用或出现急性损伤的可能性。对于运动员来说，这可能意味着选择一种能够为过度使用的关节提供休息的健身模式。你可以采用代谢计算和图表（见本章后面的表6.7）来匹配活动与能源消耗，但是你需要对结果进行监视和微调（见后面部分"MET水平方式"中的"新陈代谢计算"）。

步骤3：选择练习方式

根据你与客户的对话选择一种练习方法。

- 陈述偏好及兴趣。
- 目的与目标。
- 可用性与便利性（设施、器材、时间）。
- 技能与运动背景。
- 适宜性（例如，身体素质水平、风险）。
- 其他想要的效益（例如，强化技能、社交机会、想锻炼的能量系统）。

虽然一些训练方法主要依赖于一个能量系统，但通常它们使用的是两个甚至三个能量系统的组合（见"身体所运用的能量系统"）。因此，将需要不同类型的练习以及训练方法，来最大限度地利用客户所需的系统。有氧运动的两大类方法是连续性和间歇性训练。研究表明，这两种方法都能有效改善心血管健康（Heyward, 2010）。这些方法在生理基础、需求类型以及效益方面存在差异。你必须选择符合客户需求的方法以及训练要素。虽然连续性与间歇性训练是两种最流行的练习方法，但你的客户可能更适合采用循环练习、交叉练习、法特莱克练习，或仅仅是积极的生活。

连续性练习

　　连续性练习（continuous training，CT）包含了那些中等强度且没有休息间隔的运动（步行、慢跑、轮滑、骑自行车、爬楼梯、游泳）。健身者通常采用低强度的CT项目，称为长距离慢速训练（long slow distance training，LSD）。然而，高强度的CT项目可提供更多更显著的改善。

　　对于某些特定的客户而言，CT有着很多的优势。

- 低至中等强度（例如，40%~70%摄氧量或60%~80%的最大心率）是安全且舒适的，同时能够为不太健康的人带来健康和心血管方面的好处。
- 连续性练习往往更适合于刚刚接触有氧运动的客户。
- 成年人放弃它的概率可能是高强度间歇性练习的一半（Dishman, 1990）。
- 一种指定的运动强度很容易在匀速的运动中得以保持。

身体所运用的能量系统

1. 三磷酸腺苷（adenosine triphosphate，ATP）是储存在肌肉细胞中用于肌肉活动的化学能量的一种立即可用的形式。ATP-PC系统是一种无氧能量系统，它通过磷酸肌酸（PC）分解时释放的能量重新合成ATP。这种能量系统是一种非常快速但有限的ATP来源，主要在大功率、短时间的活动中使用。磷酸肌酸在每个休息期内得以恢复（30秒恢复50%，60秒恢复75%，2分钟恢复95%），从而减少了对乳酸系统的依赖。

2. 乳酸（lactic acid，LA）系统也是厌氧的，在糖原（糖）分解为乳酸时释放的能量中重新合成ATP。乳酸的积累会导致肌肉疲劳。该系统主要用于在1~3分钟内需要最大努力的活动。

3. 有氧系统利用糖原与脂肪作为ATP再合成的原料。通过一系列在细胞线粒体中发生的反应，该系统会产生大量的ATP，但不会产生疲劳的副产品。有氧系统主要用于对耐力有要求的任务或低功率输出的活动。

- 持续的练习在生理和心理上通常不那么费力，因此需要的动力很少。
- 每天运动是可能的，因为糖原没有消耗到24小时内无法补充的程度（WiMeor & Casto, 2004）。
- 连续的次极量训练适合于运动员在淡季以及比赛期间进行，作为一个较轻松的训练日，可以与隔天的训练量较重的训练日交替进行。
- CT对氧气输送系统的好处更容易从一种练习模式转移到另一种模式或一种特定的运动中。这提供了各种各样的训练活动，并且非常适合与交叉训练技术相融合。
- 在CT中报告的损伤要少于间隔训练中所报告的损伤（Pollock et al., 1977）。

根据客户的需求和期望的结果，最佳运动处方可以根据以下的指导方针而变化。

- **运动员和条件良好的客户。** 以客户的有氧能力或摄氧量的75%（约85%最大心率）为标准，进行大肌肉群的连续性练习，可最有效地训练中央氧气输送系统（Wilmore & Costill, 2004）。鲍尔斯和豪利（Powers & Howley, 2009）报告说，接近或达到乳酸阈值的运动强度可以显著提高最大有氧能力。

- **普通客户。** 为了让普通客户刚开始的训练计划有效益，可能需要以50%~70%的摄氧量或65%~80%的最大心率的强度来进行运动（Heyward, 2010）。

- **静坐少动的客户。** 当运动强度为40%摄氧量（60%最大心率）时，就有明显的健康效益（ACSM, 2009）。

当强度水平导致乳酸生成和疲劳急剧增加时，客户的状态已经达到无氧阈值。如果他的训练超过这个强度等级，练习的时间将会大大缩短。稍低于无氧阈值且不会产生早期疲劳的运动强度，能够带来最佳的效益。在实验室中可以准确测量无氧阈值。然而，在某些特定指导下，客户能够学会识别，当他超过该阈值时突然增加的通气量和自感用力度（RPE）。

如果你没有通过有氧评估或次极量测试

来确定无氧阈值，你可以从公式中计算一个粗略但通常有效的目标心率（target heart rate, THR）。

$$THR=RHR+75\%（HRmax-RHR）$$

这里的RHR（resting heart rate, RHR）指的是安静时的心率，而HRmax指的是最大心率（估值为220－年龄）。这个百分比是基于本章前面所列出的客户和结果指南。刚开始时，先将目标心率作为大概的指南。然后通过反复试验来调整强度，使客户的状态刚好低于无氧阈值。客户可以通过监测他的峰值训练心率及他的自感用力度来维持或调整CT的强度水平。

间歇性练习

在间歇性练习（interval training, IT）中，低强度运动（使用身体的有氧能量系统）与高强度运动（使用无氧能量系统）交替进行。间歇性练习是一种高强度的运动，旨在提高运动表现，通常用于竞技体育中。由于一个能量系统可以在另一个能量系统被使用时恢复，客户可以在很长一段时间内进行运动，并且完成更多的练习。

间歇性练习可以提高身体的适应能力以及恢复能力。和CT一样，它可以改善心肺功能（Heyward, 2010）。它还提供了有节奏的训练，运动员可以监测并调整，以适应他们的训练阶段及目的。这些优点与许多其他优点使其对许多人有吸引力，举例如下。

• 当你知道你想要锻炼哪些能量系统时，就能够改变该练习来适应你的需求。你可以对其进行调节来锻炼你主要的有氧、无氧或肌肉系统。你也可以针对特定的能量系统进行改进。

• 间歇性练习通常会刺激有氧系统，但不会产生由持续高强度运动所导致的高水平乳酸。当其来到休息阶段的时候，心率下降的速度比血液回流到心脏的速度要快，这导致在运动过程中每搏输出量增加了很多倍。这个过程能够增加心肌的力量，使肌肉迅速清除废物（乳酸）（Wilmore & Costill, 2004）。

• 间歇性练习以最小的疲劳完成尽可能多的运动（尽管通常需要更长的运动时间）。

• 这种形式的训练提供了几种超负荷训练的方法：运动间隔的强度、训练与休息的时间比例，以及总间隔数（reps）。

• 高强度间歇对于提高乳酸阈更有效，这可能是由于快肌纤维被调用（Powers & Howley, 2009）。

• 你可以通过检查特定事件的需求和所使用的能量系统来设计一个提供特殊训练的IT项目。

• 如果在季前赛的后期使用，以及在赛季中有选择地运用，它可以让运动员的运动表现达到最佳状态。

• 对于那些在坚持练习强度方面有困难的客户来说，IT的训练休息期可以让他们完成更多的总练习。

• ACSM（2009）将IT推荐给那些只能在短时间内（1~2分钟）忍受低强度的运动的存在症状的人。

• 活动中频繁的中断让你可以监测客户并做出适当的调整。

• 更多样化的可能性是一种激励因素。

要设计IT，你需要了解以下事项（Karp, 2000）。

• **训练间隔**：该部分的IT计划由训练努力所组成（例如，在规定的时间内跑大约200米）。

- **休息间隔**：一组练习间隔的时间。休息间隔可以包括轻度活动，如步行（休息放松）或轻度到中度运动，如慢跑（运动缓解）。
- **训练–休息比例**：训练时间与休息时间的比例。其数值为1∶2，表示训练时间为休息时间的一半。
- **组数**：一组练习和休息间隔。例如，6次220码（1码约为0.9米，此后不再标注）跑，每次在规定的时间内完成，按指定的休息间隔分开。
- **重复**：每组的练习间隔数。6次220码跑相当于6次重复。
- **训练时间**：训练期间的训练效率（例如，每次220码的跑步可能在28秒内完成）。
- **训练距离**：训练期间运动的距离（如220码）。
- **IT处方**：在IT测试中要执行的例程的规范。就处方样本而言，请参阅本章的案例研究。

表6.3表明了运动员应根据他们的运动去发展什么样的能量系统（Fox, 1979）。例如，由于一名篮球运动员严重依赖无氧系统提供ATP能量，他的IT项目应该侧重于无氧系统。

将你的IT处方与客户的户外活动相匹配。例如，找出客户在持续、艰苦的努力中为一项特定的运动所花费的具体时间。以冰球为例，运动员通常会在冰上进行45~90秒的加速。将表6.3与表6.4结合在一起使用。如表6.3所示，冰球主要采用ATP–PC–LA能量系统。因此，进行曲棍球运动的客户的处方应该强调这个系统。现在看表6.4，在最上面一行找到ATP–PC–LA，并注意最接近曲棍球加速范围的训练时间（即30~80秒）。根据表6.4，客户的运动处方应包括4~5次重复，每次3组，训练–休息比例为1∶3或1∶2。

表6.3　各种运动及其主要的能量系统

运动或活动	能量系统功能百分比（%）		
	ATP–PC–LA	LA与O$_2$	O$_2$
篮球	85	15	
冰球	80	20	
休闲体育	—	5	95
滑雪、下坡	80	20	
滑雪、越野	—	5	95
足球，边锋/前锋	80	20	
足球，中卫	60	20	20
游泳，100米	80	15	5
游泳，1500米	10	20	70
网球	70	20	10
田径项目	90	10	
田径，400米	40	55	5
排球	90	10	—

注：ATP＝三磷酸腺苷；PC＝磷酸肌酸；LA＝乳酸。
Adapted from Fox and Mathews 1974.

表6.4　间歇性训练项目处方指南

能量系统	ATP–PC	ATP–PC–LA	LA–O$_2$	O$_2$
训练时间*	10~30秒	30~80秒	80秒~3分钟	3~5分钟
训练–休息比例	1∶3	1∶3	1∶21∶1	1∶1或1∶1/2
运动量	4~5组 8~10次	3~5组 4~5次	1~2组 4~6次	1组 3~4次

*全力以赴的训练时间。
注：ATP＝三磷酸腺苷；PC＝磷酸肌酸；LA＝乳酸。

构建间歇性训练运动处方的步骤

请回顾构建适当的IT运动处方的步骤。

1. 用表6.3来确定需要锻炼的能量系统。
2. 选择适用于间歇练习的运动类型（如跑步、骑自行车、爬楼梯、一项体育运动）。
3. 从表6.4中选择训练时间（每个运动间隔）、重复次数及组数、训练-休息比例，以及休息间隔的类型。
4. 根据你对客户最初几次运动的观察来调整运动处方。

表6.4假设在训练间隔内，高强度的运动与时间的长度成比例。有证据表明，如果短时间、高强度的运动与相对较短的休息阶段相互穿插（15秒的运动：15秒的休息；即1∶1的比例），耗氧量的峰值也可以得到提高（Helgerud et al., 2007）。

如果出现以下情况，这些IT的运动处方因素可能需要微调。

- 训练没有难度或太难。
- 客户的状况不佳或状况很好。
- 客户毫无经验或快要完成训练。
- 训练的迹象（例如：恢复心率）似乎不太合适。

一个IT的运动处方中两个最重要的因素在于足够的训练效率以及充分的休息与恢复。对于短的、高强度的练习，休息间隔可能是训练间隔的3倍。对于较长时间、较低强度的训练周期，其休息间隔可能等于或小于训练间隔。当训练期间产生乳酸时，连续的有氧运动过程能将其最快地去除。

IT的间歇性允许你在运动以及休息期间监测客户的心率。因此，可以通过适当的训练-休息比例来确定休息间隔的长度，然后根据客户训练时与休息时的心率进行调整。表6.5给出了在不同时间间隔下，针对不同年龄段人群的合适目标心率的一些指导原则。

据报道，50分钟的持续中等强度循环和一个极量运动负荷的2~3分钟的全面循环（4~6次，每次30秒）所带来的心血管功能效益（Gillen, 2012）是相似的。其他大量的科学发现表明，低运动量的HIIT（高强度间歇训练）可能是一种非常有效且高时效的运动策略，同时可以在各种人群中提供一系列的健康效益。吉朗（Gillen, 2012）针对低运动量的HIIT运动的参与者和个人提出了以下一些循序渐进的建议。

- 使用固定自行车，以舒适的速度热身2~3分钟。
- 增加自行车的阻力，让你对训练负荷的感觉处于9的水平（1=没有任何感觉，10=最大努力）；然后使劲蹬踏1分钟。
- 遵循1分钟的轻骑运动，运动感觉就像10分中的4分（如果需要的话，这1分钟可以完全用来休息）。
- 在19分钟的时间内，以1分钟运动，1分钟休息的方案重复10次。
- 在低强度的情况下，进行2~3分钟的放松。

表6.5　监测间歇性训练运动处方中的目标心率

年龄（岁）	训练时的心率（次/分）	休息时的心率（每次练习之间）	休息时的心率（每组运动之间）
小于20	190	150	125
20~29	180	140	120
30~39	170	130	110
40~49	160	120	105
50~59	150	115	100
60~69	140	105	90

注：HR＝心率，通用于男性和女性的心率。
Adapted from Fox and Mathews 1974.

你还可以将这些步骤应用到其他运动模式中，如游泳、跑步或爬楼梯。关键是要在低强度或休息期间反复进行1分钟的"困难"的练习。

案例研究

案例研究1：身体素质中等的34岁女性

这位客户想按照她最喜欢的有氧运动视频来进行间歇性的心血管功能训练。运动处方如下。

4 × 4:30（4:00）

其中4=重复次数，4:30=以分和秒为单位的训练时间，（4:00）=以分和秒为单位的休息间隔时间。

每一个训练间隔包含了跟着4分半钟的视频做运动、一个在场地行走的休息间隔，以及在视频暂停4分钟的时间内的拉伸。重复4次这个顺序，构成一组。运动处方能使有氧系统处于功能状态，其训练-休息间隔比例为1：1。对于大多数身体素质中等的客户而言，运动强度应在摄氧量的70%~85%（80%~90%最大心率），从最低的标准开始。通过逐步增加训练周期的长度来创建初始运动负荷；之后，你可以减少放松休息间隔的时间长度。

案例研究2：竞技型壁球运动员

这位客户抱怨说，疲劳出现得太早了。ATP-PC及LA系统占主导地位（表6.3）。现在是季前赛，所以你需要决定从调动他的LA-O_2系统开始。你设计了一系列精心安排的、在球场上的训练。

• 第一组：6 × 2:30（3:45），其中每6次训练都持续两分半钟（高强度），3分钟45秒的轻度运动（慢跑，或使用附近的自行车或跑步机）。

• 第二组：8 × 1:30（3:00），其中训练的时间较短，但采用相同的运动形式、强度以及能量系统。

由于恢复期时间间隔不完整，客户将增加他对乳酸的耐受性以及他的无氧能力——这对壁球运动员来说很重要。随着赛季的临近，你可以让他针对自己的ATP-PC-LA系统进行更剧烈的训练。根据表6.4的处方指南，这一过程意味着每一次运动的间隔时间更短（更剧烈），也意味着进行更多的重复，所以你需要规定一个时间稍微长一点的训练-休息比例。

案例研究3：普通的健身入门者

这位客户在使用CT的方法来激励自己时遇到了一些困难，所以他的私人教练设计了两种通用的IT计划，并在他们待在一起的那一周的2天里交替进行。一个是低强度的IT计划，另一个是高强度的IT计划，二者都是针对他的初级水平。

- 低强度：
  - 5分钟热身
  - 4×4:00（4:00）以60%~65%的最大心率，以及步行放松的休息期
  - 5分钟放松
- 高强度：
  - 5分钟热身
  - 2组：4×1:00（2:00）以70%~75%的最大心率，以及轻度运动的休息期
  - 5分钟放松

循环训练

循环训练通常由10~15个不同的动作站点组成，循环重复2~3次。

循环训练的以下优点使其特别适合于某些客户。

- 有效利用时间来获得效益。
- 在有氧健身、肌肉力量和耐力方面能提供更多的增益。
- 适用于初学者或运动员。
- 为训练提供重点及难点。
- 当客户从伤病中恢复时，可以保持他的健康水平。

这些站点要么是徒手体操（如跨步、踏步、仰卧起坐、高抬腿、俯卧撑、引体向上、跳绳），要么是阻力器械（如器械、杠铃、弹力带），要么就是两者的组合。站点之间彼此离得很近，来促进高效的运动。所选的动作应避免重复使用相同的肌群和出现早期疲劳。

当你规定重量时，请选择一个有重复次数或时间限制的中等强度（最大重量的40%~60%），比如15次，或者限时30秒。站点之间的休息期是设计的重要组成部分。举个例子，在采用低强度动作（或较轻的重量）的时候，站与站之间的休息时间只有15秒，或者是直接到下一个站点继续下一个动作。循环重量训练通常采用1∶1的训练–休息比例（Baechle & Earle, 2008）。当休息时间涉及有氧运动如慢跑，或使用有氧运动器械（空间和器材允许）时，就能获得更多的有氧收益。在家里进行训练的客户可以用爬楼梯、跳绳、跟着有氧运动的视频，或者任何有氧的徒手操，比如跨步跳、高抬腿，或在重量站点之间进行腿部交换弓步等方式进行运动。

循环重量训练是肌肉训练与有氧训练的折中方案。目标心率的监测很重要。循环重量训练的代谢需求通常会满足发展有氧能力的最低要求，其有氧消耗为40%~60%的摄氧量或60%~75%的最大心率（ACSM, 2009）。一些研究表明，与传统的耐力运动相比，循环训练计划有助于提高身体健康水平，提高运动后代谢率以及肌肉力量水平（Kaikkonen et al., 2000）。另一些人报告说，仅使用循环训练的有氧能力的改善程度是有限的（约8%），尽管特定活动的运动能力有了较大程度的提高（ACSM, 2010）。

循环训练不需要负重物或机械。由8~10个有氧徒手操所组成的循环训练将会比负重物更有效地提高和维持心率。就图6.1所

示的循环训练示例而言，4~6英尺的弹力带可以提供额外的阻力，但不是必需的。

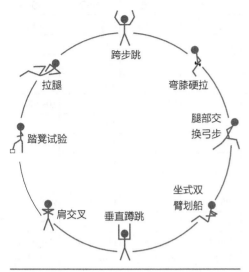

图6.1 对于那些在家运动且空间和设备都少的客户来说，紧凑的、多功能的循环训练有着很大的优势

在第一次或第二次练习，以及之后大约每10次练习中，你都应该对它们进行评估。通过在每次练习测试之间留出足够的恢复时间，记录30秒内在每个站点所完成的最多的完美运动，来确定客户的起始水平。请注意过多的动量、不完整的活动度以及不一致的身体排列。请在每一站点为客户分配1分钟内完成评估的重复次数。每个站点之间有15秒的时间间隔，一个完整的循环训练通常需要10分钟。在第一次循环试验之后，你可以微调重复次数的量。每节课以两组练习或两次循环训练作为开始，并通过往选定的站点添加重复次数来逐步推进；你也可以通过纳入弹力带，或添加第三个循环训练来取得进展。图6.1中所示的徒手操涉及大肌群，包括大部分的主要肌群，而且应该尽量减少局部肌肉的疲劳。

交叉训练

交叉训练包括各种各样的健身活动。它提供了混合活动的灵活性，允许关节和软组织在不停止运动的情况下休息。交叉训练既适合初学者，也适合运动员，它可以扩大单项练习的训练效果。

亚森达（Yacenda, 1995）解释了跑者如何运用有氧运动和游泳来缩短腿部疲劳的时间。对于跑者来说，很容易出现小腿过度使用的问题，但是缺少运动便意味着失去一个后天的有氧训练水准。他们的慢性膝关节和胫骨问题也可以通过补充或循环重量训练练习来缓解。游泳运动员可以从低强度有氧运动中获得耐力和关节稳定性。差异大的压力是一个积极的挑战。在恢复损伤的时候通常会选择交叉训练，因为如果在恢复损伤的几个星期里用另一种运动模式代替有氧训练，那么大多数有氧运动的效益将得以维持。如果你的客户在损伤恢复后继续进行交叉训练，它将能够防止由其他单一活动所引起的过度使用性损伤。

心血管适能的4个主要的运动处方因素（FITT：频率、强度、时间、练习类型）可以被大体上复制，无论所选定的活动是什么。表6.6将帮助你根据强度等级来选择有氧运动。你可以将运动强度计算为客户的最大代谢当量（MET）值的百分比（见"新陈代谢计算"）。如果你不知道适当的MET训练级别，那么首先要确定客户能够始终保持的活动级别，并将其转移到运动负荷中。本专栏中的任何其他活动都应该与你的客户能够执行的内容接近。鲍尔斯和豪利（Powers & Howley, 2009），以及ACSM（2009）已经公

表6.6　**有氧活动的强度等级**

活动		强度等级						
	METs	3~4	4~5	5~6	6~7	7~8	8~9	10+
	千卡/分	4~5	5~6	6~7	7~8	8~10	10~11	11+
步行	英里/时	3.0	3.5	4.0	5.0	—	—	—
	分/英里	20	17	15	12	—	—	—
跑步	英里/时	—	—	—	—	5	5.5	6~8
	分/英里	—	—	—	—	12	11	10~7.5
固定自行车 （强度kp）	130磅	1/2	1	1 1/4	1 3/4	2	2 1/4	3+
	175磅	3/4	1 1/4	1 3/4	2 1/4	2 3/4	3 1/4	4+
户外骑行	英里/时	6	8	10	11	12	13	15
	分/英里	10	7:30	6	5:30	5	4:40	4
游泳	英里/时	—	0.85	1.0	1.25	1.5	1.7	2.0
	秒/25码	—	60	50	43	35	30	25
踏凳试验	154磅	8英寸× 12/分	8英寸× 18/分	8英寸× 24/分 11英寸× 18/分	11英寸× 24/分 12~6英寸× 18/分	8英寸× 30/分 12~6英寸× 24/分	11英寸× 30/分 15~8英寸× 24/分	（11METs） 15英寸× 30/分

注：MET＝代谢当量；KP＝千帕，制动阻力的量度。

布了大量的活动能量消耗清单。

法特莱克（Fartlek）训练

法特莱克（瑞典语的翻译，意为"速度游戏"）是一种在瑞典发展起来的训练形式。它结合了CT和IT的元素。尽管法特莱克是计时和正式的运动员训练模式，但你可以把它作为一个有趣的改变来适应健身计划，这个改变可以为个人或小群体带来很多乐趣。

乐趣是主要的目标，距离和时间是次要的。人们相对自由地选择他们喜欢跑的路线及速度，尽管速度应该周期性地达到高强度水平。法特莱克训练会涉及快节奏的加速，并穿插着耐力跑。加速度随着距离的变化而变化，其"形式"可能是一种特定运动的动作、直线跑，或者只是好玩的活动。法特莱克训练通常在有各种各样的丘陵与地形的乡间进行。热身对于这类训练来说很重要。超过10分钟的慢跑以及对于运动肌肉的长时间静态拉伸是必要的。跑步可能持续40分钟或更长时间。

以下是法特莱克训练法的优点，可以帮助你在适当的阶段将其与合适的客户进行匹配。

- 速度和风景的变化打破了单调，这让人精神振奋。
- 可以提高无氧及有氧能力。

- 这是一个令人愉快的方法，它能够实现心血管健康，并在较小程度上改善体适能中与健康相关的其他方面。
- 对于一小部分运动员来说，这是一个很好的训练机会，同时也是一个很受欢迎的正式训练计划的补充。
- 如果你的客户住在农村地区，给他搭配该训练是很自然的。

许多城市公园都设有健身步道，同时沿途都设有健身站。然而，对于许多健身者来说，法特莱克的真正越野速度可能会显得过于剧烈，而定制的公园健身步道非常适合大多数客户。

为了模拟瑞典的法特莱克训练，运动员可以从一个有湖泊围绕的乡村开始。在慢跑热身以及对下半身进行静态拉伸后，运动员以一个适度的速度在平坦的道路上跑0.62英里。来到一座小山的时候，他应该以接近最高的速度登顶，然后走下山，重复此过程4~5次。他应该以大约75%的速度跑3~4分钟，然后重复这个步骤2~3次。在当地的障碍物上进行短暂的冲刺和慢跑后，再让他回到湖边。随后做一个社交桑拿，补充水分并进行一些伸展运动，然后跳进湖里！

积极的生活

戈德·斯图尔特（Gord Stewart, 1995）将积极生活描述为日常生活中简单活动的增强，比如步行至街角的商店，而不是乘坐汽车，或者爬楼梯而不是乘电梯。乍一看，这似乎不像一种训练方法，但是对于大多数成年人来说，直接去上有氧健身课，进举重房或者踏上跑道，这种变化太大了（参见第1章中关于变化的讨论）。

最近的研究表明，有规律的、适度的活动可以带来显著的健康效益（Bouchard et al., 2007；Kesaniemi, 2001）。积极的生活特别适合以前静坐少动或上了年纪的客户，他们会比较关心血压、血脂、心脏健康和预防医学。积极的生活可以缓解压力，改善能量，带来快乐，并提供幸福感。

在一项针对青少年的研究中，霍斯维尔等人（Horswill et al., 1995）展示了一种休闲活动的选择，比如演奏乐器而不是看电视，是怎样增加41%的能量消耗的。即使这些生活习惯上的小改变也会对长期的能量平衡以及体重管理产生巨大的累积效应。对于上了年纪的客户来说，积极生活的好处在于带来更多的独立性和预防残疾（第13章）。

如果你的客户并不那么活跃，最初的时候请规定1000千卡/周的能量消耗，随后力争到2000千卡/周。以下任何一项都会在一周内燃烧约1000千卡的能量。

- 4~5小时的家务。
- 4~5小时的积极儿童护理和玩耍。
- 4~5小时的购物和把杂货带走。
- 3.5~4.5小时的园艺或庭院运动。
- 3~4小时的绘画。
- 2.5~3小时的舞蹈。
- 步行3小时。
- 2.5小时滑冰。
- 2~2.5小时的体力劳动。
- 打2小时网球。

活动的多样性只受制于你的聪明才智。帮助你的客户看到他们的机会：一边看电视一边骑固定自行车，寻找能够替代汽车的交通工具，使用更多的手工工具来做家务，和孩子们一起玩耍，去度假，打高尔夫球，或者在午餐时间散步。

积极的生活超越了物质生活，具备成为一种生活方式的潜力。你的客户可能需要一些初步的指导，但积极的生活在于做出选择——它是真正以客户为中心的。

我们研究了6种不同的心血管训练方法：连续的、间隔的、循环的、交叉的、法特莱克训练法以及积极的生活。心血管类运动处方模型（表单6.1）之后的两步（第4步与第5步）十分关键，因为它们为客户选择了个性化的适合度（频率、强度及时间/持续时间）。

步骤4：设置强度与负荷量

现在我们准备讨论为你的客户设置特定于练习模式的强度及相应的运动负荷。强度可能是心血管类运动处方中最重要且最复杂的决定因素。如果定得过高，我们的客户将会受到打击，并有受伤的风险；如果定得太低，可能需要更长的时间才能看到效果，目标可能无法实现。在我们规定客户的运动强度之前，我们必须知道如何计算强度。在你学习了如何计算运动强度之后，我们将讨论如何为你的处方的特定部分设定目标强度，例如，热身、放松、在持续训练中需达到的平台，以及它的峰值与低值。

计算运动强度

最直接的计算强度的方法是使用所测量的功能能力的百分比（例如，最大耗氧量的百分比）。然而，如果不进行分级运动测试，有几种间接方法可以用来估计训练强度的区间。所选择的方法不仅取决于你对测试数据的使用，还取决于你作为一个运动专业人员的经验、监测设备的可用性以及客户的运动计划与体适能水平。

以下是计算和规定运动强度的主要方法。

- 涉及评估的方法：
  - MET等级法（耗氧量储备）
  - 图形法
  - 最大心率的百分比
- 不涉及评估的方法：
  - 最大心率的百分比（估计值）
  - 心率储备（HRR）

MET等级法

MET等级法使客户所测得的耗氧量储备的百分比（即功能储备）转换为与代谢当量相等的东西（1MET=3.5毫升/千克/分）。虽然运动强度在传统上通常表示为客户的最大耗氧量的百分比，但是ACSM现在推荐使用耗氧量储备的百分比来代替它。耗氧量储备指的是耗氧量与安静时耗氧量之间的差值，因此：

耗氧量储备=耗氧量-安静时耗氧量

随着这种变化，安静时耗氧量的百分比与心率储备的百分比这两种用于规定运动强度的方法变得更为相似。举个例子，要计算目标强度为50%~85%的功能储备时，所给定的耗氧量=35毫升/千克/分：

耗氧量=35毫升/千克/分

因此，耗氧量储备=耗氧量-安静时耗氧量

最大耗氧量=35毫升/千克/分-

3.5毫升/千克/分=31.5毫升/千克/分

或者代谢当量（METs）=10-1=

9代谢当量（METs），或功能储备

如果强度设置为功能储备的50%~85%：

$[(10-1METs)\times50\%]+1METs=5.5METs$

$[(10-1METs)\times85\%]+1METs=8.6METs$

因此，客户应该选择需要5.5~8.6METs能源消耗的类似活动。表6.7（ACSM, 2009）指出，可能的活动包括有氧舞蹈、羽毛球、保健操、高山滑雪、远足或网球。威尔莫尔和科斯蒂尔（Wilmore & Costill, 2004）、鲍尔斯和豪利（Powers & Howley, 2009）提供了一个更详尽的身体活动列表以及它们各自的MET值。

表6.7 休闲活动的MET值

活动	MET范围
有氧健身班	6~9
羽毛球	4~9+
篮球	7~12+
保龄球	3~4
划独木舟、划艇	3~8
健美操	3~8+
儿童保育、积极玩耍	3~4
家务活	
• 室内清洁	3~5
• 庭院劳动和体力劳动	4~6
竞技体育（连续）	10+
骑自行车（娱乐）	3~8+
舞蹈	
• 适度	5~6
• 剧烈	7~8
高尔夫球	
• 拉车	3~7
• 背负高尔夫球棒	4~7
徒步旅行	3~7
绘画	3~4
跳绳速度	
• <75转/分	8~9
• >75转/分	10+
滑冰	5~8

续表

活动	MET范围
滑雪	
• 越野	6~12+
• 下坡	5~8
• 滑水	6~7
壁球或短柄墙球	8~12+
乒乓球	4~5
网球	4~9+
• 双打	4~5
• 单打	6~8
排球	3~6+

注：MET=代谢当量。

高亮框中的"新陈代谢计算"将能够让你在特定的运动模式下将目标MET等级转化为相应的运动量。

当你决定是否使用MET等级法时，请考虑以下几点。

- 对于选择类似球拍运动或骑马的活动且想要近似的能量消耗的客户而言，代谢当量等级法十分有用。
- 该方法可用于减肥方案（例如，1MET为1千卡/千克/时）。

因此，平均值为80千克的客户，以6MET的强度运动，所消耗的能量为480千卡/时或8千卡/分。

- MET是一种常用的推荐方法。
- 当测试模式不同于训练模式时，可以使用MET等级法。
- 其他模式下的评估可能是困难并且昂贵的。
- 活动的实际能量消耗可能受到环境、天气、服装、饮食、机械效率或疲劳的影响。

- 当与自感用力度、"谈话测试"或心率等结合使用时,可以对MET等级法进行细微的调整。

图形法

将客户在分级的极量或次极量运动测试中的每个阶段的稳态心率反应绘制成一个图

代谢计算

你可以采用ACSM方程(2009)来计算一个特定的步行、慢跑、跑步、骑自行车以及台阶试验强度的速度或运动负荷。

示例1

一位客户应该以多快的速度在平地上慢跑才能达到8METs的运动强度?

$$\dot{V}O_2 = 8METs(3.5毫升/千克/分)$$

$$\dot{V}O_2 = 28毫升/千克/分$$

ACSM跑步方程

$$\dot{V}O_2 = 0.2(速度) + 3.5毫升/千克/分 =$$

$$[速度(米/分) \times 0.2毫升/千克/分] + 3.5毫升/千克/分$$

$$28毫升/千克/分 - 3.5毫升/千克/分 = 速度(米/分) \times 0.2毫升/千克/分$$

$$24.5毫升/千克/分 = 速度(米/分) \times 0.2毫升/千克/分$$

$$122.5米/分 = 速度$$

如果1英里/时=26.8米/分,122.5米/分÷26.8米/分=4.57英里/时。

如果速度=60分/时÷英里/时,

速度=60分/时÷4.57英里/时,速度=13.1分/英里。

注:ACSM行走方程应适用于正常水平行走速度。

$$\dot{V}O_2 = 0.1 \times (速度) + 3.5$$

示例2

一位体重80千克的客户,在自行车测力计上以4.3METs的强度来运动,应设置多大的运动负荷?

$$\dot{V}O_2 = 4.3METs \times (3.5毫升/千克/分)$$

$$\dot{V}O_2(毫升/分) = 15毫升/千克/分 \times 80千克$$

$$\dot{V}O_2(毫升/分) = 1200毫升/分$$

ACSM腿部测力计方程

$$\dot{V}O_2 = 1.8 \times (运动率)/(体重) + 7$$

$$15 = 1.8 \times (运动率)/80 + 7$$

$$8 = 1.8 \times (运动率)/80$$

$$640 = 1.8 \times (运动率)$$

$$355千克 \cdot 米/分 = 运动率$$

形。心率与代谢负荷（能量消耗）之间存在着线性关系，因此可以在图标上绘制与氧消耗当量（或METs）对应的心率。在测试的每个阶段都这样做，然后在各点之间画一条"最佳拟合"线。现在在任何耗氧量或MET水平下，都可以从图中读出相应的心率。通过适当比例的功能储备（如：耗氧量储备）来确定训练区间的范围，并找出这些点的心率反应（Golding，2000）。

图6.2提供了使用图形法的示例。图上的5个点代表了在评估过程中所得到的5个稳定状态。最后阶段的心率为170次/分，相当于10METs的能量消耗。请记住，功能储备是指从静止到功能能力的等级（从1MET到10METs），所以储备指的是那些高于1MET的区域。一旦计算出了功能储备的百分比，实际的能量消耗就包括休息时的MET，所以它被加了回去。

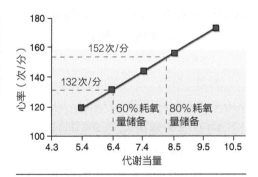

图6.2 确定目标心率区间的直接方式

如果强度设置为功能储备的60%~80%：

$$[(10-1METs)×60\%]+1MET=6.4METs$$
$$[(10-1METs)×80\%]+1MET=8.2METs$$

曲线图上的折线表明，这些水平对应的心率分别为132次/分和152次/分。

当你决定是否使用计算强度的图形方法时，请考虑以下客户的问题。

- 如果测试模式与训练模式相同，那么规定的运动量和心率之间的关系应该非常密切。
- 评估可能有一定的难度并且费用较高，但是对于运动处方而言，这种方法最为可靠。
- 如果测试模式与训练模式不同，则可能会造成准确性的损失（用RPEs来调节强度，同时需要更频繁地进行监测）。
- 只有当训练心率不会在客户测试的过程中导致不良体征或症状时，方可指定相关的运动。

最大心率的百分比

最大心率可由一名优秀的健康护理从业者采用跑步机或自行车测力计进行功能能力测试来直接确定，同时测试中需要达到疲劳或极限症状点为止。请通过读取所测得的最大心率的百分比来确定训练区间。最大心率百分比和耗氧量储备百分比以及静息心率百分比之间的联系是这种方法的基础所在（ACSM，2009）（图6.3及表6.8）。

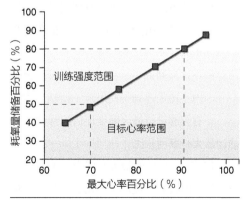

图6.3 最大心率百分比和最大有氧功率的关系

表6.8　**运动强度的分类方式**

代谢当量	最大心率 百分比（%）	耗氧量储备 百分比（%）	心率储备 百分比（%）	RPE	自感用力度
3.0	55	30	30	11	轻
4.0	64	40	40	12	
5.0	70	50	50	13	有点累
6.0	77	60	60	14	
7.0	85	70	70	15	累（重）
8.0	90	80	80	16	
8.5	93	85	85	17	非常累
9.0	95	90	90	18	

注：代谢当量采自一位最大耗氧量为35毫升/千克/分的客户。

ACSM（2009）建议将运动强度控制在50%~85%的耗氧量储备之间。根据表6.8，目标心率的最大值应设为70%~92%。如果测量的最大心率是180次/分，则：

$$180 \times 70\% = 126次/分$$

$$180 \times 92\% = 166次/分$$

当你决定是否采用最大心率法来计算强度的时候，请考虑以下问题。

- 这种方法已在许多群体中得到验证。
- 如果测试模式与训练模式相同，那么规定的运动量和心率之间的关系应该非常密切。
- 评估可能有一定难度且费用昂贵，但在配合心电图使用时，其准确度会更高。
- 在这项测试中，普通的客户可能会出现不适或遇到一些风险（请确保你拥有能够进行最大限度评估的许可）。

估计最大心率百分比

传统上，估计的最大心率为220－年龄。虽然传统的公式仍被广泛使用，但相关人员已经提出了一个新的公式，根据健康受试者的广泛年龄和体适能水平范围来估计最大心率：

$$最大心率 = 208 - 0.7 \times 年龄$$

（Tanaka et al., 2001）

先前旧的公式低估了年龄超过40岁的群体的最大心率，这是一个对运动处方有着更高需求的群体（Schnirring, 2001）。通过读取估计的最大心率百分比来确定训练区间。

$$心率训练区间 =$$

$$[（208 - 0.7 \times 年龄）\times 训练区间\%]$$

例如，对于一位50岁的在60%~70%最大心率之间进行训练的客户来说，

$$[（208 - 0.7 \times 50）\times 60\%] = （208 - 35）\times 0.6 =$$

$$173 \times 0.6 = 104次/分$$

$$[（208 - 0.7 \times 50）\times 70\%] = 173 \times 0.7 = 121次/分$$

在决定是否采用最大心率百分比方法时，请考虑以下的客户问题。

- 公式（HRmax = 208 − 0.7 × 年龄）是保守的且可变的（±10次/分）（Tanaka et al., 2001）；
- 你应该使用RPE和主观练习评论来指导这个方法。

心率储备

正如已经说明过的，心率储备（HRR）是最大心率和静息心率之间的差。在使用HRR方法时，请确定你希望客户在什么样的强度下运动。取"储备"的百分比，并将其与静息心率相加，以确定心率训练区间。心率储备的数值大致与耗氧量储备的百分比相等（Swain & Leutholtz, 2007）（图6.4）。

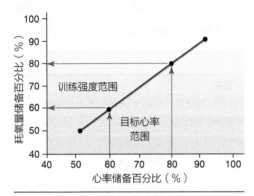

图6.4 心率储备百分比与最大有氧能力百分比之间的关系

心率训练区间 = [（最大心率 – 静息心率）× （50%~85%）] + 静息心率（ACSM, 2009）

例如，对于一位40岁，静息心率为70次/分，运动强度为60%的客户来说，[（180-70）× 60%] +70=66+70=136（次/分）。

在决定是否采用心率储备方法时，请考虑以下的客户问题。

- 这种方法很受欢迎。消息灵通的客户可能熟悉或已经使用过这种方法。
- 真正的静息心率并不总是可用的，但这似乎并不会带来严重的误差。
- 最大心率的估计有可能不准确。
- 本方法在生理上代表心脏的储备，以增加心输出量。

以客户为中心的心血管强度制订的指导方针

你可以根据客户的健康水平、运动历史、目标以及风险因素来改变运动处方中的运动强度等级。第3章讨论了在较低强度的情况下可能获得的健康效益（Haskell, 1995；Kesaniemi et al., 2001；Bouchard et al., 2007）。能够为大多数人群提供足够的心血管改善的强度范围如下。

- 耗氧量储备的60%~80%（毫升/千克/分或METs）。
- 心率储备的60%~80%。
- 最大心率的75%~90%。

这些范围比ACSM指南（2009年）更窄，但仍在其范围内。当强度指导方针基于客户的描述时，它可以变得更为个性化（表6.9）。

自感用力度的等级是衡量运动强度的主观量度，它考虑到客户的运动疲劳感，其中包括肌肉骨骼、心理和环境因素。RPE的Borg量表给出了一个在6~20的数值。你可以单独使用RPEs，或将其与心率结合使用，以规定运动训练的强度。例如，一位客户在你为他的运动处方所选的目标强度的评估阶段中反馈RPE为13（有点困难）。然后，不管活动的模式是什么，只要他在当下的强度水平感觉到"有点困难"（RPE为13），他就处于正确的努力水平。使用Borg的语言描述似乎对客户更友好，而且对于一些类型的客户来说可能更是以客户为中心的。为了拓展RPEs的规范性和监测价值，海沃德（Heyward, 2010）展示了感知用力度与相对强度的关系（表6.9）。

这里有一些实用的考虑事项，可以帮助

你为客户设定正确的强度。遵循这些原则会让你在制订运动处方的路上取得成功。

从心血管评估中获取的信息

分级的运动测试提供了体适能状态的一般分类,以帮助你选择训练区间。例如,表6.9显示的强度为低体适能水平客户HRR的50%~65%和强度为平均体适能水平客户HRR的65%~80%。下面的"标志"标示出了你应该设置强度的点。

- 在测试过程中,心率、血压或体力突然增加(如果没有完成测试,就在监督下改变运动负荷)。
- 收缩压显著或快速上升。
- 长时间处于稳定状态。
- 有一个缓慢的恢复。

通常,从较低的强度开始,再逐渐增加运动量是一种有用的方式。还可以考虑使用间隔来鼓励以较小的增量进行适应。根据恢复心率来设定休息时间(表6.5)。最后的放松过程应该是循序渐进的。

表6.9　以客户为中心的运动强度处方

区间	客户描述	强度 (心率储备百分比/ 耗氧量储备百分比)	心跳 ± 无氧阈值	RPE
1. 有氧基础	低体适能状态,不活跃,有几个危险因素,想要更低的强度,更长的持续时间	50%~60%	低于无氧阈值 30~20次心跳	13~14
2. 稳态节奏	中等体适能状态,正常活动,存在些许危险因素	65%~80%	低于无氧阈值 20~10次心跳	14~16
3. 阈值	良好的体适能状态,非常活跃,低风险,运动员式,间歇式训练	80%~90%	无氧阈值上下10次心跳	16~18

强度与其他处方因素的关系

就总运动以及进展阶段而言,持续时间、频率和运动模式与强度相互作用。持续时间和频率的选择通常是为了适应所选的强度:如果为了适应短的持续时间或低频率而去选择强度,那么强度将会高到很危险的程度。运动时间(或运动间隔)的延长能够提供最安全的初始进展。更广泛的强度范围可能适合一些IT计划。例如,由于运动时间间隔很短,你也许会指定心率上限略超出标准的有氧训练区间,或者你可能指定心率下限低于标准的区间,因为它代表一个间隔恢复率(见本章前面一部分讨论的间歇训练)。运动开始时的有氧热身练习强度应该与心率训练区间的下端相近。

客户的个人目的

客户想要的东西必须与你的生理目标保持平衡。虽然最快速的改善通常出现在强度增加的时候,但客户想要的改善类型(例如,特定于体育的改善)应该会影响强度的选择。高强度间歇会产生有氧和无氧的效益;适度、稳定的强度可以提高耐力与有氧耐力。倾听客户对于强度的看法。Borg量表(RPE)是一种很好的工具,无论你是否到场或是记录评分，它都可以追踪客户对其运动负荷的调整。

在继续下一步之前，请先回顾一下心血管类运动处方模型（表6.1）第4步中的选择。

步骤5：设定运动量

我们已经考虑了以客户为中心的心血管类运动处方的前4个步骤，现在我们准备讨论设定所需的持续时间和运动频率，即每周活动量，通常以每周的卡路里（1卡路里约为4焦耳，此后不再标注）为单位。

某一特定客户进行运动的最佳时间取决于她被规定的强度。一般来说，强度越高，持续时间就越短。你必须充分了解你的客户，给他们指定一个适当的强度和持续时间，从而确保在锻炼他们的心血管系统的时候不会出现过度劳累的状况。运动的频率取决于每次持续的时间和强度。如果强度较低，持续时间短，每周便需要计划更多的次数。

频率可能是健身公式中最困难的因素。每周的运动次数受限于客户的生活方式，但也取决于客户的积极性。你在激励方面所发挥的关键作用可能是你在私人健身训练领域有所发展的一个原因。

美国运动医学会（ACSM, 2009）建议每周进行3~5天的有氧运动。

- 非常差的体适能：1或2天/周（如果强度和持续时间较低）。
- 差的体适能：3天/周。
- 一般的体适能：3~5天/周。
- 保持阶段：2~4天/周。

图6.5表示耗氧量（心血管耐力）的改善随运动次数的增加而增加。这些效益在4天/周后开始趋于平稳。事实上，如果一位客户以前静坐少动，那么每周运动超过4天

似乎太多了，而且受伤和无法坚持的概率也会增加（Powers & Howley, 2009）。如果每次运动的时间更短且强度更小，频率便可以在安全的情况下增加。

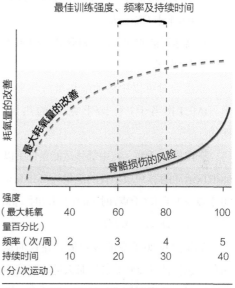

最佳训练强度、频率及持续时间

强度 （最大耗氧 量百分比）	40	60	80	100
频率（次/周）	2	3	4	5
持续时间 （分/次运动）	10	20	30	40

图6.5　强度、持续时间和频率对心血管改善的影响

所完成的总运动量

心血管获益最重要的变量在于完成的总运动量。虽然在相当低的强度下有可能带来其他的健康效益，但是心血管的改善似乎需要在一个运动过程中完成总运动量的最小阈值。因此，如果你的客户在低强度运动，其持续时间必须比另一个在高强度下运动的客户的运动时间更长。

身体对持续20~30分钟的运动有着良好的反应，在这段时间之后，它的效果就会稳定下来。图6.5表示，随着运动时间的延长，耗氧量会有所增加。但是，图6.5还显示，在中等强度下，如果运动时间超过40分钟，则会增加骨科损伤的风险。这种情况下，你必须

调整客户的运动时间以适应他的体适能水平。以下是一般来讲有着良好效果的时长范围。

- 低体适能水平：10~20分钟（100~200千卡/次运动）。
- 中等体适能水平：15~40分钟（200~400千卡/次运动）。
- 高体适能水平：30~60分钟（>400千卡/次运动）。

总运动量可以用活动的热量消耗来表示。1MET相当于1千卡/千克/时的热量。例如：

一位重80千克、在中等体适能条件下以6METs运动的客户所消耗的能量为6METs×80千克×1千卡/千克/时=480千卡/时=480千卡/时/60分=8千卡/分。

如果这位80千克的客户最初建议的运动负荷包括消耗200千卡，那么运动强度为6METs时，他需要运动25分钟（8千卡/分，总共就是200千卡/次运动）。如果持续时间在同一强度下逐渐增加到40分钟，则每次的总运动量为320千卡。

以客户为中心的心血管类持续时间设定的指导方针

如果客户的目标在于改善心血管，则持续时间应该指的是训练区间内的时间。低于训练区间的活动仍可能对身体成分带来积极的影响或减少危险因素。较长的持续时间可以帮助客户忍受次极量的挑战，但是它们在改变最大摄氧量方面效果不佳。

请确定那些要求心血管耐力的运动中，高强度运动"冲刺"的持续时间；然后设计具有类似持续时间的IT计划。

持续时间是一个重要的处方因素，客户的症状限制了他们运动的强度水平。因为这样的人受与强度有关的伤的可能性较小，你可以逐渐增加他们活动的持续时间。如果在1小时内恢复不完全，或在恢复10分钟后，心率仍比运动前的水平高出20次/分，则总运动量或持续时间可能过高。

以客户为中心的心血管类频率设定的指导方针

频率是培养习惯的关键处方因素。每天的步行习惯似乎比不那么频繁的锻炼消耗更少，因为步行成为客户生活方式的一部分。每天的低强度活动对那些功能能力较低的人来说，可以减少疲劳，并有助于增强肌肉耐力。

运动一天休息一天的日常生活方式可以改善心血管健康并降低受伤的发生率，从而达到减肥的目标（ACSM，2009）。如果将有氧运动设为一个主要的目标，那么两次运动之间的间隔不应该超过2天。

尽管每周只运动两次可能会带来一些心血管方面的改善，但提高运动的强度是很危险的。如果你的客户刚开始做一些负重练习，比如慢跑或有氧运动，建议在有氧运动之间进行36~48小时的相对休息，以防止过度使用性损伤。对于超重的人或那些小腿骨排列有问题的人来说，休息更为重要（第8章）。有氧运动前后的下半身拉伸会提高安全性和运动表现，但你必须告知客户过度拉伸的危险，以及如何避免这种情况。

在继续下一步之前，回顾一下心血管类运动处方模型（表单6.1）第5步中的选择。

步骤6：设计进展与监测

之前的步骤已经引导我们来到了进展和监测的过程，这是以客户为中心的心血管类运动处方模型中的第6步。

对于健身专业人士来说，永恒的挑战在于要找到一种循序渐进的方法，在不过度训练或减少依从性的情况下增强有氧能力。对于后续环节进展的监测应首先以回顾作为实现目标所采取的步骤。如果目标明确且可测量，那么就很容易关注到预期的结果。反馈应该超越认知和鼓励。让客户参与他们的计划，并为改变制订策略。跟进以及监测能够做到以下3点。

- 定期给客户反馈。
- 作为判断你的处方有效性的基础。
- 有利于计划改变或进展的趋势。

改善的速率取决于个人的年龄、功能能力、健康状况以及目标。那些更健康或更接近他们固有潜力的客户，以及一些较年长的人，不会像那些不健康的人一样得到那么多的改善（Heyward, 2010）。当生理变化使客户能够显著增加所完成的总运动量时，最快的进展速度是在最初的6~8周。根据夏基（Sharkey, 1984）的说法，在第一个月，有氧耐力可以每周提高3%，第二个月每周提高2%，之后每周提高1%或更少。你的客户可以在开始高强度锻炼或参加比赛之前，先将耐力提高到一定的水平，以确保安全和舒适度。

进展的阶段

心血管类运动计划进展的3个阶段如下。

- 初始训练。
- 改善训练。

- 维持训练（ACSM, 2009）。

初始训练阶段通常持续4~6周，其特征为长时间的热身和放松、强度为40%~60%的心率储备、12~15分钟的持续时间，且最高可达20分钟、频率为每周3次，同时需在非连续性的天数内进行。比一般人身体素质更好的活跃客户可以跳过这个阶段。

改善训练阶段通常持续16~20周，其特点在于进展更快速，强度为50%~85%的心率储备，持续时间每2~3周便增加一次，直到持续时间达到30分钟为止，同时频率为每周3~5次。

维持训练阶段通常在6个月的训练后开始。它的特点在于维持一种与训练阶段相当的能源消耗。然而，训练发生了改变，包括一些交叉训练活动，或是更多涉及技能和多样性的第2组或第3组活动（见"耐力活动的强度"一节），一些训练方法的改变，或者目标的改变。

以客户为中心的心血管类进展设定的指导方针

进展应该循序渐进，并且应该根据客户对训练计划的反应来进行调整。对于许多客户来说，每周增加10%的运动量是一个谨慎的目标（Swain & Leutholtz, 2007）。表6.10将帮助你建立适合你的客户心血管发展阶段的处方。在最初的几周内，让你的客户通过逐渐增加持续时间来保持强度几乎不变，直到他们在训练区间能够坚持20~30分钟为止。增加频率和持续时间将增加运动量，从而使身体成分发生有益的改变，如降低血脂等危险因素，以及在次极量水平上发生生理变化（McArdle et al., 1991）。

表6.10 心血管类进展

阶段	周	频率（次/周）	强度（心率储备百分比）	持续时间（分钟）
初始阶段	1	3	40~50	12
	2~5	3	50~70	15~20
改善阶段	6~10	3~4	70~80	20
	11~24	3~5	70~80	20~30
维持阶段	25+	3	70~85	30~45

虽然你可以通过一个IT计划来保持运动的总持续时间，但是你需要通过改变训练时间和休息时间的比例来规定进度。请根据定期监控的数据进行分析。例如，在4~5周的有氧耐力训练期间，监测到的静息（早晨）心率应该减少5~10次/分。然而，在几天内，静息心率的增加可能表明身体或精神上感到疲劳。在这种情况下，请考虑过度训练或生病的可能性，并相应地调整训练。

处方因素（强度、模式、持续时间、频率和进展）的微小改变可以帮助不同客户实现不同的有氧目标。表6.11说明了如何控制处方因素，以突出特定有氧目标的潜在收益。

表6.11 特定有氧目标的处方因素

有氧目标	处方因素的选择
1. 能长时间（>30分钟）运动的能力；锻炼有氧能力以及乳酸耐受性	• 交替增加强度和持续时间 • 定期应用这些方法（在处于改善阶段的时候，大约每两周进行一次） • 鼓励补充活动和交叉训练
2. 抗疲劳和保持旺盛精力的能力	• 使用间歇性训练（例如，覆盖训练区间的最高点和最低点） • 逐渐减少休息时间 • 采用积极恢复的方法
3. 从较高的训练速率中迅速恢复的能力；为体育运动做准备	• 纳入非常艰苦且时间间隔短（<2分钟）的练习 • 允许相当长时间但积极的恢复
4. 适应心理压力和获得幸福感的能力	• 加入低至中强度的、持续时间较长的、连续性（无疲劳）的练习 • 采用一个漫长、渐进的恢复过程 • 提供积极的情绪和氛围（如音乐、声音、灯光、微笑）
5. 减重	• 通过让客户在低于无氧阈值的强度下训练，来避免乳酸的堆积 • 采用不疲劳、时间更长的活动来更好地动员脂肪和继续燃烧热量

监测心率

心率一直是一个重要的生理参数。它可以很可靠地估计运动的相对强度，以及量化训练负荷。以下是心率监测的指导原则，以及相对于手动测量脉搏，使用心率监测仪的优点。

• 应根据个人情况来确定训练强度。当运动负荷相同时，在特定的心率上所花的时间会因客户的不同而有相当大的差异。

记录数据

有一些数据，比如心率、时间、自感用力度、训练负荷以及其他的体适能指标，都是在运动过程中通过监测表或计划卡收集的。这可能包括保持一个多用途的锻炼日志，或在标准化运动节段后绘制心率恢复图。本章末尾的表单6.2和表单6.3可以供客户使用。

• 应根据分级运动测试的结果来建立训练区间。测试时应该采用与你给客户制订的处方相同的练习方式。

• 在一个给定的次极量运动负荷下，儿童和女性的心率会比成年男性高（大多数心率标准都是基于成年男性的数据）。

• 由于脱水和核心温度升高，即使强度保持不变，在长时间运动结束时，心率也往往会更高（Marion et al., 1994）。

• 在进行次极量运动和恢复的时候，过度穿戴或使用防护装备（如：徒步旅行或参加曲棍球等运动时）会引起更高的心率。

• 对于同一位客户，在相同的次极量运动负荷下，每天的变化可以达到5次/分（Åstrand & Rodahl, 2003）。

• 在IT训练过程中，在休息期快结束时进行脉冲率检查，可以验证客户是否能够重复该训练间隔。

• 客户的心率可以告诉你应该什么时候使用渐进式超负荷原理。请在每天的标准化运动负荷结束时记录心率（使用表单6.3）。随着心率的下降（图6.6），运动强度应增加。

虽然客户自己测量心率有一定的帮助，但心率监测仪有许多可量化的优点。运动过程中的心率会有一定的波动，人工心率读数可能会有高达±15次/分的不准确性（Black 2001）。其他的肌肉运动以及沉重的呼吸会使脉搏变得难以计数。霍华德（Howard, 2003）列出了一些该行业最广泛使用的便携式运动器材的一些好处。

• 提供即时的、个人的反馈。

• 相对便宜（低端型号）。

• 提供精确的强度测量。

• 可用于监测和测量进度。

• 调节运动的量与强度。

• 通过指示改进来增加动力。

• 可以提高锻炼的坚持性。

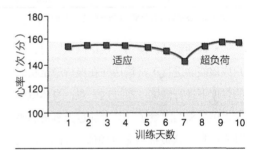

图6.6 基于心率适应的进展

其他有效的监测方式

不幸的是，许多成年人，特别是那些刚刚开始运动的人，在监测心率方面有一定的困难或不方便。自感用力度的评分与谈话测试能够很有效地将客户的训练强度保持在一个既安全又富有成效的水平。计步器通过持续反馈的激励来帮助监控运动量。

• **自感用力度的评分。** 前面我们已经了解过RPE如何应用于处方中。你也可以运用RPE去监测运动强度。这种方式非常以客户为中心；它能够让人们敏感地判断局部线索（如肌肉不适）以及中央线索（如呼吸和心率）。表6.12采用心率与RPE，为训练效果发生后的运动时段的调整或处方的进展提供指导。在运用RPE的时候会有一个学习曲线，因为其具有主观性。你将需要帮助客户了解如何将他们的身体感受与RPE量表相匹配。

表6.12　强度监测的解析

强度监测方式		
%HRR	RPE	运动处方
85	>16	• 降低强度、减少持续时间，或两个都减少 • 在有所降低的强度下，继续监测
80~85	15~16	• 谨慎使用，监测心率。确保客户在指定的运动负荷内进行训练 • 运用于身体状态良好的客户
60~80	12~15	• 运用于身体状态一般且存在着一些风险因素的客户。当RPE保持在较低的水平时，增加练习的持续时间，从而进行连续的训练 • 第三次和第四次进阶的时候，应增加强度而不是时长
<60	<12	• 适用于身体状态差或存在多种危险因素的客户。逐渐增加持续时间。通常意味着强度或持续时间需要增加

注：%HRR=心率储备百分率；RPE=自感用力度评分。

• 谈话测试。使用"谈话测试"时，客户应该能够进行正常谈话并在保持稳定状态的强度下进行锻炼。超过这一点，身体就不能提供足够的能量了，必须通过无氧机制来补充能量。这被称为无氧阈值（AT）。评估AT的一种简便方法是评估运动时的呼吸模式，因为它们受到乳酸积累的影响。呼吸频率的增加通常与AT（Porcari et al., 2000）有关，这使得谈话测试成为一种个性化运动强度的、简单的、无创的方式。

• 计步器。美国在2003年启动的"行动计划"是一个以计步器为基础的步行计划，旨在让美国人每天多走2000步。计步器可以测量行走的距离，也可以提供动力——特别是对于那些喜欢精确的入门客户。对于静坐少动的成年人、2型糖尿病或骨关节炎患者、中度高血压患者以及肥胖儿童而言，以计步器为基础的项目对心血管与健康都有益处（Gaesser, 2003）。

在继续下一步之前，请回顾一下心血管类运动处方模型第6步中的选择（表6.1）。

步骤7：设计热身与放松练习

处方模型在通过最后的第7步后达到了一个完整的循环。在该循环里，我们确定了客户的需求与目标（步骤1），我们选择了活动和器材（步骤2），确定了训练方法及模式（步骤3），针对性地设置强度和运动负荷（步骤4），并通过改变运动时长与频率来改变运动量（步骤5），同时建立进展与监测的方法（步骤6）。

心血管类运动处方模型表明，热身和放松应该放在最后一步进行设计。这些要素必须是特定于运动处方且以客户为中心的。你需要了解热身与放松的目的和方法。

热身

热身应会增加心率、血压和耗氧量，扩张血管，并逐渐增加肌肉与结缔组织的弹性。热身活动还可以改善你客户对练习的心理准备，或者强化动作的细节。如果有氧运动的强度高，或者客户的体适能水平低，则热身的时间应该更长。如表6.13所示，活动度练习、伸展运动，渐进式低水平有氧运动对安全、延缓疲劳，以及运动的经济性都至关重要。

表6.13 **热身环节设计**

处方	设计问题
活动度（在运动范围内移动主要关节）	• 运用热身增加关节润滑度以及关节滑液（保护关节） • 让客户在练习之前检查一下身体上的感觉 • 通过热身来改善柔韧性
循环热身（轻度有氧运动；与心血管练习相同的模式）	• 持续热身，以增加组织温度与滑液，从而为拉伸做准备 • 采用分段热身来逐渐为心脏以及循环系统做准备（分段热身的时长至少为5分钟） • 模拟低创伤关节力学
拉伸和自我筋膜放松	• 改善柔韧性（静态与动态） • 针对练习运用到的肌肉，尤其是该肌肉在活动中离心收缩时 • 在为运动作准备的时候，请纳入动态拉伸这一项 • 用泡沫轴（筋膜放松）放松紧绷或不平衡的肌肉
过渡（更轻松地进入下一阶段）	• 在随后的活动中加入轻度的超负荷（渐进超负荷的开始） • 找机会做一个小的热身和技能练习（特别是在做间歇性运动时，如棒球）

客户的热身活动应该是一个与有氧运动类似的机械分级活动。这将会提高机械效率，促进神经冲动的传导，并能够增强协调性和力量（Nieman, 2010）。

• 参与球拍类运动的人开始的时候应该先慢跑或快步走，然后逐渐加快截击速度。

• 游泳者应从缓慢的爬行开始（也许在间歇期间），然后逐渐增加划水的速度。

• 户外骑行者应该从地势较低的平坦地面开始。

• 固定自行车骑行者应该以一半的预期训练设置和较慢的速度开始。

• 慢跑者应该以交替的慢跑和走，或慢节奏慢跑来进行热身。

为体育赛事或一项非常古怪的练习所进行的热身应该更积极且更有活力。动态热身已经被证明是改善运动表现的一种更有效的方法，其中包括跳跃运动表现、敏捷运动表现以及冲刺运动表现。最近的研究表明，10分钟的动态拉伸和1组或2组20米的动态拉伸可以分别提高跳跃与冲刺的运动表现（Turki et al., 2011）。这些20米的短程运动可以包括跳跃式（伴有强有力的手臂运动）、侧身式（蹲着从一边侧向行走到另一边）、交叉步（与侧身式类似，但需要在移动的过程中让后侧的腿交替交叉到身体前方和身体后方）、垂直式（高抬腿）、弓步、伴有躯干扭曲的弓步，或其他特定于运动的动作。花点时间与精力向新客户展示和指导热身活动。只有当客户完全理解了操作心血管设备、做伸展运动以及使用任何设备（如泡沫轴）所必需的技术后，他才能开始自己做热身。这将让训练时间有所增加，以便将重点放在训练计划的其他方面。

放松

放松的过程中，应当通过与前面进行过的有氧运动环节中类似的低水平有氧活动，来逐渐减少心脏做功和新陈代谢。对于心血管风险较高的客户来说，放松下来是至关重要的。下肢血液淤积以及高浓度的运动激素会显著地压迫心脏。有效的放松也可以逐渐降低体温，使肌肉恢复到最佳的长度和张力关系。表6.14显示，循环放松后应进行拉伸，特别是活动中涉及的肌肉的拉伸。

放松时间的长度与有氧运动的强度、模式和持续时间以及客户的体适能水平成正比。在任何剧烈运动后，或在有氧运动和随后的运动（如抗阻训练）之间的任何时间点，都应该进行放松。在进行中等强度的运动之后，大多数人都应该给自己分配时间来进行放松，这段时间大约是他们锻炼时间的15%。请确保心率低于100次/分，以确保你的客户看起来和感觉起来都恢复了。

表6.14　**放松环节设计**

处方	设计问题
循环放松和过渡	• 确保降低心血管指标（如心率、呼吸深度、血压等） • 确保肌肉感觉正常，不酸痛或紧绷 • 冰敷任何"热点"或轻微损伤 • 逐渐降低级别；避免最后冲刺或突然的停止（允许心血管更好地适应）
拉伸（强调静态拉伸）	• 运用这个部分来获得最大的柔韧性——组织处于温暖状态 • 让客户保持伸展30秒 • 拉伸目标肌肉，特别是该肌肉在活动中离心收缩时 • 如果优先考虑肌肉的不平衡或紧绷，可以考虑自我筋膜放松（例如，泡沫轴滚动） • 如果优先考虑柔韧性，可以考虑本体感觉神经肌肉促进疗法

在继续进行案例研究之前，请回顾心血管类运动处方模型中所提出的步骤与选择（表6.1）。

案例研究

下面的案例研究处理了特定的客户情况，并展示了许多心血管类运动处方工具的应用，为你提供了可重复使用的空白心血管卡（表单6.4）。其遵循7步处方流程，并将指导你记录下设计心血管类运动处方时所做的决定。案例4（英格丽德）和案例6（罗里）提供了使用该模板的完整处方样本。案例5（乔希）提供了以客户为中心的心血管类运动处方工作表的缩写版本。

案例研究4：条件良好的女人

英格丽德现年37岁，身体状况良好，并对骑自行车感兴趣。她目前处于维持阶段，在过去的2个月里每周骑车3天。虽然英格丽德骑自行车已经有一段时间了，但她仍保持着较舒服的低强度运动。最近的监测表明，她的心率峰值很少超过130次/分。她对渐进式的运动处方感兴趣，该处方可以让她超越自己的平台期，并帮助她实现一些目标。

评估

英格丽德曾设定一天骑行31英里的目标，尽管训练成绩趋于稳定，但我能感觉到她的决心。在我们的咨询过程中，我了解到英格丽德在单身的时候玩过一些壁球，并参加了几年的有氧舞蹈课。我们决定，只要不出现过度训练的情况，便坚持骑自行车。随着天气越来越暖和，我们可以到外面去骑自行车了。但最大的挑战在于如何在她繁忙的日程之外进行运动。我们一致认为，以心血管评估为基础的非常具体的运动处方将会带来最佳的结果。

我采用一个多阶段分级的练习方案，在一个自行车测力仪上对英格丽德进行了评估。她的血压、自感用力度和其他体征都在正常范围内。图6.2绘制了代谢当量水平下的心率。英格丽德的心率是170次/分。使用绘制的曲线，横轴上对应170次/分的点是10METs。

运动处方

通过咨询和评估，我们确定了她的需求与目标，我们选择了一款自行车测力仪来轻松地测量运动量，并找到了一个舒适的凝胶座椅和她最喜欢的音乐来缓解紧张。CT方法适用于她的累计50千米的目标。下面的计算演示了我们如何建立初始运动强度和运动负荷。持续时间（20分钟）和频率（3天/周）反映了她在午休时所拥有的时间。

运动强度的计算

考虑到英格丽德"良好"的评估结果（Howley & Franks, 1997），我选择了一个60%~80%最大代谢当量的训练区间。在该强度下，将处方设定为功能储备的60%~80%。

$$[60\% \times (10-1) \text{ METs}] + 1\text{MET} = 6.4\text{METs}$$
$$[80\% \times (10-1) \text{ METs}] + 1\text{MET} = 8.2\text{METs}$$

图6.2中的表显示，这些METs值分别与132次/分和152次/分的心率对应。

初始强度为功能容量的60%：

$$\dot{V}O_2 = 6.4\text{METs} \times (3.5 \text{毫升/千克/分})$$
$$\dot{V}O_2 = 22.4 \text{毫升/千克/分}$$
$$\dot{V}O_2 (\text{毫升/分}) =$$
$$22.4 \text{毫升/千克/分} \times 70 \text{千克}$$
$$\dot{V}O_2 (\text{毫升/分}) = 1568 \text{毫升/分}$$

美国运动医学会（ACSM, 2009）提供了一个计算自行车测力计运动速率的公式。

$$\dot{V}O_2 (\text{毫升/分}) =$$
$$1.8 \times \text{运动速率} + 3.5 \times [\text{体重（千克）}]$$

其中运动速率（work rate, WR）的单位为千克·米/分。为英格丽德替换测量值：

$$1568 = 1.8 \times \text{WR} + 3.5 \times 70$$
$$1.8 \times \text{WR} = 1568 - 245$$
$$\text{WR} = 735 \text{千克/米/分}$$

指定720千克/米/分（即2千克，每分钟60转）的运动负荷是最实际的。虽然英格丽德关心的重点并不是燃烧热量，但记住1代谢当量为1千卡/千克/时的卡路里等量会有一定用处。例如，一位体重为70千克的客户在代谢当量为6.4的情况下训练，其所消耗的能量为6.4×70=448千卡/时或7.5千卡/分。

一般的运动处方

接下来将总结一般的运动处方（图6.7），

英格丽德在每项处方因素上的起始水平较低。心血管类运动处方的基本部分包括热身与放松、有氧部分的处方因素（强度、模式和训练方法、持续时间、频率）以及进展计划。

客户姓名：英格丽德	教练姓名：Ja
客户目标	特殊考虑
在一天的维持性骑行中，能够超越她早些时候平台期的30英里	通过多样化来保持兴趣

循环热身			
器材和模式	运动负荷	持续时间	目标HR/PE
固定自行车（步行与徒手操）	1千克，60转/分（轻快行走，轻度的练习）	3~5分钟	HR>90，<120次/分

伸展热身	
名字及简述	指导方针
• 活动度（下体关节在各自活动度内活动） • 拉伸（强调腿部和躯干的静态拉伸）	

心血管训练

训练的强度范围

下限：60% HRR（$\dot{V}O_2R$）132次/分 12 RPE 6.4（METs）
上限：80% HRR（$\dot{V}O_2R$）156次/分 15 RPE 8.2（METs）

	器材	训练方式	频率	千卡/训练
1	自行车测力计	连续性	3	150
2				

阶段	运动负荷	持续时间（分）	阶段	运动负荷	持续时间
热身	以每分钟60转的速度和1千克的重量轻松进入最佳运动状态	3~5	热身		
峰值	720千克/米/分的运动负荷（即每分钟60转，重2千克）	20	峰值		
放松	逐渐减少到1千克，然后是0.5千克，确保HR<90次/分	3~5	放松		

图6.7 英格丽德的心血管处方卡

间歇性训练计划					
组数	重复次数	训练时间	（休息时间）	比例	强度

进展及监测
阶段（周）：
参见关于进展的总结

放松	
类别及简述	**指导方针**
• 循环放松（轻度骑行） • 过渡（热身部分的倒序） • 拉伸（腿）	强调腿部的静态拉伸——发展全身柔韧性的好机会

进展的总结					
阶段（周）	强度 （%V̇O₂R）	强度 （METs）	运动负载 （千克/米/分）	时长（分钟）	频率
初始					
1	60	6.4	720	20	3
2	60	6.4	720	25	3
3	60	6.4	720	30	3
4	60~65	6.4~7.0	720~780	30	3
提高					
5~6	65~70	7.0~7.5	780~830	30	3
7~8	70~75	7.5~8.0	830~880	30	3
9~10	70~75	7.5~8.0	830~880	35	4
11~12	75~80	8.0~8.5	880~930	35	4
13~14	75~80	8.0~8.5	880~930	40	5
15~16	80	8.5	930	40	5
维持					
17	+80	8.5	930	40~45	3
	80~85	8.5~9.0	壁球	40~50	1
	80~85	8.5~9.0	有氧运动	40~50	1

注：HR=心率；PE=自感用力度；ROM=活动度；HRR=心率储备；V̇O₂R=耗氧量储备；RPE=自感用力度评分；MET=代谢当量。

图6.7（续）

我所规定的热身运动是标准的：活动度（下肢关节在它们的活动度内移动）、循环（轻度有氧运动，如固定自行车、步行或徒手操）、拉伸（强调腿部及躯干的静态伸展），以及过渡（通过骑自行车来轻松进入有氧环节）。

所规定的放松也是相当标准的：循环放松（轻循环）、过渡（热身部分的倒序）以及拉伸（强调腿部的静态拉伸，以提高全身的柔韧性）。

在运动计划的初始阶段，我给英格丽德分配了长达3周、60%耗氧量（6.4METs或720千克·米/分）的运动负荷。运动负荷是使用腿部测力计的ACSM公式计算的（参见前面"代谢当量等级法"一节中的"代谢计算"）。心率接近或略高于132次/分、持续时间为20分钟，频率为每周3次。

结果

英格丽德非常热心，她经常运动，当我不在的时候记录下自己的心率及RPE。几周后，即使时长有轻微的增加，英格丽德的心率也通常低于每分钟132次。我在第4周增加了10%的运动量。随着初始阶段持续时间的逐渐增加，每次锻炼后，她的能量消耗从150千卡上升到250千卡（7.5千卡/分），不包括热身与放松。

心血管处方卡的进展总结表明，在提高阶段里，我逐渐增加了强度、持续时间及频率。尽管我根据英格丽德的时间表改变了处方因素，但每周的总运动量还是一样的。在这个阶段，每次运动的热量消耗在250~400千卡之间。在8~10周的时间里，她达到了超越早期平台期的目标，并在户外多跑了一些英里数。在一天的时间里，英格丽德总共跑了50千米，早上25千米以及晚些时候跑的25千米。为了增加多样性，并且让英格丽德在维持阶段保持高度的兴趣，大约4个月后，我让她用壁球和有氧舞蹈作为骑行的补充项目。

心血管类运动处方的合理性

每位私人教练对案例研究的处方方法都会略有不同。然而，当你做出选择时，请确保对于每一个选择都有充分的理由。以下列出了每个选择的生理上的理由以及以客户为中心的（行为上的）理由。

1. 回顾客户需求以及确认目标
- 即便在维持阶段，客户也愿意增加运动量。
- 以评估结果为基础的强度应该将有限的时间充分利用。
- 客户最优先考虑的是能够在骑行的时候超越自己的平台期。
- 壁球或有氧舞蹈可作为替代项目。
- 客户有一天内骑行50千米的动力。

2. 选择活动和器材
- 英格丽德发现骑行很有趣。
- 她已经用过自行车测力计以及一辆公路自行车。
- 自行车可用作交通工具，提高时效性。
- 凝胶座椅会增加舒适感，同时可能会增加运动时间。

3. 选择练习方式
- 骑行是连续性的，同时客户要有足够的体适能或运动的耐受力。
- 骑行适用于每天50千米的目标。
- 骑行具备安全、耐受性良好以及便捷的特点。

4. 设定强度和负荷量
- 使用 ACSM 公式和评估结果来计算运动负荷。
- 心率很容易保持在目标的适当范围内。
- RPE 有一定的帮助。

5. 设定运动量（时长及频率）
- 每周3次20分钟的运动时间安排很适合她的午休时间。
- 骑行是一种积极的生活方式。
- 为了达到50千米的目标，她需要不断地增加运动量。

6. 设计进展和监测
- 渐进超负荷将在给定的 RPE 条件下改善心血管功能。
- 所提供的表非常详细且易于管理。
- 时间与节奏的增加会加快心血管的改善。
- 监测将指示心血管超负荷的时间及程度。
- 骑行很容易被监测。
- 10% 的运动量增长是根据监测结果来定的，同时也是合理的。

7. 设计热身与放松练习
- 活动以及拉伸的范围应集中在骑行时所用到的关节和肌肉。
- 循环热身用于提高肌肉的温度。
- 过渡可以让她轻松适应有氧运动的强度，在放松过程中清除代谢废物。
- 主要拉伸先前活跃的肌肉。
- 放松能够让客户逐渐恢复到运动前的状态。

案例研究5：没有进行心血管评估下的运动处方

当我在一家不提供心血管疾病评估的服务中心工作时，我遇到了乔希。服务中心一直认为心血管健康评估太贵了——这是一个不幸但并不罕见的情况。当硬性数据缺失时，我们必须要创造性地获取信息，以指导我们的处方设计。

评估

乔希想要显著改善他的心血管健康状况。在咨询阶段更广泛的询问揭示了以下内容。
- 这位27岁的年轻人曾参加过几项有氧运动，但在过去的4个月里，他每周只使用1~2次家庭运动自行车。
- 他不介意骑自行车，但发现很难激励自己。
- 在骑了10~12分钟的自行车后，他的腿累坏了，他认为他花了很长时间才恢复过来。
- 在他难得的热身活动中，他会在不到一分钟的时间内完成两三次伸展动作，并且他从来没有进行过放松。
- 他对提高他的壁球水平和开始比赛很感兴趣。
- 他没有受伤或其他健康问题，体重也得到了控制。
- 大多数时候，他有1小时的运动时间，而且他确信自己每周可以运动4次。

我不得不使用间接的方法来估计训练区间。心率储备在生理学上代表的是心脏为增加其输出量所做的储备。我已经连续3天让乔希在早上起床之前监测他的静息心率了，我发现他的心率始终保持在62次/分。

乔希很年轻，身体也很健康，同时还很活跃。他早期的一些疲劳似乎是由不适当的运动强度（运动量设定）以及缺乏适当的热身或放松所引起的。他参与多种运动的历史表明，他会喜欢壁球比赛，我在计划设计中考虑了壁球的强度水平和间歇性质。

处方

乔希的目标分为有氧适能和壁球两部分。他的一些需求包括，在使用器材方面得到帮助以及更好的指导，并获得关于他身体状况的最基本信息。虽然乔希可以在家里和健身中心使用健身自行车，但是在不同的地方，设定运动强度及运动量的方法是不同的。我们从25分钟的连续骑行开始，但最终转向了一个更能代表壁球游戏的IT项目。他很愿意改变，也愿意尝试新的运动。热身与放松对于乔希的活动而言是很重要的，尤其是在高强度的情况下。

运动强度的计算如下。

最大心率=[208−（0.7×年龄）]=（208−19）=189次/分

我使用了心率储备方法，以及70%~80%心率储备的中到高的训练区间。

心率储备=[（最大心率−静息心率）×训练区间%]+静息心率=[（189−62）×（70%~80%）]+62=[127×（70%~80%）]+62=（89~102）+62=151~164次/分

一般的运动处方

没有评估的运动处方的难点之一在于运动量的分配。乔希有时用家里的健身自行车，有时用健身中心的自行车测力计。在家里，我让他骑自行车，速度和负荷都是他通常骑行时的一半，然后在经过3分钟的稳定骑行后检查他的心率。如果他的心率低于151次/分，则增加3分钟的运动量，并再次监测心率。他要继续这个过程，直到他的心率在151和164次/分之间。当他的心率达到目标心率区间时，记录下此时所设定的强度与速度，以方便下一次锻炼。健身中心的自行车测力计给出了更精确的功的测量。我告诉他，他的自感用力度应为"有点困难"（在Borg量表上的分数是13~14）。

乔希的热身活动包括5分钟的轻度骑行，以及股四头肌、腘绳肌、小腿后侧肌肉、小腿前侧肌肉和下背部肌肉的静态拉伸。骑行的第一个3分钟是训练区间的一半至2/3。在放松阶段，他在最后3~5分钟的时间里逐渐放缓了骑行，并重新做了热身阶段的拉伸——因为组织温度高，所以要保持更长时间，以增加柔韧性。

结果

当乔希开始忍受接近他上限的强度水平25~30分钟时，我每隔几天就给他介绍一些间歇性训练。开始的时候，他在自己的极限负荷下以更快的速度骑行3分钟，然后又以热身时的水平骑行3分钟。重复这个循环6~8次。壁球最终成为他的主要关注点，我也相应地调整了时间间隔。为了让ATP-PC-LA系统在供能中占主导，我设计了一个共3组，每组重复5次，每次2分钟的间歇性训练方案。运动心率开始时大约为160次/分，但在第5次重复时逐渐上升到170次/分。在每次重复中3分钟的休息时，心率下降到120~130次/分。乔希的这个间歇性训练方案成功地让他在壁球方面拥有更好的状态。

心血管类运动处方的合理性

1. 回顾客户需求以及确认目标

- 目标：改善有氧适能以及壁球的水平。
- 需求和偏好：腿部疲劳，恢复不好，以及动力不足。
- 评估诠释：没有进行测试。
- 局限：只能运动1小时；4次/周。

2. 选择活动和器材

- 器材：俱乐部里的自行车测力计和家里的固定自行车。
- 活动：骑行与壁球。
- 特定的练习：用于热身和放松的拉伸。

3. 选择练习方式

- 连续性：初始的方式。
- 间歇性：一旦30分钟的连续性运动变得很容易，则每两次训练之后，便增加间歇性训练方案（ITP）。

4. 设定强度和负荷量

- 训练区间：连续性，25分钟，70%~80%的心率储备。
- 相应的运动负荷：连续性，心率为151~164次/分。自感用力度为13或14（根据情况调整强度和速度）。

5. 设定运动量

- 时长：连续性，25分钟。
- 频率：4次/周。
- 间隔：6~8×3:00，心率160~164次/分（3:00，热身时的负荷）。

6. 设计进展及监测

- 进展的方式——FITT，连续性，增加到30分钟，再增加到80%心率储备的强度。
- 进展的速率：ITP，3组，5次×2:00，心率为164~170次/分（3:00，心率为120~130次/分）。
- 监测：对ITP进行微调，以满足壁球练习的需要。
- 主要的安全预防措施：确保在ITP期间充分的恢复。

7. 设计热身和放松练习

- 热身：5分钟的轻度骑行（50%~60%的心率储备），然后静态拉伸股四头肌、腘绳肌、小腿后侧、小腿前侧以及下背部。在壁球比赛前加入动态拉伸的练习，用简单的划水动作代替骑行。
- 放松：在最后的3~5分钟内逐渐减慢骑自行车的速度，重新做热身时的拉伸运动——但让拉伸保持更长时间。

案例研究6：23岁的男性短跑运动员

罗里，一名专攻200米比赛的23岁男子短跑运动员。他想全年训练，同时他在找一个安全的进展性的方案。

评估

我使用跑步机来为罗里进行有氧评估的原因有以下3点：我想让他达到他可测量的最高摄氧量，他对该器材很熟悉，还有就是，他想要一个与跑步相关的运动处方。不足为奇，他的评估结果（耗氧量=60毫升/千克/分）处于"优秀"的级别。他的最高测量心率为每分钟196次。当3个月后重新评估时，我们就有了一个用于比较的基准。对于以客户为中心的处方来说，最有价值的可能是罗里在200米比赛中24秒的个人最好成绩。这个时间被用作间歇性训练方案构建的基础。最大心率百分比及充足的心率恢复有助于监测以及微调处方。

处方

罗里的计划将跨越3个阶段：准备、竞争及过渡（图6.8）。罗里的目标是以运动表现为基础的，尽管他很有动力，但他需要更明智、更系统地运动。虽然跑步是一项运动，但越野跑、跑步机以及在跑道上跑会有着不同的场地效果。连续性及法特莱克训练法将让他的有氧基础得到强化，接着是不同的间歇性训练，以及一些快速伸缩复合训练

（第7章）。关于强度的方面需进一步探讨。然而，将训练的时长与频率相结合，运动量会在准备阶段有所增加，到了比赛阶段会逐渐减少。热身的过程为循序渐进的，放松所需的时间较长，二者均涉及大量的针对下半身的拉伸。

训练阶段

周期化指的是将年度训练计划划分为更短、更易于管理的阶段的过程。每一阶段都可以进一步细分，以便规划每一阶段及每一周期的专业训练，以确保达到适当的竞技状态峰值。

• 准备阶段。罗里季前赛的早期训练的重点在于有氧训练，在柔韧性与力量及肌肉耐力之间取得平衡。其特点为训练量大，强度低。但是随着季前赛的进行，我让他减少了运动量，增加了强度。技术技能的准备涉及基本技术的训练，如弯道跑。随着季前赛的推进，进展会从简单的技术变为复杂的技

术。例如，他先练习基本的加速，然后再使用起跑器进行起跑练习。

• 竞赛阶段。罗里的下一阶段包括强度的增高以及运动量的减少。训练具有针对性，主要集中在体适能与模拟短跑的运动要素上。从训练中充分恢复是很重要的。正如在这个阶段的许多练习一样，罗里需要更多地强调动作速度、反应性训练（例如，快速伸缩复合训练）以及技术训练。

• 过渡阶段。休赛期为罗里提供了一个恢复生理及心理状态的机会，在这段主动休息的时间里会涉及需要一些与短跑中的技能类似的运动技能的低强度运动。

运动强度的计算

在准备阶段的连续性训练中，我们的心率目标为156~175次/分（80%~90%最大心率）。在后期准备和竞争阶段的间歇训练中，心率通常会达到每分钟180~190次的范围，同时休息时心率会降到每分钟至少140~150次。

客户姓名：罗里	教练姓名：JG
客户目标	特殊考虑
• 针对200米短跑的一个安全的进展式方案 • 季前赛早期主要强调有氧训练，柔韧性与力量之间的平衡，肌肉耐力以及技术技巧的准备	个人200米最好成绩为24秒

循环热身			
器材和模式	运动负荷	持续时间	目标HR/PE
跑道与公园（天气不好的时候选择跑步机）	轻快的越野配速（60%~70%最大心率）	7~10分钟+拉伸（竞赛阶段会更久）	117~136次/分

伸展热身	
类别及简述	指导方针
• 静态拉伸与PNF拉伸的结合 • 重点在于臀部及小腿	随着当前的训练重点或损伤而变化

图6.8 罗里的心血管处方卡

心血管类训练

强度/训练范围

下限：80% 最大心率____156次/分____RPE____（METs）

上限：90% 最大心率____175次/分____RPE____（METs）

	器材	训练方式	频率	千卡/训练
1	跑道与公园	准备阶段（P）：（a）持续跑、法特莱克训练法或越野跑；（b）ITP——更高的运动量	5×/周	无
2	跑道	竞赛阶段（C）：ITP——涵盖了快速伸缩复合训练的更高强度的短跑冲刺	4×/周	无

阶段	运动负荷	持续时间	阶段	运动负荷	持续时间
热身			热身		
峰值	（P）持续的，75%~80% 最大心率，150次/分	30~40分钟	峰值		
放松			放松		

间歇性训练计划

组数	重复次数	训练时间	（休息时间）	比例	强度
（P）1	6 3	40秒内完成200米 400米			60%的PB
（P）2	3	26.6秒内完成200米	1.5~2分钟的步行（心率120~130次/分）	训练–休息比例为1∶3或1∶4	90%（PB）强度

进展及监测

3个阶段（周）：

- （P）准备阶段：在5~6周内达到70%的PB（34~35秒）
- （C）竞赛阶段：每2~4周增加5%的强度并减少10%的运动量（每200米减少20米）
- 过渡阶段：在家里的小屋内慢跑，玩一些休闲足球

放松

类别及简述	指导方针
• 轻度慢跑 • 静态拉伸与PNF拉伸的结合 • 重点在于臀部及小腿	随着当前的训练重点或损伤而变化

注：HR=心率；PE=自感用力度；HRR=心率储备；V̇O$_2$R=耗氧量储备；PNF=本体感觉神经肌肉促进疗法；RPE=自感用力度的评分；MET=代谢当量；ITP=间歇性训练方案；NA=无；PB=个人最佳成绩

图6.8 （续）

一般的运动处方

在季前赛早期阶段所做的准备通常是一般性的：持续跑、法特莱克训练法，或者越野跑。我规定了具体的时间，而不是距离，例如最短时长为20分钟，最长时间为45分钟。在季前赛后期，总运动量是竞争阶段的两倍。对于罗里来说，这是连续性训练与间歇性训练的综合。对一名400米的运动员给定的运动量通常可能是2400米（4×600米）。由于罗里跑的是200米，我给他规定1200米（6×200米或4×300米）的运动量。一开始的时候，强度设定为他个人最好成绩的60%。由于他的个人最好成绩为200米24秒，我计算了相应的强度值是24秒×（100/60）=40秒，即需要在40秒内完成200米。他在5~6周内达到了个人最好成绩的70%（34~35秒）。之后，我每2~4周增加5%的强度，并减少10%的运动量（每200米减少20米）。

在竞赛阶段，间歇性训练的训练–休息比例为1∶3或1∶4。运动量大约为季前赛后期的一半，或者是比赛距离的3~4倍。例如，在90%的强度下，我规定的量为600米（3×200米）。由于他的200米最好成绩为24秒，训练时间应为24×（100/90）=26.6秒。因此，处方为3×200米，26.6秒，其中会有一个长达1.5~2分钟的步行恢复期，或者直到他的心率恢复到120~130次/分为止。

结果

起初，罗里需要的恢复时间比我预期的要长。随着运动量的减少以及状况的改善，他不再需要延长恢复时间。在这个竞争激烈的赛季里，罗里除了一场比赛之外，所有比赛都跑得比他个人最好成绩要好。他一整年都没有受过严重的伤，他个人最好的成绩达

到了22.6秒。淡季的时候，罗里会在家里的小屋里慢跑，踢一些休闲足球。

总　结

以客户为中心的心血管类运动处方模型能够让你按照明确的步骤做出关键的决定，从而设计一个定制的有氧运动方案。客户的目标和健全的生理原则将决定训练的效益以及观察到的结果。

基于对测试数据的分析、以往的经验、监测器材的可用性、客户的锻炼需求和体适能水平，7步模型将帮助你选择适当的运动强度、运动量与进展。

只要按照合理的科学原则规定运动的强度、频率和持续时间，大多数有氧运动模式的心血管改善是相当的。通过与你客户的谈话来确定他的偏好与兴趣、目的与目标、可用性及便利性（设施、器材、时间）、技能与背景、适合性（例如，体适能水平和风险），以及其他期望的效益（例如，技能、社交机会、想锻炼的能量系统），从而选择一种训练方法或运动模式。有氧训练的方法分为连续性和间歇性两大类。连续性训练为氧气传输系统带来的效益更容易从一种训练模式转移到另一种训练模式。间歇性训练有助于提高身体的适应和恢复能力。请将你的间歇性训练处方与客户的实际户外活动或特定的运动相匹配。循环训练通常由10~15个不同的动作站点组成，循环重复2~3次。交叉训练、法特莱克训练法以及积极生活都可作为训练的方法。

运动强度的计算与设计应该基于以下方式中的一种：图形法和最大心率百分比（有

评估）、最大心率百分比（估计）或心率储备百分比（没有评估）。你可以根据客户的健康水平、运动历史、目标以及风险因素来为他们调整规定的强度水平。每周的运动量包括设定所需的运动时长与频率。虽然在相当低的强度下也可能改善健康，但是心血管功能的改善似乎需要一个最低的阈值来衡量在运动期间所做的全部运动。你永远的挑战是找到一个在没有过度训练或减少依从性的情况下建立有氧能力的进展速度。跟踪和监测可以让你定期向客户提供反馈，判断你的处方的有效性，以及跟踪那些对计划变更或进展有价值的趋势。

热身应增加心率、血压及耗氧量，扩张血管，并逐渐增加肌肉和结缔组织的弹性。放松基本上是相反的，拉伸运动主要集中在最活跃的肌肉上。

表单6.1 **以客户为中心的心血管类运动处方工作表**

决定	关键点
1. 考虑客户的需求和目标	目标： 需求及偏好： 评估诠释（如功能性）： 局限性：
2. 选择活动和器材	活动： 器材： 具体练习：
3. 选择训练方式及模式	连续性： 间歇性： 循环： 其他：
4. 设定强度及运动负荷	训练区间（如耗氧量储备百分比、最大代谢当量百分比、心率储备百分比、最大心率百分比、RPE）： 相应的运动负荷：
5. 设定运动量（时长及频率）	时长： 频率： 间隔（训练和休息的时长）：
6. 设计进展及监测	进展方式——FITT： 进展速率： 通过监测来适应客户的目标： 主要的安全预防措施：
7. 设计热身和放松练习	热身： 放松：

表单6.2 **锻炼日志：多用途**

日期	锻炼类型	距离 （千米/英里）	持续时间 （分钟）	脉搏和RPE （之前/之后）	观察和评论

注：RPE=自感用力度评分。

表单6.3　恢复心率进度表

恢复心率（15秒×4＝次/分）	150																		
	145																		
	140																		
	135																		
	130																		
	125																		
	120																		
	115																		
	110																		
	105																		
	100																		
	95																		
	90																		
	85																		
	80																		
	75																		
	1　2　3　4　5　6　7　8　9　10　11　12　13　14　15　16　17　18　19																		
	锻炼次数和日期																		

注：采用一个标准的恢复时间（例如1分钟或3分钟），在表中的每项锻炼中记录你的心率。

From J. C. Griffin, 2015, *Client-centered exercise prescription*, 3rd ed. (Champaign, IL: Human Kinetics).

表单6.4 **心血管处方卡**

客户姓名		教练姓名	
客户目标		特殊考虑	

循环热身			
器材及模式	运动负荷	时间	目标HR/PE

拉伸热身	
类别及简述	指导方针

心血管训练

训练程度范围

下限:____次/分

上限:____次/分

	器材	训练方式	频率	千卡/训练
1				
2				

阶段	运动负荷	时间	阶段	运动负荷	时间
热身			热身		
峰值			峰值		
放松			放松		

间歇性训练计划					
组数	重复次数	训练时间	(休息时间)	比例	强度

续表

进展及监测
阶段（周）：

放松	
类别及简述	指导方针

注：HR=心率；PE=自感用力度；HRR=心率储备；$\dot{V}O_2R$=耗氧量储备；MET=代谢当量；RPE=自感用力度评分。

以客户为中心的抗阻训练处方模型

本章要点

完成本章后,你将能够展示以下能力。

1. 调整抗阻训练的超负荷,以适应客户的目标和训练水平。

2. 确定抗阻和器材的最佳类型,以及器材与客户的接口。

3. 选择能够满足客户需求、时间限制、经验、动机和健康状况的抗阻训练方法。

4. 采用循序渐进的8步模型设计一个在生理学上合理的以客户为中心的抗阻训练处方。

- 步骤1.回顾客户的需求并确认目标。
- 步骤2.选择抗阻器材。
- 步骤3.选择抗阻训练方式。
- 步骤4.选择练习和执行的顺序。
- 步骤5.选择抗阻强度和重量。
- 步骤6.设定抗阻量。
- 步骤7.设计进展及监测。
- 步骤8.设计热身和放松。

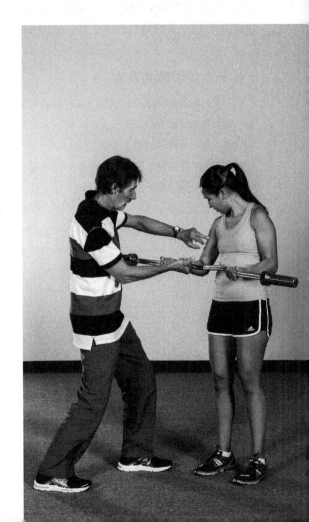

本章概述了一个8步模型，该模型用于设计在生理上合理的且针对抗阻训练的以客户为中心的运动处方。每一个步骤都为你提供了几个选项。正确的运动量取决于客户的目标和训练水平。其中的挑战在于，你需要根据特异性原则来调整处方因素，从而选择适合客户的超负荷——也就是说，肌肉适能的改善是特定于肌群、训练方式，以及运动量的。在介绍了以客户为中心的处方模型之后，会有用于阐明其应用的案例。

肌肉力量是体适能、运动表现、健康和高质量生活所必需的。抗阻训练不仅可以增强肌肉的最大力量，还可以增强肌肉耐力、爆发力、体积及肌肉平衡。有些原则将能够让你有效地设计和实施针对抗阻训练的处方。

抗阻训练的特异性

抗阻训练的核心在于身体适应其要求的能力。我们提出的这些需求的动力链将以一种反映需求本身的方式做出反应。在我们进行处方设计之前了解这一点会带来巨大作用。寻求适当的愿望，无论是与体适能相关的（肌肉最大力量或耐力）、与健康相关的（骨密度或背部护理），还是与运动表现相关的（速度或爆发力），它都是大多数客户的主要动机。抗阻训练产生的适应类型与抗阻类型、代谢需求以及调动到的神经肌肉性质有关。这些因素可以通过谨慎选择适当的练习、处方因素、器械和训练方法来控制。训练效益直接关系到训练的性质。你的客户可能希

关于力量训练的事实

- 最大力量指的是肌肉收缩时产生的最大力量。
- 最大力量可以不伴有关节运动（等长）或伴有关节运动（等张）。
- 爆发力是一种快速产生力量的能力。
- 肌肉耐力是指在一段时间内反复施力或保持收缩的能力。
- 肌肉肥大指的是肌肉体积的增加。
- 重复是指在整个活动度内完成一个指定的动作。组数指的是连续尝试的指定重复次数。强度指的是运动的功率输出，取决于运动的阻力与速度。
- 低重复、高阻抗的重量训练有利于增强最大力量和肌肉体积。
- 低阻抗、高重复的训练有利于增强肌肉耐力，如果休息时间比较短暂，还可能带来一些有氧能力的增益。
- 高速的专项任务可以提高功率输出。
- 向心收缩时，肌肉会收缩，因为它会产生力量来克服阻力。当肌肉发生离心收缩时，肌肉在用力时会伸长。
- 一个闭式动力链运动会涉及脚或手与地面或其他表面的接触。踝关节、膝关节以及髋关节一起形成下肢的运动链。在这里，力量从地面开始向上传递，通过每个关节。

望增加肌肉大小、提升最大力量、爆发力、平衡能力、可恢复性，改善运动模式，提高产生力量的速度，改善能量系统、贯穿活动过程的张力或姿势，所有这些都可以通过适当的处方来加以强化。

将处方与客户的需求相匹配

想要真正实现以客户为中心，你就需要控制每一项处方因素，以满足客户特定的需求。表7.1虽然只是一个指导方针，却展示了调整处方因素如何影响训练效果的特异性。

例如，对于一般训练感兴趣的客户而言，其处方大纲可能如下。

- **目标及成分需求**：健身、一般训练、力量-耐力。
- **器材**：自由重量与固定器械。

- **训练方法**：标准组数（如1组-休息-1组）。
- **练习的选择**：对所有主要肌肉群进行10~12项基本练习，再加上一些针对弱项或不平衡区域的练习。
- **顺序**：在进行小肌肉、单关节运动之前，先进行大肌肉、多关节运动（所有组别）；为每一项大肌肉练习做轻度热身。
- **抗阻强度或负荷**：最大值的70%。
- **抗阻的量（组数、重复次数、频率）**：2组；12~15次重复；组别之间有60秒休息时间；低-中速；3天/周。
- **抗阻进展及监测**：将重复次数增加至20；然后增加10%的负荷，同时将重复次数减少至12次；记录锻炼日志，在6~8周后重新评估。

表7.1　**抗阻训练的处方因素**

处方因素	准备	肥大	最大力量-肥大	最大力量	最大力量-耐力
强度和负荷	低 1次重复最大值（1RM）的60%~69%	中度 1RM的70%~76%	中度~高度 1RM的77%~84%	高 1RM的85%~100%	低~中 1RM的60%~69%
重复	13~20	9~12	6~8	1~6	13~20
组数	1~4	3~5	3~5	2~4	1~3
两组之间的休息时间	60~120秒	30~60秒	30~120秒	1.5~3分钟	10~60秒
频率	2~3	5~6（分开）	5~6（分开）	5~6（分开）	3
运动量	中等	高	中等	低	中等-高

Adapted from Fleck and Kraemer 2004; Heyward 2010.

美国运动医学会（ACSM, 2010）提出了关于健康成年人肌肉适能发展的指导方针。其中，中等强度的力量训练足以发展和维持一个健康的去脂体重（fat-free weight,

FFW）。ACSM建议，至少进行一组8~12次的重复运动，8~10组，每周至少2~3天，以锻炼主要肌群。肌肉最大力量和耐力是体适能与健康计划中最常见的目标。

抗阻训练处方模型

抗阻训练的运动处方既可以单独使用，也可以将其纳入心血管或减肥处方，以促进体适能、健身和运动表现方面的改善。表7.2概述了一个8步模型，用于设计一种生理上合理、以客户为中心的抗阻训练处方。每个步骤都包含你必须做出的选择，表中列出了许多这样的选择。在每个步骤的简要背景下，会给出一个案例研究，其中包括为客户所做的选择。

步骤1：回顾客户的需求并确认目标

客户的需求可能与健康（低骨密度或腰痛）、体适能（最大力量和耐力）、运动表现（专项运动能力或职业健康）或教育（如饮食和补给）有关。客户的动机也可以体现在外观（肥胖、减肥或增重）、康复（损伤和姿势）或功能（肌肉平衡、稳定性和日常活动中的灵活性）。客户的需求也可以通过健康评估的结果来定义，如第4章［仰卧起坐/%1次重复最大值（1RM）］所描述的结果，由于缺乏自尊，或者由于身体限制或较高运动表现需求而需要的特殊设计。

正如第1章所讨论的，目标设定是指定需要做什么、何时以及如何做和对结果进行预计的过程。通常来讲，着手于全面的长期目标会更为容易，然后制订几个短期目标。这些目标可以在评估措施发生重大变化之前完成，如举重的最大值、身体轮廓改变或目标体重增加。你可以通过帮助你的客户设定现实的、可衡量的目标，然后记录结果来发挥重要的作用。在实现物理目标之前，可能需要先完成与计划设计、购买家庭器材或时间管理中与灵活性相关的活动集成目标。同时，你也需要注意客户对于结果、抗阻的类型、场地的选择，以及器材或训练方式的选择等方面的偏好与期望。

表7.2 **抗阻训练处方模型**

决策	选择
1. 回顾客户的需求并确认目标	• 限制（例如，风险、损伤） • 设计（如时间、设施、器材） • 健康、体适能、外观 • 激励策略和个人学习风格 • 最大力量、体积、肌肉耐力、爆发力 • 功能需求（肌肉平衡、姿势、职业） • 康复 • 减肥或增重 • 偏好与期望（例如，器材、地点、结果）
2. 选择抗阻器材	• 器材（和品牌）的利弊 • 常量、变量、阻抗调节 • 自由重量、器械 • 弹力带、弹力管、球、板 • 器材特性（如运动范围的极限、枢轴位置）

决策	选择
3. 选择抗阻训练方式	<ul><li>标准（简单）组数</li><li>循环</li><li>超级组</li><li>复合组或3组</li><li>金字塔型（向上或向下）</li><li>分隔训练体系</li><li>离心训练（强迫性重复次数）</li><li>快速伸缩复合训练</li></ul>
4. 选择练习和执行顺序	<ul><li>从大肌群到小肌群</li><li>从多关节到单关节</li><li>主动肌-拮抗肌（交替推拉）</li><li>上半身-下半身（交替）</li><li>在靠后的阶段练习稳定肌（如躯干）</li><li>复杂或专项运动</li><li>开链式或闭链式，功能性</li><li>多平面练习</li><li>过度发展不必要的领域</li><li>平衡、不平衡（例如，正面的练习比背部练习要更多）</li><li>软弱、需求高的区域优先</li><li>与训练方法相协调</li></ul>
5. 设定抗阻强度和重量（负荷）	<ul><li>基于目标（例如最大力量、体积）</li><li>根据评估或展示期间来设定［例如，1RM（相对强度）百分比或试验和误差（5~10RM）］</li><li>与运动量相互依存（组数×重复次数×负荷）</li><li>将重复次数与负荷相匹配（基于目标）</li><li>对于有训练经验的客户做到瞬时力竭为止（更高的神经控制活动）</li><li>大肌群可能需要更高的1RM百分比</li></ul>
6. 设置抗阻量（重复次数、组数）	<ul><li>组数×重复次数×负荷=量</li><li>见表7.9，体积与力量-耐力相反</li><li>组间的休息反映了目标、肌群大小，以及重复次数×负荷</li><li>肌肉紧张状态下的时间（如：更慢的动作）</li><li>肌肉紧张状态下锻炼的时间受休息时间的影响</li><li>最少2~3天/周</li></ul>

续表

决策	选择
7. 设计进展及监测	• 量第一，强度第二 • 一次只修改一个影响量的因素［示例1：增加重复次数：2×12~15，然后 3×10；示例2（最大力量）：2×12，100磅；之后3×8，110磅；接着 4×6，120磅］ • 可承受负荷增加5%（当重复次数达到上限时） • 计划的最短时长为6周 • 当计划的持续时间较长时，会采用周期化阶段 • 监测用于提示何时应进展 • 与客户的目标（动机）有关 • 建立跟踪检查（客观的、主观的） • 列出并展示主要安全预防措施和执行机制
8. 设计热身和放松	• 热身和放松过渡 • 特定的关节与肌肉拉伸 • 与处方的性质和客户的特殊考虑相符

步骤2：选择抗阻器材

当你设计抗阻训练时，你必须与客户协商——就最佳的阻抗和器材类型，以及器材与客户之间的接口（人机工程学）做出一些重要的决定。

大多数健身中心都有各种各样的健身器械，还有自由举重片和长凳。此外，抗阻器材在国内市场也越来越受欢迎。任何类型的阻力都会影响肌肉。尽管表7.3总结了自由举重和器械的优缺点，但是关于阻力的类型，你还是要做出很多其他的决定。本节探讨特定类型阻力的优点以及客户的适用性：自重、自由重量、恒定阻力、可变阻力、液压阻力、气动阻力、电阻、等速收缩等。对于你的客户来说，最好的训练需要包括能满足他需求的器材。

阻力类型及器材的选择可能会受限于不同的训练场地。通常来讲，考虑选择覆盖以下身体区域的器材通常是有帮助的。以下是一些示例。

• 胸部（如卧推、仰卧飞鸟、pec甲板）。
• 上背部（如高位下拉、划艇、绳索夹胸）。
• 肩部（如手臂侧平举、肩部推举）。
• 手臂（如弯举、伸展）。
• 大腿前侧（如腿举、膝关节伸）。
• 大腿后侧（如屈膝、硬拉）。
• 小腿（如提踵）。

如果你自己或者你建议客户在家里设立一个训练区域，那么你的器材清单应该包括以下内容。

• 哑铃（至少有一个平直和倾斜的凳子）——有利于隔离以及锻炼较小的肌群。
• 杠铃（长椅上应该有定位架）。
• 奥林匹克举重杆——适用于更严肃的健美者。

有时，相当简单的设备（如下所示）能以极低的成本提供巨大的效益。

- 滑轮系统（高和低、固定式及旋转式底座），能够进行多种运动；有利于康复。
- 弹力带与弹力管——好处与滑轮类似。

- 身体自重训练设备（如单杠、双杠、肋木、垫子）。
- 其他小型器材（如实心球或弹力球、身体支撑架、壶铃、摇板、健身球、平衡盘、BOSU球、绑在腕部和踝部的负重袋、拳击手套和护具）。

表7.3 **自由重量与器械的优缺点**

优点	缺点
自由重量	
• 重量可以根据客户个人的具体需求进行调整，并适用于各种各样的练习 • 运用到支撑肌肉，这有助于肌肉的平衡 • 自由重量可能会更有效地增加肌肉质量（O' Hagan et al., 1995）	• 安全是新手需要考虑的因素（即正确地执行和做好防滑保护） • 举起的重量较重时，需要有观察员 • 学习的过程呈曲线形，即开始的时候技术会影响表现
器械	
• 器械可以隔离单个大肌群 • 器械提供了更好的安全性，因为它们引导动作，消除了对平衡的担忧，从而让客户的动作形式保持基本正确 • 器械比自由重量更容易使用，适合初学者。可以引导客户在全活动度内完成动作 • 很容易改变负荷（例如，配重插销的放置） • 举重运动员可以从一项练习快速移动到另一项练习 • 器械非常适合于循环训练，某些器械可能具备以下能力：调整阻抗以适应力的输出，控制阻抗以适应力的输出，控制运动的速度，规定肌肉收缩的类型，模拟运动技能，或提供电子反馈	• 练习仅限于预定的动作模式（即更少的多功能性） • 练习仅限于预定的关节角度 • 成本和空间限制了家庭使用 • 器械不能训练运动平衡或支持性肌肉的动作 • 器械不会教授运动中经常需要的协同力量练习 • 许多器械（尤其是家用机型）不能很好地得到调整以适应身躯瘦小或庞大的客户

自重

自重是最通用的超负荷来源，同时它也是以客户为中心的！它提供的负荷通常反映了对身体的实际需求。体重阻力非常适合从损伤中恢复的客户（第11章）。在重力作用下抬起你的体重或身体的一部分时，需要肌肉进行向心收缩（即肌肉在紧张状态下缩短）。下降的动作涉及相同肌肉的离心收缩（即紧张状态下肌肉的延长）。例如，引

体向上、双杠撑体、仰卧起坐、有氧自由体操和徒手操。重力仪是一种特殊的器材，它能够利用你身体重量的百分比来做练习，比如引体向上与双杠撑体。在负重背心、阻力伞，以及与负重雪橇连接在一起的背带的帮助下，体重会得到功能性的增加。快速伸缩复合训练（plyometrics）也被称为"跳跃训练"或"plyos"，是一种以肌肉产生最大力量、在尽可能短的时间内移动、以体重为基

础的运动，目的是提高速度和力量。快速伸缩复合训练通常会运用到小型器材，例如跨栏、跳箱或锥筒。悬吊训练（如TRX）是另一种形式的抗阻训练，包括自重训练，其中可以进行多种多样的多平面活动以及复合运动。通过改变身体的角度、支撑点，或者提高和降低重心，来改变强度。

自由重量

哑铃和杠铃可能是最古老且最容易理解的阻力形式。杠铃的长度分别为5英尺、6英尺和7英尺，同时形状分为直的、弯曲的或有角度的，用于臂弯曲动作（例如，EZ弯举）。一个稳定的可调整倾斜度的训练凳允许大范围的练习和关节角度。对于无法使用更大设施、预算有限、家里空间有限的客户来说，自由重量可能是一个显而易见的选择。对于许多对肌肉分离以及肥大感兴趣的健美运动员来说，自由重量也是他们的一种选择。自由举重有利于单关节练习，如肱二头肌弯曲，以及多关节练习，如深蹲。自由重量属于恒定阻抗的类别（即：重量不会随着活动范围的变化而改变）。尽管负荷保持不变，但随着生物力学杠杆在活动度内的变化，对努力的感知也会发生变化。就像徒手操一样，上升阶段肌肉是向心收缩的，而下降阶段肌肉是离心收缩的。对于新手来说，安全性是一个需要考虑的因素，比如，当客户遇到没有观察者的情况时。正确的指导和监督便显得至关重要。其他许多的自由重量工具已经成为健身房及家庭的流行器材。药球、跳箱和健身球都在一定程度上扩充了练习的选择，并允许在训练中应用速度。

举重练习棍（软包裹的负重杠铃）是一种极好的入门教学器材。它不存在过重或平衡的问题，重量在10~16磅范围内。壶铃已经成为一种非常流行的自由重量工具。麦吉尔和马歇尔（McGill & Marshall, 2012）的研究表明，壶铃练习可以训练快速肌肉收缩-放松周期，强调后链臀部力量和核心肌肉的激活。然而，一些摆动练习会在腰椎上产生较大的剪切与压迫的负荷比例，如果不采取主动稳定措施，则会导致更大的损伤风险。

器材抗阻

除了自由重量和器材之间的争论，你还必须了解各种器材抗阻模式的运用、应用以及效益。一般来说，器材使用起来会更安全且更容易学习，如果可以的话，应该将其补充进各种级别的训练计划。

恒定阻力器材通常会重复自由重量的练习，并提供向心与离心收缩。虽然器材可能会改变运动的方向，但阻力训练仍然是克服重物重力的运动。受欢迎的器材包括等重训练器材、组合式器材、挂片式器材以及滑轮绳索器材。绳索系统使用简单的重定向重力，通过一些绳索交叉排列，一个人可以减少一半的堆叠阻力，允许小肌肉群以更渐进的方式进行锻炼。

可变阻抗器材是根据肌肉在收缩过程中产生的力不恒定的原理设计的。事实上，肌肉在活动度的中间会产生最大的力量，在活动度的任意一端都产生最小的力量（Baechle & Earle, 2008）。通常情况下，凸轮形状的滑轮会改变重量叠加的有效抗阻，以匹配肌肉的力量曲线。一些人认为，这种器材提供了特别高的训练效率：通过全方位的运动来达到最佳阻力，客户可以快速地进行高强度的锻炼。凸轮器材的难点之一在于，没有两个人在肌肉力量曲线上是相同的，所以这些器材是为平均的力量曲线而设计的。尽管如此，许多客户会更喜欢由可变阻抗器材提供的舒适升举。像弹簧、橡皮筋或滑垫这样的器材会通过活动度来增加阻力，而这并不是大多数肌肉的实际运动方式。通过实践，你应该会熟悉不同品牌的可变抗阻器材的使用感觉。同时也要寻找能够限制活动度的器材，从而允许不同身型的客户舒适安全地进行使用。

液压阻力和气动阻力

重量叠加的替代方式包括液压阻力和气动阻力。液压阻力运用水压或油压来改变阻力。它们提供向心运动，即关节一侧的肌肉提高重物，而关节另一侧的拮抗肌会将重物的位置拉下来。当主动肌与拮抗肌同时收缩时，这些器械是有效的，因为只需要一半的器械数量。其中的一个优势在于减少了新手出现肌肉酸痛现象的可能性；缺点是，许多日常活动和运动技能都涉及肌肉离心的收缩。气动阻力通过压缩空气使肌肉进行离心运作。当肌肉被拉长时，就会产生张力。液压阻力和气动阻力器材不同于重量堆叠，在使用相关器材时，客户不需要克服重量的惯性或器材移动时产生的动量。这些器材是相当安全的，且有利于高速训练，并适用于那些对运动训练感兴趣的客户。Hydra-Gym是一家液压器材制造商，凯泽是气动器材的代表。

等速运动

计算机化的器材可以提供许多不同的运动模式：等长、等张或等速运动。这类器材通常有一个集成的显示面板，面板的细节和反馈的及时非常激励人。等速器材机械地控制着运动的速度。在整个活动度内，给予的阻抗与肌群产生的力是一致的。虽然有些液压和气动器械能够模拟等速运动，但它们会在初始活动度内存在一些加速度（O'Hagan et al., 1995）。相比之下，电子阻抗机，尤其是测功机，提供了真实的等速条件。有些电子器械只在肌肉向心收缩时提供阻力，而有些则在向心和离心的阶段提供阻抗。等速运动装置的优点包括：它能适应所施加给它的力；减少肌肉酸痛（仅限于向心）；显示反馈；采集数据；高速或低速训练；肌肉爆发力、最大力量和耐力的锻炼（Heyward, 2010）。由于阻抗随着疼痛、损伤或疲劳的开始而消失，这些设备也提供了很大的安全性。具有高速功能的器械有利于客户进行高速运动技能的训练（如足球或田径）。它的缺点包括成本、可访问性、对动机的需要，以及对大多数活动来说不自然的恒定速度的动作。在低技术、高接触这一方面，作为私人教练，你可以提供手动调节的阻力。然而，这种阻抗是无法精确控制的。

其他设备

在抗阻训练中可能会用到的其他类型的器材或介质有：弹力带和弹力管、水、非稳定装置，还有人工阻力。

• 弹力带。有些家庭式多功能健身器会采用不同厚度的弹力管作为抗阻的基础。手术管或商业用弹力带（如治疗弹力带）很受欢迎，它们有各种厚度，可以提供不同的阻力。当器材伸长时，有效阻抗就会增大。通过仔细确定客户和弹力带安全的一端的位置来进行多种练习并获取更多的关节角度。只要花2~4美元，你就可以为你的客户提供一个私人的家庭健身房或者一个酒店式的锻炼环境。弹力带的使用寿命很短，所以在其处于拉紧的情况下，请注意可能断裂或松脱。为了延长它们的使用寿命，每次使用后都要撒上滑石粉；将弹力带放在袋子里，撒上粉末，并用手搅拌。避免长时间暴露在阳光下，并将它们储存在凉爽、干燥的地方。

• 水。在水里，重力和冲击都不是问题。水可以控制速度，并提供一种自然的、适应性的阻力。你的客户可以通过尝试不同的身体部位、身体位置或特殊设备来改变阻抗。全方位的阻抗允许关节角度和简单或复杂运动的无限组合。水中的多平面运动特别适合老年客户和患有关节炎或关节问题的客户。社区游泳池通常有各种各样的水上课程和其他的水上活动，并且有专门的教练。不过，你也可以利用水的阻抗来进行水上运动。这些运动可能包括徒手操式的练习或模拟的举重训练动作，如深蹲、弓步或抬起手臂。水阻抗器材，如带蹼手套、水风扇桨、水哑铃，以及脚踝或手腕的负重都可以增加强度与阻力。

• 非稳定性装置。非稳定表面的运用已经被证明可以增加肌肉活动而不是增加机械负荷（Norwood et al., 2007）。这非常适合正处于训练中的年轻运动员、年老的娱乐人士、从伤病中恢复的人，以及不能进行高负荷训练的赛季中的精英运动员。使用稳定性装置或健身球、博苏球，以及盘形垫或枕头可以加快核心肌群的激活，并在动态多关节运动中与肢体运动链建立更好的连接。与原动力相比，非稳定性装置似乎更有利于激活稳定性的肌肉。其他设备，如平衡垫以及摆动或摇杆板，在关节稳定、平衡以及本体感觉训练中也有一定的效果。

• 手动阻力。作为训练伙伴，你应该可以模拟运动器械的许多原理。只要了解什么肌肉会引起特定的关节运动，你就可以调整自己的姿势来提供手动阻抗。如果阻抗大于客户的力，肌肉收缩将会是离心的；如果阻抗等于客户的力，收缩将会是等长的；如果阻抗小于客户的力，收缩将会是向心的。你也可以通过控制运动的速度来模拟等速训练。有了创造力，你就可以塑造针对客户直接需求的阻抗的性质。许多私人教练－客户的手动抗阻体位与本体感觉中神经肌肉促进伸展的体位相似（第8章）。

步骤3：选择抗阻训练方式

在制订处方以满足客户需求、时间限制、经验、动机，以及训练水平等方面，你对抗阻训练方式所做出的选择至关重要。当你在给定的体系中控制处方因素时，你的设计将会变得十分独特。接下来将会探讨如标准组、金字塔、循环、超级组、复合组或三组，以及其他类型的训练方式。

标准组体系

标准组由每项练习的一个（单组）或多个（多组）组别所组成。该体系通常需要8~12次的重复，并使用一个会导致瞬时力竭的重量。一个标准组的体系可以在任何阻抗下执行，同时可以任意设定重复的次数或组别，以匹配客户的目标。该体系的通用程度极高，能够让入门者或高水平的客户拥有足够的变化来满足他们的需求。初学者可以在最初的3~4个月中采用单组或多组方案，但是数据表明，就持续的进展而言，应该采用多组方案（ACSM, 2002）。

金字塔体系

金字塔体系首先会采用相对较轻的重量来锻炼一个特定的肌群，这样大约可以重复10~12次。在每一组的重量增加后，可以进行的重复次数会越来越少，直到只有1~2次重复为止。每一组的阻抗逐渐减小，然后以10~12次重复作为结束（表7.4）。可以对该体系进行修改，以纳入任意数量的重复，从而达到预期的组数。同时，它可能会带来很大的效益，因而受到了许多健美运动员的青睐。金字塔的前半部分被称为由轻到重的体系。在产生强度增益方面，由重到轻的体系会更有效果（Fleck & Kraemer, 2004）。例如，见表7.4。

表7.4　金字塔体系

组数	重复次数	重量
1	10	
1	8	
1	6	
1	4	
1	1~2	
1	4	
1	6	
1	8	
1	10	

超级组体系

超级组体系采用的是一组接一组的两组练习，中间很少有或没有休息时间。这两项练习是针对同一个身体部位的对抗肌。由于这个原因，这种方法有时被称为主动–拮抗配对组（APS）。举个例子，你可能会在进行划船练习的同时进行卧推，在肱三头肌伸展的时候弯曲手臂，或者屈腿的时候伸腿。在两个练习完成后，请让客户休息1分钟或2分钟，然后完成剩下的2~5组。重复的次数通常限制在8~10次。超级组可以显著增加力量（Robbins et al., 2010），而且，如果你的客户健康且有动力，他可以通过在给定的训练中加入更多的练习来减少他的锻炼时间。

超级组体系的变化是对同一个肌群进行一组又一组不同的练习，但其间几乎没有休息。例如，这可能包括卧推、上斜飞鸟，或者一组滑轮（背阔肌）下拉、坐式划船，以及躬身提拉。在改善肌肉最大力量以及体积方面，这一变化也同样有效。

表7.5给出了一个超级组方案的示例。你的客户首先应该执行第一组练习1（a），紧接着是第一组练习1（b）。让他休息1~2分钟，然后开始第二组1（a）和1（b）。请按此格式填写指定的组数和重复次数。

复合组或三组体系

复合训练包括两个练习，三组训练指的是针对同一身体部位的三组练习，一组接一组地进行，在练习或组别之间很少有或没有休息时间。使用三组训练来锻炼3个不同的肌群，从3个不同的角度锻炼同一个肌肉，或者从同一个角度锻炼同一个肌肉区域。每项练习通常需要执行3组。弗莱克和克雷默（Fleck & Kraemer, 2004）报告称，三组训练是一个能够提高局部肌肉耐力的好体系。三组训练可能包括手臂侧平举、手臂弯曲以及肱三头肌伸展，这些都可以锻炼上臂与肩部，但锻炼的肌肉明显不同。同一肌肉群（不同角度）的三组训练可以包括下斜飞鸟、卧推以及上斜飞鸟。对于一个已经进入训练平台期的客户来说，这是一个很有用的节奏改变。

表7.5 **超级组方案**

练习	重复次数（组数）	练习	重复次数（组数）
1（a） 腿部伸展（股四头肌）	10-8-6（3）	4（a） 卧推（胸大肌）	10-8-6（3）
1（b） 腿部屈曲（腘绳肌）	10-8-6（3）	4（b） 滑轮下拉（背阔肌）	10-8-6（3）
2（a） 抗阻髋关节外展（髋外展肌）	10-8/腿（2）	5（a） 哑铃飞鸟（前三角肌和胸大肌）	10-8（2）
2（b） 抗阻髋关节内收（髋内收肌）	10-8/腿（2）	5（b） 俯卧飞鸟（后三角肌和背阔肌）	15-15（2）
3（a） 站式提踵-小腿机（腓肠肌）	8~12次（1）	6（a） 直立杠铃弯举（肱二头肌）	10-8（2）
3（b） 坐式杠铃提踵（比目鱼肌）	15~20次（1）	6（b） 双杠撑体（肱三头肌）	至多15（2）

快速伸缩复合训练

虽然重量训练会带来力量上的增益，但活动的速度是有限的。由于爆发力是最大力量与速度的结合体，很多运动员需要减少产生肌肉力量所需的时间。快速伸缩复合训练是一种速度与力量相结合的训练形式。

快速伸缩复合训练包括快速离心拉长肌肉，紧接着的是快速向心收缩肌肉，从而产生强有力的爆发性动作。爆发力的增加部分来自于预拉伸的结缔组织肌腱内储存的弹性势能。只有在之前的离心收缩的范围较短，且迅速、无延迟地进行时，向心收缩才能被放大（Voight & Tippett, 1994）。快速伸缩复合训练强调离心阶段的速度以及对动态运动的控制。

下肢的快速伸缩复合训练的例子包括单脚跳、一只脚起跳另一只脚落地，以及深蹲跳跃。在深蹲跳跃练习中，客户先从指定的高度跳到地面，然后在与地面接触后迅速地再次跳起。对于上肢，你可以指定实心球或其他负重的器材。

快速伸缩复合训练的一个好处在于，它可以被整合成循环练习。图7.1所示的方案包含了一个高运动量的循环练习，该练习旨在改善垂直和线性的爆发力模式（Chu, 1992）。

虽然快速伸缩复合训练是一个很有价值的工具，但你必须根据客户的忍耐力来谨慎地使用它。请展示所有的动作，提供充分的恢复，避免过度训练，并将活动与客户的能力相匹配。以下指导方针将有助于你避免受伤，并能够让你的客户得到最大的改善。

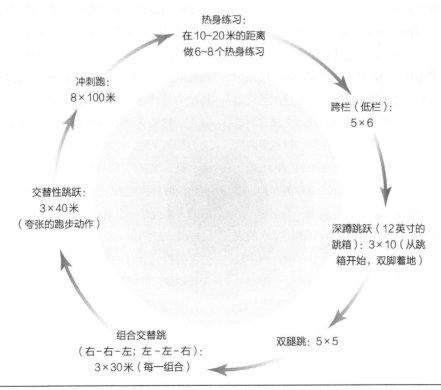

图7.1　快速伸缩复合训练

快速伸缩复合训练 + 抗阻训练 = 复合训练

　　复合训练是将两种运动模式相似的练习组合在一起——一种是高强度的抗阻练习，另一种是快速伸缩复合练习（速度和触底反弹能力）。下面这些是绝对力量和弹性力量复合训练的例子。

- 蹲，然后跳。
- 推举，然后训练胸前推传。
- 弓步，然后向上或向前跳跃。
- 拉，然后抛或掷。

复合训练非常适合于在最大力量-爆发力连续体中运动的运动员。

- 在每次锻炼之前都要进行热身，并逐渐增强锻炼。快速伸缩复合训练会涉及很多离心动作（如：弹射爆发式）。在热身时，肌肉必须伸展并处于轻微的离心运动中。

- 记住，强度越大，恢复时间越长。这条处方原则适用于锻炼期间的组别之间以及两次锻炼之间。

- 强调适当的技术以及爆发的强度。如果客户开始力竭，请停止这个练习。

- 为特定的活动采用特定的运动模式。

- 通过增加练习的次数、重复次数或组数，或减少两组之间的休息时间来修改渐进超负荷的处方因素。不要使用脚踝或手腕的负重，因为它们可能会导致过度的冲力。

- 仔细观察、监控和测试你的客户，以获得对动机和进展的重要反馈。

- 在季前赛中每周分配不超过3次的训练（运动量较大），而在赛季中训练频率较低（强度较大）。

- 在锻炼结束时，由于你的客户出现了一定程度的疲劳，请使用比刚开始的训练持续时间更短、压力更小的快速伸缩复合训练。

循环抗阻训练体系

　　循环抗阻训练由多站体系的一系列练习组成：每个练习为10~15次，阻抗为最大极限（RM）的40%~60%，两个练习之间休息15~30秒（Fleck & Kraemer, 2004）。设计循环以满足特定的目标或运用现有的器材。这是一种锻炼最大力量和肌肉耐力的非常有效的方法（有一些有氧和消耗热量的效益）。这是增加传统心血管训练与抗阻训练多样性的好方法。阿尔卡拉斯等人（Alcaraz et al., 2011）比较了8周（3~6组6个6RM的练习）高抗阻循环训练（35秒的组间恢复时间）和传统力量训练（3分钟的组间恢复时间）的效果。这两种训练方法都能带来大量的最大力量、爆发力以及肌肉质量上的增益。然而，循环组别的脂肪含量明显下降，并且在更短的时间内完成，这对于那些训练时间有限的人来说是一个重要的训练特征。海沃德（Heyward, 2010）给出了一个循环抗阻训练方案的相关示例，如图7.2所示。

由其他体系的拓展形式组成的体系

　　一些抗阻训练体系是其他体系的扩展，或者可以在现有体系中使用。它们能够进一步控制处方因素，从而满足个体的需要。以下是此类扩展的一些示例。

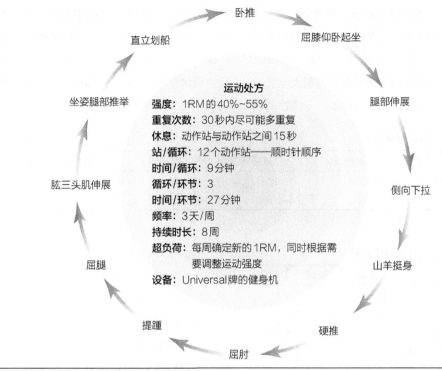

图7.2 循环抗阻训练示例

• **分隔训练体系**。对于健美运动员来说，增大肌肉体积是一个耗时的过程。并不是所有的身体部位都能在一次训练中被锻炼到。分隔训练体系旨在每隔一天训练不同的身体部位——比如在每周隔开的3天内训练手臂、腿和腹部，并在其余隔开的几天里，训练胸部、肩部以及背部。这个例子中的变量可能会减少训练天数。考尔德等人（Calder et al., 1994）发现，在5个月的训练中，分隔训练体系（4次/周）所产生的结果与整个常规训练（2次/周）所带来的结果相似。恢复时间的增加有助于减少过度使用的损伤和过度训练，并能够让客户在更剧烈的训练水平上训练。

• **强制重复体系**。强制重复体系能够让你与客户进行紧密的合作。在精疲力竭之后，请帮助你的客户确定能让他做3~4次重复的重量。要刺激一定程度上疲劳了的肌肉，这种方法非常适合需要增强最大力量和肌肉耐力的客户。

• **周期化**。周期指的是在抗阻训练计划的不同阶段，交替性处方变量（如强度与体积）的系统循环。其他肌纤维处于超负荷的情况，给了某些肌纤维必要的恢复时间，这导致肌肉特征和性能的增加，从而减少过度训练的风险。一般来说，有两种基本的方法可以使抗阻训练周期化：线性与非线性。线性周期化方法在每一个1~4周的微周期中，逐渐增加强度，但变化不大。表7.6（Thompson, 2010）给出了一个以4周为一周期的线性周期化方案的例子。

非线性（波动）周期化会产生不同的练

习刺激，提供变化和挑战。周期化的概念能够让你在14天的训练周期内通过转换不同的训练方案来改变强度和运动量（Kraemer, 2003）。与每次训练使用相同的最大重复次数或低运动量循环训练相比，非线性周期

化方案在6个月的训练期间表现出显著的优越性（Marx et al., 2001）。索拉切和拉方丹（Sorace & LaFontaine, 2005）建议使用波动性周期化方案，在同一周期内训练肌肉最大力量、肥厚程度以及耐力（表7.7）。

表7.6   线性周期化方案

微循环1	微循环2	微循环3	微循环4	微循环5（2周）
12~15RM	8~10RM	4~6RM	1~3RM	主动休息/恢复
3~5组	4~5组	3~4组	3~5组	

注：此方案以4周为1周期。

表7.7   波动性周期化方案

	星期一	星期三	星期五
组数	3~5	3~4	5~6
重复次数	6~12	12~20	2~5
强度/负荷（1RM的百分比）	70~80	60~70	80~100
休息和恢复时间（分钟）	1~2	<1	2~5

注：该方案采用3天的轮换，每次锻炼之间休息1天。

• 疲惫组体系。瞬时力竭指的是不能再次完全重复的情况——也就是说，做完这个组别就已经筋疲力尽了。你几乎可以在任何训练体系中加入"筋疲力尽"。这个体系似乎动用了大量的运动单元并产生了显著的力量增益（Baechle & Earle, 2008）。在力竭后进行5次或6次局部重复可以达到额外的爆发。

用于达到瞬时力竭的重量称为1次重复最大值（1RM）。如果做8次150磅的重复就达到疲惫，则8RM就是150磅。如果你已经评估了客户的1RM（第4章），则下面的表可以帮助你估计处方强度（1RM百分比）以及将引起瞬时力竭的重复次数（Fleck & Kraemer, 2004；Heyward, 2010）：

60% 1RM = 15~20RM

65% 1RM = 14RM

70% 1RM = 12RM

75% 1RM = 10RM

80% 1RM = 8RM

85% 1RM = 6RM

90% 1RM = 4RM

95% 1RM = 2RM

100% 1RM = 1RM

例如，第一行中以60% 1RM作为处方的强度，要求一组动作重复15~20次，来达到力竭。

步骤4：选择练习和执行顺序

第5章概述了一个确定了成分和目标肌肉，并为有效的练习设计或选择确定了合适的关节运动的运动设计模型。应选择适当的练习方式，使其强调对客户的需求分析中所指定的肌肉、关节以及运动。练习可以分为多关节和单关节的练习。多关节练习需要两个或更多的肌群与关节协调行动，如深蹲、硬拉、卧推、滑轮下拉以及硬推。单独的单关节练习包括肱二头肌卷曲、膝关节的伸展和弯曲。多关节练习需要肌肉间的神经协

灵活的周期化方法

詹森（Jensen, 2010）描述了一种灵活的周期化方法，非常适合健身爱好者和运动员。他强调每个宏观循环里不同周期化的方案变量。例如，目标周期化包括以下内容。

- 首先改进薄弱环节，然后改进整个动力链的功能。
- 首先提高用于稳定的肌肉的耐力，然后提高原动力的力量。
- 首先提高结构强度，然后提高功能强度。

因此，在特定的训练块内，运动量与强度的周期化自然会遵循目标周期化。

调，并且对全身力量运动、大多数运动和日常生活中的功能性活动（如爬楼梯）来说都很重要。由于几个不同的肌群同时被激活，多关节运动有着更大的代谢需求以及更高的时间效率。了解每一项练习的目的及益处可以帮助保持肌肉平衡，避免过度劳累。请留意身体的局限性、以往的损伤以及高血压等疾病。

所选定的练习顺序会影响练习的质量和重点。例如，如果在运动的早期进行多关节练习，由于小肌群的疲劳程度有限，则可以使用更多的阻抗。人们认为，这刺激了更大的神经、代谢以及循环反应，这可能会增强运动后期中的后续肌肉或训练（Thompson, 2010）。在大多数情况下，对于新手客户而言，你可以选择特定的练习（肌群）来满足以下条件。

- 选择不涉及同一肌肉群的连续练习。
- 在指定小肌肉、单关节、隔离练习（如肱二头肌弯曲、卷腹）之前，应先进行大肌肉、多关节练习（如卧推、深蹲）。这将避免早期疲劳以及练习后期的不良表现。
- 当你的客户还有精力时，你的工作领域应该是改善客户的弱项或不平衡。
- 为运动员安排他的专项运动。

- 选择适合客户需求的活动；这些训练通常包括在多个平面上的练习。
- 就大肌肉练习而言，让客户做一个重量较轻的热身。
- 为每一个肌群规定一项练习，以保持主动肌-拮抗肌以及双侧的对称，促进平衡的发展，从而有助于防止过度使用性损伤。例如，肩袖损伤的一个常见原因是上胸肌训练过度，且上背与后肩肌训练不足。
- 交替进行上半身和下半身的练习、推和拉练习，或者两者都做，这样可以让你在练习之间有更多的恢复时间。
- 包括训练后期的稳定肌（如：下脊椎肌肉）。
- 选择与训练方法相辅相成的练习（这可能与一些指导方针相反）。

步骤5：设定抗阻强度和重量

特定的神经肌肉对抗阻训练的适应在很大程度上取决于所使用的阻力或负荷。一般来说，当强度或负荷（重量）增加时，运动单元的激活也会增加。随之而来的是，经过一段时间的训练，以最大力量或爆发力来衡量的力的产量会得到相应的增加。请鼓励训练有素的客户达到肌肉的阈值（瞬时力竭），增加神经活动，以及加速训练结果。阻抗可以表示为RMs（可以举起指定重复次数的最大负荷）或绝对阻抗（实际的磅数）。在整个训练过程中，绝对阻抗会根据最大力量的变化进行调整，从而继续使用一个真实的RM目标（例如10RM）。如需用1RM的百分比来确定阻抗（例如70%的1RM），需要定期评估所有练习的最大力量。该方法具有较好的理论价值，但在实际应用中存在明显的不足。在不了解每项练习的1RMs的情况下，你可以使用有根据的试验和误差来确定训练强度的区域。选择一个你的客户可以做6次重复才力竭的重量。这将为你带来用于力量训练的6RM以及相应的重量。回顾一下，第4章（表4.5）提供了在一组试验中所得的1RM的百分比与重复次数之间的关系。

　　训练强度是一个关键的处方因素，它提供了改善特定肌肉成分所需的刺激（表7.8）。

步骤6：设定抗阻量

　　运动量是最重要的处方因素之一。强度或负荷必须足够大，以引起暂时的不适和短暂的肌肉疲劳。为了综合最大力量和耐力的提高，阻力应该是客户所能承受的最大负荷的75%。贝希乐和厄尔（Baechle & Earle, 2008）指出，大多数人可以完成8~12次重复，其负荷约为75%。如果你的客户是初学者或正在进行高强度训练的客户，一组或两组就足以产生极好的效果。需要多组高强度的训练刺激来创造进一步的改善与进步，但是单组训练方案对于锻炼和保持一定的肌肉最大力量和耐力的基本水平是有效的。

表7.8　强度及负荷

组成因素	强度	负荷
准备	低	1RM的60%~69%（11~20次重复）*
肥大	中度	1RM的70%~76%（9~11次重复）*
最大力量–肥大	中–高	1RM的77%~84%（6~9次重复）*
最大力量	高	1RM的85%~100%（1~6次重复）*
最大力量–耐力	低–中	1RM的60%~69%（11~20次重复）*

* 瞬时力竭。

　　请规定每周3天的练习频率来锻炼最大力量。要达到维持最大力量的目的，每周至少需要训练2天。当频率低于每周1天时就会发生退步。

　　运动量通常被描述为组数×重复次数×负荷。在抗阻训练中，实际有效的时间长度是肌肉处于紧张状态下的时间。然而，组间的休息和动作的速度都有利于在紧张状态下的训练效果。在高强度的力量训练中，可能需要更长时间的休息（>3分钟），以及用更大的肌群来替代肌酸激酶（Thompson, 2010）。如果目标是同时优化最大力量和肌肉质量，那么可以使用休息时间长的高负荷和休息时间短的中等负荷。然而，短时间休息（即1分钟或更少）的抗阻训练会引起更大的疲劳与不适。请观察一些症状，比如在运动开始时有没有力量、恶心或头晕。将增大肌肉体积的运动处方与比较传统的最大力量–耐力成分的运动处方放在一起比较将会是很有趣的事情（表7.9）。虽然前者的负荷只高了10%，而且每组之间的休息也差不多，但是

更大的重量会产生更大的肌肉吗？

将肌肉的负荷增加到1RM的70%~80%，对于使肌肉肥厚的锻炼和力量的刺激是至关重要的。最近的研究挑战了这一假设，即增加骨骼肌质量需要高负荷的运动强度。加拿大最近的一项研究表明，在80%~90%的1RM、5~8次的重复次数所造成的疲劳与30%的1RM、20~25次的重复次数造成的疲劳相似，这与新肌肉蛋白合成的增加有关。作者得出的结论是，所举的重量不是主要问题；重点应以肌肉纤维的调动程度为主要刺激，努力以良好的形式达到自愿性疲劳（Burd et al., 2012）。这个想法对于设计抗阻训练方案是有价值的，其目的是在整个生命周期中保持健康独立的生活方式。

另一项对教条观点发起挑战的研究中，研究人员在运动量相等的情况下，将高负荷－低速度方案（70% 1RM，3组12次重复）与低负荷－高速度方案（35% 1RM，6组12次重复）进行比较，发现由于更多的时间花在了紧张、力量、能量以及运动输出上，低负荷－高速度方案提供了与肥大类似的效益。他们认为这种训练的真正好处可能来源于更大的离心速度和随后的蛋白质合成反应（Mohamad et al., 2012）。为了最大限度地发挥抗阻训练的合成代谢作用，似乎有必要激活具备高度可训练性的II型肌肉纤维。这种类型的负重可以更好地模拟与运动相关的速度，因此可以更好地将健身房中锻炼的效益传递到运动场上的表现中。

每次锻炼举起的重量要大得多，同时每周举起的重量也要大得多。

表7.9　**肥大与最大力量－耐力**

组成因素	肥大	最大力量－耐力
强度及负荷	中度1RM的70%~76%	低~中1RM的60%~69%
重复次数	9~12	13~20
组数	3~5	1~3
组间休息时长	30~60秒	10~60秒
频率	5~6（拆分）	3
运动量	高	中~高

在一个完整的成分训练中，需要有用于热身、有氧运动、抗阻练习以及放松的时间。器材的类型和可用性，以及能够进行抗阻训练的时间，将会限制训练的重复次数、训练组别的数量和所选择的练习数量。例如，在30分钟的午休训练中，你的客户可能只有10分钟去进行抗阻训练，而在60分钟的锻炼中，可能有25分钟的时间来进行抗阻训练（表7.10）。

对于更严肃的运动员而言，在他们的长期训练计划中会采用周期化训练（见本章的前面部分）。周期化训练系统地改变了训练量和强度，这些训练被称为能持续几周到几个月的小周期（Bompa, 1999）。大多数情况下，训练量随着强度的增加而逐渐减少。这就改变了每一个小周期的训练刺激，且已经被证明可以在适当的时候提供峰值的最大力量以及爆发力的运动表现（Stone et al., 1999）。

表7.10 抗阻训练的时长

30分钟训练	45分钟训练	60分钟训练
10分钟抗阻	15~20分钟抗阻	25分钟抗阻
4~5个练习（1组）	4~5个练习（2组）或6~8个练习（1组）	6~8个练习（2组）

步骤7：设计进展及监测

训练的普遍原理是渐进超负荷，也就是说，运动负荷的周期性增加会使肌群的负荷增加。正确的超负荷量取决于客户的目标以及训练水平。其挑战在于，你需要根据特异性的原则来调整处方因素，以适应客户——也就是说，肌肉适能的提高是特定于肌群、训练方法以及运动量的。

在训练开始时，正确的技巧和练习是至关重要的，阻抗和运动量应该保持在较低的水平。随着客户的技能与经验的提高，请考虑以下步骤。

• 无负荷到有负荷。通过传授无负荷或低强度的运动模式来锻炼基本技能。

• 简单到复杂。在以后的训练阶段，为更复杂的运动模式打下基础（例如，增加涉及身体动力链的多关节运动的使用，调动许多肌群来模仿功能运动）。

• 稳定到不稳定。以稳定的位置作为开始，让客户达到平衡。随着能力的提高，将支撑基础变成更不稳定的位置或表面，从而

关于帮助你为新手客户设定训练量的提示

通过对训练内容的特别关注，最近的研究可以帮助我们更多地为新手和未受过训练的参与者提供服务。

• 练习时动用较大的肌肉块（增加能量消耗）。训练量越大，组间休息时间就越长（避免早期疲劳）（Farinatti & Neto, 2011）。

• 对未经训练的个人而言，初始短期训练中的单组别方案与多组别方案会产生相似的最大力量增益。当出现进展时，多组别方案更有效。

• 当训练目标为增加最大力量时，应在两组之间休息3分钟，以避免重复次数和训练量的显著下降。相较于1分钟的休息时间，3分钟的休息时间会让肱二头肌在1RM的40%强度下弯曲到自愿性疲劳的过程中，带来更大的运动量，但未受过训练的客户的肌肉酸痛程度没有差异（Evangelista et al., 2011）。

• 对于老客户而言，当组间休息时间长度被缩减时，可能需要更长的渐进过程。

• 上半身主动肌-拮抗肌（配对组）方案在一个高时效的模式里，能够允许你设计更大的训练量（Robbins et al., 2010）。

• 在一群未经训练的中年妇女中，当她们都在一周内完成了强度为50%~80% 1RM，每组重复次数为8~12次的72组练习时，就去脂体重和最大力量两方面而言，一周内3天不连续与4天连续运动所带来的初始增益并没有什么不同（Benton et al., 2011）。

• 为期4天的力量恢复表明，尽管他们都以类似的方式产生和消除肌肉酸痛，女性需要的休息时间要比男性更长。

带来更大的本体感觉挑战。

如果你的客户每周至少做两次抗阻训练，那么你需要尽可能地每周改变（增加）负荷。例如，表7.11显示了在给定的体重下，适合于最大力量和耐力增加的渐进超负荷（例如，70% 1RM）。这意味着在过去的4周内，运动量增加了20%。

表7.11　渐进超负荷

周	组1	组2
1	12次重复	12次重复
2	13次重复	12次重复
3	14次重复	13次重复
4	15次重复	14次重复

为了确保安全有效的进展，每次只能修改一个运动量的因素。例如：

1. 组1：增加重复次数：2×12~15；然后3×10~15。
2. 组2：增加强度：100磅时，2×12；110磅时，3×8；120磅时，4×6。

以下指导方针将帮助你监测进展。

- 对最大力量的增益感兴趣的客户将会想着持续增加他们的负荷。

- 监测围度的指标将会跟踪肥厚的增加。
- 增强耐力−最大力量的客户应该将他们的重复次数增加到15次左右，然后增加负荷，最后再降低重复次数。随着他们的训练的改善，他们可能减少组别之间休息的时间。
- 增加5%~10%的负荷是非常容易的（当达到上限的时候）。
- 使用RPE来测量训练节段或环节的强度。
- 锻炼肌肉耐力的客户应该将动作的重复次数或组别（训练量）作为一种进步的方法。减少组别之间的休息时间可以进一步挑战这个成分。
- 对于每次训练的总重量的监测可以很容易地显示出能力的提高。
- 能够快速记录这些因素的方案卡可以节省时间，所以鼓励定期记录。
- 方案的最短时间通常为6周。
- 你应该在视觉上（有时在身体上）监测主要的安全预防措施和执行机制（表7.12和表7.13）。

表7.12　选定的抗阻练习中常见的设计和执行错误

练习	哪里错了？	为什么？要点
滑轮下拉	下拉至头部后侧	• 肌肉失衡，如圆肩，会影响运动开始时肩胛骨和肩关节的位置 • 有时限制肩关节的外侧旋转会迫使腰椎前弯增加[a] • 宽距抓握和将其拉向前胸需要更多来自背阔肌的运作[b]
坐式划船	开始时前倾，结束时后倾	• 圆形的腰部可能会在弯曲的位置受到挤压 • 圆肩形成一个松散的、不稳定的姿势 • 向后倾斜会激活竖脊肌，而不是想要的背阔肌、后三角肌以及斜方肌中部。虽然可以划起更多的重量，但不能运用到预期的肌肉
哑铃卧推	哑铃下降过低	• 这个问题可能是由于胸部肌肉组织的微创伤造成的 • 当胸部抬高时，客户可能处于一个腰椎前凸的姿势 • 同时，当肘关节向下时，肩峰下方的空间减小（潜在撞击）[c]

续表

练习	哪里错了?	为什么? 要点
绳索交叉飞鸟	在活动度内肘部没有锁定	• 将肘部从弯曲伸展到伸直位置时,将会运用到肱三头肌 • 保持肘部稳定在一个轻微的弯曲上,会帮助客户将注意力放在胸肌的水平活动上
深蹲	蹲到大腿与地面平行的深度	• 大多数举重运动员在试图保持直立的时候,髋部会过度前弯,使骨盆向前旋转,加大腰椎前弯的幅度 • 有些可能会拱起背部(在脊柱处弯曲),这样椎间盘就会受到压迫而产生剪切力 • 脊柱应处于稳定的中立位
腿举或体后硬拉	将重心的位置放得过低 将脚向内或向外旋转以隔离股四头肌的部分	• 当膝关节超过脚尖时,会给后交叉韧带施加过大的力[d] • 在足部的位置可以改变股四头肌的调动这一点上,还没有清楚的共识[e] • 选择最舒适、压力最小的足部位置
腘绳肌卷曲	让臀部离开凳子以及屈曲髋部	这可能是由于以下3点原因之一: • 重心太高了 • 股直肌太紧,牵拉使骨盆旋转 • 腹部肌肉太弱,无法使脊柱保持中立的位置
俯身臂屈伸	肘部在身体下方	• 肱三头肌在重力作用下抬起的活动度减少了。然而,抬起的手肘会使肱三头肌的长头处于一个缩短的位置,因此这个头涉及得比较少 • 改良肱三头肌运动,使上臂抬起(肩部弯曲),将涉及肱三头肌长头以及内侧和外侧头
杠铃弯举	移动躯干或者肩关节	• 躯干向上伸展时可以产生动力 • 收缩肩关节的时候会涉及前三角肌和上胸大肌的收缩 • 这些动作不允许肘部在整个活动度内活动,同时它们会减少肱二头肌纤维的调动
健身球卷腹	在球上采用一种活动度不能与客户的力量相匹配的姿势	• 中背部与上背部的支撑位置将减少活动度,以及减少杠杆臂的长度,从而更容易进行调整 • 较低的起始位置能够让脊柱轻微地过度伸展,这将使腹部肌肉提前伸展,改变支点,增加杠杆臂,从而增加可收缩的活动度

注:ROM=活动度。
[a] Hagan 2000; [b] Signorile et al. 2002; [c] Lyons and Orwin 1998; [d] Escamilla et al. 1998; [e] Lockwood 1999.

表7.13 监测举重技术的观察指导方针

部位	观察指导方针
上半身	• 使自己处在一个对客户最有帮助的位置 • 协助客户将更重的重量置于起始位置 • 将你的手放在杠铃上 • 在哑铃练习中,将双手置于哑铃之下的关节处 • 在进行最后一次重复时,协助客户完成最后一次

续表

部位	观察指导方针
下半身	• 使自己处在一个能最有效地为客户提供帮助的位置 • 协助客户将深蹲和弓步的重量调整到起始位置 • 做深蹲和弓步时，将双手放在腰部以上 • 把手放在机器上，或放在用于进行滑轮、器械或手部练习的杆子上 • 在移动结束时，或速度因疲劳而降低时协助客户
躯干	• 利用上斜或下降的训练椅产生的重力来提供帮助 • 保持骨盆稳定，从而最大程度上减少腰部的弯曲与紧张 • 当客户动作不正确时，请提供帮助 • 一旦出现疲劳，请提供帮助，以完成完整的活动度

表7.12列出了在设计或执行流行的抗阻练习时的一些常见错误。通过有效的观察和监测来减少执行错误。表7.13列出了用于监测技术方面的机器是否完善的主要观察准则。

步骤8：设计热身和放松

热身与放松应反映在抗阻训练部分所做的运动的类型和运动量上。在热身时，引入并进行低冲击的动作，以提高体温和心率。增加肌肉的温度可以提高肌肉的弹性和伸展能力。在热身后，拉伸那些将会被用于运动的肌群。如果肌肉出现紧绷或酸痛，或者你的预期强度比平时高，那么可以增加静态拉伸。

如果在高度离心的状态下进行运动，则需要通过更积极的动态热身来逐步增加离心的超负荷。虽然一些研究表明，在身体活动或运动前进行动态热身和静态热身的效果没有区别，但动态热身已经被证明是一种更有效的提高最大力量和爆发力运动表现的方法，包括跳跃能力、敏捷性以及冲刺能力（Pacheco et al., 2011；Van Gelder & Bartz, 2011）。对于严肃的运动员来说，加入接近最大的肌肉动作可以通过诱导激活后增强效应（postactivation potentiation，PAP）来显著提高神经肌肉的表现。最近的研究表明，10分钟的动态拉伸或1至2组20米的动态拉伸可以分别提高跳跃和冲刺的运动表现（Turki et al., 2011）。

在放松过程中，请缓解因离心运动引起的肌肉紧张（如股四头肌、小腿肌肉、胸部肌肉与竖脊肌）。请伸展紧绷的姿势肌（如前胸、屈髋肌、腘绳肌）。轻度的有氧运动可以防止血液淤积（头晕），有助于消除血液中的乳酸，帮助恢复。

案例研究

表单7.1的抗阻训练处方工作表，列出了基本处方因素，同时也是基本练习选择的快速参考。根据可用的器材或偏好来为每个身体部位添加你自己的练习。对于直接的客户方案设计而言，这应该是快速而有用的。最初，表单7.2的抗阻训练处方卡，可能看起来很详细且耗时。就像教师的课程计划一样，它作为一种学习工具，具有很大的价值，可以指导学生做出关键的选择，以免在设计中留下任何漏洞或疏忽。

案例研究1：处在休赛期的运动员

兰杰夫是一名16岁的曲棍球运动员，他需要一个休赛期训练计划来锻炼他的下肢力量。他希望能够加速超越他的对手，迅速改变方向，并保持这种力量进入第三阶段。这个工作表反映了他的教练对反应能力的重视。反应能力对输出功率至关重要，能将优秀运动员与一般运动员区分开来。它意味着更快、更精确的方向变化，更好的灵活性、速度与关节稳定性，并能够减少受伤的风险。图7.3概述了兰杰夫的休赛期计划。

案例研究2：38岁的入门者

迈克尔是一名38岁的男性，几乎没有抗阻训练的经验。他只是想让自己感觉更好，并能够进行运动全身的一般性训练。但他又特别关注他的上半身姿态以及不良的腹部情况。

评估

评估为我提供了以下数据。

- 重量：85千克。
- 身高：180厘米。
- 身体质量指数：26.2。
- 抗阻练习：确定每个练习的10RM，预估1RM。
- 循环时间：记录了两组循环（10次重复）的初始时间，包括两个周期之间的2分钟休息。

相关的咨询显示，迈克尔正处于准备阶段。他在当地基督教青年会购买了一个会员资格，虽然时间很紧，但他认为自己每周可以去那里两三次，每次40~45分钟。没有明显的健康或肌肉骨骼限制；然而，他在10RM评估中的技术方面与新手的运动知识水平是一致的。我们同意使用一些似乎对迈克尔有吸引力的器材，并用其他器材来补充，形成一个以他的目标为中心的循环训练。

抗阻训练处方

选择的大部分器材都是可变抗阻，迈克尔觉得很好用。在循环训练中，每个站之间都有最小的配重片可供调整。迈克尔选择的器材可以很容易地设计到循环训练之中。大部分的练习是多关节的，并且伴随着一些姿势和躯干的隔离。它们通过主动肌和拮抗肌的平衡来交替锻炼上半身与下半身。计划卡上列出了预防措施。健身球的腹部和核心训练是在循环训练之后完成的，是迈克尔的最爱之一。强度（重量）和训练量（组数与重复次数）是基于准备阶段以及他的10RM评估的。我们记录了一份锻炼日志，其中列出了这些主要的处方因素和迈克尔的主观感受。进展是基于训练量的，重复次数从13~20次（瞬时力竭），然后是3组15次重复（最多20次重复）。由于时间很紧，热身和放松中的伸展运动包括特殊的姿势拉伸。与处方相关的详细资料，参见抗阻训练处方卡（图7.4）。

抗阻训练处方的依据

当我们设计一个运动处方时，我们必须将运动科学和训练的原则与客户的心理社会因素以及影响他们运动处方的环境相结合。每一个决定都应该建立在良好的生理适应以及以客户为中心的理论基础之上。下面的列表提供了迈克尔的抗阻训练处方中所涉及的批判性思考。

1. 回顾客户需求并确认目标

- 对客户没有明显的限制。
- 经过调整后的循环训练能够确保时间的充分利用，以及照顾到全身。

- 其中包括主要的肌肉。
- 较弱的相位肌肉（例如菱形肌、斜方肌下部、腹部肌肉）需要加强。

- 方案的时长与难度需要与练习和时间相符。
- 主要的问题为圆肩与腰椎前凸。

成分目标：爆发力方案（功能性反应能力——下半身）

客户姓名　　　　　　　　　　　　　　教练姓名

练习（简述）	身体部位/肌肉	强度及重量	重复次数	组数	组间休息	注意事项
剪刀跳 • 以弓步作为初始姿势，弹起并交换双腿（使用你的双臂） • 落地时呈弓步姿势，对侧的腿处在前面的位置	伸展肌	自重 （BW）	每边8~10次	1		以良好的形式来适应预疲劳
跨栏——双腿跳跃（5个跨栏，每两个跨栏之间相隔3英尺，同时进行1/2深蹲） • 设立5个小跨栏（曲棍球杆），相隔3英尺 • 采用双腿跳、卷起、落地并立即继续跨栏	伸展肌	（BW）		2	休息 1分钟	以良好的形式来适应预疲劳
X-越野滑雪——交替单腿跳 • 交替单腿跳（保持一致性，膝-髋关节屈曲） • 同时直臂有节奏地摆动（如X-越野滑雪）	伸展肌	（BW）	每边5~8次	1		以良好的形式来适应预疲劳
伴随5步冲刺的侧弹跳 • 半蹲为初始姿势，身旁放一个锥筒 • 双脚横向跳过锥筒 • 落地时各个方向增加一个5步冲刺	伸展肌和外展肌	（BW）	每边3~4次	1		以良好的形式来适应预疲劳
侧向单脚跳（交替腿部） • 以半蹲作为初始姿势，距离直线大概2英尺 • 用外侧脚向外向上推 • 用对侧脚着地，同时用对侧脚向反方向推	伸展肌和外展肌	（BW）	每边8~10次	1		以良好的形式来适应预疲劳
深蹲跳跃（12~18英尺），下与上（可选择） • 从坚固的箱子的边缘起跳，双脚着地 • 着地后立即变为垂直跳（短时间接触地面）	伸展肌	（BW）	10~12	1		以良好的形式来适应预疲劳
进展方式：增加重复次数，以达到上限，然后再返回到下限，同时添加另一个组别（1分钟时间休息）						

图7.3　兰杰夫的抗阻训练处方工作表

练习选择的例子（按照身体部位分类）			
胸部	肩部	上背部	手臂
卧推	肩膀推举	坐姿滑轮下拉	引体向上
仰卧/上斜飞鸟	侧飞鸟	前倾飞鸟	肱二头肌弯举
仰卧屈臂上举	直立划船	前倾划船	肱三头肌伸展
蝴蝶机夹胸	＿＿＿＿＿	绳索交叉	俯卧撑
绳索夹胸	＿＿＿＿＿	＿＿＿＿＿	＿＿＿＿＿
＿＿＿＿＿		＿＿＿＿＿	＿＿＿＿＿
＿＿＿＿＿			
腿部	内侧/外侧腿	腹部肌肉	下背部
腿举	髋关节内收（如滑轮）	卷腹/仰卧起坐	超人式
X弓步（调整）	髋关节外展	反向起坐	硬拉
X深蹲（调整）	X侧向单脚跳	平板支撑（正面/侧面）	四肢腿部交换举起
伸膝	X侧向弹跳	斜线交叉	俯卧胳膊/手臂上举
屈膝			
提踵			
X跨栏跳			
X单腿跳			

图7.3（续）

客户姓名　迈克尔			教练姓名　约翰	
客户目标			**特殊考虑**	
预备阶段——关心上半身姿势、腹部形态以及更好的感受			● 总体健身需求——全身 ● 每周去当地的基督教青年学会2~3次 ● 40~45分钟——时效	

循环热身				
器材及模式	**训练**		**时间**	**目标HR/PE**
跑步机	中度快步行走；逐渐增加速度		5~7分钟	HR: 100~110次/分 PE: 11~12

拉伸热身	
类别及简述	**指导方针**
● 完成跑步机训练之后进行4~6个下半身的拉伸，包括下背部、屈髋肌、伸髋肌、小腿及胫骨前侧肌肉 ● 在为循环训练做准备时，对胸部、背部、肩部、肱二头肌、肱三头肌、髋内收肌以及髋外展肌各自进行一次拉伸 ● 拉伸胸小肌与肩内侧旋转肌，从而改善姿态	完成跑步机运动之后进行静态拉伸 保持15~20秒 在两组循环之间，对那些存在紧绷感的肌肉进行二次热身拉伸

图7.4 迈克尔的抗阻训练处方卡

抗阻训练	
器材类型（如自由重量）	训练方式
• 选择型器材（可变抗阻） • 健身球	在标准（简单）组别下进行调整后的循环练习 主要为多关节练习，对姿势与躯干进行一些隔离

指导方针
• 循环风格（所有练习都先完成一次，然后再完成第二组练习） • 两次循环之间有2分钟休息时间 • 每项练习的强度设定为10RM

练习（简述）	肌肉	强度/ 重量	重复 次数	组数	组间 休息	注意事项
1. 腿举（坐式） 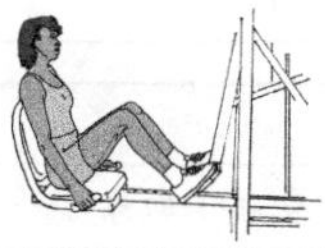	股四头肌 腘绳肌 臀大肌	1RM的 65%~70%	10~13	2	30秒	• 保持一致性 • 避免膝关节完全伸直
2. 卧推 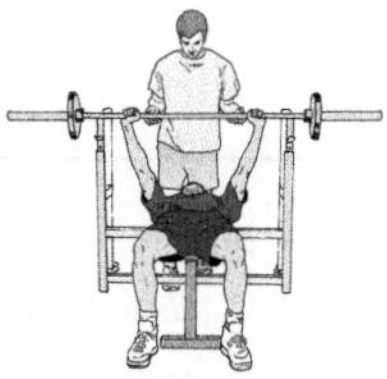	胸大肌 前三角肌 肱三头肌	1RM的 65%~70%	10~13	2	30秒	• 肘部不要太僵硬 • 避免在活动度的尽头出现反弹
3. 腘绳肌弯曲 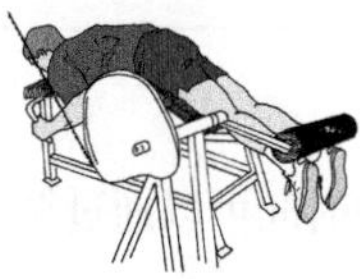	腘绳肌	1RM的 65%~70%	10~13	2	30秒	• 稳定下背部 • 在活动度低的情况下也要保持正确姿势
4. 坐式滑轮下拉 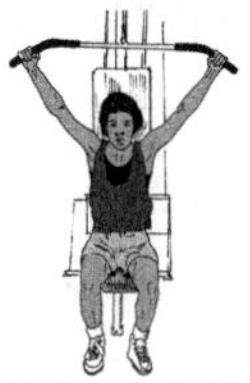	背阔肌 胸大肌	1RM的 65%~70%	10~13	2	30秒	• 从下往上直至胸骨上部，挤压两侧肩胛骨
5. 腿外展-内收 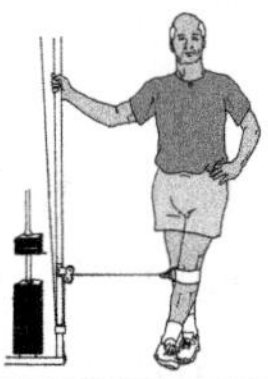	髋外展肌 与内收肌	1RM的 65%~70%	10~13	2	30秒	• 缓慢且可控地移动

图7.4（续）

续表

练习（简述）	肌肉	强度/重量	重复次数	组数	组间休息	注意事项
6. 坐式划船	后三角肌 斜方肌 肱二头肌	1RM的 65%~70%	10~13	2	30秒	● 挤压两侧肩胛骨
7. 健身球上的腹部卷曲和转体	腹直肌 腹斜肌 脊柱稳定肌	自重	337 （左边，前面，右边）	2	30秒	● 保持稳定的核心和呼吸 ● 将球稳定在下背部的位置

进展
● 设定最少13次、最多20次的重复（瞬时力竭），然后进行3组重复次数为15（至多20）的练习——训练量超负荷
● 用所提供的日志来记录负荷、重复次数、组数、训练量以及主观感受
● 4周内重新测试1RM

放松	
类别及简述	指导方针
重复进行热身部分的拉伸	保持15~20秒的静态拉伸

注：HR=心率；PE=自感用力度；RPE=自感用力度评分；ROM=活动度。

图7.4（续）

2.选择抗阻的器材
● 多关节练习功能性更强，只适合6种练习。
● 选项需要适合客户的舒适感和运动知识。
● 选项需要提供可变阻抗与平滑的强度曲线。
● 器材为新手提供稳定性。
● 练习与目标和时间相匹配。
● 基督教青年会的器材是现成的。
● 动作站点之间的切换快捷方便。
3.选择抗阻训练的方式
● 应在循环训练的格式下提供标准组数。
● 选项应有利于准备阶段。

● 在紧张状态下的时间可以通过循环训练最大化。
● 方案进展迅速，应保持客户的兴趣。
4.选择练习和执行顺序
● 下半身和上半身交替运动。
● 练习需要与循环训练相匹配，同时要有充足的恢复时间。
● 对执行机制的反馈确保了个人安全和利益。
● 主动肌-拮抗肌应得到平衡的锻炼（练习1和练习3，练习2和练习4）。
● 练习1：髋部和膝关节伸展，与练习3相平衡。

- 练习2：前肩和胸部（肩水平向内收，伸展肘部），配合练习4。
- 练习3：膝关节屈肌，与练习1相平衡。
- 练习4：后肩和前肩（肩内收和屈肘），与练习2相平衡。
- 练习5：大腿外侧和内侧（内、外侧的向心收缩）；练习1~5涉及整个身体。
- 练习6：后肩（肩水平外展，肩胛骨收缩），加强较弱的肌肉，以改善圆肩。
- 练习7：躯干屈肌和旋转肌，适合客户对腹部的形态，以及针对核心稳定性和灵活性的目标。

5. 选择抗阻训练的强度和重量

- 抗阻训练的强度和重量由评估决定（即10RM接近起始负荷）。
- 在展示中对负荷进行了微调。
- 抗阻训练的强度、重量与训练量（组数、重复次数、负荷）是相互影响的。
- 环节基于处方的准备阶段和目标（如姿势与腹部的状态）。

6. 设定抗阻的量

- 初始超负荷，将重点放在了训练量上。
- 瞬时力竭会使神经刺激达到峰值。
- 选项需支持负荷的设定。
- 训练量是初学者的最佳选择。
- 循环训练允许恢复（组间休息）。
- 如果可能的话，每周最少进行两次抗阻训练。

7. 设计进展及监测

- 重复次数与组数（训练量），一次调节一个因素。
- 锻炼日志反映主要处方因素。
- 方案提供重新测试的负荷以及下一阶段的准备。

- 方案稳定、合理，且允许自我管理。
- 对主观感觉的回顾是依从性的良好预测指标。
- 方案与客户的动机类型有关。

8. 设计热身及放松

- 热身运动可以提高肌肉温度。
- 特定的关节和肌肉拉伸是抗阻练习的首选。
- 该部分需适合特殊的客户注意事项（如姿势拉伸）。

总　结

　　以客户为中心的抗阻训练处方模型能够让你根据特异性原则，通过调整处方因素来塑造超负荷的状态——即肌肉适能的提高是特定于肌群、训练方法和运动量的。无论客户的需求是否与健康、体适能、运动表现、外观或康复有关，8步模型都将指导你进行设计决策，以量身定制方案。

　　具体的抗阻类型包括自重、自由重量、恒定阻抗、可变阻抗、液压和气动、电子、等速动力学，以及橡皮筋、弹力管、水和手动阻力等。

　　很多抗阻训练方案都采用标准组别的训练体系，其中每项练习由1组或多组所组成。抗阻训练可以在任何阻力下进行，同时可以任意设定重复次数或组数，以匹配客户的目标。在金字塔体系中，客户首先使用较轻的重量，在每组增加重量之后，重复的次数就会减少。特殊的需求可能会用其他的体系来满足，如超级组、复合组、循环训练，以及分隔训练体系。对于速度和爆发力而言，快速伸缩复合训练是有效的——肌肉快速离心伸长，紧接着肌肉迅速向心收缩，从而产生强有力的爆发性运动。周期化是一种可以应用于抗阻训练的方法，其特点是具有强度和训练量等交替处方变量的系统循环。

对于每一项练习的目的和益处的了解有助于保持肌肉的平衡，以避免过度训练。训练强度是一个关键的处方因素，其提供了改善特定肌肉组分所需的刺激。训练量通常被

描述成组数 × 重复次数 × 负荷。然而，组别之间的休息和动作的速度都有助于"紧张状态下的时间"的整体训练效果。正确的渐进式超负荷量取决于客户的目标与训练水平，同时应与客户的技术一起受到仔细的监测。热身和放松应该反映在抗阻训练部分所做的运动的类型与强度大小上。

表单7.1 **抗阻训练处方工作表**

客户姓名 教练姓名

练习 （简述）	身体部位/ 肌肉	强度及重量	重复次数	组数	组间休息	注意事项

进展方式：

练习选择的例子（按照身体部位来分类）

采用处方模型指南，并根据需要将处方练习添加到示例列表中。

练习选择的例子（按照身体部位分类）			
胸部 卧推 仰卧/上斜飞鸟 仰卧屈臂上举 蝴蝶机夹胸 绳索夹胸 ＿＿＿＿＿＿＿ ＿＿＿＿＿＿＿	**肩部** 肩膀推举 侧飞鸟 直立划船 ＿＿＿＿＿＿＿ ＿＿＿＿＿＿＿	**上背部** 坐姿滑轮下拉 前倾飞鸟 前倾划船 绳索交叉 ＿＿＿＿＿＿＿	**手臂** 引体向上 肱二头肌弯举 肱三头肌伸展 俯卧撑 ＿＿＿＿＿＿＿
腿部 腿举 弓步 深蹲 伸膝 屈膝 提踵 ＿＿＿＿＿＿＿	**内侧/外侧腿** 髋关节内收（如滑轮） 髋关节外展 ＿＿＿＿＿＿＿ ＿＿＿＿＿＿＿	**腹部肌肉** 卷腹/仰卧起坐 反向起坐 平板支撑（正面/侧面） 斜线交叉 ＿＿＿＿＿＿＿	**下背部** 超人式 硬拉 四肢腿部交换举起 俯卧胳膊/手臂上举 ＿＿＿＿＿＿＿

From J. C. Griffin, 2015, *Client-centered exercise prescription*, 3rd ed. (Champaign, IL: Human Kinetics).

表单7.2　**抗阻训练处方卡**

客户姓名		教练姓名	
客户目标		特殊考虑	

循环热身			
器材及模式	训练	时间	目标HR/PE

拉伸热身	
类别及简述	指导方针

抗阻训练	
器材类型（如自由重量）	训练方式

指导方针

练习（简述）	肌肉	强度/重量	重复次数	组数	组间休息	注意事项

续表

练习（简述）	肌肉	强度/重量	重复次数	组数	组间休息	注意事项

进展

放松	
类别及简述	指导方针

注：HR=心率；PE=自感用力度。

第8章

以客户为中心的功能性整合练习

本章要点

完成本章后，你将能够展示以下能力。

1. 描述对肌肉平衡产生影响的因素。

2. 描述肌肉失衡的因与果。

3. 选择并描述针对肌肉平衡的评估事项。

4. 描述对拉伸质量产生影响的因素。

5. 描述各种拉伸技术的优势和客户的适应性。

6. 选择适当的且能够针对指定的肌群改善活动度或肌肉平衡的练习（拉伸或抗阻）。

7. 采用6步决策模型来设计针对肌肉平衡和柔韧性的、生理学上合理的、以客户为中心的运动处方。

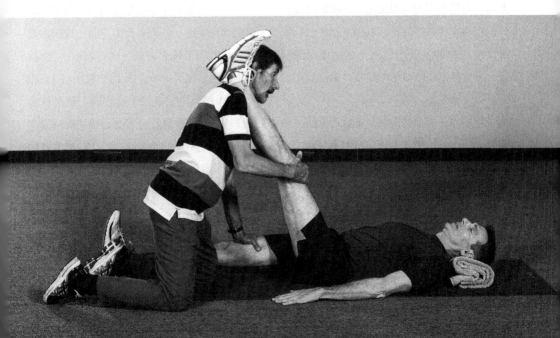

"功能性"被认为是当今健身行业的流行词。功能性方案可以简单地定义为一种方案，该方案模拟与预期活动类似的动作，或者模拟运动或日常活动的需求和技能。功能性整合通常指的是改变身体中先前学习的动作方案的过程。它不是一种可以在一致的基础上被认知控制的东西。我们必须对身体进行再教育，使其按照设计的方式发挥作用。

存在肌肉失衡或体态问题的客户可以通过功能性整合的练习来获得帮助。肌肉平衡受肌肉紧张度、柔韧性、力量和耐力的影响，因为这些因素共同作用提供支撑与运动。因此，对于肌肉平衡的观察是肌肉健康整体方法的必要组成部分。肌肉平衡虽然不是一个新概念，但却是解决问题的新方法。无论你的客户是运动员还是健身爱好者，或是刚刚从伤病中恢复过来的人，这都符合他们的核心需求。

肌肉必须足够长，以允许正常的活动度；足够短和强壮，以提供关节的稳定性。因此，只有评估客户的肌肉紧绷度与柔韧性，以及无力与力量和耐力的对比之后，我们才能充分地将训练计划个性化。肌肉平衡的目标通常集中在拉伸紧绷的肌肉，强化虚弱的肌肉，减少痉挛或低效率的爆发，锻炼肌肉耐力，或改善姿势。

除了讨论前面的问题，本章还介绍了功能性运动设计的指导方针、肌肉不平衡的原因及检测、以客户为中心的柔韧性处方、肌肉平衡处方模型所涉及的步骤，以及两个个性化处方的案例研究。

功能性整合练习

功能性整合练习是"栩栩如生"的、自由的运动，其中包括克服重力的多平面和多关节运动，需要稳定、改变方向、加速和减速。要真正达到"功能性"这个词的含义，功能性练习的处方就必须遵循一些重要的指导方针。

• 整合动力链运动。大脑思考的方式以整体运动为基准，而不是单个肌肉。例如，一个棒球击球手想要击球。为了完成这个动作，他会在一个流畅的动作中摆动，而不是有意识地尝试激活单个肌群。大脑产生一系列的刺激以获得同步的运动模式。我们的反应应该是训练动作，而不是肌肉。上肢与下肢运动的结合往往可以实现这一原理，从而扩大动力链的运动。

• 采用多平面运动。网球运动员冲向球网或老年人爬楼梯时，身体的矢状面、额状面和水平面的运动模式便会结合在一起。触碰、旋转、攀登、升举以及推动都是在这三个平面的功能范围内进行的涉及自由流动、非刚性运动的活动。抗阻器械通常会阻止身体在三个平面内以最有效的方式运动。

• 参与加载和卸载循环训练。动态活动要求客户慢速、停止或改变方向，这就需要在一个方向上减少力量（离心收缩），保持稳定，然后在另一个方向上产生力（向心收缩）。当快速地完成这个过程时，这被称为敏捷性，并有效地整合了离心或加载阶段存储能量的使用。即使速度较慢，加速度和稳定性的变化也是功能性训练的一部分，它要求身体在向下运动时吸收重力，并与向心力一起向上运动。

• 结合需要平衡、稳定和刺激本体感觉的动作。例如，左右跳要求客户在卸载之前进行预加载，以实现有效的移动。当客户从

肌肉失衡的功能性练习

　　一方面，功能性练习可以帮助客户解决肌肉失衡或体态等问题。另一方面，结构性问题和肌肉失衡会使你的客户更容易受伤或加重现有的损伤或症状。这些体位和结构的变化会随着时间的推移而出现。某些肌肉可以变得更短更紧；另一些则会变得更长更弱。这些变化可以改变肌肉的机械拉力线，从而导致其他肌肉和肌群进行补偿。体态的改变直接改变了关节的力学。这种改变或补偿会导致运动表现的下降。需要设计功能性整合练习来解决结构弱点的相互依赖问题。虽然练习设计最初可能是有针对性的（如康复），但我们的最终目标是将手头任务达到最佳效果，并将功能性融入训练过程中。这些练习可以作为你的力量训练或柔韧性训练的辅助。

　　要有效地进行体位评估或肌肉不平衡评估，并将其应用到你的处方中，你便需要对人体运动学和生物力学有全面的了解。有明显或长期的体位偏差或疼痛，有脊椎问题史或上下肢放射神经疼痛的客户，应向合格的健康专业人员咨询。重要的是你不能进行诊断，同时你要认识到，客户的情况超出了你自己的能力范围。

　　一个阶段移动到下一个阶段时，他必须保持平衡。增加功能性运动挑战的方法包括改变身体角度、调整体重、改变视觉方向或提供不稳定的表面。这些修改需要技能的发展，知道四肢在空间中的位置以及与其他身体部位的关系。

　　一个功能性的、综合性的训练计划可以极大地改善你的客户的训练结果。在设计训练项目时，请考虑客户的目标，并根据方案的目标来设计功能性运动处方。虽然许多活动可以从坐、躺、跪姿开始，但是请尝试从站姿开始练习。站立会影响髋部、膝关节和躯干，同时也会受到躯干和手臂运动的影响——所有这些都是功能性运动的典型特征。

　　例如，传统的腹部练习通常只在矢状面进行。虽然这可以激活腹部肌肉，但它们是孤立的，在旋转时不会减慢躯干的速度，或者在脊柱伸展时帮助稳定脊柱。实心球的运用是一种可行的替代方法，做旋转运动，做双手在头顶上的抛球，或者用一只脚保持平衡，同时把实心球举过头顶。现在腹部肌肉起到了稳定、旋转和减速的作用，它们与髋部一起协同工作以保持一个直立姿势时的强壮核心。这种功能性或综合性的方法从连接和稳定共同作用的肌肉开始，使脊柱保持中立。正是在这个中立脊柱的基础上，手臂和腿的所有运动力量才能成功产生。

　　我们需要把人的身体看作一个高度整合的结构，而不是一系列独立的部分。功能性整合的练习提高了任何运动表现，减少了过度使用性损伤的风险，并能够让作为教练的你在运动设计中更具创造性。功能性训练提高了客户的整体功能，同时也给他们带来了乐趣。

肌肉平衡

　　肌肉平衡对最佳的身体机能来说至关重要。肌肉失去平衡可能会有疼痛、疲劳或紧张的总体感觉。在筛查过程中，你可能会从不良的体态或不一致的姿势中识别出肌肉

与棒球运动相关的肌肉失衡

你的客户玩娱乐性的棒球，他抱怨当他举起手臂要扔球的时候会有一些不舒服。由于他感到肩膀无力，他开始了一个肩部和胸部的强化计划，但是没有明显的改善。最初，你需要观察他的圆肩姿势以及发达的胸肌。这是一个典型的肌肉不平衡的例子，需要综合的方法来治疗。许多主要的上半身肌肉在内部（内侧）来旋转肩膀。抛球有力地利用了这些肌肉。然而，外部（外侧）的转动是相对较小的。更强更紧的内部旋转肌参与投掷的时候会抑制较弱的外部旋转肌。在棒球中，这种力量的大小和速度是非常重要的。圆肩是由这种不平衡所造成的后果，也是导致肩膀疼痛的原因之一。客户用来加固肩膀的单因素方法实际上加重了不平衡。前肌（内旋肌）需要被拉长，外旋肌（后旋肌）则需要增强力量和肌肉耐力。这是肌肉平衡的方法。

不平衡（第4章）。随着年龄的增长，体态偏差会变得越来越常见，也会变得越来越夸张。客户的体态反映了他肌肉的不平衡。重复的活动可能会过度使用某些肌肉，而对相反的肌肉则使用不足。这种过度使用会引起一个肌群变弱，而这个弱点被另一个肌群的优势所压倒。客户的工作可能需要他长时间保持在一个姿势或重复某个动作上，这样就会造成不平衡。

不平衡可能是导致头痛、腰部不适或其他关节异常、明显的随机疼痛或旧伤不断复发的根本原因。大多数客户会以相对模糊的初始担忧来找到你。对体征、症状或担忧的仔细询问可以揭示肌肉失衡的潜在原因。这些问题通常是多方面的：它们不仅局限于力量、柔韧性或耐力，还可能涉及一个肌群的力量以及对立肌群的柔韧性。肌肉平衡也依赖于神经肌肉效率或神经肌肉系统的能力，以便正确地募集原动力（主动肌）、稳定肌和协同肌来产生力量或减少力量（拮抗肌）。若考虑到所有这些因素，你便可以为你的客户提供最好的服务。

结构性平衡和体态的一个关键因素是由

相反的肌肉产生相同的拉力。关节是一个支点或枢轴点，它的排列经常受到周围肌肉拉力的影响。图8.1显示了短肌力量大于长肌力量时导致的结构不对齐。如果肌肉很短，就会限制正常的活动度。太短的肌肉通常是强壮的，同时能够保持相反的肌肉处在一个拉长的状态。被拉长的肌肉通常力量较弱，并允许拮抗肌产生适应性缩短（Kendall et al., 2005）。

为了更好地理解这些不平衡是如何发生的，请考虑不同类型的肌肉扮演的特殊角色。肌肉可分为以下两组（Norris, 2000）。

1. 体态稳定肌。这些肌肉具有静态的体态功能，同时其主要作用是稳定关节。与其他肌肉相比，它们的功能转换得更慢。由于长时间的工作，它们通常都很紧很短。相关的例子包括上斜方肌、肩胛提肌、腹横肌、盆底肌、腰方肌、髂腰肌、多裂肌、竖脊肌以及髋关节内收肌。

2. 相位移动肌。这些肌肉负责运动。它们往往更表面化，而且通常是双关节的。它们可能很早就变得虚弱与疲劳。相应的例子包括腹直肌、臀大肌、股直肌、腓骨肌群、三角肌和肱二头肌。

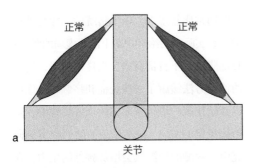

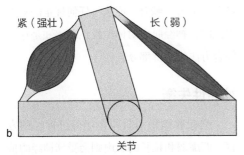

图8.1 肌肉平衡: a.结构性平衡中的关节; b.关节错位－肌肉失衡

由于肌肉使用的多样性不足，体态肌肉会不成比例地被激活，从而抑制和削弱相位肌肉（Nordin & Frankel, 2001）。这一过程会导致肌肉不平衡、体态不良、行动不便以及关节负荷的增加。稳定肌和活动肌对减少使用或过度使用有着不同的反应。大多数情况下，我们会看到体态稳定肌的紧绷和相位移动肌的无力（表8.1）。

表8.1 **体态稳定肌和相位移动肌**

紧绷的体态稳定肌	无力的相位移动肌
上斜方肌、肩胛提肌	下斜方肌、菱形肌
髂腰肌	腹直肌
竖脊肌、多裂肌	臀大肌
髋内收肌	臀中肌

让我们更仔细地看看失衡的具体原因。肌肉的不平衡分为几种类型。它们可以是不相匹配的柔韧性、力量或紧张程度，或者

是这些因素的结合，这些都将在后面讨论。此外，肌肉还可以发生神经性失衡（Blievernicht, 2000）。

肌肉紧张所造成的失衡

柔韧性指的是关节活动的范围；肌肉紧张度指的是肌肉长度的范围。对于跨过一个关节的肌肉来说，这两个指标非常相似。对于跨过两个或两个以上关节的肌肉（如腓肠肌、腘绳肌、股直肌、竖脊肌）来说，肌肉长度的范围将小于肌肉所跨过的关节的总活动度。例如，膝关节必须屈曲，髋关节才能充分屈曲，因为如果膝关节伸直，腘绳肌就会太紧。

在最活跃的肌群中，通常会有紧绷感，这种紧绷感就会压制更被动、更长、相反的肌群。例如，你应该经常检查跑步者的下肢肌肉平衡情况。如果没有进行适当的拉伸，经常使用小腿肌肉就会导致小腿肌肉紧张。对小腿的拉伸将有助于防止跑步机制的改变以及随后的损伤。

无力的肌肉所造成的失衡

肌肉力量的测试不仅可以确定肌力受损的肌肉，还可以分离出肌力薄弱的部位。肌肉无力有许多原因。即使是经常运动的人，一些肌肉也很少出现超负荷的情况。如果无力是由于缺乏运动引起的，那么可以为这些肌肉指定具体的锻炼方法。在前面的例子中，对于跑步者来说，加强前胫骨可以防止小腿力量不对称造成的问题。如果无力是由运动过度、疲劳或紧张所引起的，那就规定休息的时间——至少在短期内是这样。在规定额外的肌肉运动之前，请先缓解压力。无

力通常意味着肌肉的本体感觉输入发生了改变，为了改善关节稳定性，我们必须恢复正常的本体感觉（Roskopf, 2001）。

肌肉挛缩所造成的失衡

肌肉挛缩通常被称为肌痉挛，肌肉挛缩也会导致失衡。收缩可能是由于受伤、长时间缩短或相反的肌肉无力造成的。这些持续的不随意的收缩通常对热敷或冷敷、渐进的静态拉伸做出反应，有时也会对等长收缩做出反应。

在办公室工作的人员中，经常出现躯干和头部前倾的姿势（脊柱弯曲），其需要连续的、长时间的肌肉收缩——通常为最大自愿收缩的20%（Nordin & Frankel, 2001）。由缺氧和代谢物堆积引起的疼痛会导致肌肉痉挛的恶性循环。此外，长时间的等长收缩会引起炎症以及肌肉的被动缩短。

患有慢性腰痛的客户通常被诊断为"背部痉挛"。传统的疗法包括休息、超声波、各种形式的热疗以及按摩。虽然这些治疗手段可以缓解症状，但不能解除潜在的肌肉失衡的原因。

结合性因素造成的失衡

你需要同时加强和拉伸肌肉来达到全身的平衡。在适当地进行某些力量练习之前，通常需要先减少肌肉的紧绷度。加强无力肌肉，拉伸紧绷的肌肉，重新训练姿势意识和运动模式的治疗性练习是恢复和维持肌肉平衡最有效且最持久的方法。

腰部肌肉痉挛通常是相反的肌肉无力所引起的。在刚才所举的上班族例子中，他们的腹部肌肉，以及臀大肌和后骨盆周围的腘绳肌通常比较虚弱。由于传统的治疗是被动的，它实际上会给客户留下两块虚弱的肌肉：腹部肌肉和下背部肌肉！当疼痛消退，传统的治疗方法缓解了一些炎症和痉挛时，你可以开始让客户进行腹部强化训练（背部预防措施见第11章）。在本章后面的一个案例研究中，紧绷的屈髋肌会增加腰部的压力。在站着、坐着、躺着，或执行任何规定的动作模式时，神经肌肉对体位校正的感知是这一综合方法的关键部分。

神经性失衡

强壮和缩短的肌肉也能促进神经的发育，而虚弱和拉长的肌肉则会受到神经的抑制。神经能够促进肌肉提早收缩，导致运动过程中用力过大。神经受抑制的肌肉则反应较晚，且与不受抑制的肌肉相比，它产生的力会更少。

肌肉失衡的后果

后伸肌与髋部屈肌缩短后，腹部和髋部的肌肉变弱，这是一种常见的肌肉失衡。这种不平衡导致骨盆前倾和腰椎前凸。就上半身而言，胸大肌、上斜方肌和肩胛提肌通常处于紧绷的状态，同时菱形肌、下斜方肌、前锯肌和颈部深屈肌通常比较弱。这表现为圆肩、肩带抬高与外展、头部前倾以及可能出现的颈椎前凸（Nordin & Frankel, 2001）。

肌肉失衡也可能导致肌群得到不协调的激活，而做出错误的运动。例如，股直肌紧绷和腹部肌肉无力的客户在做腘绳肌卷曲时，可能会改变他们的身体力学。髋部可能会弯曲，同时背部会在活动度的末端过度伸展。当膝关节屈曲时，股直肌被拉伸，但是如果股直肌很紧，它就会拉上它的起点，即髂前上棘，从而导致髋关节屈曲。如果腹部肌肉不强壮，它们就无法对抗骨盆的前倾，同时骨盆前倾会导致腰部过伸。

失衡也可能存在于协同肌之间，也就是说，一组肌肉通过协同工作来产生一种运动。例如，当存在圆肩的客户用哑铃进行侧平举，或像将箱子举到顶层架子上那样举过头顶时，可能会出现代偿模式。通常肩胛骨会向外侧（向上）旋转，以允许肩关节外展。对于存在圆肩的客户而言，在负责该运动的协同肌之间往往存在着失衡的情况。它们包括紧绷的上斜方肌以及较弱的下斜方肌和前锯肌。其后果是，由于上斜方肌的支配，肩带会出现过度抬高的情况。

在某些运动中，当某些稳定肌比其他稳定肌更被动时，就会出现故障。例如，在进行剧烈的肱二头肌弯举时，肩带可能会抬高。中、下斜方肌在屈肘时应使肩带保持内收和沉降的位置。由于肱二头肌的长头附着在肩部上方的肩胛骨上，当肱二头肌开始出现疲劳时，肩胛提肌和上斜方肌的力量就会超过下方的拮抗肌，从而使肱二头肌处于更强的预拉伸位置。当前三角肌或胸大肌（锁骨）被肩胛提肌预拉伸时，也会发生这种情况。这种代偿方式通常会导致颈部和上背部的紧张。

人类的动力链由肌肉、筋膜、骨骼和神经系统组成。如果动力链的某一段失调或功能不正常，就会出现可预测的功能障碍模式，这会导致神经肌肉效率低下和组织超负荷（Ninos, 2001a）。例如，腓肠肌的紧绷会导致跑步者改变跑步的支撑阶段。减少踝关节背屈和轻微的外翻可能会增加足底筋膜和

纵弓的应力。因此，当足部向前滚动但超过了背屈的原有范围时，可能会出现一些过度的内旋。再往上，这可能会增加胫骨的外旋，从而又增加了作用在髌股关节上的应力（Ninos, 2001b）。小腿的紧绷也会影响下蹲的动作。如果没有足够的背屈，举重运动员将会扩宽他们的站姿，并且向外侧（横向）旋转他们的脚来补偿紧绷的小腿。从本质上讲，身体的动力链通过在膝关节上施加一个过度的扭矩负荷来寻求阻力最小的路径，从而导致越来越多的损伤。

动力链的最终目标是保持动态的姿态平衡。要做到这一点，它必须具有适应的潜力。有限的柔韧性、肌肉无力和不适当的神经刺激降低了这种适应能力。你的任务在于寻找任何肌肉不平衡的迹象，并与客户一起恢复平衡。

关节应力循环

现在应该清楚的是，肌肉平衡的丧失可能会导致急性损伤，也可能是慢性过度使用损伤的潜在原因。图8.2是肌肉失衡如何导致损伤的模型。

关节应力循环的运动原理是这样的：如果你的客户存在肌肉失衡的情况，比如前胸肌紧张（包括肩关节内部的旋转肌），那么通常会有一个不正常的姿态（例如，圆肩）。这些肌肉失去了柔韧性，关节也变得越来越僵硬，直到肌肉持续部分收缩为止；它的耐力和力量逐渐减弱。这时，一个人就会改变他的动作——例如，他可能会以独特的侧肩风格投球。但调整自身会带来更多问题，并且造成痛苦和失调的恶性循环。

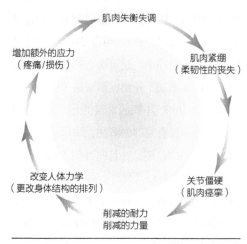

图8.2 关节应力循环

你如何知道你的客户是否处在该关节应力循环之中？大多数客户，无论是活跃的还是不活跃的，都处于循环里的某个位置。你必须确定你的客户在循环中所处的位置。

首先我们需要获取客户的肌肉骨骼问题病史。采用表单8.1的关节应力问卷及观察，来收集客户的答案并记录自己的观察。这些信息将告诉你客户处于关节应力循环的什么位置，以及如何让他从中解脱出来。在关节应力循环中，问题往往从肌肉紧绷和柔韧性的丧失开始。在功能性整合的肌肉骨骼训练方法中，我们首先要关注的是这个部分。

拉伸和柔韧性的力学机制

柔韧性是体适能中经常被忽视的成分。改善柔韧性不仅能改善关节的活动度，还能促进肌肉放松、肌肉平衡以及为运动做准备。柔韧性应该在全活动度中整合多平面软组织的可扩展性和神经肌肉的效率。柔韧性的缺乏往往是肌肉骨骼损伤、腰痛和头痛的原因。

拉伸的效果与结缔组织和肌肉在应力下

的行为有关。对活动度的限制可归因于47%的关节结构、41%的肌肉筋膜，以及10%的肌腱（Brooks, 1993）。拉伸的机制解释了为什么会这样。

肌球蛋白丝在肌纤维的肌节中，有一条非常有弹性的蛋白质叫作肌动蛋白，它向外延伸并固定在Z线上。当放松的肌肉被拉伸时，它的肌纤维便会拉长，肌动蛋白和肌球蛋白丝相互滑动，肌节也随之延长。当拉伸力被移除后，肌纤维和肌节就会恢复到原来的静息长度，这是因为肌动蛋白将Z线拉得更近（Germann & Stanfield, 2002）。这种弹性机制不依赖于时间。

然而，肌肉不是纯弹性的，而是黏弹性的，其既有黏性（抗流动）又有弹性。肌肉在外力作用下变长被称为蠕变。当肌肉被拉伸到一个恒定的长度时，随着时间的推移，力（张力）会减小，这被称为应力松弛。当力被移除时，肌肉便恢复到原来的长度，这就是弹性形变（图8.3）。当结缔组织被拉伸时，一些伸长是有弹性的，而另一些则可能是更持久的（塑性形变）（Hendrick, 2000）。结缔组织是限制关节活动度的主要结构，它覆盖在肌肉、肌腱、韧带和关节囊周围。

新的证据表明，拉伸机制会通过一个直接的和间接的过程来降低肌肉的"硬度"，这被定义为改变肌肉长度所需的力。直接过程指的是被动黏弹性变化或变形。间接过程是由于反射抑制和肌动蛋白-肌球蛋白交叉桥减少，导致的黏弹性变化。也有证据表明，关节活动度的增加不仅是由于肌肉硬度的减少，还由于我们的伸展耐力的增加（例如，在我们感到疼痛之前，可以给身体施加更多的力量）。

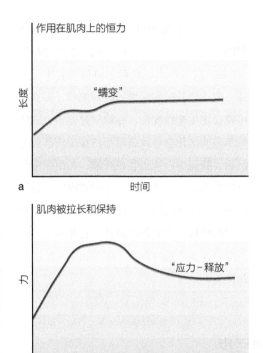

作用在肌肉上的恒力

长度

"蠕变"

a 时间

肌肉被拉长和保持

力

"应力－释放"

b 时间

图8.3 如果施加一个恒定的力，a. 肌肉会立即伸展，然后缓慢地增加长度；b. 如果肌肉被拉伸到一定长度并保持该状态，施加在肌肉上的力会逐渐减少

筋膜的作用

通常定义肌肉活动的方法是确定，如果肌肉的两端靠近会发生什么。这有一定用处，但具有不确定性。当身体的某一部分移动时，整个身体就会做出反应。从功能上讲，唯一能调节这种反应的组织是结缔组织。肌肉通过收紧筋膜和挤压邻近的肌肉来对其邻近肌肉产生影响。筋膜对肌肉以外的近端或远端结构也有牵拉作用。

"肌筋膜"（myofascia）这个词意味着肌肉组织（myo）和肌肉周围的结缔组织（筋膜）是捆绑在一起、不可分割的。肌筋膜连续性这个术语对于理解运动至关重要，它指

的是筋膜内相邻结构之间的连接。迈尔斯（Myers, 2009）将肌筋膜经线称为拉力线，它通过骨骼周围的肌筋膜传递张力和运动。浅背线便是这样的一条线，它是肌肉和伴随肌肉的筋膜的集合，它从足底筋膜一直延伸到颅筋膜。肌筋膜线必须表现出筋膜纤维的连续性，在筋膜纤维上，这些通过肌筋膜的拉力线或传递线是相当直的。很多都有纯粹筋膜性的直接联系。例如，髂胫束直接与胫前肌相连；腹外斜肌和腹内斜肌与腹肌腱膜和白线也有明显的直接联系。其他肌筋膜线通过机械连接穿过中间的骨头。例如，腹直肌和股直肌存在着一个间接的机械连接，其贯穿了盆骨的矢状运动，如骨盆前倾和后倾（Myers, 2009）。

筋膜或结缔组织的力学作用是满足我们结构的柔韧性和稳定性的综合需要。如果快速拉伸筋膜，它就会撕裂。然而，如果拉伸缓慢进行，筋膜就会发生塑性形变：这种情况下它会改变长度并保持这种变化。人们通常认为，筋膜只是一个被动的贡献者，它传递由肌肉或其他力量产生的张力。然而，筋膜可以自主收缩，从而发挥更积极的作用。它可以结合本体感觉信号，帮助负重（如腰筋膜）。筋膜肌成纤维细胞是一种能够长时间持续施加力的细胞，可能会影响组织的结构稳定性。肌成纤维细胞可能是平滑肌细胞和成纤维细胞之间的一种中间细胞类型（Myers, 2009）。肌成纤维细胞的持续收缩能力可能在慢性挛缩中起作用。这些细胞产生的收缩会使它们经常附着的筋膜上的大片区域变硬或缩短。筋膜的这种反应可以使身体为更大的负荷做准备，也有助于力从一个筋膜转移到另一个筋膜。肌成纤维细胞对

神经刺激没有反应这一事实可能对用于疼痛管理的治疗性筋膜加载和卸载技术产生影响（O'Sullivan & Bird, 2011）。

结缔组织的长时间收缩可能在急性或慢性肌肉骨骼疼痛中起作用。筋膜收缩在20至30分钟内发生得非常缓慢，可能持续一个多小时，然后逐渐消退（O'Sullivan & Bird, 2011）。收缩是对持续负荷的反应。结缔组织可以通过身体各节段的定位和运动来重塑。特定肌群的重复运动可以使激活的肌肉周围的筋膜增厚或缩短，从而提供更多的稳定性，并使肌肉产生更多的力量。在筋膜重塑过程中，不适当的延长（常规的拉伸）可能会导致功能障碍，以及增加筋膜撕裂的风险。与肌纤维不同，筋膜在快速拉伸（例如，高强度离心负荷）时极易发生微撕裂。但如果长时间缓慢地拉伸筋膜，那么它可能会发生塑性变形。在修复过程中，成纤维细胞的活化会导致胶原蛋白在损伤部位的沉积，胶原蛋白被组装成纤维，与组织中的机械张力保持一致。如果组织被固定，就会形成致密的结缔组织。疼痛可以通过减少对组织的机械压力来得以减轻。它能减少筋膜内游离神经末梢的负荷（O'Sullivan & Bird, 2011）。

膝高伸弓步

用该项练习训练浅背肌筋膜线（图8.4）。

1. 向前迈一步，当骨盆向地板靠近时，将手臂放在膝盖前面（向下看）；
2. 从肩胛骨开始伸展，让胸椎弯曲，髋部和膝关节也屈曲（有节奏地弯曲）；
3. 回到起始位置，用另一条腿重复练习。

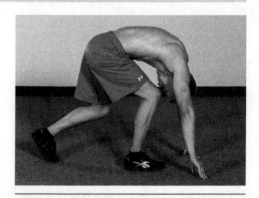

图8.4　膝高伸弓步

应用

训练肌筋膜线可以分散整个系统的力量，以最大限度地减少关节过度的孤立张力，同时让关节自由活动，提高全身的意识和协调能力。为了使力通过一条线，（肌肉和筋膜的）线必须先负重后放松，或者先拉伸后缩短。这使我们能够利用筋膜的黏弹性特性，在整个身体系统中产生和传递力，同时使得能量消耗最小化。

柔韧性训练方法

在确定最佳训练方法之前，你必须对客户有透彻的了解。一周参与竞技体育一次或两次的客户的肌肉-肌腱-筋膜结构可能会比较紧，而一个以前不活跃的客户可能缺乏与肌肉相对抗的力量来将关节拉向一个更大的活动度。如果你的客户的目标是获得一个方便日常功能或改善体态的活动度，那么静态拉伸可能是最好的训练方法。

大多数柔韧性训练可分为3种：静态、动态和本体感觉神经肌肉促进疗法（PNF）。不管所选择的柔韧性训练方法是什么，在展示、监督和修改过程中始终要注意安全（第5章）。

主动放松

放松，亦可视为最小化肌肉紧张，是一项在尝试拉伸之前必须进行的练习。张力的降低有助于结缔组织的伸展。主动的放松可以缓解肌肉紧张，促进放松（Kuprian，1982）。主动放松练习包括有节奏地摆动四肢、积极地摇动四肢以及旋转躯干或四肢。

许多运动员对摇动四肢来放松某些肌肉的效果有一定了解。一名短跑运动员在进入起跑区之前，必须彻底放松双腿和手臂。他一次摇一条腿，稍微叉开腿。他站着摇动手臂的时候，上半身微微倾斜，手臂松松地垂着。放松运动有助于通过促进血液流动来更快地从压力中恢复。不放松会导致力量的过早丧失、动作的缓慢与疲劳（Eitner，1982）。

其他有效的放松练习的例子如下。

- 抬起肩膀，让肩膀自由下垂。
- 仰卧，双手扶腰，双腿在空中晃动。
- 站着，将躯干向左向右扭转（避免过度、过快的扭转。如果存在背部问题，请避免这个动作）。
- 站着，伸开双臂抵着墙，两条腿前后摆动。
- 仰卧，双膝弯曲，摇晃双腿（尤其是小腿和腘绳肌）。

- 站着，一只手臂靠在桌子上，另一只手臂画圆，使身体重量也呈圆形摆动（图8.5）。

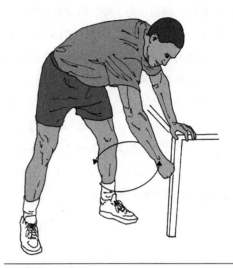

图8.5 主动放松

静态拉伸

静态拉伸是指通过将拮抗肌置于最大的拉伸位置并保持，来控制其延长。肌腱中的高尔基腱器（GTOs）对静态拉伸的张力很敏感。GTOs的放松信号覆盖了肌梭的收缩信号。肌梭需要几秒来适应延长的位置，然后才会减少放出。被拉伸的肌肉的反射收缩会减少，同时肌肉会更放松，为拉伸做准备。关于保持拉伸的最佳时间的建议范围为10~60秒（Heyward，2010）。如果肌肉温度升高，则建议持续30秒。如果拉伸时间减少到15秒，则应完成2~3次重复（Sapega et al.，1991）。静态拉伸可以是主动的，也可以是被动的。科弗等人（Cover et al.，2010）发现，30秒的静态拉伸以及每周3次的腘绳肌弹震拉伸都增加了肌肉长度；然而，静态拉伸的效果更佳。

主动静态拉伸是通过将主动肌移动到其活动度的末端，在没有其他帮助的情况下，将其保持在该位置，使主动肌进行等长收缩来完成的。例如，为了伸展胸前肌和胸小肌（图8.6），客户会收缩后肩带和肩关节肌肉。这种类型的拉伸对于那些活动度受主动肌力量的限制的客户来讲，十分有用。通过注意这些客户的主动活动度与辅助性（被动）活动度之间的巨大差异来辨识他们。在进行力量训练之后或剧烈的离心运动之后，在强制性拉伸将肌纤维过度延长的情况下，主动静态拉伸也会有一定效果。

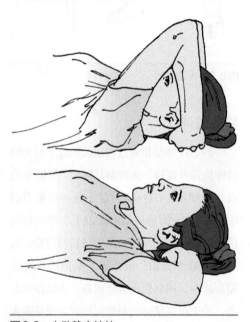

图8.6　主动静态拉伸

主动隔离拉伸（A-I）与主动静态拉伸类似，因为它使用了相同的原理：当一对肌肉中有一块被神经支配收缩时，相反的肌肉就会被抑制（交互抑制）。客户收缩相反的肌肉，使其在整个活动度中伸展。A-I技术

的特色在于，由教练提供的外力会轻轻地加大活动度。在持续时间为1.5~2秒的协助下，客户重复相应动作10次。良好的体位和持续的沟通是很重要的。观察客户的脸，确保她让你知道她是否无法忍受。为了能够进行主动的隔离拉伸，可以坐在椅子上做图8.6的拉伸。教练会站在客户的后面，双手放在手肘内侧。当客户到达拉伸点时，教练需在活动度的末端提供温和的协助。

在被动静态拉伸中，外力作用于拉伸的部位上。当活动度受到软组织的限制时，这种形式的拉伸是有效的。它对温暖的肌肉的作用在于，能够被动地延长结缔组织。压力或持续牵引力、外部杠杆或伙伴的支持都可能提供外部的力量。

• 压力或持续牵引力。图8.7中展示了这项技术，这是一种侧卧的股四头肌伸展练习，其中脚后跟被拉向髋部。伸展动作应轻柔，并逐渐增加力量。

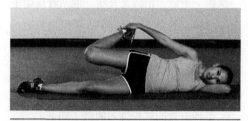

图8.7　压力与牵引力作用下的被动静态拉伸

• 外部杠杆。这可以在图8.8中看到，图中肩关节内旋转肌被门框提供的杠杆拉长了。

• 伙伴的支持。当拉伸超过了主动的活动度时，伙伴可以提供协助，但必须与客户保持密切沟通，并仔细控制拉伸的力量。图8.9展示了伙伴腘绳肌拉伸。

拉伸的强度和速度以及肌肉的温度（Alter, 2004）。

然而，许多运动需要动态或弹震拉伸。由于弹震拉伸是功能性的并且确实增加了活动度（Hendrick, 2000），只要弹震拉伸与运动所要求的动作相匹配，就有理由将其整合到运动训练计划中。如果你给客户设计的是这种类型的拉伸练习，那就针对要伸展的特定肌肉，建立安全的身体排列，避免过度的动量。动态拉伸应遵循静态拉伸，只有在体温足够温暖后才能进行。动态拉伸应包括有节奏的动作，类似于客户的运动。从小的动作开始，逐渐增加活动度。练习可以在客户走11~23码时进行。根据运动的不同，常见的动态柔韧性练习包括弓步走（图8.10）、弓步转体、蹲踞式行走，以及葡萄藤步（伴随着扭转）。

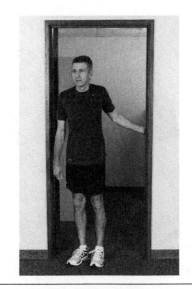

图8.8 外部杠杆下的被动静态拉伸

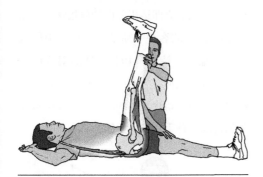

图8.9 伙伴支持下的被动静态拉伸

动态拉伸

由主动肌收缩引起的主动的、跳跃的运动能使拮抗肌迅速伸展。如果不受控制的动量成为拉伸的一个因素，它就被称为弹震拉伸。弹震拉伸会引起过度拉伸，导致肌肉腱单元内的微撕裂。结缔组织有一个安全的弹性范围，如果压力超过这个范围，就会发生微撕裂。这样的微创重复发生可以引起炎症（第11章）。撕裂也会导致疤痕组织的形成，同时会让弹性逐渐丧失。这种类型的拉伸比其他类型的拉伸更容易引起损伤，这取决于

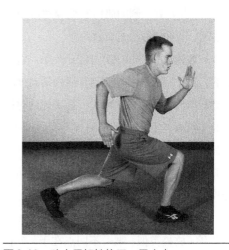

图8.10 动态柔韧性练习：弓步走

本体感觉神经肌肉易化法

本体感觉神经肌肉促进疗法能够引发促进拉伸的神经反应。它的作用是在肌肉中产生一种力或张力（通常是一种等长的肌肉

收缩），来刺激高尔基腱器，然后抑制肌梭并放松肌肉（自生抑制）（Holcomb, 2000）。在拉伸前，让你的客户在肢体活动度末端的阻力下进行亚极量等长收缩，持续约6秒的时间。接下来的静态拉伸（15~30秒）也会刺激高尔基腱器，从而进一步放松要拉伸的肌肉。你的客户应该多次重复这一顺序，以允许更大的反射抑制，从而达到更大的伸展。

麦卡蒂和查兰（McAtee & Charland, 2007）总结了以下常见的PNF变化。

• 保持−放松使拮抗肌在初始活动度的极限处进行等长收缩，然后放松一段时间。之后，肢体对抗最小的阻力在相同的方向上主动移动，通过新的活动度到达新的限制点。剧烈的等长收缩被认为可以调动更多的肌纤维，然后触发反向拉伸反射，从而放松目标肌肉，并允许进一步的拉伸（Osternig et al., 1990）。当关节一侧的肌肉紧绷导致活动度减少时，保持−放松是有效的。

• 收缩−放松（CR）类似于保持−放松。当客户试图将肢体移动到目标肌肉活动度的初始极限时，你提供了阻力。由于你的对抗阻止了肢体的移动，他的肌肉等长收缩了。然后客户放松，你再次被动地移动肢体，使其超过最初的限制。当活动度良好且运动中无疼痛时，收缩−放松要优于保持−放松。

• 收缩−放松、拮抗肌−收缩（CRAC）与收缩−放松类似，唯一不同点在于，等长收缩后，客户需主动将肢体移动到新的活动度中（图8.11）。主动肌的这种主动收缩被认为可以放松目标肌肉（称为交互抑制），从而使拉伸的效果更佳（McAtee & Charland, 2007）。

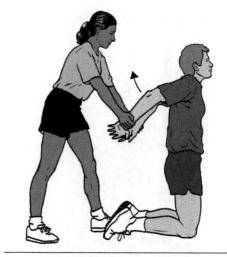

图8.11　PNF拉伸：胸大肌（胸骨）

• 人工等长拉伸是对PNF的一种调整，在等长收缩后立即运用肌肉的放松状态（图8.12）。让你的客户手动抵抗在运动中段肌肉的收缩，并持续6~10秒，然后对肌肉进行被动静态拉伸，为结缔组织的延伸以及神经肌肉的放松留出足够的时间。图8.11可作为肩部的一种手动等长拉伸。

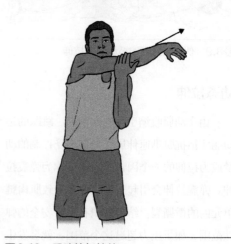

图8.12　手动等长拉伸

无论对于有着不同技术水平的客户还是私人教练而言，本体感觉神经肌肉促进疗法都被看作是一种先进的拉伸方式。它有如下许多优点，且非常适合某些客户。

- 特定的好处与所使用的PNF方法有关（McAtee & Charland, 2007）。
- 活动度的增益，尤其是被动移动的增益等于或大于其他拉伸方法。
- 本体感觉神经肌肉促进疗法可以锻炼力量、肌肉平衡和关节稳定性。
- 它能使肌肉放松，从而让结缔组织得到更大的拉伸。
- 由于PNF通常需要一个合作伙伴，这给了你一个与客户建立融洽关系的机会。
- 你可以用它来拉伸身体的任何肌肉。
- 它提供了一个绝佳的机会来激励你的客户。
- 由于它近似于"自然"运动，所以它受到治疗师的青睐。
- 它可以在没有伙伴的情况下完成。

尽管有这些优点，但请谨慎使用PNF。因为PNF拉伸可能会产生过多的组织拉伸，所以只有在一个知识渊博、经验丰富的私人教练的监督下才能进行PNF拉伸。

在为你的客户提供任何柔韧性练习时，除了训练方法之外，还要考虑以下直接影响拉伸质量的因素。

- 作用力持续的时间（拉伸时间）。
- 作用力的强度（拉伸的难度）。
- 组织的温度（与拉伸前热身有关）。
- 肌肉的放松程度（肌肉紧张的程度）。
- 作用力的类型（如弹震、静态、PNF）。
- 顺着肌肉纤维的走向进行拉伸（拉扯肌肉的方向）。

在客户的方案设计中，你应该考虑的处方因素包括以下内容。

- 练习次数（在柔韧性方案内）。
- 重复次数（相同拉伸的重复次数）。
- 训练内的其他活动（有氧、力量和运动）。
- 训练的频率（每周柔韧性训练的频率）。
- 拉伸对损伤的影响。

肌肉平衡的处方模型

太短的肌肉通常比较强壮，并且会让拮抗肌处于一个拉长且无力的位置。这些肌肉需要被拉长，并且通过拉伸变得更有柔韧性。需要加强被看作是虚弱、拉长的肌肉。

肌肉放松

如果试图在痉挛时拉伸肌肉，则可能会造成损伤。只有当肌肉放松时，才能对结缔组织进行有效的拉伸。紧绷的肌肉周围最容易感到紧张。热敷、轻度有氧运动、放松（见"主动放松"）、按摩，或活动度练习可以使肌肉稍微松弛一点，特别是如果你的客户经常处在一个反复运动或静态姿势的环境，例如坐在计算机前。训练方式也会影响放松的状态。例如，PNF涉及被拉伸肌肉的等长收缩。本体感受器对等长张力敏感，产生对肌肉的反射抑制，对拉伸的抵抗力较小，不适程度也较小，还可能存在镇痛的作用，以及更大的活动度。但是请记住，如果肌腱结构发炎，休息可能是最好的方法。

如果肌腱结构的排列与拉伸（或运动）的方向一致，拉伸效率（或力的应用）就会更好。在向客户展示过程时，要特别注意细节的一致性。

最好的方法是通过简单的练习来隔离与使用存在问题的肌肉。因此，为了恢复和保持肌肉平衡，加强虚弱肌肉的治疗性运动应该与紧绷肌肉的拉伸相结合。

肌肉平衡处方模型所涉及的步骤便遵循这个方法。客户的目标建立的基础在于咨询时表达的某些担忧，以及对体态、肌肉紧绷或关节活动度和肌肉无力的评估（表8.2）。就每一个目标而言，一系列的练习是为紧绷肌肉的柔韧性和无力的一侧肌肉的力量而设计的。采用表单8.2，肌肉平衡处方工作表，为监测每位客户以及他们的安全，记录方案建议和指导方针。工作表是指导这个方案设计过程的有用模板，确保它是以客户为中心的且以目标为导向的。本章末尾的两个案例研究阐明了模型和处方工作表的使用。

关于存在肌肉失衡的客户的治疗，请参阅第7章中详细的抗阻训练指南。

表8.2 **肌肉平衡处方工作表**

决策	选择
1. 回顾客户需求和确认目标	• 健康、损伤、体适能或运动表现的改善 • 健康评估（体态、肌肉紧张度、关节活动度、虚弱度） • 所观察到的运动代偿
2. 选择训练方式	• 客户的需求、时间限制、经验以及训练水平 • 调整给定体系中的处方因素 • 标准组数或特定的强化循环训练 • 针对紧张度或活动度的静态拉伸或PNF

3. 选择练习、器材及执行顺序	• 结合治疗性运动，加强虚弱的肌肉，以及拉伸紧绷的肌肉
	• 选择练习和器材来重新锻炼过度使用或过劳的肌肉
	• 选择适合客户需求的练习
	• 为身体的限制以及当前或以往的损伤来调整方案
	• 简单的设备包括滑轮、实心球及弹子球、身体支撑架、哑铃、摆动板、健身球、平衡盘、BOSU球，以及垫子
	• 运动顺序指南：
	  • 按顺序处理每个确定的目标
	  • 客户刚来的时候，训练重点为失衡的身体部位
	  • 先做轻微的热身运动，再做拉伸运动，然后进行强化训练，最后进行功能性神经肌肉练习
	  • 保持主动肌-拮抗肌以及双侧的对称
	  • 在训练的后期练习稳定肌（例如，下脊柱肌肉）

4. 设定强度和运动量	• 运动量通常被描述为组数×重复次数×负荷 • 强度或负荷必须足够大，从而引起暂时的疲劳 • 伴随着8~12次的重复和75%的负荷，力量和耐力将有所提高 • 通常两个组别就足够了 • 在针对失衡进行二次训练时，频率可能会大于每周3天

续表

决策	选择
5. 设计进展及监测	• 根据具体的肌肉适能状况来调整处方因素以适应客户的需求，具体到肌群、训练方法和运动量 • 每次只修改一个运动量的因素（例如，将重复次数增加到15，然后再增加负荷，减少重复次数） • 使用方案卡记录这些因素 • 可视化地监测执行机制和预防措施
6. 设计热身和放松	• 应能够反映（将要）完成练习的类型和难度 • 热身后，静态拉伸稍后需要用到的肌群 • 在放松状态下，缓解预期的肌肉紧绷感，拉伸紧绷的体位肌肉（如前胸、屈髋肌、腘绳肌）

步骤1：回顾客户需求和确认目标

客户的需求可能与健康或损伤、体适能或运动表现的改善有关。他们的需求也可以通过健康评估（体态、肌肉紧张度、关节活动度、虚弱度）或观察到的一些运动模式的代偿来确定。

客户不会说他们存在肌肉失衡的情况。但是你可以通过问正确的问题来发现他们是否存在这种情况。通过体位筛查确定的身体力学缺陷，应通过肌肉测试来确认。只有在你和你的客户一起决定了优先事项之后，才能选择评估项目。第4章描述和解释了以下的评估。

• 姿势评估（包括静态和动态）。
• 肌肉长度及柔韧性评估。
  • 上半身：胸小肌、胸大肌（胸骨）、肩内旋肌、肩外旋肌、肩关节内收活动度。
  • 下半身：屈髋肌（跨过一个或两个关节）、阔筋膜张肌、腘绳肌、髋部内旋肌、髋部外旋肌、腓肠肌、胫

骨后肌和比目鱼肌（踝关节活动度）。
  • 躯干：腰椎和颈椎旋转活动度，坐位体前屈。
• 力量评估。
  • 上半身：俯卧撑（胸肌、前锯肌），举起5~10RM（指定肌肉）。
  • 下半身：5~10RM的举重（指定肌肉）。
  • 躯干：比林-索伦森测试（竖脊肌）、五级仰卧起坐（腹部肌肉）、仰卧直腿下降（下腹肌肉）、侧抬试验（腰方肌）。

姿势分析将表明需要执行哪些肌肉长度与柔韧性的测试，以及力量的评估。对这些测试的解释将告诉你哪些肌肉需要加强，哪些肌肉需要延长。

步骤2：选择训练方式

你必须选择最适合客户需求、时间限制、经验以及训练水平的练习方法。当你在给定的体系中控制处方因素时，你的设计可以变得非常独特。训练方法如标准组数或特定的循环可能适用于强化训练，而静态拉伸或PNF适用于改善紧张度或活动度（在前面的

"柔韧性训练方法"小节中提过）。

有两种方法可以提高柔韧性：降低肌肉对拉伸的抵抗，以及增强拮抗肌的力量。降低肌肉对拉伸的抵抗力可以通过增加结缔组织长度或使目标肌肉获得更大程度的放松或镇痛效果来实现。表8.3描述了适用于每种方法的拉伸技术。

表8.3 拉伸技术

方法	技术
1. 降低肌肉对拉伸的抵抗力	
• 延长结缔组织 • 放松目标肌肉的拉伸反射 • 使用镇痛方法	• 热身（包括轻度有氧运动）、按摩、放松、动态拉伸 • 伴随着短暂间歇等长收缩的静态拉伸、放松技术 • 在静态拉伸过程中冰敷或热敷
2. 增加拮抗肌的力量	
• 运用抗阻来训练拮抗肌（肌肉平衡）	• 特定肌肉的隔离，以及等长或向心收缩
3. 结合法	
• 拉伸和力量训练（促进）	• 本体感觉神经肌肉促进疗法

步骤3：选择练习、器材及执行顺序

为了恢复和保持肌肉平衡，请结合治疗性练习来拉伸紧绷的肌肉和增强无力的肌肉。请务必了解每项练习的目的及益处（以及设备，如果使用的话），选择那些能保持肌肉平衡的练习，重新训练过度运动或运动不足的肌肉。

由于身体上的限制以及目前或以往的损伤，有必要进行一定程度的调整。这通常不需要专门的设备。也许简单设备可能是有用的，包括弹力带与弹力管、滑轮，或其他小型设备，如实心球和plyo球、身体支撑架、哑铃、摆动板、健身球、平衡盘、BOSU球，以及垫子。

使用以下的指导方针来为你选择具体的练习顺序。

• 作为练习的一个单元，依次处理每个确定的目标。

• 在你的客户刚入门的时候，你的工作重点在于强化薄弱的部位以及改善失衡的情况。

• 先让客户做轻微的热身运动，随后进行拉伸，接着是强化运动，最后进行任何功能性神经肌肉运动。

• 为每一个相关的肌群选择练习，维持主动肌–拮抗肌以及两侧的对称性，促进平衡发展。

• 选择能够满足客户需求的功能性练习，通常包括多个平面的练习（参见本章前面的功能性练习指导方针）。

• 在该练习后期纳入稳定肌的练习（例如，下脊柱肌肉）。

一个全面的柔韧性或调理方案应该包括每个主要肌群至少一次的练习。你的处方应该包括针对紧绷部位的拉伸、正确的拉伸位置和执行，以及最适合你的客户的拉伸方法。体位筛查与肌肉长度测试可能表明应着重强调或避免某些肌肉群。

步骤4：设定强度和运动量

与强化方案相关的建议可能涉及运动的负荷和运动量。运动量是最重要的处方因素之一。运动量通常被描述为组数×重复次数×负荷。强度或负荷必须足够大才能引起暂时的疲劳。如果你的客户正在进行重量练习，那么8~12次的重复和75%的负荷将会带来最大力量与耐力方面的改善。两个组别通常足以产生很好的效益。为了能重新训练失衡的部位，频率有时会设定为每周超过3天。

你可以通过额外的隔离拉伸、更多的重复、更长的持续时间、更频繁的环节或拉伸技术的改变来为柔韧性提供适当的超负荷。海沃德（Heyward, 2010）建议每周至少3天，每个练习进行2~6次，持续时间从10~60秒。科弗特（Covert, 2010）建议每组肌肉拉伸30秒，但有些人、有些肌群或在受伤的情况下，可能需要更长时间或更多的重复。

在较高的组织温度下，较长时间的拉伸以及较小的力将提供有效的永久拉伸（塑性形变）（Sapega et al., 1991）。如果拉伸持续时间短，力的强度高，组织温度正常或偏冷，那么肌肉-肌腱结构将迅速恢复到原来的长度（弹性形变），拉伸的大部分效益将会消失。

教你的客户理解他们的身体反馈，使他们的处方以客户为中心。

1. 在你感到紧张或有轻微拉力但没有疼痛之前，请保持拉伸的状态。
2. 保持肌肉的长度，直到有明显的张力下降为止（应力放松）。
3. 增加肌肉长度，直到你感觉回到原来的紧张程度为止。
4. 深吸一口气，慢慢呼出。重复步骤2和步骤3，直到长度不再增加为止。

步骤5：设计进展及监测

训练的普遍原则是渐进式超负荷，即周期性地增加运动量，从而逐步锻炼肌肉群。其目的是根据特异性原则，通过调整处方因素来设计适合客户的超负荷。也就是说，肌肉适能的提高是特定于肌肉群、训练方法以及运动量的。

为了确保获得安全有效的进展，每次只修改一个运动量因素（例如，将重复次数增加到15次，然后增加负荷并减少重复次数）。能更快速记录这些因素的方案卡可以节省时间，所以鼓励定期记录。可视化地监控主要的安全措施和执行机制。

在不断重复特定的错误运动模式之后，需要纠正客户，使他正确地执行该运动。这可能很困难，因为错误的运动现在已经在中枢神经系统中根深蒂固，同时也导致了肌肉失衡和不良的姿势。要解决这个问题，请运用客户的动觉及体位意识。让客户在开始的时候很少或没有负荷的情况下执行该练习。一旦他们能够正确地进行无负重的运动，添加一个弹力带，并继续监测运动力学。以下几个很好的例子证明这是非常有效的。

• 下斜方肌薄弱、上斜方肌过度活跃的客户：哑铃侧平举会导致肩胛带过度抬高。从轻度的弹力带练习开始，教客户向外拉，不要向上拉，同时应避免耸肩。

• 需要注意脊柱中立位的客户：在健身球的坐姿上提高姿势意识。了解哪些肌肉正在收缩以保持稳定，然后开始向各个方向进行小幅度的运动，同时保持对腰椎-盆腔位置的良好运动感觉。

• 存在翼状肩胛骨且需要靠肋骨稳定的客户：教客户根据你的触觉反馈来调整他们肩胛骨的正确位置。进展到改良的俯卧撑，强调前锯肌的参与，在练习的最顶端完全延长肩胛骨。同样，通过在下降阶段使两块肩胛骨往中间靠拢来强调菱形肌。

在客户进行抗阻训练的过程中，请检查他们身体的排列情况，同时对于良好的运动形式要加以赞扬。请在维持运动处方中平衡推拉动作的数量。进行更有效的全身练习，并确定客户在日常生活中所做的与运动同样需要关注的事情。很少有人能够避免这些日常生活中的风险：在照顾孩子时经历重复的脊柱弯曲的新母亲、由于座椅质量较差或核心稳定性不良导致椎间盘持续受到挤压的职业司机、将电话夹在耳朵与肩膀之间的办公人员，以及经常弯腰捡起重物且趴下观察客户的私人教练。

步骤6：设计热身和放松

热身和放松应该能够反映在训练中所完成的运动的类型和强度上。在热身后，让客户静态地拉伸练习中要使用到的肌群。在放松下来的时候，请缓解预期的肌肉紧绷感，让客户拉伸紧绷的体位肌肉（如前胸、屈髋肌、腘绳肌）。

关于拉伸的好处一直存在争议，尤其是作为热身的一部分。你必须向你的客户提供这方面的准确信息。为拉伸做准备的热身运动已经取代了用拉伸来热身的概念。除了简单地提高组织温度，热身活动还能刺激肌肉中钙离子的释放和运动单元的调动。然而，没有拉伸的热身不会增加活动度（Shrier & Gossal, 2000）。有证据表明，高强度和功率输出在经历静态拉伸后会受到负面的影响。拉伸时肌肉储存弹性势能的能力的长期变化以及肌肉的兴奋性可能会受到静态拉伸的负面影响（LaRoche et al., 2008）。这可能暗示了在进行需要高强度肌肉力量和输出功率的活动之前，要避免被动拉伸，优先考虑动态的专项运动的肌肉准备。然而，在没有其他活动的冲击效果的前提下，大多数存在紧绷感的客户将会受益于经常进行的预热的、长时间的静态拉伸。

表8.4显示了（下半身）从姿势评估到确定可能的肌肉失衡部位的进展，并为运动设计提供了指导。根据练习的动作，每一块肌肉在某些时候都是某个特定的动作的原动力（主动肌），每一块肌肉都有一块相反的肌肉（拮抗肌）。参考表8.5确定肌肉的配对，并使用该表设计基于肌肉测试的练习。

当设计分隔的矫正练习时，请确保阻力足够的轻，以防止客户使用其他肌肉进行代偿。随着肌肉平衡的改善，可以开始用更复杂的功能性运动取代分隔的练习。然而，如果分隔的弱点没有得到纠正，多关节强化练习也会导致代偿，从而加剧不平衡或产生新的不平衡。

当肌肉处于过度紧张的状态时，在你设计额外的肌肉练习之前，应该先缓解紧张。这些肌肉的神经肌肉输入经常会减少。罗斯科夫（Roskopf, 2001）建议使用等长收缩，通过增加对大脑的感觉输入来重新刺激肌肉。改正的静力训练法可作为设计练习的前导，以加强向心收缩。罗斯科夫提出了一个方案，即采用6次重复的渐进式的6秒收缩，也就是从50%的收缩强度上升到70%、100%，最后3次收缩时使用最大力量。

表8.4　源于肌肉测试的练习设计：下半身

姿势错误	缩短的肌肉	拉长的肌肉	练习的含义
屈膝	腘绳肌靠近膝关节的部位	股四头肌 缝匠肌	• 伸展膝屈肌 • 拉伸髋部屈肌，如果它很紧的话，可能有一定的帮助
股骨内侧旋转（通常与足内旋或脚趾朝内有关）	髋关节内旋肌	髋关节外侧屈肌	• 拉伸髋关节内旋肌 • 加强髋关节外侧屈肌
膝外翻	阔筋膜张肌 膝关节外侧结构	膝关节内侧结构	• 拉伸阔筋膜张肌
体位型弓形腿	髋关节外旋肌 股四头肌 足外翻肌	髋关节内旋肌、腘绳肌、胫骨后肌与趾长屈肌	• 加强髋关节内旋肌
踝部外翻	腓骨肌和趾伸肌	胫骨后肌与趾长屈肌	• 加强内翻肌与对足弓起支撑作用的肌肉
踝部内翻	胫骨肌（尤其是后侧）	腓骨肌群	• 加强腓骨肌群

表8.5　功能相对的肌肉

活动方向	主动肌	拮抗肌
足部和踝部		
前后方向	背屈肌（胫骨前肌、第三腓骨肌）	足底屈肌（腓肠肌、比目鱼肌）
侧向和旋转	胫骨肌（胫骨前肌与后肌）	腓骨肌（腓骨长肌与短肌）
膝关节		
前后方向	屈肌（腘绳肌、腓肠肌）	伸肌（股四头肌）
髋关节		
前后方向	屈肌（髂腰肌、股直肌、耻骨肌、阔筋膜张肌、缝匠肌）	伸肌（臀大肌、腘绳肌）
侧向	外展肌（臀中肌、阔筋膜张肌）	内收肌（长内收肌、短内收肌、大收肌、股薄肌、耻骨肌）
旋转	内旋肌（臀小肌、阔筋膜张肌）	外旋肌（臀大肌、6个外旋肌）
躯干		
前后方向	屈肌（腹直肌、腹外斜肌）	伸肌（竖脊肌、深后部脊柱肌群）
侧向	侧屈肌-左对右（腰方肌、腹外斜肌和腹内斜肌、竖脊肌群）	相同
旋转	将躯干旋转向同侧的肌肉（腹内斜肌、竖脊肌群）	将躯干旋转向对侧的肌肉（腹外斜肌、深后部脊柱肌群）
骨盆		
前后方向	向前倾斜（髋部屈肌、腰背肌）	向后倾斜（躯干屈肌、伸髋肌）
侧向	（臀中肌和臀小肌）	（腰方肌、腹外斜肌）

续表

活动方向	主动肌	拮抗肌
肩关节		
前后方向	屈肌和水平内收肌（前三角肌、胸大肌）	伸肌和水平外展肌（后三角肌、背阔肌、大圆肌）
侧向	外展肌（三角肌、冈上肌）	内收肌（背阔肌、大圆肌、胸大肌）
旋转	内旋肌（肩胛下肌、大圆肌）	外旋肌（冈下肌、小圆肌）
肩带		
前后方向	升肌（斜方肌1和2、肩胛提肌、菱形肌）	沉肌（斜方肌4、胸小肌）
侧向	外展肌（前锯肌、胸小肌）	内收肌（斜方肌2、3、4，菱形肌）
旋转	外展肌（斜方肌2和4、前锯肌）	内旋肌（胸大肌、菱形肌）
肘部		
前后方向	屈肌（肱二头肌、肱肌、肱桡肌）	伸肌（肱三头肌、肘肌）
桡尺骨		
旋转	旋前肌（旋前方肌、旋前圆肌、肱桡肌）	旋后肌（旋后肌、肱桡肌、肱二头肌）
腕部		
前后方向	腕屈肌	腕伸肌
侧向	外展肌（桡侧）	内收肌（尺侧）

案例研究

本章提出了功能性练习设计的指导原则：整合动力链运动；使用多平面运动；包括加载和卸载循环；结合需要平衡、稳定和本体感觉刺激的动作。虽然这些指导原则适用于抗阻练习和肌肉失衡练习，但考虑到身体肌筋膜线的连续性，这些指导原则也应纳入柔韧性训练设计中。案例研究1便说明了这一点。

肌肉骨骼结构固有的特点是排列和肌肉平衡。筛查常见的体位错误为后续的肌肉检查提供了方向。运动表现、康复或体适能的训练目标可能不同，但保持肌肉平衡对所有人来说都很重要。达到肌肉平衡通常围绕伸展紧绷的肌肉，加强虚弱的肌肉，减少痉挛，培养肌肉耐力，或改善姿势。对那些体位评估或其他筛查显示应该转介给其他卫生保健专业人士的客户保持警惕。

案例研究2和3说明了从体位分析到肌肉长度测试项目的选择以及个性化处方的过程。这些案例研究详细介绍了在第4章中提出的一些肌肉测试。

案例研究1：田径俱乐部的功能性拉伸

当地的一个田径俱乐部已经安排使用你的训练中心进行训练，并让你的工作人员帮助他们进行热身、放松和柔韧性训练。俱乐部成员包括不同距离的跑步者和一些休闲跑步者。传统上，需要拉伸的活跃肌肉为小腿肌、腘绳肌以及股四头肌。与做分隔的拉伸相比，你更喜欢高效的依赖于整合动力链的练习，因此设计出一种更实用的方法。除了功能性练习设计的指导原则之外，你还希望通过保持简单的事情以促进习惯的养成，并保持训练计划不断改善和增强，以适应个人的需要。

　　在进行温和的有氧热身之后，局部肌肉血流量和组织温度得到充分的提高，跑步者将执行两个拉伸（或渐进运动模式），一个侧重于腿部的伸肌和背部表面的肌筋膜线，另一个则侧重于腿部屈肌与前表面肌筋膜线，以及4个多平面动态拉伸练习。

沿着背部表面肌筋膜线的腿部伸肌拉伸

1. 站在椅子或凳子前，一条腿（直）放在椅子上（中立位置）。

2. 上身前倾，在髋部折叠或屈曲（不是背部），保持20~30秒（被动静态拉伸）（图8.13a）。

3. 屈曲髋关节时，屈曲膝关节，然后收缩股四头肌，使膝关节伸直，轻轻搏动2秒，重复5次（主动隔离拉伸）。

4. 稍微弯曲膝盖，使踝关节（可以使用辅助工具，例如毛巾）背屈，保持15~20秒（图8.13b）。

5. 在这个位置，在盆骨的带动下，在两个方向上慢慢地旋转并摆动躯干（髋关节结构的肌筋膜活动－多平面）（图8.13c）。

6. 放松屈曲的踝关节和膝关节，使膝盖和脚趾朝外；髋部屈曲，这改变了包括臀肌与髂胫束的平面（外侧肌筋膜线）；采用A-I拉伸技术保持20秒或搏动（图8.13d）。

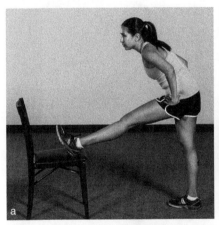
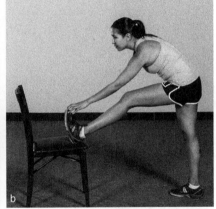
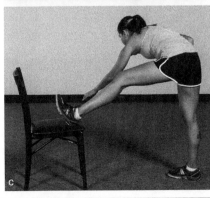
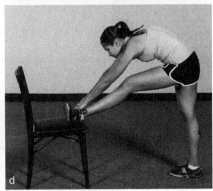

图8.13　腿部伸肌拉伸

7. 回到一个中立的位置（伸直腿），膝盖稍微弯曲；弯曲脊柱，向前伸展10~15秒（感到轻微的拉伸压力即可）。

8. 重复最后的动作模式，转动躯干，在伸展的一侧向上伸展并越过头顶；保持20秒（外侧肌筋膜线）。

9. 用另一条腿重复该练习。

沿着背部表面及筋膜线的腿部屈肌拉伸

1. 慢慢地进入弓步姿势，后膝伸直，保持20~30秒（被动静态拉伸）。

2. 通过收缩臀肌和腹肌使骨盆侧倾；轻轻搏动2秒，重复5次（主动隔离拉伸）（图8.14a）。

3. 从弓步拉伸开始，缓慢地将后脚向外旋转并保持，然后向内旋转并保持（髋关节结构的肌筋膜活动-多平面）（图8.14b）。

4. 重新调整；弯曲后膝，降低身体；用A-I拉伸技术保持20秒或搏动。

5. 让对侧手臂向上伸展并横跨到身体的另一侧；保持20秒（外侧肌筋膜线）（图8.14c）。

6. 重复一遍，躯干扭转到膝盖一侧，轻轻拉一下；保持20秒（图8.14d）。

7. 用另一条腿重复该练习。

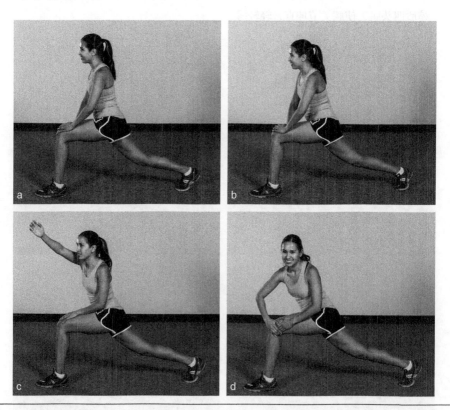

图8.14　腿部屈肌拉伸

动态拉伸练习（多平面）

　　这些练习可以在客户步行11~23码时进行。

- 短弓步，同时双手向下触及并穿过身体；两腿交替（图8.15）。

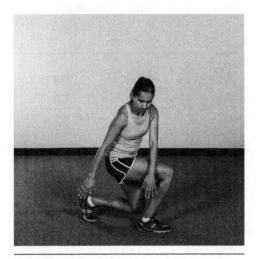

图8.15　短弓步交叉下触

- 将膝关节高高抬起来，向前迈步，两腿交替（图8.16）。

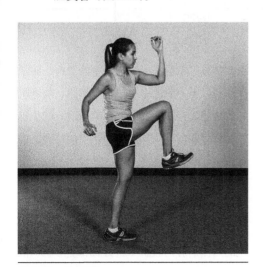

图8.16　高抬腿

- 长弓步，双手向前腿的对侧上方伸

展；两腿交替（图8.17）。

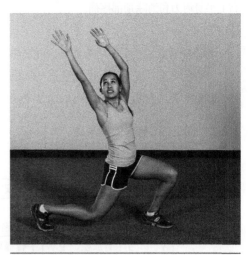

图8.17　长弓步上举

- 腿部朝外侧旋转的高膝步；两腿交替（图8.18）。

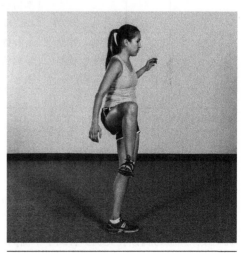

图8.18　朝外高膝步

案例研究2：37岁在职母亲

　　罗斯是一位37岁的银行出纳员，有两个孩子，年龄分别为3岁和18个月。她不经常运动。罗斯因颈部紧张和疼痛而头痛。她想在家里运动，并且可以花25~30分钟，每周

4~5天的时间训练。她的主要目标在于，提高上半身耐力和消除颈部疼痛。

评估

粗略地检查了一下罗斯的姿势，特别注意上半身的体态，发现了一些需要进一步检查的部位。我认为明显的失衡可以通过一些肌肉紧张度评估得到证实。

姿势评估有助于调整优先事项。我没有注意到罗斯的脚、膝关节或骨盆有什么问题，但我注意到了以下的失调：胸部凹陷、颈椎弯曲增加、肩部前侧、掌心向内旋转、肩胛骨外展，以及头部前倾（表8.6和表8.7）。

表8.6　节段姿势的评估：上半身

排列量表：	5			4		3			2		1	
	（良好）					（错误）					（严重错误）	
关节	视角	良好排列		错误排列		得分		左/右		注释		
头部	L P	直立且平衡		突出，下巴前伸和旋转		3				头部和下巴前伸		
手臂及肩部	A	手臂放松，手掌面向身体		手臂僵硬，远离身体		3				手掌面向后方		
	L	肩部向后		肩部向前且呈圆形		2				手掌向内旋		
	A/P	肩部水平		一个或两个肩部抬高、下沉或旋转		5				圆肩		
	P	肩胛骨：平贴于肋骨上；相隔10~15厘米		肩胛骨：大致呈翼状，距离很远		3				肩胛骨外展：距离6英寸		
得分：						16/25						

注：A=前面；P=后面；L=侧面。

解析

刚刚描述的姿势错位的组合常常造成颈部及肩部的紧张和不适，因为头部重量的支撑来源于后部肌肉而非骨骼系统。加强颈前肌（颈深屈肌与胸锁乳突肌）有助于平衡的恢复。

肩胛带和颈部肌肉组织相连。对我来说，肌肉长度的测试有助于确定罗斯圆肩的根本原因。这种情况被称为上交叉综合征（Page et al., 2010）。肌肉不平衡，其特征是颈部伸肌或肩前肌紧绷，或两者都紧绷。特别是斜方肌、肩胛提肌、胸大肌和胸小肌的上半部分都是容易变短和紧绷的肌肉。而颈深屈肌、斜方肌的中下段、菱形肌、前锯肌和背阔肌均存在薄弱与抑制的风险。胸小肌在肩胛骨的前部施加向前和向下的拉力，可单独引起圆肩。

胸大肌的紧绷不但会将肩膀向前拉，也可能导致肩膀的内旋，就像手掌朝后的样子。因为罗斯没有接受过练习，所以我怀疑她的后侧肩胛内收肌（斜方肌和菱形肌）很弱且伸展过度，胸部也存在下沉的情况（通常伴随着圆肩）。

表8.7 节段姿势的评估：脊柱

排列量表：		5（良好）	4	3（错误）	2	1（严重错误）
关节	视角	良好排列	错误排列	得分	左/右	注释
脊柱与骨盆	A/P	髋部水平，重量平均地分到了两只脚上	髋部某侧较高（侧向倾斜），髋部旋转（一侧更靠前）	5		
手臂及肩部	P	无脊柱侧弯（后视角）	C形或S形脊柱侧弯 肋骨一侧突出	5		
	L	腰部自然弯曲	脊柱前弯症：骨盆向前倾；背部平直，骨盆向后倾	5		
	L	胸部自然弯曲	驼背：胸部呈圆形	4		胸部呈圆形
	L	颈椎自然弯曲	颈椎前凸：头部前伸	3		颈椎弯曲的幅度加大以及头部前伸
躯干	L	腹部平坦或略圆	下腹部或全腹突出	5		
	L	胸部略微抬高	胸部下陷和背部呈圆形	3		胸部下沉
头部	L P	直立且平衡	突出，下巴向前伸和旋转	3		如表8.6所示
得分：				33/40		

注：A=前面；P=后面；L=侧面。

第4章描述了胸小肌、胸大肌（胸骨）、肩内旋肌和肩外旋肌的肌肉长度评估方案。测试中引用的"正常"值是较为保守的：任何偏离正常值的地方都值得关注。以下是我对罗斯的发现（表8.8）。

- 胸小肌：中度紧绷，左右两侧。
- 胸大肌（胸骨）：左、右手臂与桌面的夹角为5°。
- 肩内旋肌：左、右前臂与桌面的夹角为10°。
- 肩外旋肌：活动度正常。
- 肩关节外展时肩胛骨过早、过度抬高。

处方

很明显，罗斯的下巴前伸、颈椎前凸和脖子紧绷会从伸展颈部伸肌和加强颈部屈肌的练习中得到改善。她的圆肩应该可以通过拉伸紧绷的胸小肌和胸大肌，以及加强肩部伸肌、外旋肌和肩胛内收肌的练习得到改善（表8.6）。

有些练习对这两个问题都有好处，简单的训练方法适合家庭环境。静态拉伸是延长紧绷肌肉的推荐方法。如图8.19所示，我为罗斯设计了这些练习。

表8.8　肩部和胸部的紧张度评估

评估	结果（观察）	正常活动度	疼痛
肩内（内侧）旋转：冈下肌与小圆肌紧绷	L：70° R：70°	70°	无
肩外（外侧）旋转：肩胛下肌紧绷	L：80° R：80°	90°	无
胸大肌（胸骨）长度	与桌面的夹角为5°	与桌面水平	无
胸小肌长度	L：中度紧绷 R：中度紧绷		无
肩关节外展（动态肩关节排列）	肩胛骨的过早、过度抬高	180°	脖子紧绷

跟进

　　每周与罗斯的电话交谈，感觉似乎很有希望。她设法每天花将近一个小时的时间在她的训练计划上。她喜欢在家运动的便利性和易于遵循训练计划。第3周我参与了她的练习，她的肌肉耐力突飞猛进，尤其是后肩部位。然而，她脖子上的疼痛并没有消失。我在这一点上的担心是，罗斯可能会由于过度训练而使症状长期存在。

　　我不想阻止罗斯改掉她的运动习惯，但有必要进行一些调整。我们设计了一个锻炼日志来跟踪运动量以及任何症状。她同意每周只练习3天，每次持续30分钟。为了保持足够的负荷，我让她使用负荷较大的弹力带，用一些新买的哑铃代替俯身飞鸟，进行仰卧肩胛骨收缩练习。我们选择了一个在第1组练习中的第8到第10次重复时开始出现疲劳感觉的起始重量。

　　我计划在5周内进行重新评估，以判断这个处方对罗斯的姿势和肌肉平衡的有效性。每周持续的电话联系让我知道了她颈部的疼痛与紧张性头痛有所缓解。

　　处方很少是通往成功的直接途径。但有了定期的监测和后续的指导，这一旅程将会回到正确的方向。

　　注：如果你的客户正在寻求力量和耐力的增益，请选择一个能让他们在第一组的8~10次重复时出现疲劳的起始重量。如果有必要调整重量，让他们做尽可能多的重复第2组。有关进展和其他指南，见图8.19。

案例研究3：45岁的周末战士

　　凯文是一位45岁的离过婚的经纪人，工作时间很长。一年中有6个月的时间，他每周都玩一次老式曲棍球。他存在中度的下背部不适。他刚刚加入了一个当地的健身俱乐部，并且愿意每周进行3次50分钟的运动。他想减掉躯干部位的脂肪及改善背部状况。

评估

　　凯文很担心他的背部和躯干。对他姿态的概述揭示了一些需要进一步检查的部位。他的坐姿与在工作中长期承受的压力显然令人担忧。为了确认是否存在明显的失衡，我评估了附着在脊柱和骨盆上的肌肉的力量与紧张度。姿势评估（表8.9）有助于优先事项的调整。

　　凯文的体位图显示他的脚、膝盖、肩膀、肩胛骨和头部没有什么明显的变化。我确实注意到了以下不一致的地方：骨盆前倾、腹

客户姓名：罗斯	教练姓名：约翰
客户目标： 1. 通过伸展颈伸肌以及加强颈屈肌来缓解颈部疼痛 2. 通过伸展胸部和前肩来矫正圆肩，加强后肩与肩胛骨	评估原理： 1. 下巴前伸和头部倾斜，颈部前凸且紧张 2. 圆肩，肩向内旋转，肩胛骨外展，前肌紧绷
目标1的柔韧性练习： 收下巴 头部向后拉，保持下巴和眼睛在一条垂线上	目标1的强化练习： 抗阻式颈部屈曲 脸朝前，指尖放在额头上，在一个完整的活动范围内将头部向前弯曲。给予适度的抵抗力（20秒×2）
侧向颈部拉伸 握住手臂，将其向下拉至身体对侧，同时轻轻倾斜头部	
目标2的柔韧性练习： 肩部内旋肌拉伸 手掌紧靠门框，肘部弯曲90° 从固定的手的位置开始转动身体，直到感觉到拉伸为止	目标2的强化练习： 阻抗式肩部斜向伸展 抓住弹力带，手臂向上伸至对侧。轻轻向下拉至远离你身体的位置，再慢慢回到起始位置
仰卧式推杆 手握杆子，手心向上，从身体不受累的一侧向外推（手掌心向下），肘部保持在一侧，直到感觉有拉伸感为止。然后顺着没有受累的一侧穿过身体 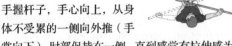	抗阻式肩外旋 使用弹力带，并将肘部保持在一边，旋转手臂向外至远离身体的位置。保持前臂与地板平行
门框胸部拉伸 将手臂水平向后，手掌放在门框上。向对侧旋转身体直到感觉到拉伸为止。调节手臂的高度	仰卧肩胛骨夹缩 手指交叉在脑后，将手肘向后拉，同时夹紧肩胛骨
方案建议： • 对于喜欢哑铃的客户而言，上背部力量练习可以改成俯身飞鸟或反向飞鸟 • 对于体重过重的客户来说，划船和下拉可能是不错的替代性选择 • 对于寻求力量耐力增益的客户来说，选择一个可以使他们在第一组8~10次的重复中达到疲劳的初始重量	安全监测指导方针： • 保持拉伸时间为15~30秒，如果肌肉很紧张，可以将持续时间延长，但不要再施力 • 重复拉伸2~3次 • 在进行肌肉平衡运动前做一次循环热身

图8.19 罗斯的肌肉平衡处方卡

表8.9　**节段姿势的评估：脊柱**

排列量表：	5 (良好)		4	3 (错误)		2	1 (严重错误)

关节	视角	良好排列	错误排列	得分	左/右	注释
脊柱与骨盆	A/P	髋部水平，重量平均地分到了两只脚上	髋部一侧较高（侧向倾斜），髋部旋转	5		
手臂及肩部	P	无脊柱侧弯（后视角）	C形或S形脊柱侧凸，肋骨一侧突出	5		
	L	腰部自然弯曲	脊柱前弯症：骨盆向前倾；背部平直，骨盆向后倾	3		腰部曲线增大–前骨盆倾斜
	L	胸部自然弯曲	驼背：胸部呈圆形	5		
	L	颈椎自然弯曲	颈椎前凸：头部前伸	5		
躯干	L	腹部平坦或略圆	下腹部或全腹突出	3		腹部突出（整个躯干）
	L	胸部略微抬高	胸部下陷及背部呈圆形	5		
头部	L P	直立且平衡	突出，下巴向前伸和旋转	5		
得分：				36/40		

注：A：前视；P：后视；L：侧视。

部突出、腰部弯曲度增加，并伴随不适。

肌肉测试显示，单关节髋关节外展肌（髂腰肌只穿过髋关节）和双关节髋关节外展肌（股直肌同时穿过髋关节和膝关节）存在

肌肉紧绷的情况。进一步的评估显示，肌腱有些紧绷；五级仰卧起坐试验（第4章）揭示了腹部肌肉的薄弱；改良后的躯干前屈评估显示了腰部的紧绷（表8.10和表8.11）。

表8.10　**髋部、膝关节以及背部紧张度评估**

髋部/膝关节评估	结果（观察）	正常关节活动度	疼痛是/否
股后肌群长度	L：**80°** R：**75°**	80°（男性） 90°（女性）	否
髋部屈肌：单关节（髂腰肌紧张度）	L：*离开桌面10°* R：*离开桌面10°*	大腿与桌面水平	否
髋部屈肌：双关节（股直肌紧张度）	L：**60°** R：**60°**	膝关节：80°	否
阔筋膜张肌紧张度	L：*外展与旋转* R：*外展与旋转*		否
髋关节内（内侧）旋（臀大肌、梨状肌紧张度）	L：_____ R：_____	35°	

续表

髋部/膝关节评估	结果（观察）	正常关节活动度	疼痛是/否
髋关节外（外侧）旋（臀小肌与前臀中肌紧张度）	L:_____ R:_____	45°	
脊柱旋转：颈椎	L: **40°**；R: **45°** L:____；R:____	45° 65°~70°	
坐位体前屈：实际视觉	*24厘米* *腰部肌肉较短——腰部无圆度*	"良好"：28~33厘米（男性），32~37厘米（女性）	*有紧绷感*

表8.11 **力量及耐力测试**

肌肉	测试	评定体系	评估
1. 2. 3. 4.	举重	1. 练习：_____ 5~10RM____；1RM____ 2. 练习：_____ 5~10RM____；1RM____ 3. 练习：_____ 5~10RM____；1RM____ 4. 练习：_____ 5~10RM____；1RM____	
竖脊肌	比林–索伦森	例如，20~29岁男性与女性 需要改进·一般·良好·非常好·优秀 男性：85·86~98·99~132·133~175·176~180 女性：65·66~101·102~135·136~179·179~180	
腹直肌	五级仰卧起坐	（1） （2） （3） （4） （5） *重复次数：第一级8次*	*因动作变形和部分疲劳而终止*
下腹肌	腿部下垂	75°=一般，60°=良，30°=好，5°=优秀 °=腿部下垂时背部的拱度	
腰方肌	侧抬	**右肩** 第1级：在没有困难的情况下肩膀离地12英寸 第2级：在有困难的情况下肩膀离地12英寸 第3级：肩膀离地2~6英寸 第4级：不能够将肩部抬离地面 **左肩** 第1级：在没有困难的情况下肩膀离地12英寸 第2级：在有困难的情况下肩膀离地12英寸 第3级：肩膀离地2~6英寸 第4级：不能够将肩部抬离地面	
前锯肌	俯卧撑	强=下降阶段，肩胛骨平整 弱=下降阶段，肩胛骨呈翼状	

第4章描述了髋关节、腘绳肌和前部屈曲躯干的肌肉长度的评估方案。与前面的示例一样,任何偏离这些测试给出的"正常"值的现象都应该得到进一步的调查。我对凯文的观察如下。

- 髋关节屈肌:单关节和双关节屈肌紧绷,阔筋膜张肌也紧绷。
- 腘绳肌:75° ~80°(低于正常)。
- 躯干前屈肌:腘绳肌正常,背部肌肉较短(无圆度)。
- 腰椎旋转:40° ~45°(低于正常)。

解析

腰椎前凸的加重导致上半身的重量落在了下腰,加重了腰部问题。虽然在这种情况下,在胸椎和颈椎区域看到夸张的曲线是很常见的(为了补偿腰椎曲线),但凯文没有表现出这样的症状。骨盆前倾,与腰椎前凸一起是非常常见的,这很可能是由于一个或几个肌肉失衡所造成的。这种情况被称为下交叉综合征(Page et al., 2010),这是一种以腰椎伸肌和髋屈肌紧张为特征的不平衡。这种紧张可以在腰背部的竖脊肌和腰方肌、髋关节前部的髂腰肌和股直肌中表现出来。髋部伸肌和腹部肌肉通常会出现虚弱的情况。具体来说,臀大肌和臀中肌、股后肌群及腹直肌倾向于拉长与抑制。紧张的髋部屈肌将骨盆向前和向下拉——这种情况通常与短的脊柱伸肌有关,这也导致了骨盆前倾。虚弱的可能过度拉伸的腹部肌肉不能承受这样的力量。我决定加强髋部伸肌(臀大肌和股后肌群),使其可以抵抗非常强壮的髋部屈肌的拉力。

处方

由于凯文存在腰椎前凸和骨盆前倾的情况,并且针对紧绷的竖脊肌和髋关节屈肌的检测呈阳性,他可以通过伸展后伸肌和髋关节屈肌的运动来缓解他的腰部压力,从而增强腹部肌肉和髋部伸肌。表8.5可作为肌肉配对的有用参考。

运动设计从治疗腰椎前凸开始,然后是相关的骨盆前倾运动(图8.20)。训练方法包括针对肌肉紧绷的静态拉伸。为了加强腹部肌肉,凯文只从重力和自重的阻力开始。对于髋伸肌,我建议他增加来自弹力带或健身俱乐部的器械的阻力。

跟进

很多时候,凯文的到访都能够让我有机会与他交谈。在他的曲棍球赛季开始的4个星期前,他开始实施他的方案。在一次有指导的示范和他自己的3次训练之后,我引入了一些有氧间歇运动来模拟他的曲棍球的轮换变化。我解释说有氧运动将会给他的背部带来额外的好处。

因为他喜欢有氧间歇运动,所以我们在整个曲棍球赛季都使用不同的设备进行交叉训练(第6章)。如果不是凯文暗示他在家的练习已经大大减少,这就不会成为一个问题。凯文处于"行动阶段"(第1章),故态复萌的风险很高。我可以看出他对自己的过失感到内疚,但我向他保证,这是一种正常的状态,我们现在的运动是处理过失。有了他在俱乐部的两次有氧训练以及每周曲棍球的活动,他对自己的心血管状况的改善感到满意。然而,由于他的背部感到紧张和疲劳,他在曲棍球比赛后休息了两天。虽然凯文同意他需要更频繁地进行肌肉平衡练习,但他承认他没有什么动力去遵循他的家庭计划。我们提出了两个调整意见。首先,我把凯文和我们的实习教练联系起来,每次增加

客户姓名：凯文	教练姓名：约翰
客户目标： 1. 减轻背部不适，通过伸展背部伸展肌和加强腹肌来减少腰椎的疼痛 2. 通过伸展髋屈肌和旋转肌来缓解背部不适症状和骨盆倾斜，并加强髋伸肌	评估原理： 1. 腰部曲线增加；在坐位体前屈的过程中，紧绷的背部；突出的腹部；仰卧起坐第1级只有8次重复 2. 骨盆前倾，单、双关节髋屈肌紧绷，阔筋膜张肌紧张，髋部深处疼痛
目标1的柔韧性处方：仰卧屈膝至胸 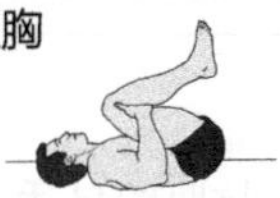 把双膝放在胸部，直到背部有舒服的拉伸感。保持放松 由迈克尔·理查森（Michael Richardson）展示 授权转载：Alter 2004	目标1的强化处方：仰卧起坐——第1级 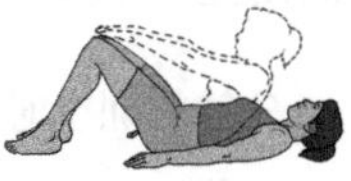 双臂放在身体两侧，腰背部紧贴地面。从地板上抬起肩膀和头部。以受控的速度回到原来的位置
坐式背部拉伸 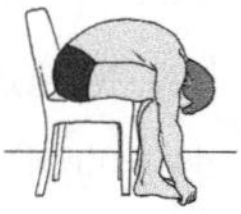 坐在椅子的边缘，双腿分开。收起下巴，慢慢向下弯曲。舒舒服服地放松一下。缓慢地恢复到初始位置 由迈克尔·理查森展示 授权转载：Alter 2004	腹肌练习 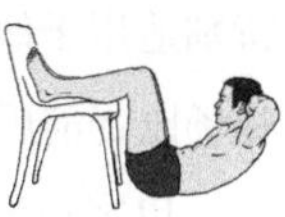 将腿放在脚凳或椅子上，手臂在头部两侧弯曲，腰背部紧贴地面。将头和肩膀从地板上抬起来
目标2的柔韧性处方：单关节髋关节屈肌弓步 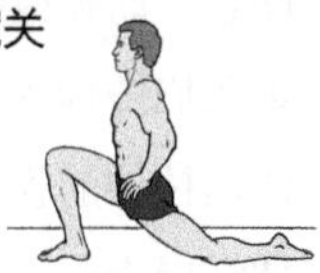 呈弓步姿势，慢慢地将髋向下向前推，直至髋的前侧有拉伸感 由迈克尔·理查森展示 授权转载：Alter 2004	目标2的强化处方：仰卧臀桥 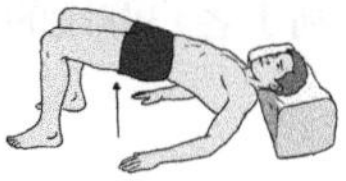 以仰卧姿势开始，小腿与地面垂直，枕头放在头下。慢慢抬起髋部，保持腹部紧绷
侧躺四头肌拉伸 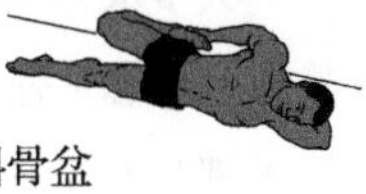 将脚跟拉向臀部直到大腿前侧，有拉伸感为止。向后倾斜骨盆 由迈克尔·理查森展示 授权转载：Alter 2004	抗阻式髋部伸展 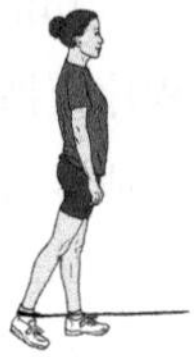 在脚踝和另一端系好弹力带后，把腿向后拉，保持膝关节伸直
靠墙拉伸 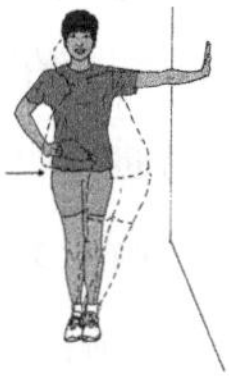 手臂靠墙，髋部慢慢向墙方向移动。内侧腿后交叉以增加拉伸的幅度	
仰卧梨状肌拉伸 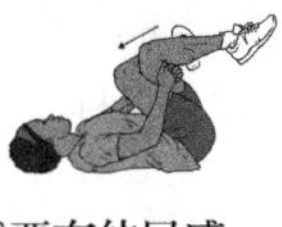 双腿交叉，将拉伸侧的腿放在另一条腿的膝关节上。轻轻将对面的膝盖拉向胸部。臀部和髋部区域要有伸展感	

图8.20 凯文的肌肉平衡处方卡

续表

客户姓名：凯文	教练姓名：约翰
方案建议： • 可以用堆叠的腿部重量来伸展或用其他器械代替来加强髋关节的伸肌 • 对于寻求力量耐力增益的客户，选择一个可以使他们在第1组8~10次的重复中疲劳的初始重量	安全及监测指导方针： • 保持拉伸时间为15~30秒，如果肌肉很紧张，可以将持续时间延长，但不要再施力 • 重复拉伸2~3次 • 在进行肌肉平衡训练之前做一次循环热身 • 监测髋部和背部的不适；如果症状恶化，请就医

图8.20 （续）

15分钟的训练时间，指导他按照规定的练习方式进行强化和伸展。为了解决曲棍球运动所造成的紧张，我给他制订了5项拉伸——特别适用于他更衣室里的板凳——他同意在每场比赛前后都这样做。

以客户为中心的运动处方包括仔细倾听客户的反馈，并在必要时修改反应的路径。虽然它通常涉及多次调整，但它总是朝着有利于客户健康的方向发展。

总　结

功能性方案可以定义为一种程序，该程序模拟与预期活动类似的动作，或模仿运动或日常活动中的需求和技能。要想真正实现"功能性"这个词的含义，功能性运动处方就必须遵循一些重要的指导方针：整合动力链运动，使用多平面运动，包括加载和卸载循环，并结合需要平衡、稳定和本体感觉的动作。肌肉平衡受到肌肉紧绷、柔韧性、力量和耐力的影响，在这些因素的共同作用下，提供支撑和运动。关节是一个支点或枢轴点，它的位置经常受到周围肌肉的拉力的影响。关节的对齐和姿势受到这些力的影响。如果肌肉较短，则会限制正常的关节活动度。过长的肌肉通常较弱，同时其允许拮

抗肌的自适应性缩短。肌肉失衡也可能导致运动不正常，这是因为肌肉群以不协调的方式运动。通过体位筛查来确定的身体机能缺陷，应通过肌肉紧张度、关节活动度以及虚弱度的测试加以确认。

肌筋膜连续性这个术语对于运动的理解至关重要，它描述了筋膜内相邻结构之间的联系。筋膜或结缔组织的机械作用是为了满足我们结构的柔韧性和稳定性的需要。如果快速拉伸筋膜，它就会撕裂。然而，如果拉伸缓慢进行，它会发生塑性变形：它会改变长度并保持这种变化。

大多数类型的柔韧性训练可以分为3类：静态、动态（弹震）以及PNF。每一种拉伸技术都具有个体优势以及客户适宜性因素。本章讨论了影响拉伸质量的若干因素，然后将这些因素应用于一个示例功能拉伸方案中。

存在肌肉失衡或体位排列问题的客户可以通过功能整合的运动得到相应帮助。肌肉平衡受到肌肉紧绷、柔韧性、力量和耐力的影响，只有在这些因素的共同作用下，肌肉方能提供支持与运动。必须以指定的肌肉群为目标，选择适当的运动（拉伸或阻力），以改善关节活动度或肌肉平衡。肌肉平衡的目标应该集中在伸展紧绷的肌肉，加强虚弱的肌肉，以及减少痉挛或低效率的爆发，增

强肌肉耐力，或改善姿势上。无论你的客户需要什么，这个6步决策模型将为肌肉平衡与柔韧性提供一个生理上健康且具备以客户为中心的特征的运动处方。

表单8.1 关节应力问卷及观察

1. 你目前是否存在任何疼痛的情况？ _____

2. 如果有，哪些关节或区域存在疼痛感？ _____

3. 在什么姿势下会感到疼痛？ _____

4. 在什么活动期间感到疼痛？ _____

5. 在你的职业或健身活动中是否会过度使用身体的某一节段？ _____

6. 你是否感觉自己目前存在过度训练的情况？ _____

7. 身上是否有紧绷感？ _____

8. 活动期间或之后是否感觉到这种紧绷感？ _____

9. 相较于以往，你更容易感觉到累了吗（从肌肉的角度讲）？ _____

10. 你经历过力量的丧失吗？ _____

11. 你是否在运动中进行代偿，以避免疼痛或力量的丧失？ _____

12. 情况变得更糟了吗？ _____

13. 你认为引发这一问题的原因是什么？ _____

14. 怎样才能缓解呢？ _____

在运动期间，注意观察你的客户。寻找改变的身体力学、刚度，或姿势错误，然后回答这些问题：

当客户走进来的时候，你有没有注意到任何身体结构、刚度的改变或姿势上的错误？

_____
_____
_____

当客户处于活动状态时，你是否注意到任何身体结构、刚度的改变或姿势上的错误？

_____
_____
_____

当前或慢性损伤的急性症状，是否可以解释任何身体力学、刚度的改变或体位错误？

_____
_____
_____

根据这些问题和最初的观察来判断，你的客户在关节应力循环中处于什么位置？

_____
_____
_____

评估（第4章）：对最关注的领域进行体位筛查。进行肌肉长度测试以确定肌肉长度是有限的还是过量的。

目标： 制订具体目标以及用于运动设计与监测的计划。

From J. C. Griffin, 2015, *Client-centered exercise prescription*, 3rd ed. (Champaign, IL: Human Kinetics).

表单8.2　肌肉平衡处方工作表

目标:_____

运动（简单描述）;交替拉伸与抗阻	身体区域、肌肉	强度及重量	重复次数	预防

注意事项:

_____

表单8.3　**肌肉平衡处方卡**

客户姓名：	教练姓名：
客户目标：	评估原理：
1.	1.
2.	2.
3.	3.
目标1的柔韧性处方	**目标1的强化处方**
练习名字及描述	练习名字及描述
练习名字及描述	练习名字及描述
练习名字及描述	练习名字及描述
目标2的柔韧性处方	**目标2的强化处方**
练习名字及描述	练习名字及描述
练习名字及描述	练习名字及描述
练习名字及描述	练习名字及描述
目标3的柔韧性处方	**目标3的强化处方**
练习名字及描述	练习名字及描述
练习名字及描述	练习名字及描述
练习名字及描述	练习名字及描述
方案建议	**安全及监测指导方针**

From J. C. Griffin, 2015, *Client-centered exercise prescription*, 3rd ed. (Champaign, IL: Human Kinetics).

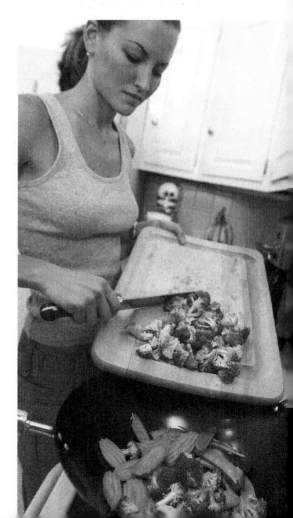

第 **9** 章

以客户为中心的体重管理处方模型

本章要点

完成本章后，你将能够展示以下能力。

1. 采取双管齐下的方法来改善客户的体形，帮助他减轻体重：（a）改变饮食习惯；（b）整合活动（不仅是运动处方）。

2. 找出最常被认为是导致现在体重问题的原因，也就是吃什么（如吃得过多或吃错了食物）以及为什么吃东西（如情绪化进食）。

3. 描述几种消耗能量的方法：静息代谢、代谢食物（食物的热效应）以及身体活动（运动的热效应）。

4. 向客户提供关于计算热量及饮食与运动的优点的信息。

5. 使用能量补偿点系统来鼓励客户变得更加活跃，并对这些生活方式改变的减肥价值进行估计。

6. 使用一个10步模型来设计一个以客户为中心的体重管理运动处方。

相关研究表明，美国约有66.3%的成年人存在肥胖与超重的问题（Donnelly et al., 2009）。加拿大统计局（Statistics Canada, 2011）的报告显示，超重与肥胖的女性和男性的比例分别为44.2%和60.1%。我们必须引导我们的客户去接受大量的健康体重与身型的变化，同时我们还需要教授他们关于饮食和运动的优点以及计算热量的问题。本章介绍了能量补偿点系统，以鼓励客户变得更加积极，并估计这些生活方式改变的减肥价值。我们必须认识到将一个抗阻训练部分整合到一个体重管理处方中的重要性，这将有助于在防止去脂体重的减少的同时增加静息的能量消耗，并且经常增加每磅的能量消耗。本章整合了《美国农业部膳食指南》（2010）的内容和2009年关于"用于减肥以及预防成人体重反弹的适当身体活动的干预策略"的看法。

越来越多的客户通过寻求帮助来塑形。大多数客户表示，他们想要减掉多余的体重。由于人们在巨大的文化压力下屈服于导致体重增加与健康问题的垃圾食品和久坐不动的生活，创造行为改变是一项艰巨的任务。那么，我们怎样才能最有效地帮助那些想要改变自己身体形态的人呢？

在帮助参与者解决营养相关问题和达成目标时，健身专业人士似乎存在着大量的困惑。美国运动医学委员会认为，健身专业人士应该对基本营养和体重管理信息有一个大

健康饮食资源

南希·克拉克的《运动营养指南（第5版）》（2014）是最佳的营养资源之一。下面的一些机构的官网和期刊是很好的信息来源。

美国

营养与饮食学会（Academy of Nutrition and Dietetics）

食物和营养信息中心（Food and Nutrition Information Center）

美国临床营养学杂志（American Journal of Clinical Nutrition）

营养学评论（Nutritional Reviews）

美国农业部营养政策与推广中心（USDA Center for Nutrition Policy and Promotion）

计算你的卡路里（Make Your Calories Count）

加拿大

加拿大营养学家（Dietitians of Canada）

加拿大健康生活食品指南（Canada's Food Guide for Healthy Living）

加拿大食品科学与技术研究所（Canadian Institute of Food Science and Technology）

加拿大奶农（Dairy Farmers of Canada）

加拿大健身专业人士实况报道（Fact Sheets for Canadian Fitness Professionals）

运动营养咨询委员会（Sport Nutrition Advisory Committee）

应用生理营养学和代谢（Applied Physiology Nutrition and Metabolism）

致的了解，这样的话他们便可以在一般意义上与参与者分享。这还不包括个人营养评估、饮食建议、膳食计划、与补充营养或营养摄入相关的建议（Sass et al., 2007）。虽然这些专业人士应该避免计算、概述和咨询，或制订一个个性化的体重管理计划，但他们可以解释减肥的基本原理。就更详细的问题或个人信息，特别是与疾病有关的信息而言，注册营养师的建议是十分重要的。根据健身专业人士的训练，这可能包括如下内容。

- 提供有关食品指导系统的信息（例如《我的金字塔》《美国农业部膳食指南》，或《加拿大食品指南》）。
- 提供健康小吃的例子。
- 探讨碳水化合物、蛋白质、脂肪、维生素、矿物质和水。
- 展示食物的准备及烹饪过程。
- 提供关于慢性疾病与某些营养素过量或不足之间关系的统计信息。
- 提供食品或补充剂中所含营养物质的信息（Sass et al., 2007）。

改善客户的体形和帮助他减肥需要两种方法：(a) 改变饮食习惯，(b) 整合活动（不仅仅是健身处方）。在第1章，活动咨询模型中所探讨的许多技术都将有助于鼓励体重管理方面的行为改变。最有效的减肥计划集中在这两个方面。如果对其中任何一种方法的关注度不够，都会降低长期健康体重管理的可能性。营养和能量平衡的综合作用是这一方法的基础。

在本章的案例研究中，你将学习如何应用这个模式来进行体重管理，并为每一个选择提供生理方面的理由以及以客户为中心的行为理由。

营养必需品

尽管你不能代替合格的营养师的服务，你还是应该将一些营养必需品和资源作为自己的专业工具。

美国农业部的"选择餐盘"和哈佛健康出版物的健康饮食板块模型帮助人们在盘子上设定了4个彩色的象限，从而协助他们做出日常的食物选择。一半的盘子里装满了水果和蔬菜，颜色和品种越多越好。四分之一的盘子是谷物，最好是全谷物。鼓励消费者选择一种健康的蛋白质来源来填充剩下四分之一的盘子。牛奶和奶制品每天只能吃一到两份。《美国居民膳食指南》（2010）建议，在基本食品组中选择各种营养丰富的食物，同时限制饱和脂肪和反式脂肪、胆固醇、添加糖、盐和酒精的摄入量。《加拿大食品指南》鼓励从4种食物中选择。食用的数量取决于年龄、体形、活动水平、性别、怀孕或哺乳状况。《加拿大食品指南》建议食用5~12份谷物制品、5~10份蔬菜和水果、2份或3份肉类和替代品，以及2~4份乳制品。

尺寸和份量可能不像大多数客户认为的那么大。由于强调要花钱花得值，很多人都忽略了标准的份量。吃大份量的食物会导致暴饮暴食、体重超标。为了帮助你注意食物的份量，请使用表9.1中提供的视觉图像。最近的一项研究发现，大多数客户不准确地估计了他们每天的总摄入量（*A Lot on Their Plate*）。这篇文章指出，《加拿大食品指南》

将肉的食用量定义为70克或半杯熟鱼、家禽或瘦肉；如果你通常将225克牛排作为一份合理的食物，那仅这一个分量就超过了指南对女性每日最大摄入量规定的50%以上。

表9.1　可视化部分的尺寸

食物组	指定食物	尺寸	类比
谷物产品（5~12份）	面条、米饭 百吉饼	125毫升（1/2杯） 1/2小份	1/2个棒球 1个冰球
蔬菜和水果 5~10份	新鲜（例如苹果、橙子） 脱水蔬菜 烤土豆	1中份 60毫升（1/4杯） 1中份	1个棒球 1个高尔夫球 鼠标
肉和替代品 2~3份	肉、家禽、鱼 煮熟的芸豆 坚果（如花生、杏仁）	50~100克熟的 125~250毫升（1/2~1杯） 75毫升（1/3杯）	1副牌 1/2~1个棒球 手掌杯
奶制品 2~4份	酸奶酪	175毫升（3/4杯） 50克	酸奶容器 3个骰子

Adapted from Fleck and Kraemer 2004, Heyward 2002.

对于食品标签的理解是很重要的，在刚开始的时候，杂货店是一个能够协助你追踪自己所食用的食物的地方。营养标签贴出了大多数包装食品的营养价值。通常放在包装正面的营销声明可能会误导人。在营养标签上准确地记录了无脂肪、低钠或高纤维的说法。南希·克拉克（Nancy Clark, 2014）展示了如何利用标签上的营养成分来评估谷物的价值（图9.1）。

由于一种方法并不适合所有人，打包的方案、自我节制饮食，以及健身房的专家的建议通常都不会带来明显的效果。对于那些为自己的生活方式和食物需求量身定做减肥计划的客户来说，注册营养师的建议是最好的参考。使用健康饮食资源的信息来寻找当地的注册营养师或可靠的信息。

能量消耗

消耗能量的方法有3种：静息代谢、代谢食物（食物的热效应）和身体活动（运动的热效应）。

静息代谢率

静息代谢率（resting metabolic rate, RMR）是用来维持正常身体功能的能量，如果我们只是躺在床上。它通常是能量消耗的主要来源（60%~75%），对于某人来说，大约是1600克/天。对于一个重70千克的人来说，这相当于慢跑26千米。

肥胖的人每天的静息代谢率（RMR）比不肥胖的人高出500千卡。这似乎是个好消息。然而，当一个肥胖的人减掉多余的体重时，RMR可能会下降到比体重正常的人低15%~20%的水平（Nieman, 1990）。这是因为脂肪比肌肉的新陈代谢更少，而剧烈的节食会减少去脂体重，使脂肪与肌肉组织的比例实际上增加了，从而减缓了体内热量的消耗！这使在相同的能量消耗水平上减肥比节食前更困难。你可以通过将体重乘以一个数值，女性为10，男性为11，来估计RMR

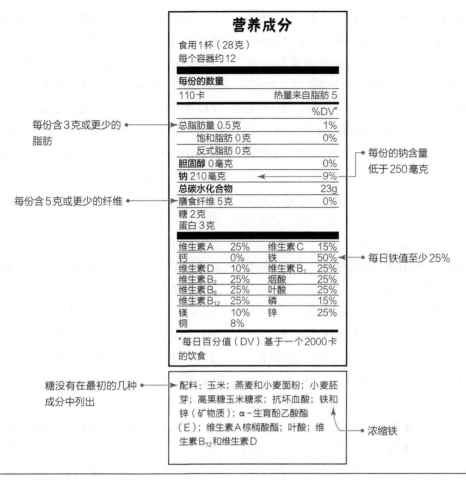

营养成分

食用1杯（28克）
每个容器约12

每份的数量

110卡	热量来自脂肪5
	%DV*

总脂肪量 0.5克	1%
饱和脂肪 0克	0%
反式脂肪 0克	
胆固醇 0毫克	0%
钠 210毫克	9%
总碳水化合物	23g
膳食纤维 5克	0%
糖 2克	
蛋白 3克	

维生素A	25%	维生素C	15%
钙	0%	铁	50%
维生素D	10%	维生素B$_1$	25%
维生素B$_2$	25%	烟酸	25%
维生素B$_6$	25%	叶酸	25%
维生素B$_{12}$	25%	磷	15%
镁	10%	锌	25%
铜	8%		

*每日百分值（DV）基于一个2000卡
的饮食

配料：玉米；燕麦和小麦面粉；小麦胚
芽；高果糖玉米糖浆；抗坏血酸；铁和
锌（矿物质）；α-生育酚乙酸酯
（E）；维生素A棕榈酸酯；叶酸；维
生素B$_{12}$和维生素D

每份含3克或更少的脂肪

每份的钠含量
低于250毫克

每份含5克或更少的纤维

每日铁值至少25%

糖没有在最初的几种
成分中列出

浓缩铁

图9.1 在麦片中找什么

（Heyward, 2010）。例如，如果我们的客户是一位70千克的女性，那么她的RMR大约是1540千卡（154磅×10千卡/磅或70千克×22千卡/千克）。考虑到肌肉的能量消耗，肌肉较多的个体比同等体重、肌肉较少的个体具有更高的RMR。

食物的热效应

食物的热效应（thermic effect of food, TEF）是指在餐后数小时内静息代谢率下可以测量的能量消耗的增加。一般的客户TEF消耗的热量含量是总摄入热量的7%~10%，并且可能持续超过3小时。在碳水化合物和蛋白质餐后，TEF所消耗的热量要高于脂肪餐后的水平（Miller, 1991）。在饮食计划中进行适当的调整，你不仅可以吃得更多，还能减肥。

运动的热效应

任何身体活动都能够提高新陈代谢的基

线速率（baseline rate of metabolism，BRM）。运动消耗的能量是运动的热效应（thermic effect of exercise，TEE）。运动强度是影响TEE最重要的因素。例如，一个快速行走的中等身材的成年男性每分钟可能会消耗5千卡的能量（相比之下，躺下的时候是1千卡/分）。同样的人慢跑可以燃烧10千卡/分。如果运动强度达到了最佳运动员的水平（16~19千米/时），那么热量消耗的速度可能超过20千卡/分（Williams，1995）。另一方面，克莱斯格斯等人（Klesges et al.，1993）指出，在看电视时，静息能量消耗会减少，与吃高热量零食的诱惑成反比。

能量消耗不仅受到强度的影响，也受到运动效率的影响。一个笨拙的游泳者或跑步者会在同样的距离比专业游泳运动员消耗更多的热量。体重较重的人在任何一项运动中都消耗了更多的热量，因为移动更重的负荷需要更多的能量。

在年轻的男性受试者中，45分钟的剧烈运动导致了运动后能量消耗的显著提升，同时这种提升持续了14小时。运动后消耗的190千卡热量高于休息时的水平，相当于45分钟的骑自行车运动中净能量消耗的37%。在45分钟的剧烈运动后，能量消耗增加的幅度和持续时间可能对减肥和管理有影响（Knab，2011）。当他们的身体状况得到改善，他们对活动的享受增加时，请向你的客户展示这个收益。

能量来源和新陈代谢

运动中能量的两个主要来源是脂肪（以脂肪酸的形式）以及碳水化合物（以肌糖原的形式）。

脂肪和碳水化合物的混合物通常在运动中使用，这取决于运动的强度和持续时间，以及个人的饮食和身体状况。脂肪细胞专门用于甘油三酯的合成和储存。在能量从脂肪中释放出来之前，甘油三酯被分解成游离脂肪酸（free fatty acids，FFAs）。虽然有些脂肪储存在所有的细胞中（有些在肌肉细胞中，少量在血液中），但FFAs最活跃的来源是脂肪组织中的脂肪细胞。一旦FFAs扩散到血液中，它们就会被输送到活跃的组织中，在那里它们可以被转换为能量（图9.2）。当血液的流量随着运动增加时，更多的FFAs从脂肪细胞中移出，并输送到活跃的肌肉中。在运动过程中，肌肉细胞首先使用血液中的脂肪酸和肌肉自身储存的甘油三酯。随着运动的持续或强度的增加，血液中的FFAs开始供应不足，并且必须通过脂肪组织中大量的甘油三酯来补充。

在休息的时候，身体只会代谢掉从脂肪组织中释放出来的大约30%的FFAs。其余的70%则转化为脂肪（即甘油三酯）。运动过程中，只有大约25%的FFAs被转化为甘油三酯，为肌肉细胞提供更多的FFA。

在轻度运动中（25%~50%的$\dot{V}O_2max$），30%~50%的总能源成本来自碳水化合物，而另外50%~70%来自FFAs。当运动强度增加到60%~65%的$\dot{V}O_2max$时，肌肉甘油三酯作为脂肪酸的来源变得越来越重要（Romijn et al.，1993）（图9.3）。

在高强度运动中，碳水化合物是首选的能量来源，例如运动强度在65%~70%的$\dot{V}O_2max$及以上。单是游离脂肪酸就不能在这种强度下维持运动，而且它们的贡献也会减少。霍杰茨等人（Hodgetts et al.，1991）认为，

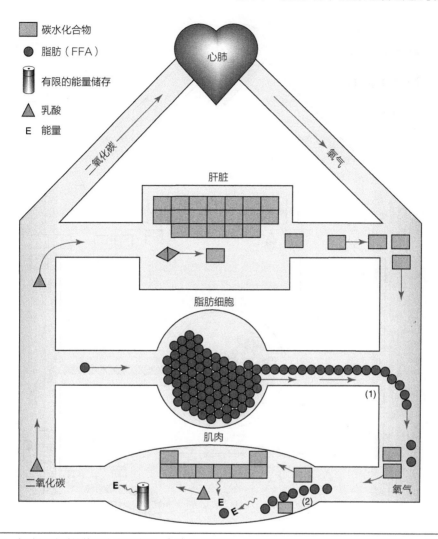

图9.2 轻度运动时的能量生产示意图。(1)运动期间,游离脂肪酸从脂肪细胞转移到肌肉中。(2)游离脂肪酸转化为甘油三酯

血液中乳酸含量的增加可能会阻止脂肪组织释放FFAs。

尽管在高强度运动中,碳水化合物作为一种能量来源的作用变得更加重要,但训练有素的耐力运动员可能会在更高的运动强度下更有效地使用脂肪。即使是经常运动的人,如果他们增加了自己的无氧阈值,也能在65%~70%的$\dot{V}O_2max$的强度水平下燃烧更多的脂肪。

能量平衡

美国和欧洲的调查(Bartlett, 2003;Mc-Ardle et al., 2010;Statistics Canada, 2006)显示,目前35%~40%的成年女性和25%~30%的成年男性正在尝试减肥。所有这些人都必须明白的一点是,他们吃的每一份热量都必须在体内消耗或保存,所以体重增加通常是由长期的能量摄入超过能量消耗造成的。如

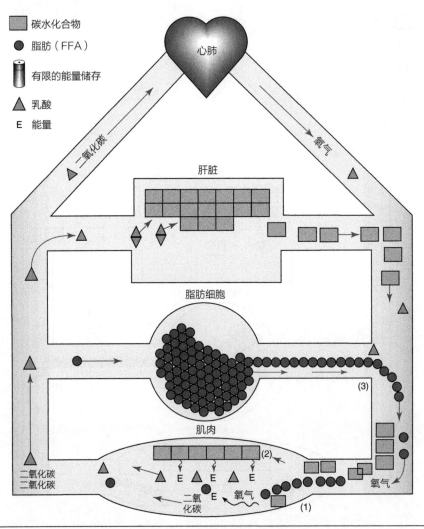

图9.3　高强度运动时的能量生产示意图。(1)单是游离脂肪酸就不能维持这种强度下的运动。(2)在高强度运动中,碳水化合物是首选的能量来源。(3)FFAs的释放被封锁

果客户想要增加或减轻体重,或者想要保持体重和适当饮食中的"不平衡"状态,就必须保持热量摄入和热量消耗(Jakicic, 2009)。

建议将身体活动(physical activity, PA)作为体重管理的一个组成部分,用于防止体重增加、体重减轻,以及预防体重减轻后的体重反弹。有证据表明,每周150~250分钟的中等强度运动(3~5~5.9MET)有利于防止体重的增加。同样的处方只会带来适度的减肥

效果。更多的PA(超过250分/周)与临床上显著的减重有关。在减肥后,PA>250分/周可以改善体重(Donnelly et al., 2009)。

我们有一个积极的、强有力的工具来操纵这个能量平衡:身体活动。我们已经看到了这个工具对脂肪代谢、代谢率、心脏健康和能量消耗的独特作用。在本节中,我们将研究如何将日常活动和运动融入我们的处方中,并确保每一种组合都适合于体重控制以

有氧训练及身体成分

海沃德（Heyward, 2010）描述了4种与脂肪减少和去脂组织的保护有关的变化，这些变化是由有氧训练引起的。

- 在次极量运动中，来自FFA的能量所占的百分比要大于休息或剧烈运动中所占的百分比。
- 耐力训练提高了乳酸水平急剧增加的临界点（称为无氧阈值）。因为乳酸能抑制脂肪酸代谢，所以在运动过程中，有条件的人比没有条件的人在运动中燃烧更多的脂肪。
- 如果定期运动，静息能量消耗（REE）可能不会减少。
- 在运动过程中释放的肾上腺素和去甲肾上腺素水平会刺激储存脂肪，并激活脂肪酶，从而将甘油三酯分解为FFAs。

及客户的个人目标。

制造亏损

为了管理他们的体重，客户需要了解以下原则。

- 体重减轻不应超过每周1千克。
- 热量亏损不应超过1000千卡/天。
- 有氧运动应该在一个或几个疗程中每天进行。
- 有氧运动，如果持续至少10分钟，那么除了健身、娱乐和身体活动外，还可以包括家庭或职业活动（见本章后面的表9.2）。
- 总能量消耗较高，持续时间较长，强度较低；然而，在高强度运动后，RMR可以保持30分钟或更长时间（Heyward, 2010）。
- 抗阻训练有效地保持了FFM，它在休息时会消耗更多的热量。

不爱运动的人以及久坐不动的人可能只会消耗15%的额外能量。在另一个极端，即劳动者和非常活跃的运动员可能会消耗双倍

的RMR。对于大多数客户来说，我们的目标是帮助他们接受轻松的活动，这可能会为他们的RMR提供35%~40%的额外支出。更大的赤字将通过鼓励适度的活动来实现，从而增加50%甚至更多的日常热量消耗。

如果在休息时，中等身材的成年人会燃烧60~70千卡/时，那么即使是轻微的活动也可以增加两倍。随着条件反射的增加，他们就能够进行中等强度的活动，如网球、快步走或中等强度的有氧运动，体内"熔炉"的燃烧能力将达到正常燃烧能力的8倍，这增加了我们在同一段时间内消耗更多热量的潜力。

许多资源（包括表9.2）列出了各种各样的身体活动的能源成本。当使用这些列表时，请记住以下内容。

- 他们只提到你的客户实际在移动的时间，这可能是一个小时的篮球比赛的35~40分钟。
- 实际的能量消耗可能因技能水平、空气阻力和地形而变化，体重和性别会影响数据（体重调整见表9.2）。

能量补偿点系统

表9.2提供了许多家庭、职业和健身活动的能量需求。你可以计算每个活动的总热量消耗，方法是将千卡/千克/分乘以客户的体重（千克）。通过将该数值与该活动的分钟数相乘，你就能够得到客户的能量消耗。做详细的计算和保持一个身体活动日志对一些客户是非常有用的；然而，这是一个耗时的过程。当然，这仍然是一个估计。为了简化这些信息的运用，第一列列出了与每组活动相关的能量点。这些点是对每分钟活动燃烧热量数的保守估计。

表9.2　**能量补偿点系统**

能量点	能量范围	家庭或职业活动	健身和娱乐活动
2	1.5~2.0METs 2.0~2.5千卡/分 0.013~0.016千卡/磅/分 0.029~0.035千卡/千克/分	文书工作 文字加工 打牌	散步（1英里/时）
4	2.0~3.0METs 2.5~4.0千卡/分 0.016~0.026千卡/磅/分 0.035~0.057千卡/千克/分	穿衣 开车 开割草机 铺床 洗衣 演奏乐器	行走（2英里/时） 骑行（5英里/时） 拉伸 做瑜伽 打保龄球 玩传球游戏、棒球、飞盘
5	3.0~4.0METs 4.0~5.0千卡/分 0.026~0.032千卡/磅/分 0.057~0.070千卡/千克/分	淋浴 刷墙 扫地 擦窗户 推轻功率割草机 吸尘 积极的儿童看护和游玩	行走（3英里/时） 高尔夫，用电力车 骑行（6英里/时） 自行车测力计（300千克/米/分） 健美体操 太极 冰壶 排球，非对抗性

能量点	能量范围	家庭或职业活动	健身和娱乐活动
6	4.0~5.0METs 5.0~6.0千卡/分 0.032~0.039千卡/磅/分 0.070~0.086千卡/千克/分	园艺,除草,耙地 拖地 轻木工 洗车打蜡	行走（3.5英里/时） 高尔夫：步行和携带球杆 骑自行车（8英里/时） 自行车测力仪（4.5千克/米/分） 跨步：一阶楼梯的高度 （速度：18步/分） 在迷你蹦床上慢跑 水中有氧运动和体操 举重（中度） 许多体操 棒球，一般 篮球，投篮 羽毛球，单打或双打 舞蹈：直线、波尔卡、快步 滑雪：下坡、轻功
7	5.0~6.0METs 6.0~7.0千卡/分 0.039~0.045千卡/磅/分 0.086~0.099千卡/千克/分	园艺,挖掘 下楼梯 擦地 携带物品 （7~14千克） 体力劳动（中度）	步行（4.0英里/时） 步行和慢跑组合 慢跑（60~70步/分） 徒步旅行，越野 骑行（10英里/时） 自行车测力仪（600千克/米/分） 有氧舞蹈（低冲击） 跨步：一阶楼梯的高度 （速度：24步/分） 垒球，快速或慢速 滑雪，下坡，中等强度 网球，双打
8	6.0~7.0METs 7.0~8.0千卡/分 0.045~0.052千卡/磅/分 0.099~0.114千卡/千克/分	锯木头 爬楼梯（慢速）	步行（5英里/时） 骑行（11英里/时） 跨步：一阶楼梯的高度 （速度：30步/分） 有氧舞蹈（中等） 水中有氧运动（剧烈） 划船机（中等） 举重（剧烈） 壁球，休闲，一般 足球，休闲，一般 滑雪，越野，轻量

续表

能量点	能量范围	家庭或职业活动	健身和娱乐活动
10	7.0~8.0METs 8.0~10.0千卡/分 0.052~0.065千卡/磅/分 0.114~0.143千卡/千克/分	锯硬木 铲雪	慢跑（5英里/时） 慢跑（120步/分） 骑行（12英里/时） 自行车测力仪（750千克/米/分） 游泳（慢到中等） 循环抗阻训练 自重徒手操（如俯卧撑、仰卧起坐、跳爆竹） 滑冰，轮滑或滑冰 滑雪，越野，中等强度 网球，单打
11	8.0~9.0METs 10.0~11.0千卡/分 0.065~0.071千卡/磅/分 0.143~0.156千卡/千克/分	爬楼梯 （中等速度） 铲，10铲/分 （30磅）	跑步（5英里/时） 骑行（13英里/时） 自行车测力仪（千克/米/分） 划船机（剧烈的） 有氧舞蹈（高强度/步幅：6~8英寸）。 水中慢跑 跳绳（<75rpm） 曲棍球，休闲娱乐模式
11+	≥10.0METs ≥11.0千卡/分 ≥0.071千卡/磅/分 ≥0.156千卡/千克/分	爬楼梯（很快）	跑步（6英里/时=10METs，7英里/时=11.5METs，8英里/时=13.5METs，9英里/时=15METs） 深水跑步 自行车（>13英里/时） 自行车测力仪（1050千克/米/分） 游泳（剧烈） 跳绳（120~140个节拍/分=11~12METs） 武术

注：1 MET=休息时的能量消耗；大约3.5毫升/千克/分。
能量范围取决于效率、休息停顿及体形大小。相关数值是根据154磅的客户计算而来的。154磅以上，每15磅增加10%。
From Ainsworth et al. 2000；Heyward 2010；Hoeger, Hoeger, Locke, and Lauzon 2009；and Powers and Howley 2009.

　　能量补偿点系统是基于表9.2中所表示的计算和积累的研究，但它就像1-2-3一样简单。只需执行以下步骤。

　　1. 规定和记录客户选择的健身活动。此外，在一周内确定家庭或职业活动。记录与活动相关的能量点。例如：

活动A：＿＿＿能量点
活动B：＿＿＿能量点

　　2. 在你的客户将投入到这些活动的几分钟内，请规定并记录时间长度（最少的连续时间是10分钟）。这为该活动提供了能量点。例如：

活动A：＿＿能量点 × ＿＿分 =＿＿

活动B：＿＿能量点 × ＿＿分 =＿＿

3. 请在一周内制订处方并记录下重复的次数。这为本周的活动提供了能量点。例如，

活动A：＿＿能量点 × ＿＿分 × ＿＿周/=＿＿

活动B：＿＿能量点 × ＿＿分 × ＿＿周/=＿＿

每周总能量点：＿＿

让我们将这种技术应用于你可能遇到的客户。你建议你的客户每天遛狗散步20分钟。为了增加额外的能量赤字，你设计了一个30分钟的徒手操循环，其中包括她每周要做3次的运动。她还意识到，如果她能帮忙每周打扫一次公寓，她应该得到一些赞扬。应用能量补偿点系统。

步骤1：为活动制订处方

活动A：遛狗（每小时4.8千米）=5个能量点

活动B：徒手操循环=6个能量点

活动C：清洁=5个能量点

步骤2：规定持续时间

活动A：5个能量点 × 20分钟=100

活动B：6个能量点 × 30分钟=180

活动C：5个能量点 × 100分钟=500

步骤3：规定活动频率

活动A：每周5能量点 × 20分钟 × 7/周=700

活动B：每周6能量点 × 30分钟 × 3/周=540

活动C：每周5能量点 × 100分钟 × 1/周=500

每周总能量点：1740

1740千卡/周是一个保守的估计，应该代表每2周减掉1磅的体重。

饮食行为

人的身体是一台精妙的机器。它可以在不改变体重的前提下，一年内消耗掉将近一吨的食物。然而，过度饮食、吃错食物和情绪化进食是导致体重问题的最常见的行为。

你吃了什么

认为所有有体重问题的人都吃得过多是不公平的，而且大部分未经证实。即使过量饮食不是增加脂肪堆积的原因，对超重客户的治疗通常也包括减少每日的能量摄入。然而，节食会减少RMR，将能量平衡转移到能量储存的方向，并抵消热量的消耗。重复的饮食可能会降低你的客户减肥的能力，并增加他的体重增加的能力（Williams, 1995）。

美国人平均消耗的近40%的热量来自脂肪（推荐25%~30%）。这么多的膳食脂肪本身就是导致肥胖的一个原因。研究表明，天生就瘦的人很难在低脂肪饮食中增重，但高脂肪饮食很容易导致体重的增加（Tremblay et al., 1989）。吃高脂肪的食物会促进身体中脂肪的形成。与将蛋白质或碳水化合物转化为脂肪相比，人体在处理膳食脂肪时消耗的能量要少1/4到1/3（McArdle et al., 2010）。换句话说，摄入的过多膳食脂肪比相同数量的过量碳水化合物更容易使人发胖。这意味着在促进肥胖的过程中，你所吃的（饮食组成）可能和总热量一样重要。

米勒（Miller, 1991）证明了中年肥胖的特点是减少碳水化合物的摄入。他的数据表明，食用天然或复合碳水化合物（如全谷物）有助于减肥，而肥胖则与添加或精制糖的过

量摄入有关。他还发现，纤维摄入量高有助于减肥，因为天然碳水化合物（蔬菜、水果、谷物）的消耗量增加了。

《美国居民膳食指南》（2010）强调了以下3个主要目标。

1. 通过平衡能量摄入与PA（能量消耗）来管理体重。
2. 多吃水果、蔬菜、全谷物、无脂或低脂奶制品和海鲜。
3. 少吃含钠、饱和脂肪、反式脂肪、胆固醇、添加糖和精制谷物的食物。

同样，加拿大社区健康调查（Statistics Canada, 2006年）显示，加拿大人仍然吃太多营养不良的食物，如薯片、松饼和丹麦点心、软饮料、含糖饮料和油炸食品。同样，我们也没有食用足够的奶制品、水果和蔬菜。

如果你能整合他们的食物偏好、做出适当的假设并涵盖所有的食品成分，那么他们更有可能遵循饮食建议。即使是最博学的客户也需要鼓励，以便在日常生活中做出最好的选择。美国国家心肺血液研究所（National Heart, Lung, and Blood Institute, 2000）为健康的成年人提供了基本低热量饮食的推荐元素（表9.3）。

营养丰富的食物和饮料提供的营养成分最多，热量含量最少。也就是说，增加固体脂肪、精制淀粉或添加糖的热量，这些营养素并没有被稀释。营养丰富的食物包括全谷物、蔬菜、水果、海鲜、鸡蛋、豆类和豌豆、无盐坚果和种子、脱脂和低脂牛奶和奶制品，以及瘦肉和家禽。当减肥是一个目标时，营养密度高是有益的。以下是几种类似食物的热量的对比（Bushman, 2011）：

上等瘦牛肉饼（184千卡）	vs	普通牛肉（多加52千卡）
烤鸡胸肉（138千卡）	vs	滚面包层和油炸的鸡肉（多加108千卡）
玉米麦片（90千卡）	vs	加糖（多加57千卡）
烤土豆（117千卡）	vs	炸薯条（多加141千卡）
不加糖的苹果酱（105千卡）	vs	加糖（多加68千卡）
脱脂牛奶（83千卡）	vs	全脂牛奶（多加66千卡）

你为什么要吃

帮助客户发现他们为什么吃东西和知道他们吃什么一样重要。那些在儿童时期得到食物奖励的客户可能会混淆被喂食和被爱的概念。有些人在无聊的时候吃东西。随着电视的蓬勃发展，许多人并不知道他们在每晚吃完"最后"一餐后的摄入量。

这些客户需要额外的帮助来了解他们何时以及为什么吃东西。每天记录的食物、数量、时间、地点和情绪状态可以为你和你的客户提供一些见解，从而帮助你制订策略来抵消他吃得过多或吃错东西的个人诱因。许多客户可能需要关于准备食物、打包有营养的午餐或判断食物分量方面的指导。为了避免诱惑，请让你的客户去做以下的事情。

• 提前计划备选方案。在冰箱里准备一些食物以待解冻，那样会比比萨外卖快。

• 例如，用粘着的便条在冰箱上贴出鼓舞人心的话。与流行的观点相反，巧克力并不是食物的一种。

• 与朋友或配偶分享目标与诱惑，当事情变得艰难时，请求对方的帮助。

- 使用更小的盘子和碗, 这样食物分量看起来会更大。

表9.3 **建议日摄入量**

成分	建议日摄入量
热量	减少500~1000千卡/天
蛋白质	总热量的15%
碳水化合物	>55%总热量
脂肪（饱和和不饱和）	<30%总热量
胆固醇	<300毫克/天
氯化钠	<2400毫克/天
钙	1000~15000毫克/天
纤维	20~30克/天

源自: National Heart, Lung, and Blood Institute 2000.

研究表明, 追踪食物的选择有助于健康的体重管理（Thomas et al., 2011）。完成一份日记或小型评估, 如表单9.1中所做的评估, 评估你的能量状况, 可以提供这样的帮助。

一般客户对饮食和运动的关注

客户通常会带着关于体重管理的信息和错误信息来找你。一些常见的问题或困惑的地方是:（1）热量计算;（2）饮食和运动的关系;（3）对活跃的客户的特殊营养问题;（4）在体重管理中抗阻训练的作用。

客户应该计算热量吗?

如果一个人每天摄入的热量比他消耗的多, 不管他的饮食结构如何, 他的体重都会增加。相反, 如果你的客户消耗的热量比他吃的多, 他就会减肥。一个3500千卡的消耗将带来减重1磅; 一个3500千卡的摄入会导致1磅的身体组织的增加。如果你的客户需要计算他所摄入的热量和他消耗的热量, 以确保他们之间的平衡（为了保持体重）或亏损（为了减肥）, 那么热量的计算是很重要的。最近的一项研究比较了显示燃烧食物中热量所需的运动量（快步走）的菜单标签。研究结果表明, 这种热量计数的新角度比只提供热量标签的菜单和没有热量标签的菜单更有效, 因为点餐时选择的热量含量和摄入量都会更少（Shah & James, 2013）。虽然客户通常在开始的时候需要计算热量, 但最终会达到他们对热量平衡的感觉。在做食物选择时, 他们应该记住, 蛋白质和碳水化合物只含有4千卡/克的热量, 脂肪含有9千卡/克, 而水不含热量（McArdle et al., 2010）。

因为身体有不同的成分（水、脂肪、无脂肪的物质）, 这些成分的变化可能会导致体重波动, 这似乎与热量平衡的概念相矛盾。

快餐脂肪

我有一个朋友, 他发现自己经常在路上吃饭。他通常在下午晚些时候吃肉桂卷, 从而让自己坚持到晚饭时间。他的妻子准备了丰盛的营养晚餐, 例如鸡胸肉、烤土豆、沙拉和果汁。让他的习惯发生改变的是, 他在得知下午的零食比他的晚餐含有更多的热量时感到震惊。他也很惊讶, 并不是所有的汉堡包都是同样制作的。例如, 麦当劳的巨无霸汉堡含有高脂肪的酱汁, 而普通的汉堡包只含有150千卡（来自碳水化合物、脂肪和蛋白质）。快餐食品可能是高脂肪的食物——请谨慎选择!

例如，早期的体重减轻可能主要是水的流失。此外，运动在减少脂肪的同时增加了无脂肪的物质（虽然比脂肪更重，但比脂肪更致密），因此，体重减轻可能比预期的要慢（图9.4）。

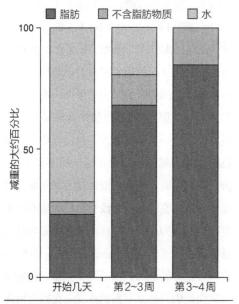

图9.4 体重减轻的百分比

哪个是更有效的方法：饮食或运动?

单独使用运动或单独节食既有好处也有坏处，但这两种方法都可以有效地减轻体重。在建立适当的治疗策略时，你必须单独考虑每位客户的情况。超重的客户不太可能坚持运动计划。缺乏活动可能是造成问题的原因，也可能是超重的结果。客户应该参与运动，因为如果他们只遵循限制热量的饮食计划，他们就有可能失去瘦体重。瓦尔贝格（Walberg, 1989）表示，只有节食的方案会导致REE的减少以及持续的体重管理困难。较慢的新陈代谢有助于减少因缺乏食物而减少的能量储备。但是严格的节食也会让减肥变得越来越难。体重反弹可能只是时间问题，而另一种速成节食则开始了一个溜溜球式的循环。很多客户已经尝试过一段时间的饮食限制，但是在所有减了肥的人中有95%的人，仅仅在2年内又回到了原来的体重。

与单独运动相比，单靠节食可以在一个方案的早期产生更快速的减肥效果。虽然运动可能会带来较慢的结果，但它可以帮助保持瘦体重，并防止REE的减少。节食减肥丢掉的大约是75%的脂肪和25%的蛋白质，但结合运动和饮食可以将蛋白质的损失减少5%（Garfinkel & Coscina, 1990）。运动可以抵

为蓝色牛仔裤计算热量

格温是一个很好的能从热量的计算中获益的例子。格温加入了我们的员工健身计划。她重达150磅，并设定了一个现实的目标：减掉10磅，穿上她的蓝色牛仔裤。在过去的一年里，她一直保持着自己的体重，并相信她可以通过减少250千卡的饮食和增加250千卡的运动量，实现每天500千卡的赤字（3500千卡/周）。格温每周会抽出3天参加我们的中午有氧健身班（3×300千卡），开始步行上班，每周5天（5×150千卡）。周末的高尔夫球赛或网球比赛燃烧了额外的500千卡，在每天结束的时候，格温记录了食物不足的热量和她活动的热量。每天的数字加起来不超过500千卡，但一周下来，她的总热量却减少了3500千卡。在最初的两周内减掉超过1磅（可能是水的损失）后，情况似乎开始趋于平稳。然而，10周后，她已经减掉了10磅。对格温来说更重要的是，她在周五上班时穿着蓝色牛仔裤。

消节食的不利影响；一旦多余的脂肪被减掉，持续的运动对于保持一个稳定、健康的体重是很重要的。马克斯等人（Marks et al., 1995）表示，有氧运动和抗阻训练在保持去脂体重和鼓励减肥方面同样有效。有证据表明，与单独节食相比，运动与节食结合更有可能带来减肥和其他健康的结果。

每位客户在改变饮食或运动的动机方面都是不同的。要记住，一个3500千卡的消耗将导致1磅的身体组织的流失，表9.4确定了一位客户可能采取的4条"路线"，每条路线的消耗量大约为1磅/周。

表9.4　**每周减掉1磅的饮食和运动计划**

运动	强度	持续时间（分钟）	频率（次/周）	每周所需的运动消耗（千卡）	每周所需的饮食赤字（千卡）	每天所需的饮食赤字（千卡）	每周总千卡亏损（千卡）
无	—	—	—	—	3500	500	3500
是	中等	30	3	1050	2400	350	3500
是	中等	30	5	1750	1700	250	3500
是	中等	60	5	3500	无	无	3500

活跃的客户是否有特殊的营养问题？

营养在运动表现中起着至关重要的作用，但许多活跃的人不吃能帮助他们做到最好的食物。活跃的客户需要消耗足够的能量来满足他们的运动需求。通过从各种食物中摄取足够的热量，他们应该满足他们对宏量营养素（碳水化合物、蛋白质、脂肪）和微量营养素（维生素、矿物质）的需求。为了保持身体的活力和控制饥饿，每3~4小时，你可以吃一顿饭或者吃点零食。运动前，会用碳水化合物来给肌肉提供能量，并能帮助你更快地恢复。最好的燃料是没有太多纤维的碳水化合物（如大米、意大利面、百吉饼、煮土豆）。在运动前1~2小时，适量的蛋白质和脂肪是可以接受的。对于一份运动前的早餐，你可以推荐橙汁、全麦谷物或面包、部分脱脂牛奶奶酪、苹果或香蕉。餐前1~2小时的大餐可能包括意大利面、沙拉、全麦玉米饼或鸡胸肉、蔬菜或果汁。运动前的零食可以包括水果奶昔、全麦燕麦棒、葡萄干燕麦片、水果酸奶或全麦百吉饼配香蕉片。尽量避免摄入高脂肪的食物和高蛋白的食物，这些食物需要更长的时间来消化，而含糖的食物会导致能量飙升、然后骤降的情况（DFC/CSEP, 2012a）。

在运动之后，客户需要快速恢复活力。运动后30分钟内，肌肉需要碳水化合物、少量蛋白质和水。饮料包括水、牛奶、果汁、酸奶、运动饮料等。斯帕卡罗泰拉和安泽尔（Spaccarotella & Andzel, 2011）发现，低脂巧克力牛奶和碳水化合物电解质一样好，可以促进训练之间的恢复。运动后的零食可以包括什锦干果、带水果的松软干酪、金枪鱼和切达干酪、全麦面包、火腿芝士三明治、杏仁黄油和香蕉皮、酸奶和水果，或者能量棒。在力量训练后不久，吃高蛋白食物可以促进肌肉的生长，并有助于修复肌肉损伤。虽然非常活跃的运动员，比如那些每天训练几个小时的运动员，可能需要额外的蛋白质，但不需要超负荷。大多数力量训练的客户通过增加的食欲自然地满足了更高的能量和蛋白质的需求，而过量的蛋白质可能被储存为脂肪。一个70千克的人每天需要0.8克/千克，或约56克蛋白质。耐力或力量训练运动员每天需要1.2~1.7克/千克（DFC/CSEP, 2012a）。除了牛肉、家禽和鱼，还可以尝试用浆果和格兰诺拉麦片、煮熟的鸡蛋和橙汁、坚果和种子、番茄烤奶酪或加奶酪的素食辣椒。

我们需要确保我们的客户喝足够的液体，从而支持他们的PA。脱水会使你的客户的运动变得更加困难和低效。液体在汗液、尿液、消化过程、呼吸和皮肤中流失。观察诸如口渴、疲劳、虚弱、头痛、头晕、精神警觉性和肌肉控制下降等症状（Institute of Medicine, 2006）。要确定你的客户是否得到足够的液体，最简单的方法就是让他们监控自己的尿液的颜色和量。大量的浅色尿液表明水合作用是充分的。少量的深色尿液可能表明需要喝更多的液体。身体活跃的人需要喝足够的液体来平衡这些损失，避免脱水。虽然普通的水对于大多数运动来说是足够的，但如果天气很热，客户穿着防护运动装备或出汗过多时，稀释的果汁或运动饮料可能会更好（DFC/CSEP 2012b）。

活跃的人需要特定的营养。他们必须注意，他们的饮食提供了满足他们能量需求的营养。不适当的饮食（如严格的节食）会导致营养不足，尤其是钙和铁的缺乏。除了帮助建立和维持骨骼质量，钙在肌肉收缩和放松中起着重要作用。因此，充足的钙摄入量对于确保肌肉正常运动和减少肌肉痉挛的风险是至关重要的。身体通过从骨骼中提取钙来应对钙的短缺。骨骼会变得更加脆弱，增加骨折的风险（McArdle et al., 2010）。为了确保你的客户满足他们的钙需求，让他们每天选择富含钙的食物：牛奶、酸奶和奶酪。记住，补剂不能代替食物。铁对活跃的客户起着至关重要的作用。血液中的铁将氧气输送到肌肉中，帮助产生活动所需的能量。铁含量不足会耗尽体内的储备，导致贫血。贫血的症状可能是：苍白、疲劳、缺乏活力、易怒和感染。尽管许多食物中含有铁元素，但蔬菜中的铁并不像肉类、家禽和鱼类等动物性食品中的铁那样容易被身体吸收。

抗阻训练是在减重还是增加体重？

大多数客户都希望通过抗阻训练来改善肌肉最大力量、耐力、爆发力或体积。然而，抗阻训练也可以作为体重管理处方的重要辅助手段。以下是一些关于体重管理和抗阻训练的事实，可以鼓励对减肥或保持体重感兴趣的客户。

• 减肥计划可以导致蛋白质组织（主要是肌肉）和体脂的损失。抗阻训练可以防止去脂体重的显著下降。

• 抗阻训练也可以防止REE的减少，使"炉子"保持燃烧。事实上，每增加1磅肌肉，组织就能使RMR增加35千卡/天（Campbell et al., 1994）。如果你的客户在抗阻训练中增加了2磅的肌肉组织，它可以使他的RMR增加70千克/天（35×2），即等于25 550千卡/年（70×365），或者相当于7.3磅（25 550/3500）的脂肪。

- 安德森和雅基奇（Andersen & Jakicic, 2003）报告说，剧烈的抗阻训练与运动后代谢率适度但长时间的升高以及可能的脂肪氧化有关。

- 举起的重量较轻，重复次数较多（比如15~25次），1~2组就能保持肌肉的耐力和张力，但几乎不可能改变肌肉的大小。

- 客户不必担心新的肌肉细胞在未来会变成脂肪：这在生理上是不可能的。

- 尽管抗阻训练确实能消耗热量，但与有氧运动相比，效果相对较小。因此，对许多人来说，最佳处方是将有氧运动和中等强度力量训练相结合。

ACSM的立场（Donnelly et al., 2009）指出，仅靠抗阻训练似乎并不能有效地减轻体重。单独使用或结合节食减肥，可以增加去脂体重。当与有氧运动结合时，抗阻训练可能会促进脂肪量的减少。

腹部运动能减腰围吗？

腹部肥胖倾向于随着体重的增加而增加，并与内脏脂肪的增加和各种疾病如心脏病、2型糖尿病以及代谢综合征密切相关（McArdle et al., 2010）。抗阻训练在减少腹部皮下与内脏的脂肪以及保持身材苗条方面有效吗？腹部运动，如核心训练，通常被认为是减少腹部脂肪与减小腰围的有效手段。维斯帕特等人（Vispute et al., 2011）使用双能量X射线骨密度仪（dualenergy X-ray absorptiometry，DXA）来评估全身和局部的脂肪百分比，并对14名男性和10名女性（年龄为18至40岁）进行了身体成分、人体测量以及腹部耐力的评估。所有参与者均保持等热量饮食，运动组进行7次腹部运动，2组，重复次数为10，5天/周，共6周。腹部运动对体重、体脂百分率、体脂百分比（躯干和腹部）、腹围、腹部皮折、髂上皮折厚度无显著影响。然而，这一组在腹部耐力方面表现得更好。其他研究人员表示，在将有氧运动和抗阻运动组合后，腹部皮下脂肪与内脏脂肪会相应减少（McArdle et al., 2010）。

将活动整合为生活方式

已故的体重控制国际权威专家吉恩·迈耶报告说，没有一个因素比缺少PA更容易导致肥胖。如果不运动在某些情况下不是肥胖的主要原因，那它便是肥胖的后果，其在维持肥胖方面起着一定的作用。

我们过着忙碌的生活，缺乏时间是我们变得更加活跃的最常见的障碍。再加上不喜欢剧烈运动以及经常感到身体上的尴尬，你就习惯了久坐的生活模式。我们需要一个新的策略来帮助超重的客户。最近的公共卫生指引（ACSM 2009；Donnelly et al., 2009；Volpe, 2011；Warburton et al., 2006）和相关研究（Andersen & Jakicic, 2003）表明，久坐的人可以从每天30分钟或更长时间的中等强度运动中获得显著的健康益处。

虽然有些客户会遵循一种结构化的有氧运动减肥处方，但很多人不会。对于这些客户，你的挑战在于帮助他们接受活动"集成"的概念与实践。"我们需要引导这些客户进行一些活动，这些活动可能是他们目前生活方式的一部分。"通过周到的咨询，应该找到每天步行的机会，比如在三层楼上亲自传递信息，或者完成手工任务，比如洗车、园艺，或者在房子周围做修理工作。安德森和雅基奇（Andersen & Jakicic, 2003）将一天中进行几次10分钟的家庭运动与一次更长时间的家庭运动的效果进行了比较。超重的客户比那些长期运动的客户更容易坚持时间较短的处方。

反对将运动作为减肥手段的一个有力论据在于，它消耗的热量太少："一块蛋糕就让我把我的有氧运动课程搞砸了！"从短期来看，这是事实。但是请将轻度锻炼和我们在投资时所期望的回报放在一起比较。虽然回报通常并不大，但如果我们有耐心，并继续投资，它将会随着时间的推移而大幅增长。例如，如果你每天轻快地走2英里，你会在一个月到6周内消耗足够的热量，从而带来2磅的减重。当我们将轻微的节食和增加的运动量结合起来时，我们就有理由期望，6个月后体重会减少10%（Bartlett, 2003）。

在现代社会，大多数成年人大部分时间都是坐着的，无论是在运动中、在家里还是在闲暇时间。这会导致低水平的能量消耗，并且这一点很可能是肥胖的显著原因。这种不活跃的生理状态是增加生活方式PA的有力论据，应该在体重管理的努力中给予相应的考虑（Donnelly et al., 2009）。将PA融入客户生活方式的其他策略包括在家里运动、上下班、个人护理、职业活动和业余活动。这

身体意象

健身专业人士通常采用纯粹的生理方法来控制体重，根据新陈代谢的正常程度、身体成分（瘦组织和脂肪）和功能能力来检查体重和健康状况。这种方法倾向于关注健康的强化、可接受的标准、运动表现或健美。然而，这样的重点可能与客户的需求无关。

我们的眼睛看到的是我们的大脑告诉它们要看的东西。身体意象是我们对自己外表的心理意象。超过50%的成年女性对自己的体重不满意。对体重的担忧通常从高中就开始了，但从个人和职业成就的角度来看，这种障碍在之后的很长一段时间里都能感受到。对于这样的客户来说，理想体重的心理形象往往是扭曲的。你需要帮助他们认识到一个可接受的、现实的标准，并且可能是一个在健康标准之内的"可容忍的"重量（第4章）。

一旦你的客户意识到你正在考虑他们所面临的心理和社会压力，并且你不只是把他们的体重看作是一个危险因素，那么他们就会打开自己的心扉来谈论关于健康、身体形象以及被社会接受的体重问题。在咨询中，请不要强调任何绝对的体重或身体成分，请鼓励你的客户找到自己想要的、健康的体重。问问他对自己的体重是否满意。要真正享受高质量的生活，他就需要对自己感到满意。然后问他是否想要改变，以实施运动和改变饮食。这些简单的问题将有助于建立一种对他"可容忍的"体重的承诺。

对以身体形象为目标的客户而言，我喜欢采用"镜子"作类比：我会要求他们改变他们所看到的反射图像。它变成了一种态度上的挑战。我们的目标是促进个人接受各种健康体重与体形的变化。在杂志中寻找合适的体形的图片是很有帮助的。较少地使用秤和一些新的衣服也可以帮助形成更积极的自我态度。对自己的"反思"要现实一些，但要认识到适当饮食和PA习惯的持续益处。

些通常包括解决问题、设定目标，以及自我监测，等等。

体重管理处方模型

体重管理处方模型与第6章心血管处方相似。抗阻训练也被纳入这个减肥处方中，从而尽量使瘦体重的减少最小化并增加RMR。因此，你需要参考第7章为抗阻训练方案设计推荐的模型。

表9.5列出了一个用于设计一个生理上健康的以客户为中心的体重管理运动处方的10步模型，每一步都涉及你必须做出的一系列决定。为每个决策列出了许多可供选择的选项。在简要介绍每个步骤的背景之后，将给出一个示例案例研究，包括为客户所做的选择以及相应的理由。

步骤1：回顾客户的需求以及确认目标

客户的需求可能与医学或高危因素（血脂升高、高血压）、教育因素（饮食习惯）或动机因素有关。客户的需求也可以通过健康评估（皮折厚度）的结果、缺乏自尊，或者由于体重或骨科手术造成的身体限制而需要的特殊设计来确定。仔细的方案筛选可以识别何时需要进行医疗干预。通常，客户没有意识到新出现的需求，如边缘性高血压或核心力量的缺乏。记录活动概要可以建立当前的能量消耗水平（表9.2）。

表9.5 **体重管理的运动处方模型**

决策	选择
1.回顾客户的需求以及确认目标	• 筛查：病史、需要的干预（如药物） • 局限性（例如，CV风险、整形外科、损伤、测试结果） • 活动概况和历史（回顾当前能量消耗） • 设计考虑因素（如时间和设备可用性） • 重点：健康、体适能、外表 • 动机策略、个性、学习风格 • 压力管理问题 • 食物管理习惯和策略（回顾当前饮食） • 减肥目标（以热量赤字为目标）
2.选择有氧活动及器材	• 跑步机、跑步、散步 • 自行车测力计 • 椭圆机 • 划船机 • 台阶器 • 游泳 • 轮滑 • ACSM1组和2组——有氧（轻负重）

决策	选择
3. 选择有氧训练的方式	• 连续性 • 间歇性 • 循环训练 • 交叉训练，运动 • 积极生活
4. 设定有氧强度及负荷量	推荐的训练区间 • 耗氧量储备百分比、最大MET百分比、HRR百分比，以及自感用力度（如50%~70%耗氧量储备或HRR；MET为3.0~5.9的中等强度活动；在无风险的前提下，能够完成的时长和忍受运动） • 计算相应的运动负荷（如ACSM代谢公式），或者客户选择一个能够获得适当HR的运动负荷（如50%~70% HRR）；在客户尝试阶段验证所作出的选择 • 计算千卡/分（例如，表或L/分×5千卡） • 休闲运动和活动生活（千卡图） • 利用持续时间（千卡/环节）和频率（千卡/周）来控制平衡，以促进热量的支出 • 确认目标与需求的一致性
5. 设定有氧量（时长及频率）	• 每次总运动量（强度和持续时间） • 20~30分钟，进展到45分钟以上 • 250~500千卡/次 • 每周最少3次，向每星期5~7次的目标努力 • 每周总热量赤字（强度、持续时间和频率）：1000~2000千卡/周 • 补充积极的生活建议 • 饮食的改变导致热量赤字
6. 选择抗阻训练方式	• 标准（简单的）组数 • 循环训练 • 超级组 • 复合组 • 金字塔（升、降） • 分隔训练体系 • 离心（强迫性重复次数） • 快速伸缩复合训练（保持警惕）
7. 选择运动、器材及顺序	• 选择与目标、需求及偏好相适应 • 简单、复杂、多关节、单关节 • 设备（和品牌）的利弊 • 恒定、可变、适应的阻力 • 自由重量、固定器械 • 弹力带、弹力管、球、板 • 设备特性（如受限的ROM及支点的位置） • 运动顺序

续表

决策	选择
8. 设定阻抗及运动量	• 基于目标（如力量、增厚肌肉） • 根据评估或示范过程来建立［例如1RM（相对强度）的百分比或反复试验（5~10RM）的百分比］ • 与运动量相互依存（组数 × 重复次数 × 负荷） • 将重复次数与负荷相匹配（基于目标） • 训练有素的客户（更大的神经活动）瞬时的力竭 • 大肌肉群可能需要更高比例的1RM • 组数 × 重复次数 × 负荷 = 运动量 • 见表7.8 "强度与负荷" • 两组之间的休息反映了目标、肌群的大小，以及重复次数 × 负荷 • 肌肉在紧张状态下的时间（例如，动作放缓） • 肌肉在紧张状态下的运动时间会受休息时间的影响 • 至少2~3次/周
9. 设计进展与监测	有氧： • 进展阶段（ACSM：初始、改进、维持） • 进展的方法——FITT（例如，先增加时间） • 进展率（构建热量赤字，例如，10%/周） • 监测，以提供何时进展 • 通过监测来满足客户的目标，但需避免过度训练 • 通过监测来激励客户 阻抗： • 首先是运动量，然后是强度 • 在一段时间内只调整一个运动量因素（示例1：增加重复次数：2 × 12~15然后3 × 10；示例2：力量：100磅的时候2 × 12，110磅的时候3 × 8，120磅的时候4 × 6） • 增加5%的负荷是可以忍受的（当重复次数达到上限时） • 在可以忍受第二组练习的情况下，请增加重复次数 • 当力量基础处于良好状态时，请进行相应的进展（例如，由固定器械进展到自由重量） • 监测与跟进检查应提示何时进展 • 与客户的目标（动机）相关 • 列出主要的安全防范措施
10. 设计热身与放松	• CV预热和放松的过渡（如：有氧环节过后） • 特定的关节与肌肉的拉伸 • 适合处方的性质与客户的具体情况（例如，模式、时间、强度、监测）

注：CV=心血管；MET=代谢当量；HR=心率；HRR=心率储备；FITT=频率、强度、时间及练习类型；ROM=活动度。

第2章讨论了目标设定，它是指定需要做什么，何时、如何做及预期的结果的过程。整合需求、愿望和生活方式（第1章）将增加遵从任何处方的可能性。通常从更全面的长期目标开始的话会更为容易，然后制订几个短期目标。这些目标可以在评估指标，比如目标体重、皮折厚度或身体质量指数，发生重大变化之前完成。你可以通过帮助客户设定现实的、可衡量的目标，并将它们记录在客户的临床笔记中来扮演至关重要的角色。正如前面所提到的，目标的设定应该有一个双管齐下的方法："饮食行为"的目标可能包括食物管理习惯及压力管理策略，而"活动整合"的目标可能需要在方案设计、购买家庭器材或时间管理方面具有灵活性。任何身体成分或心血管评估的测试结果（第4章）都将有助于设定现实的目标与初始的处方水平。

步骤2：选择有氧活动及器材

客户自己的偏好以及器材的可用性通常会很快地缩小选择范围。我们必须了解器材，包括其中的具体功能和品牌差异，因为客户使用或购买的相关决定应基于它们之间的利弊比较。即使是相同类型的器材（如跑步机、自行车或椭圆器），在信息显示或制动机构上也经常会有不同的特点，这将更适合你的客户。

有氧运动是减肥的最佳方式。它还提供了其他重要的健康和心血管方面的好处。有氧运动涵盖了大量的肌群，所以你可以把目光放在除散步、慢跑、爬楼梯和骑自行车之外的，包括锻炼肩膀和躯干肌肉的其他活动上，如越野滑雪、游泳、跳绳、划船、椭圆训练以及有氧舞蹈。像游泳和水中有氧运动等减重运动是很好的选择，特别是对于未受过训练或受限的客户；但是，在可容忍的情况下，应补充负重活动。一个涉及多种有氧

运动模式的循环可以增加一些多样性和更多的交叉训练。其他活动如网球、壁球、篮球、棒球、曲棍球、职业和家庭维修活动都有着有氧的成分，但技能水平和竞争力会将这些活动置于过高的强度水平。动作应该是连续的，这样才能保持能量消耗水平。似乎有氧运动模式在改变身体成分方面同样有效（Heyward, 2010）。

即使有这些选择，仍然有一种单一的运动模式可以始终如一地坚持下去，适合超重的客户。我指的是步行或它的渐进性扩展：步行–慢跑–跑步。手中握有重物的步行可以增加5%~10%的能量消耗，也就是接近1千卡/分（Williams, 1995）。对于患有高血压的客户来说，手持重物比手腕上带重物更容易增加血压。快步走或在斜坡上行走可能是一种更好的选择。

针对有氧运动中使用的肌肉的柔韧性练习，可以根据设计（例如，时间间隔或循环）整合进一次训练中。针对大肌群的抗阻运动通常是低风险客户的完整减肥处方的一部分。

步骤3：选择有氧训练的方式

有很多训练方法能够让我们将特定的效益与适当的客户相匹配。持续的训练方法非常适合于低到中等强度的训练，对于开始减肥计划的客户也是如此。可以规定速率和较少的损伤是间隔训练的优势。然而，ACSM（2009）建议高风险客户进行间歇性训练，因为他们只能忍受短时间的低强度运动（1~2分钟）。更短、更密集的间歇性恢复可能更符合你以前的运动员的气质——只要仔细观察就可以了。彼得森等人（Peterson et al.,

相信步行

我63岁的邻居快要退休了，他知道自己每天都想打高尔夫。他的体重和血压一直在上升，他因此担心自己未来的生活质量。他买了一个便携式音乐设备，每天下班后还安排好了"步行时间"。我的邻居在头3个月里每周都会减去近1磅的重量。行走的时间让他得到了充分的休息，并且为他带来恢复活力的机会。他告诉我，步行永远无法取代高尔夫，但它已不仅仅是一种减肥手段，其中还包含着一种信仰。

2004）证明，30分钟的连续性运动的热量消耗与30分钟间歇运动的热量消耗类似，而只要两者都在中等强度水平（70% $\dot{V}O_2$max），间歇运动至少持续10分钟，而连续性运动会持续30分钟。

一种积极的生活方式可以有效地补充更正式的运动处方，并在减肥速度或维持体重方面产生显著的差异。积极的生活可能不会产生让人印象深刻的心血管益处，但会消耗能量。每次你的客户要退出他的运动计划时，请提醒他多进行日常活动，如洗车、修剪草坪、用吸尘器清理地毯、做园艺或房屋维修，这些都是额外的热量消耗器，就像去健身房一样有效。

步骤4：设定有氧强度及负荷量

每位客户都有一个适合自己的最佳强度，这取决于他的状况和运动时间的长短。在非常低的强度下，我们的身体主要依赖于脂肪的新陈代谢。在高强度时，碳水化合物是主要的能量来源。这使得一些人得出结论：为了减肥，低强度的运动更可取。事实上，高强度的运动每分钟会消耗更多的热量。尽管在高强度运动中消耗的脂肪热量比例较小，但在高强度运动中消耗的脂肪热量总量却大大超过了相同时间下低强度运动中消耗的脂肪热量总量。

其他的生理因素同样支持更高强度的活动。首先，在一场剧烈运动后，RMR可以持续数小时。其次，高强度训练产生的心血管训练效果会增加与燃烧脂肪有关的某些肌肉酶的活性。这些酶会更多地燃烧脂肪而不是糖原（McArdle et al., 2010）。

然而，对于一位不健康的客户来说，他不能在足够长的时间内忍受更高的强度，从而无法产生大量的热量消耗。尽管如此，定期低强度的运动对健康还是有很多益处的，它可以使肥胖的客户常见的代谢紊乱变得正常。我们必须在制订规定性决定时经常求助于我们的客户——在许多情况下，低强度（更长时间和更频繁）的运动可能是最合适的。向肥胖的客户展示如何在日常生活中更积极地生活，可能比严格控制的计划更为成功（表9.4）。许多超重的客户都存在着身体的局限性，因此他们需要在更低的强度下来避免更多的损伤。如果以前不爱运动的客户可以养成运动的习惯，他们的健康状况就可能逐渐改善，我们可以给他们指定高强度活动（比如70%~75%的HRR），而不会把他们吓走。中等强度活动被定义为3.0~5.9METs，剧烈活动的MET大于或等于6.0（Donnelly et al., 2009）。随着我们的客户心血管健康状况的改善，他们的无氧阈值也随之提高。这加强了他们在更高的绝对强度（例如，在跑步机上的速度）下运动的能力，同时会在更长时间内仍燃烧脂肪而不仅仅是碳水化合物。

步骤5：设定有氧量（时长及频率）

如果你的客户优先考虑的是减肥，那么你的减肥计划应该强调持续时间或总能量的消耗（强度×持续时间）。你最初的挑战之一在于让你的客户达到足够的有氧适能水平，这样他们就能在足够的时间内保持中等强度，消耗大量的热量。如果一位客户以每英里8分钟的速度慢跑，跑完3英里后感到疲劳，他就消耗了大约336千卡（24分钟×14千卡/分）。如果他的速度降低到9分/英里，他可以完成4英里，燃烧450千卡（36分钟×

12.5千卡/分）。持续时间和总距离比单独的速度（强度）更重要。较慢的速度也避免了乳酸对脂肪动员的抑制作用。

同样的，慢跑者，由于他的运动是连续的，在1小时内消耗的热量会比曲棍球运动员要多，后者在比赛中可能只运动了40%。如果你的处方是建立在每分钟不同活动的热量消耗表上的，那么请注意这一原则。技能水平，例如在球拍类运动中，可以显著地改变每小时的能量消耗。

避免使用省力设备，如走楼梯、步行上班，以及更积极地生活，这些好处在白天积累起来，有效地延长了每日的能量消耗。这种方法可能非常适合客户的生活方式与承诺水平，并可能坚定地将他置于变化的行动阶段。我们可以通过频繁的短期日常活动来减少相当于每月0.90千克的体脂（表9.6）。

表9.6 **与健康相关的体适能运动处方**

天	活动（体重为150磅的人）	千卡
星期一	花30分钟在健身俱乐部——有氧	250~300
星期二	快步走去上班——30分钟 爬楼梯——5分钟	200~250
星期三	花30分钟在健身俱乐部——有氧	250~300
星期四	快步走去上班——30分钟 爬楼梯——5分钟	200~250
星期五	快步走去上班——30分钟 爬楼梯——5分钟 洗车并打蜡——30分钟	300~350
星期六	做园艺——30分钟 打扫卫生——30分钟	300
星期日	修剪草坪——30分钟 用靶子靶平花园以及后院运动——30分钟	400~450
	总共	1900~2200

很明显，一个人运动得越多，他每周的热量消耗就越大。运动频率与持续时间和强度相辅相成，这三个因素的结合产生了活动量，通常用千卡/周来衡量。如果持续时间和强度足够的话，每周4次练习是令人满意的。每周3次的频率通常需要很高的强度或者很长的时间来达到足够的每周热量消耗，以至于客户经常会感到沮丧或受伤。每日的计划最有可能让人建立一种行为习惯并促进相应的坚持。ACSM（Donnelly et al., 2009）建议成年人至少参与150分钟中等强度的PA，以防止体重增加并减少相关的慢性疾病风险因素。体重减轻和体重恢复的预防很可能与每周约为250至300分钟的中等强度PA的运动量相联系。

步骤6：选择抗阻训练方式

抗阻训练方法将负荷、重复次数、组数以及休息（第7章）的选择与一系列的运动结合起来，以改善特定的肌肉适能。根据设备的类型和可用性，用于抗阻训练的时间将限制训练人员和训练组数的数量以及选择的练习数量。例如，在一个时长为50分钟的午间运动中，你的客户可能只有20分钟的抗阻运动。库里宁和考德威尔（Cullinen & Caldwell, 1998）报告说，在12周的时间里，每周进行2天中到高强度的抗阻训练，可以显著增加去脂量，降低体脂的百分比。

就体重管理与身体成分的目的而言，通常会安排提供最大的运动量和充分的恢复的运动。交替推拉练习在循环练习或标准组数中能够带来良好的平衡（主动肌-拮抗肌）与恢复。

步骤7：选择运动、器材及顺序

抗阻器材或运动类型的选择必须符合客户的目标、需求、偏好及可用性。复杂的、多关节的大肌群运动可以让客户进行全身运动，从而最大限度地消耗热量。你在运动选择中也要注意保持平衡：主动肌-拮抗肌，以及双侧对称。运动的顺序可能由训练方法预先决定。

在选择器材时，请考虑最佳的抗阻方法、设备类型和设备与客户的对接（人机工程学）。机器提供各种不同类型的阻力（例如，重力、可变阻力、液压、气动，以及等速），它们可能适合你的客户，也可能不适合。对于体形较大和较小的客户来说，运动范围的限制与可调座椅等设备特性尤为重要。在器材有限的情况下，可以在家里用弹力带、弹力管、球、木板和重力来完成很多的练习。更多细节见第7章。

步骤8：设定阻抗与运动量

阻抗可以表示为RMs（最大重复次数：在指定重复次数内可以举起的最大负荷）或绝对阻力（实际磅数）。在整个训练过程中，调整绝对阻力以匹配客户力量的变化，从而继续使用一个真实的RM目标（例如15RM）。训练强度是关键的处方因素，它提供了改善特定肌肉成分所需的刺激。低到中等的负荷（60%~70% 1RM）是一个很好的准备，强调了肌肉耐力（10~20次重复）。如果你的客户是初学者，一组或两组就足以产生极好的效益。更多肌群参与（以增加能量消耗）以及更长的休息间隔（以避免早期疲劳）的练习可以增加训练量（Farinatti & Neto, 2011）。在体重管理训练中，需要时间进行热身、有氧运动、抗阻训练以及放松。根据器材的类型与可用性，用于抗阻训练的时间将限制练习的重复次数和组数以及所选择的练习的数量。

步骤9：设计进展与监测

对于有氧训练来说，找到一种能够在不过度训练或降低坚持性的情况下，加快能量赤字的进展速度是一个永恒的挑战。持续时间通常为增加的第一个因素。虽然运动量是目标因素，但频率往往受到其他承诺的限制，只有当心血管或骨骼条件达到时，才应该增加强度。每周增加10%的热量消耗（例如，持续时间从40分钟增加到44分钟）通常是可以接受的。在连续的运动中，心率峰值或自感用力度开始下降，这应该是一个进步的信号。缓慢的恢复和疲劳迹象的增加可能表明应该降低当前的水平，或者进展太快。后续监测环节的进展中，应首先审查为实现目标而采取的步骤。"上周午餐时间，你打算出去散散步。你能抽出空来吗？"如果目标是具体且可测量的，那么很容易集中在预期的结果上。请小心地在客户的行为和他的身体成分与健康目标之间建立一个自然的联系。

就抗阻训练而言，我们建议先增加运动量，再增加强度。同时每次只调整一个因素。例如：将重复次数从12增加到15（2×12~15），然后将组数增加到3，但同时需要将重复次数减少到10（3×10）。在可以进行第二组运动的时候，请开始增加重复次数。当达到重复次数的上限时，增加5%~10%的负荷量是可以接受的。只有在有良好的力量

基础的情况下，才会出现训练方法或器材上（例如，固定器械到自由重量）的进展。进展率和方法与客户的目标和动机水平有关。第7章探讨了周期化等技术。

反馈应该不止于认可与鼓励。客户需要通过预测和规划一些困难的情况来获得他们的方案的所有权。当客户感到气馁时，他们需要关注日常行为以及短期的成功。

步骤10：设计热身与放松

热身应该包括逐渐增加有氧运动，使身体的温度升高并接近目标心率的下限。肌肉和结缔组织的温暖与弹性有利于主动肌群的选择性拉伸。如果客户的体适能水平较低、心血管风险水平较高，或者偶尔有间歇性的高强度运动（如竞技运动），那么热身的时间应该更长。

对于超重的客户来说，放松是很重要的，这样可以避免血液的淤积、血压的快速变化以及运动后的肌肉僵硬。在进行45~50分钟的运动过后，花10分钟的时间来进行放松，这还可以包括3~5分钟在有氧运动后的逐渐停止，然后用5~7分钟的时间来为特定的肌肉进行拉伸。确保你的客户的心率低于100次/分，或者与原始心率相差20次/分之内，这样才表明你的客户恢复得很好。

案例研究

我们的首要任务是专注于他的优先级——确定他想要达到的目标，而不仅仅是确定他的医生想要的目标。他的目标是：

- 主要通过运动在第6个月减掉5.4千克，在第1年减掉10.8千克；
- 将胆固醇水平降低到正常范围；
- 减少他腰部的脂肪（如果可能的话），并加强腰腹。

评估、探讨和行动

评估向我提供了表9.7中的数据。在我解释了评估结果和他的医生发现的含义后，弗雷德下决心立即做出一些改变。他决定每天步行20分钟上班，每周抽出3次10分钟的时间来进行肌肉力量训练。他计划执教一支篮球队，并在他们每周1.5小时的训练中使身体活跃起来。冬天在他的小屋，我们讨论了进行越野滑雪的可能性。在弗雷德的妻子参加了后续的环节后，她同意晚上不吃高胆固醇、高脂肪的零食，并减少餐间的"垃圾食品"。这对弗雷德来说很重要，因为他担心如果家里有这些食物，他就无法抗拒它们。除了在快餐店吃饭的次数之外，他们菜单的其余部分看起来还算合理。

表9.7 **弗雷德的评估数据**

风险因素	
体重、胆固醇、边缘性高血压和生活方式（医生批准继续进行——PARmed-X+）	
身体成分	
重量	185磅
身高	5英尺8英寸
身体质量指数	28（超重）
体脂	24.5%
腰围	38英寸
心血管	
静息心率	80次/分
血压	静息，135/88（高于正常值）；恢复，135/84
摄氧量	33毫升/千克/分＝一般。腿部在早期的时候存在疲劳感，恢复缓慢
肌肉骨骼	
力量	腹部肌肉薄弱，但俯卧撑和握力反映出上半身的力量为中等水平
姿态	腰椎前凸与圆肩

处方

要查看我是如何填写弗雷德的处方卡，请参见图9.5。当我不在的时候，处方卡会引导弗雷德或其他私人教练。处方卡为热身和有氧运动列出了特定的运动负荷、时间和监测级别。在短暂的有氧放松之后，以及在他有时间的日子里，弗雷德可以增加他的抗阻训练，定期检查他的卡片，以了解相关的描述、重量、重复次数、组数与预防措施。我更愿意在那里做关于进展的决定。

结果

在第一个月的计划中，弗雷德非常严格地遵循计划和饮食习惯，减掉了1.8千克（3500千卡/周）。他在办公室的一个角落里放了一张垫子、一根弹力带、一些音乐唱片和一个监控表。他的妻子仍然是一个很好的支持者，除了几顿用于庆祝的饭之外，到了第6个月，两人都明显地改变了饮食习惯。天气和运动压力让弗雷德在接下来的6个月里平均每周运动3天。到这个时候，他的体重减轻了6.8千克，腰围减少了5厘米，他的血压一直保持在130/84，同时他发现打篮球很有趣！虽然心血管方面的结果没有明显的改善（可能强度太低），但他感觉没有那么疲劳，而且总体来说更有活力。即使弗雷德的绝对有氧能力保持不变，他的相对能力也随着他的体重减轻而提高。他确实表现得更好，并且在6个月里避免了任何受伤的情况。他的医生对他降低的体重与血压很满意，并认为他血液中的胆固醇含量也会很快下降。弗雷德的妻子是厨房的看门人，她经常和弗雷德一起散步或滑雪。她不仅在激励弗雷德的过程中发挥了重要作用，还自己减掉了弗雷德减掉的体重的一半！

客户姓名：弗雷德	教练姓名：
客户目标	特殊考虑
• 前6个月减掉12磅，第一年减掉24磅 • 将胆固醇水平和血压降至正常范围 • 减少腰部的脂肪，加强腰腹区域	篮球与小屋子的激励 配偶在餐食上的支持

循环热身			
器材及模式	运动负荷	时间	HR/PE目标
质量好的步行鞋与跑步鞋	轻度到中度	在步行或滑雪的前2~3分钟	HR：120~130 RPE：11~12

拉伸热身	
名字及描述	指导方针
• 步行：拉伸下半身（包括髋屈肌） • 滑雪：胸部拉伸加上步行拉伸或15个带手部动作的简易弓步 • 篮球：和团队一起进行	• 步行：WU，渐进式 • 加速 • 滑雪：WU，慢慢开始滑雪 • 篮球：WU，从简单过渡到练习

有氧训练

强度/训练区间

下限：50%HRR 129次/分 12RPE；上限：65%HRR 144次/分 14RPE

	器材	训练方式	频率	千卡/环节
1	步行鞋	• 连续性步行	10次短途旅行/周	10×20分钟×7千卡/分=1400千卡/周
2	越野滑雪设备 篮球鞋	• 连续性越野 • 间歇性篮球练习	1×/周	40分钟×10千卡/分=400千卡/周

图9.5　弗雷德的处方卡

阶段	运动负荷	时间	阶段	运动负荷	时间
热身	同上		热身	同上	
峰值	步行: 7千卡/分（7个能量点）; 50%~55%HRR（129~134次/分）; RPE: 12~13	每次20分钟	峰值	滑雪与篮球: 10千卡/分（10个能量点）; 55%~65%HRR（134~144次/分）; RPE: 13~14	50分钟
放松	在运动中继续移动		放松	逐渐降低强度	在进行抗阻练习之前能让HR恢复

监测与进展

- 步行: 增加路线长度或摆臂的力度（力量性行走）或速度
- 滑雪和篮球: 增加活动时间
- 滑雪和篮球: 在峰值时间检查心率（或RPE），调整或主动恢复
- 每周记录完成的活动、体重、血压与腰围

抗阻训练

器材类型（如自由重量）	训练方式
弹力带、垫子、音乐及监测表	为抗阻训练设定的标准组; 3项具体的肩部拉伸练习和3项核心练习

目标

- 减少腰部脂肪（如果可能的话）并强化那个区域
- 为滑雪运动肩部

指导方针

- 做一组容易的5~10次重复（50%1RM）
- 两组10~15次重复

练习（简述）	肌肉	重量	重复次数	组数	注意事项
肩部拉伸1 十字下拉（器械）	背阔肌	65%~75% 1RM	10~15	2	
肩部拉伸2 卧推（器械）	胸大肌	65%~75% 1RM	10~15	2	
肩部拉伸3 肱三头肌下拉（弹力带）	肱三头肌	65%~75% 1RM	10~15	2	
特定核心练习1 扭式仰卧起坐, 屈膝	腹斜肌		10~15	2	如果姿势不对，请停止; 将脊柱保持在中立位

图9.5 （续）

续表

练习（简述）	肌肉	重量	重复次数	组数	注意事项
特定核心练习2. 四点交替，手臂-腿部伸展	脊柱直立		10~15	2	如果姿势不对，请停止； 将脊柱保持在中立位
特定核心练习3. 反向仰卧起坐	腹直肌		10~15	2	如果姿势不对，请停止； 将脊柱保持在中立位

进展与监测
• 如果能够持续完成15次重复，那么请增加至第3组 • 每周运用监测表来记录完整的活动、重量、重复次数以及组数

放松	
名字及描述	指导方针
步行：拉伸下半身（包括髋屈肌） 篮球：和团队一起进行 滑雪：胸部拉伸加上步行拉伸 所有练习：逐渐减速 抗阻：拉伸背部、胸部以及髋屈肌	在放松结束之前感觉到有所恢复 阶段性监测血压

注：BP=血压；HR=心率；PE=自感用力度；RPE=自感用力度评定；WU=热身；HRR=心率储备。

图9.5（续）

体重管理处方的合理性

　　每位私人教练都会采用略有不同的方法去处理处方的案例研究。然而，当你做出选择时，请确保你的每一个选择都有一个很有力的理由。

1. 回顾客户的需求和确认目标

- 每月减重2英镑的话比较安全，并且是从能量赤字来预计的。
- 医生所报告的胆固醇升高与高血压。
- 腰围和腹部内脏脂肪具有较高的健康风险且影响体态。
- 客户最优先考虑的是慢性肥胖症。
- 医生和检查结果可推动改变。
- 客户关注外表。

2. 选择有氧运动及器材

- 走路安全、耐受且方便。
- 客户可以走足够长的路来燃烧热量。

- 步行是一种交通工具且具备高时效的特点。
- 滑雪和打篮球是一种享受，所以客户会有动力。

3. 选择有氧训练方式

- 持续的运动可以提供足够的体适能和运动耐力。
- 间歇练习包括自我选择的主动恢复，同时可以设定更高的强度。
- 运动能消耗大量能量。
- 客户体验到运动的乐趣。

4. 选择有氧强度及运动负荷

- 在行走中，强度和运动量匹配，且监控很容易。
- 心率很容易保持在合适的目标范围内。
- 滑雪可以自动调整；感知用力度的评分有一定帮助。
- 强度和运动量需与生活方式相匹配。

5. 设定有氧运动量（持续时长及频率）

- 每周的热量消耗情况良好。
- 娱乐活动是一种额外的好处，并且可以及时扩展。
- 步行是一种积极的生活方式的整合。

6. 选择抗阻训练方式

- 标准组能够让肌群恢复。
- 方法适合有趣的娱乐活动。

7. 选择器材、运动及顺序

- 器材可用于胸部、背部和躯干的多关节大肌肉的运动。
- 有器材的练习占比尽量小，这样可以在没有器材的情况下将其替换。
- 方案简单且简短，这样可以提供动力。
- 练习1：监测表（日历）具有激励作用。
- 练习2：方案简单而简短，这提供了动力。
- 练习3：提供第三种运动隔离，并对篮球的投射、传球与滑雪起到协助的作用。
- 练习4：提供核心稳定性、背部的支撑，以及强大的屈曲+旋转；改善腰椎前凸。
- 练习5：平衡腹部肌肉，稳定背部，以及协助举重。
- 练习6：加强屈肌，改善外观；延迟稳定肌的疲劳；改善腰椎前凸。
- 练习7：平衡腹部肌肉，稳定背部，以及协助举重。
- 练习8：增强柔韧性，改善外观；延迟稳定肌的疲劳。
- 两组10~15次的重复就足以改变力量与身体成分。

8. 设定抗阻强度与运动量

- 65%~75%的1RM是一种增强肌肉耐力的良好的强度。
- 两组10~15次的重复就足以改变力量与身体成分。
- 可进行的抗阻训练时间限制了运动量。

9. 设计监测及进展

有氧：在相同的RPE条件下，渐进式超负荷将改善CV系统，提高千卡/分的能量消耗。

- 练习为慢跑做了准备（如步行量与篮球）。
- 力量型步行能够加大能量的消耗。
- 时间和节奏的增加会促进体重的减轻并减少CV风险因素。
- 监测将表明CV过载的时间与范围。
- 监测表（日历）具有激励作用。

抗阻训练：

- 3组的练习耐受性良好，同时控制了运动量。
- 监测会表明抗阻过载的时间与程度。
- 监测表（日历）具有激励作用。

10. 设计热身及放松

- 增加静脉回流。
- 能够让客户逐渐恢复到运动前的状态。
- 减少了发生眩晕及头晕的可能性。
- 增加心肌灌注。
- 清除代谢废物和乳酸。
- 拉伸先前活动的目标肌肉。

注：HR=心率；RPE=自感用力度评定；CV=心血管。

总　结

我们必须帮助我们的客户接受各种各

样的体重变化，并且采取双管齐下的方法来帮助他们减肥：（a）改变饮食习惯；（b）整合活动（不仅仅是运动处方）。这包括找出客户体重问题的原因，即吃什么（如暴饮暴食或吃错食物）以及为什么要吃（如情绪化进食）。一些常见的问题或客户困惑的领域在于：（1）热量的计算；（2）饮食和运动的关系；（3）对活跃客户的特殊营养关注；（4）抗阻训练在体重管理中的作用。最新的膳食指南和适当的身体活动干预策略，为成年人减肥和预防体重反弹提供了实用的建议。

脂肪代谢和能量消耗是静息代谢、食物代谢（食物的热效应）以及身体活动（运动的热效应）的一种结合。教练可以通过使用能量补偿点系统来鼓励客户变得更加活跃，并估计生活方式改变为减重带来的价值。

无论你的客户的需求是减肥、保养、健康还是外表，体重管理的10步模型都将指导你为量身定制的计划做出设计决策。该模型与第6章用于心血管处方的模型相似。我们将抗阻练习纳入了这一减肥处方，以便最大限度地减少瘦体重和增加RMR。案例研究表明，体重管理模型是指导处方的依据，每个选择都有生理上的理由以及以客户为中心的（行为上的）理由。

表单9.1 评估你的能量分布曲线

说明：请粗略估计或衡量你的食物和饮料份量。我们推荐采用卫生部门［如美国农业部营养政策和促进中心（USDA，Center for Nutrition Policy and Promotion）或加拿大卫生部门（Health Canada）］提供的指导方针来审查食用量。加拿大的指导方针是根据年龄范围和性别制订的；美国农业部的指导方针列出了一个健康成年人每天摄入2000千卡的一般性建议。记录下自己是如何跟踪饮食状态的，并在3天之后检查你的摄入量。你吃饱了吗？你是否选择了营养丰富且健康的食物？

推荐食用量		第1天			第2天			第3天		
水果与蔬菜										
年龄：19~50	女性：7~8									
	男性：8~10									
年龄：51+	女性：7	注：								
	男性：7									
每天4.5杯										
谷类										
年龄：19~50	女性：6~7									
	男性：8									
年龄：51+	女性：6	注：								
	男性：7									
每天170克										
牛奶及替代品										
年龄：19~50	女性：2									
	男性：3									
年龄：51+	女性：3	注：								
	男性：3									
每天3杯										
肉类及替代品										
年龄：19+	女性：2									
	男性：3									
每天156克		注：								

From J. C. Griffin, 2015, *Client-centered exercise prescription*, 3rd ed. (Champaign, IL: Human Kinetics). Adapted from Dairy Farmers of Canada.

表单9.2　体重管理处方工作表

有氧环节

成分目标:＿＿＿＿＿＿＿＿＿＿＿＿＿＿＿＿＿＿＿＿＿＿＿＿＿＿＿＿＿＿＿＿＿＿

决策	关键点
1. 需求与目标	
2. 活动与设备	
3. 训练方式	
4. 强度与运动负荷	
5. 运动量（时长与频率）	
6. 进展与监测	
7. 热身与放松	

抗阻环节

成分目标:＿＿＿＿＿＿＿＿＿＿＿＿＿＿＿＿＿＿＿＿＿＿＿＿＿＿＿＿＿＿＿＿＿＿

练习（简述）	身体区域，肌肉	强度与重量	重复次数	组数	组间休息	注意事项

进展方式:

＿＿

From J. C. Griffin, 2015, *Client-centered exercise prescription*, 3rd ed. (Champaign, IL: Human Kinetics). Adapted from Dairy Farmers of Canada.

表单9.3 **体重管理处方卡**

客户姓名   教练姓名

客户目标	特殊考虑

循环热身

设备及模式	运动负荷	时间	目标

拉伸热身（名称及简述）

名称及简述	指导方针

有氧运动

强度及训练范围

下限：____%HRR ____次/分 ____RPE；上限：____%HRR ____次/分 ____RPE

	器材	训练方式	频率	千卡/环节
1				
2				

阶段	运动负荷	时间	阶段	运动负荷	时间
热身			热身		
峰值			峰值		
放松			放松		

进展与监测

_____

_____

_____

抗阻训练

器材类型（如自由重量）	训练方式

目标	指导方针

练习（简述）	肌肉	重量	重复次数	组数	注意事项

进展

放松

名称及简述	指导方针

注：HR=心率；RPE=自感用力度评定。

第3部分

针对受伤成人及老年人群的运动处方

近年来，我们对身体活动对人类健康的影响的认识有所提高，这不仅在健身专业人士中，而且在普通人群中都有所体现。因此，健身消费者越来越想要特殊的结果、更多的选择，以及更多关于如何运动的处方，尤其是在伤病恢复的时候。我们中的许多人，无论是临床运动专家、私人教练、物理治疗师、运动教练、按摩师、体育教师还是私人或社区的健身专家，都已经注意到缺乏引导这些知情消费者的资源。第3部分运用来自不同学科的专业人士的专业知识，以应对损伤管理，从而全面地预防、评估及管理损伤。定义这些界限有助于确定私人教练的专业领域，并确保避免跨越这些领域。

第3部分研究了软组织损伤的内在和外在的生物力学原因。每一种组织都有不同的生物特性，影响其损伤机制和对训练的适应。最常见的健身损伤类型有由重复性微创伤引起的，损伤可积累，最终导致韧带拉伤、关节滑膜炎、肌炎或肌腱炎。所有发炎的组织都遵循相同的基本治疗模式，包括发炎、增生或修复，以及重塑。活动范围、强度和活动要求的具体目标必须设定为从治疗的一个阶段发展到下一个阶段。有新的证据表明重建神经肌肉控制（其训练包括本体感觉的挑战、协调、平衡和敏捷）有助于避免新的损伤。

第3部分还将重点介绍针对从损伤中恢复的或有过骨科损伤史的患者的运动处方。在这一部分中，你会找到关于足底筋膜炎、跟腱炎、胫骨肌腱炎（胫骨内侧应力综合征）、髌骨关节综合征、肌腱拉伤、下腰痛、肩袖肌腱炎（撞击综合征）和肱骨外上髁炎（网球肘）的功能解剖学的简介和背景资料。你还会发现可能的原因和预防的策略，以及用于拉伸和加强这些受损组织的具体的运动设计。这一部分介绍了治疗破坏脊柱稳定性的损伤的新方法，并介绍了离心训练的新预防和康复优点。

第3部分将继续讨论老年人的特殊需要。第12章检查了肌肉减少、骨质疏松和骨关节炎，进而着重介绍具体的运动和活动的作用，包括预防措施。然后描述了常见的软组织随年龄增长而发生的变化和损伤预防。在训练老年客户时，需要一个涵盖了设计良好的软组织强化、拉伸和动员练习的方案。最有效的以客户为中心的方法在于，逐渐增加活动量和强度，保证充足的恢复时间，以及使用交叉训练或促进功能进展的间歇训练。

第13章是对老龄化、生理改变，以及特定的运动或活动处方对这一人群中广泛客户的影响的综合讨论。最后一章侧重于功能灵活性和老龄化，确定原因，提供筛查工具，以及应用功能练习的设计原则。

第10章

过度使用性损伤的原因及预防

本章要点

完成本章后，你将能够展示以下能力。

1. 描述韧带、肌腱、软骨和肌肉等软组织损伤的原因。

2. 描述每种软组织的生物力学特征，以确定其损伤的脆弱性。

3. 描述受伤愈合的阶段。

4. 为每个治疗阶段规定适当的练习。

5. 描述如何减少受伤或二次受伤的风险。

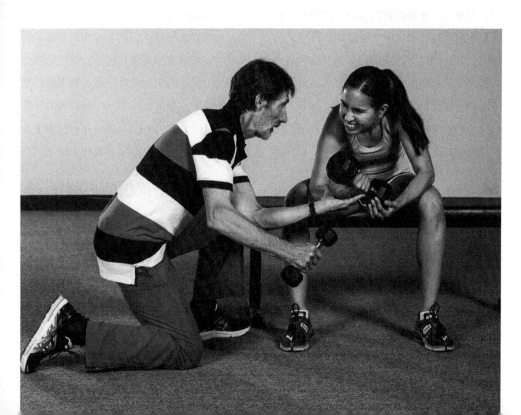

韧带、肌腱、软骨和肌肉的损伤统称为软组织损伤。为了帮助你的客户处理此类损伤，你必须熟悉软组织损伤的原因、各种软组织的生物力学特点、确定其薄弱点、损伤愈合的阶段、如何在每个治疗阶段给予适当的运动处方，以及如何减少受伤或再次受伤的风险。

损伤管理的团队方案

虽然参加体育运动和身体活动是健康生活方式的重要组成部分，但在某些时候，客户可能会受伤。团队的伤害管理方法能够带来全面的预防、评估以及损伤管理，因为它整合了来自不同学科和不同视角的专业人员的专业知识。不幸的是，对于许多参加身体活动、运动、娱乐和体育的人来说，他们并不总是能够随时获得这方面的知识。在健身行业，损伤预防和直接管理的领域往往被忽视，或不管从业者的背景如何，都被归入私人教练的范畴。确定卫生保健团队各成员的职责，并认识到何时提出建议，对确保适当的护理至关重要。一般不属于私人教练职责范围的可能包括临床咨询和评估、诊断、受伤或疾病的立即护理或治疗、维护健康护理记录、制订饮食处方或特殊补剂的方案，以及制订治疗和康复的综合计划。

私人教练或健身专家负责教导与目标导向运动相关的技术和策略。这些人还负责管理和监督一个健康俱乐部的设施或个人训练场所的活动或活动区域。他们负责损伤预防、现场评估和损伤管理，包括减少进一步损伤或伤害的可能性。虽然健身专家作为损伤管理团队成员的角色取决于其他员工的定位和专业技能，但他的职责可能包括以下内容。

- 在活动之前对参与者的状况进行评估（风险因素识别）。
- 在活动期间进行监督管理。
- 进行正确的技术指导、能力发展和监控。
- 开发和实施适合于个人客户的训练计划。
- 提供关于健康饮食的一般信息。
- 指导、提供行为改变信息，实施激励策略。
- 检查设备、设施和活动区域以确保安全。

在没有运动教练、医生或物理治疗师的情况下，私人教练可能会做以下事情。

- 在处理损伤时确定适当的行动方针。
- 评估损伤的性质和严重程度。
- 实施适当的行动方针。例如，实施基本急救，启动紧急护理计划（Anderson & Parr, 2011）。

一旦私人教练认识到与损伤历史有关的风险，他们就应该将客户推荐给适当的医疗或相关的健康医生。此外，私人教练需接受并遵循医生、物理治疗师、注册营养师等的运动或健康处方。IDEA（2001）已经确定了可能需要转诊的一般情况（表10.1）。

软组织损伤的原因

软组织损伤的生物力学原因可分为内在危险因素、外在危险因素或两者的结合。过度使用软组织造成的损伤的生物学因素可以解释为组织的重复性微损伤。

无论是在单独还是联合的情况下，下面列出的内在和外在风险因素均有助于识别出过度损伤的组织。过度使用的损伤、愈合和

表10.1 **医师或治疗师的健康参考**

状态或情形	运动前筛查的参考	运动前获得医学治疗指南	停止运动,去看医生
过去的损伤,如下背部损伤或颈部扭伤	×	×	
近期损伤或在医学护理下康复	×	×	
规定用药	×	×	
运动时的严重或慢性疼痛			×
运动后疼痛持续超过数小时			×
难以保持协调,眩晕			×
慢性疾病,例如关节炎、脑中风、临床抑郁症、进食障碍		×	

再损伤的循环直到内在或外在因素被解决后才会被打破。

内在的危险因素

- 排列错乱。
- 肌肉不平衡。
- 缺乏弹性。
- 运动过度。
- 肌肉软弱。
- 不稳定。
- 超重。

外在的危险因素

- 训练错误(过度或重复的用力)。
- 装备。
- 环境。
- 技术。
- 缺乏强化运动。

通常,但并非总是在过度使用性损伤的情况下,最终会出现负荷模式超过组织强度的情况,损伤变得明显,但导致受伤的环境可能和最终的机制一样重要(图10.1)。

内部因素

内在危险因素是个体的生物力学特性。每位客户都有一个特定的结构、排列、动作

$$I + E > 损伤$$

内因(倾向于客户) 外因(暴露客户) I和E的结合与相互作用使客户容易受伤

图10.1 受伤的风险及原因

Reprinted by permission from Jozsa and Kannus 1997.

力学和损伤史,这些构成一个内在的风险。肌肉力量不足或肌肉不平衡、轻度或过度移动、超重和排列不齐都会阻碍负荷的最佳分配。在随后暴露于外部风险因素的时候,如训练、设备或环境,具有较高内在风险的人群更容易受影响。

例如,踝关节的过度内翻会产生一种因过度运动而导致的致命伤。这些扭转力可能与肌腱的退行性变化有关(跟腱炎)。塞多夫和阿普菲尔(Saidoff & Apfel, 2005)报告说,近60%的受伤的跑步者都运动过度了。过度的内翻也与胫骨前肌伸展增加导致的胫骨夹板发生率增加有关。事实上,由于足外翻导致胫骨的扭转,使得髌骨在走路时很难及时跟进,从而导致髌股关节综合征(第11章)。当你的客户站立和行走时,仔细观察其跟腱和距下关节,应该会发现一个足外翻的问题。客户的鞋后跟内侧存在着磨损,这

是额外的证据。

在第4章探讨客户的问题时，你需要在处方中仔细地跟进，以监控任何潜在的风险。对你的客户的损伤史所做的一些调查也会带来一定的帮助，你可能会发现一个没有被纠正的内在因素。谨慎的监督和适当的干预可以减少客户的内在风险因素的影响。

外部因素

训练错误是与过度伤害相关的主要外在因素。塞多夫和阿普菲尔在75%的肌腱损伤和过度使用综合征中辨认出了训练错误。持续时间、强度或活动频率的变化是外部超负荷的常见机制：太快、太多、太频繁或休息太少。但是，任何一种负荷模式的变化都会增加风险，例如，在从季前赛到正赛的过渡期间技术的改变，或者像换一双新鞋这样简单的事情的变化。

以下是最常见的由训练错误导致的危险因素。

- 在产生动量中过度用力。
- 过度的负荷。
- 活动量超负荷。

根据过载或过度用力的程度和频率，这3种生物力学风险因素中的任何一种都可能导致以下风险。

- 重复的亚极量组织过载会导致微损伤、细胞修复不全、结缔组织的恶化。
- 滥用性组织过载会导致由大外伤引起的急性损伤，可能引发肌腱炎或其他抵抗愈合的损伤，并继续造成过度使用的损伤。

健身活动经常遵循轻重复的亚极量组织过载模式。有关高强度有氧舞蹈的初步研究显示，下肢损伤的发生率较高（Griffin，1987）：固有的重复性超负荷会引起疲劳，力量丧失和胫骨后肌、比目鱼肌和腓肠肌的微创伤。如果没有持续的休息和冰敷，那么组织便得不到充分的修复，后续表现为疼痛、虚弱，以及受限。在这种情况下，人们会受到胫纤维炎或跟腱炎的折磨。过度的肌肉损伤在健身运动中是非常常见的，在特定的运动中，一些伤病都有一些常用的名字，比如网球肘、游泳肩和跳跃膝。表10.2列出了由于过度使用造成的肌腱损伤的常见部位（Hess et al., 1989）。

表10.2 过度使用性肌腱损伤的常见部位

肌腱	常用名
短内收肌、股薄肌、耻骨肌、髂腰肌	腹股沟拉伤
跟腱	跟腱炎
髌骨	跳跃膝
常见的手腕伸肌肌腱	网球肘（肱骨外上髁炎）
常见腕屈肌	高尔夫球肘（内上髁炎）
冈上肌肌腱	游泳肩（撞击）
其他肩袖肌腱（冈下肌、小圆肌、肩胛下肌）	肩袖肌腱炎
胫骨后肌	胫纤维炎

图10.2显示了在任何症状出现之前，重复的亚极量超负荷损伤是如何渗透的。如果训练负荷超过了组织在活动过程中自我修复的能力，那么最终会引起损伤。这种情况往往发生在计划的开始阶段，在一个出现进展的时刻、训练营里，或当训练的持续时间、强度和训练频率同时增加的时候。一般来说，有两种健身和身体活动会导致重复的亚极量超负荷损伤：耐力活动和与重复动作相关的活动。

动量

过度或不受控制的动量被认为是运动、娱乐活动和职业任务中常见的技术错误。你应该有能力发现那些让客户处于危险境地的高动量的运动。因为动量是速度的产物，当身体的很大一部分迅速移动时，动量是很高的。以下状况会让关节经历更大的动量。

- 移动的部位远离关节（更长的杠杆）。
- 运动到了活动度的极限。

在这些活动中，有危险的是关节囊、肌腱单位和其他软组织结构。这里展示的肱三头肌"后甩"运动设计说明运动动量在逐渐增加。

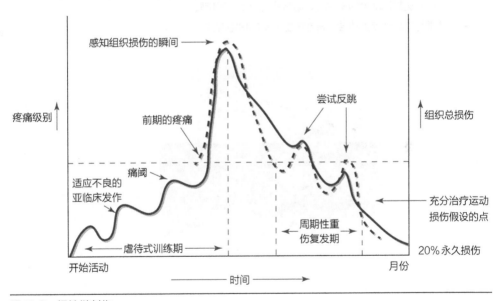

图10.2　慢性微创伤

Reprinted by permission from Leadbetter 1992.

肱三头肌"后甩"

这个例子中使用了一个壶铃，并显示了3个级别的增长势头（图10.3）。

A级

这个练习使用一个小的身体部分和短的杠杆。动量很低，但取决于使用的重量。

- 上臂停留在身体的一边。
- 肘部伸展并返回。

B级

这个练习使用额外的臂力和较长的杠杆。动量越大，活动度也就越大。

- 在肘部伸展的末端，整个手臂伸展到肩膀上方；恢复。

C级

这个练习和B级一样，随着重量的提升，脊柱旋转。C级中，肩部和肘部的活动度超出安全的范围。所描述的高动量动作将会重复拉伸肌肉肌腱单元，包括下背部。

- 当肩膀到达其活动度的末端时，动量就会迫使躯干旋转。
- 迫使重物升高速度加快会在背部产生危险的扭矩应变。

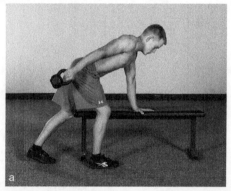

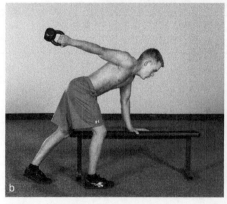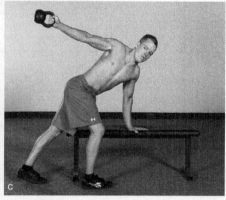

图10.3 肱三头肌"后甩"：a. A级；b. B级；c. C级

我们需要不断地强调运动的质量。每个人的每一个关节都有一个独特的停止点，与肌肉紧绷程度和肌肉力量相关联。停止点是关节运动范围（range of motion，ROM）中的一个点，当关节运动到这个点时，如果要继续运动，则需要另一个关节的参与。确定停止点需要一种习得性直觉抑制；你可以通过仔细观察过度运动来帮助你的客户发现这些停止点。请使用表单10.1来练习识别那些在肱三头肌"后甩"的例子中展现的动量的水平，以及这些增长可能带来的风险。

离心收缩模式

你还应该评估你的客户的离心收缩模式。离心收缩能够产生最大的肌肉力量。当结缔组织在张力作用下被拉长时，它就会产生极大的张力，产生微撕裂的可能性。在快速糖酵解肌纤维中，尤其是当肌肉以前没有过离心收缩的训练时，离心收缩会引起损伤。此外，离心收缩的超负荷似乎与延迟发作的肌肉酸痛紧密相关。

离心收缩发生在以下情况。

- 肌肉试图通过减慢动作的速度来对抗动量的力量，例如射击时手臂的动作。
- 肌肉试图对抗重力的例子，包括任何降低肢体或身体的动作，例如在跑步的支撑阶段（图10.4）。

运动可以在可预测的模式下使肌肉骨骼系统过载。例如，与投掷有关的运动可能会使肩部的外旋肌因手臂的持续离心减速而疲劳。这种慢性疲劳会导致柔韧性丧失、身体虚弱，并最终导致损伤（图10.5）。在许多有氧负重活动中，下肢损伤的发生率较高（Houglum, 2001; Anderson & Parr, 2011）。在

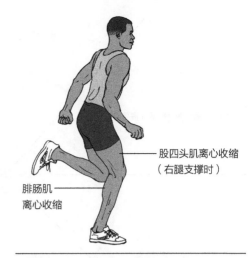

腓肠肌
离心收缩

股四头肌离心收缩
（右腿支撑时）

图10.4 跑步时的离心收缩

动态前弓步中也出现了离心模式，这需要许多离心的收缩来抵消重力的影响：腓肠肌、比目鱼肌和胫骨前肌控制踝关节背屈的速度；股四头肌控制膝关节屈曲；臀大肌和股后肌群控制髋屈曲；可能还有竖脊肌控制着脊柱弯曲的下降趋势。通过对肌肉进行从缓慢到快速的离心运动的预适应，似乎可以预防严重的肌肉损伤（Chapman et al., 2011）。

理解软组织损伤

每一种组织都有不同的生物特性，影响其损伤机制和对训练的适应。然而，无论涉及何种组织，从损伤中恢复的阶段都是一样的。了解组织类型的特征和愈合的阶段将更好地帮助你预防组织退化，促进适当的愈合。

软组织类型

软组织，如韧带、肌腱和软骨，比较容易受伤。虽然软组织的结构与它的功能相匹配，但是外部力量经常超过它的结构完整性所能承受的范围。

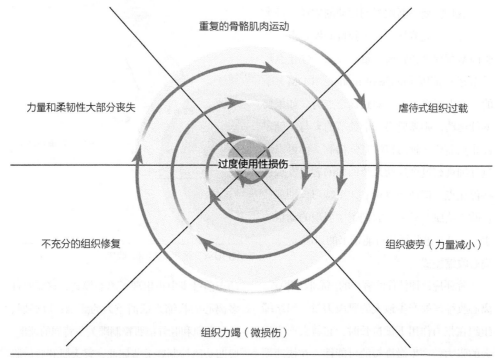

重复的骨骼肌肉运动

力量和柔韧性大部分丧失

虐待式组织过载

过度使用性损伤

不充分的组织修复

组织疲劳（力量减小）

组织力竭（微损伤）

图10.5 过度使用性损伤循环

韧带

　　韧带从骨骼到骨骼，把骨骼连在一起。韧带就像一个扁平的网状物，可以加强关节或关节囊。韧带中坚硬的胶原纤维组织可以是平行的、斜的，甚至是螺旋状的（就像前交叉韧带一样）。这些纤维排列为关节提供最好的稳定性。韧带比肌腱含有更多的弹性纤维。

　　对韧带的过度使用性损伤比突然超负荷或在极端情况下的急性损伤更少见。然而，投掷者（如棒球运动员）可能会大量使用他们的肩袖韧带，举重运动员会大量使用他们的交叉韧带，从而降低关节的稳定性，使其易受伤害。

　　韧带不仅提供被动的稳定，还包含本体感受器，当它受伤的时候，就会降低我们感知关节位置或运动的能力。因此，在完全恢复功能训练之前，渐进的动觉活动会带来一定益处。

肌腱

　　肌腱连接肌肉与骨骼。它们的长度是不同的，形状可以是圆的；如果肌肉是宽而平的，则专门的肌腱（腱膜）也是这个形状。在结构上，肌腱与韧带非常相似。主要的区别在于，肌腱的平行胶原排列成连续的大束。这些层从内到外，由小到大依次为：原胶原蛋白、胶原蛋白、亚原纤维、纤维束、带有外侧腱内膜的筋膜，最后是带有外膜的肌腱（图10.6）。

　　肌腱主要由嵌在凝胶中的胶原纤维（70%）组成。腱内膜是胶原纤维周围的结缔组织鞘，它携带血管和神经。腱外膜（最外层）就像一个弹性的套筒，允许肌腱在周围的结构中自由运动。

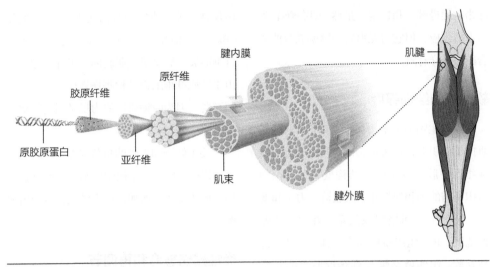

图10.6 肌腱的结构

肌肉和肌腱在功能方面是一个整体。损伤可能发生在肌腱单元的任何位置：肌腹、肌腱、肌腱的连接处，或者肌腱在骨头上的附着处。肌纤维束周围的结缔组织折叠并附着在肌腱连接点处突出的胶原上。在另一端，肌腱附着在骨膜和骨纤维软骨上，有一些纤维会穿过骨骼。

肌腱是最容易发生过度使用性损伤的软组织。肌腱疾病是最常见的肌肉骨骼疾病类型，在运动人群中患病率约为40%~50%（Molina et al., 2011）。这些损伤通常容易复发，并伴随着疼痛和功能障碍的症状。随着对肌腱病理学的认识更加深入，发现跟腱、髌骨、肩袖和腱鞘的炎症经常被误诊为肌腱炎。因为肌腱变性是未成功治疗肌腱炎的后果，而且（与肌腱炎不同）不涉及炎症，所以，像治疗肌腱炎那样治疗肌腱变性对它没有帮助（Kahn et al., 2000）。由于这些肌腱变性的症状包括退行性的变化，包括胶原蛋白的丧失、纤维组织的改变以及血管的破坏，必须设计一种治疗这些退行性疾病的方

法。支撑和捆扎可以减轻症状。目前，还没有广泛接受的治疗腱鞘炎的建议；然而，积极、稳定和渐进的离心运动可能会带来长期的好处（Hanson, 2009）。

软骨

骨骼互相接触，形成一个关节，但被一层光滑的、有弹性的透明软骨分开。一些关节包含纤维软骨组织，连同骨表面的形态，影响运动。

透明软骨覆盖在关节的表面。虽然有70%是水，但它的胶原纤维网状结构在表面水平排列，在中间纵横交错，并在骨骼附近垂直排列。透明软骨无血管供应或神经分布，因此，软骨细胞通过扩散获得氧气和营养。正常的负荷维持着软骨内外的营养循环。损伤可能来自急性关节损伤，其中潜在的骨骼也受伤了。由于软骨的破坏或负荷的增加，也可能发生退行性改变（骨关节炎）。

在膝盖的半月板、手腕、肩和髋关节周围的关节唇，以及椎间盘中可以找到纤维软骨。纤维软骨具有很强的韧性，有助于吸收

冲击，促进健康和稳定。虽然一些纤维软骨有血液供应，但它与无血管的透明软骨的愈合能力一样有限。

软组织的结构强度

结构生物力学术语显示了韧带、肌腱和肌肉等组织对拉伸等应力的反应。最初，结缔组织中胶原纤维的波结构变直了。拉伸组织所需的力相对较小，而载荷（力）和变形（拉伸）之间呈线性关系。在这个"弹性范围"内，组织就像弹簧一样，一旦负荷被移除，组织就会恢复到接近原来的长度（图10.7）。如果长度的变化超过了一个屈服点（韧带的屈服点约为4%），则会有更多的永久性形变（延长），并引起一些胶原交联的滑移。塑性范围是屈服点和断裂点之间的应变范围，如果应变超出了组织的极限强度，则组织可能受到损害和损伤。最终胶原纤维到达一个断裂点并完全断裂。

肌腱的应力和形变之间的关系与韧带类似。一些活动和运动，比如足球、篮球和橄榄球，要求重复加载高达8%的长度变化（Bahr & Maehlum, 2004），这可能导致胶原纤维断裂。肌腱炎是肌腱内的炎症反应，是由于胶原纤维的微结构损伤造成的。肌腱特别脆弱，因为收缩肌肉的力量是通过肌腱传递的。

要了解透明软骨的负荷与形变之间的关系，请记住胶原纤维的组织是一种网格状结构。形变呈线性增加，拉直纤维，直到出现撕裂。

炎性损伤愈合和再调节

最常见的健身损伤和50%的运动损伤是由重复的微创伤引起的，软组织发炎或退化所引起的损伤具有累积的特征，从而导致韧带拉伤、关节滑膜炎、肌炎或肌腱炎。当像肌腱这样的组织反复紧张，直到无法承受更大的压力时，才会发生损伤。所有发炎的组织（韧带、肌腱、肌肉、软骨和骨骼）都遵循相同的愈合模式（表10.3）。伤口需要炎症来愈合，但炎症并不总会带来治愈。

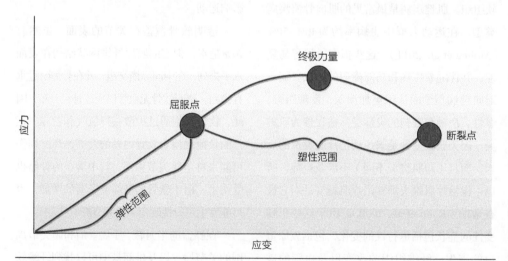

图10.7　应力-应变曲线图

生物力学术语

- **应力–应变曲线（负荷变形）**——变形（应变）与承受压力的应力成比例增加。肌肉肌腱复合体在一定程度上具有弹性（弹性范围），然后发生永久变形（塑性范围），最终发生断裂。
- **应力**——在组织内建立起对外部负荷的反应力（例如，在足弓内的骨、韧带和肌腱中产生，以支撑身体的重量的应力）。
- **应变**——变形；组织大小、形状、长度的变化。
- **拉伸**——拉开（例如，肌腱、韧带、肌肉）。
- **剪切**——滑动（例如，关节面、L5-S1、髌板）。
- **压缩**——压力（例如椎间盘、软骨）。
- **弹性**——立即返回原始维度的能力。
- **塑性**——在解除负荷时保持大小或长度的变化能力。
- **回弹力**——当负荷解除时，组织恢复到原来大小的能力。
- **阻尼**——组织恢复到原来的大小时，比变形时活性小的的特征（也就是能量损失）。
- **吸收应变**——负荷进入塑性范围时发生的过程（在永久变形期间消散）。这时，可能丢失大量的能量。

你必须认识到炎症愈合的阶段和特征。回归正常的活动或比赛的过程涉及自然的阶段性愈合、组织的准备工作以恢复功能，以及使用适当的技术来最大限度地重新调节。设置活动度、力量和活动需求的具体目标时必须循序渐进，为从治疗的一个阶段发展到下一个阶段。愈合的 3 个阶段分为炎症、增殖或修复，以及重塑。下面将描述这些阶段，详细描述每一阶段的相应运动策略，并详细描述受伤患者的部分运动处方。由于缺乏对肌腱变性的治疗过程或治疗方法的了解，相关的探讨仅限于治疗炎症（图 10.8）。

表10.3　**炎症损伤的愈合阶段**

阶段	特点	持续时间
炎症	局部红肿，肿胀（水肿），体温升高（发热），疼痛，正常功能丧失	5 天
增殖或修复	瘢痕组织因水肿而变红且大于正常；胶原纤维产生增加	3~21 天
重塑	红肿减轻，瘢痕的含水量减少，瘢痕组织密度增加；组织力量增强	7天~1年以上

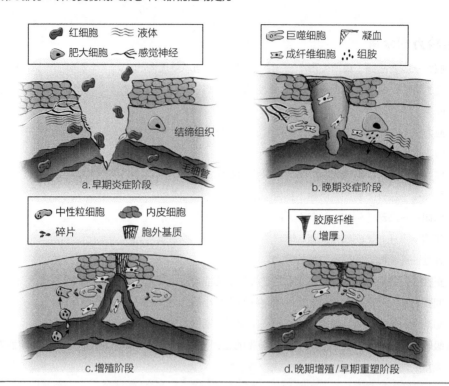

图10.8 治疗阶段: a.早期炎症阶段; b.晚期炎症阶段; c.增殖阶段; d.晚期增殖/早期重塑阶段

阶段1: 炎症

在炎症通常只持续几天的情况下, 伤口已经稳定并可控, 碎片得以清除。这一阶段从出血开始, 并将血小板等血液成分释放到受伤区域。血管扩张和毛细血管通透性的增加都是由受损细胞释放的组胺引起的 (Germann & Stanfield, 2002)。这些血管变化会导致红肿、发热、肿胀和疼痛。血小板有助于刺激凝血机制, 形成纤维蛋白和胶原蛋白 (Bahr & Maehlum, 2004)。中性粒细胞通过毛细血管壁移动到受伤处, 在那里, 它们释放能溶解被破坏的胞外基质的酶。随后, 巨噬细胞清除了细胞壁破裂引起的碎片和多余的液体。受损的淋巴管无法排出多余的液体 (水肿), 直到该区域变得稳定, 血管得到修复 (Houglum, 2001)。由于血液流动和氧气流失到其他健康细胞, 该区域可能会经历缺氧、细胞损伤和进一步水肿。炎症物质和水肿可能引起功能抑制疼痛。第1阶段的炎症需要发生, 但应通过使用冰、加压、抬高和休息来缓解。有时炎症不会进行修复和重建, 而身体仍处于慢性炎症状态。慢性炎症可能是由机械应力持续刺激、细菌污染、抗原抗体反应, 或微生物入侵引起的。慢性炎症会导致慢性疼痛 (Denegar et al., 2010)。当炎症持续时间较长时, 患者应该向他们的医生咨询。

阶段2: 增殖或修复

一旦巨噬细胞清除了该区域的大部分碎片, 下一步就是新血管和其他组织的生长。生长因子进入该区域, 并负责成纤维细胞和内皮细胞的局部迁移和增殖。纤维母细胞对新毛细血管和胞外基质 (Houglum, 2001)

的发展很重要，它既有纤维成分（胶原蛋白和弹性蛋白），也有胶状基质。被施加压力时，细胞间质填充纤维素之间的空隙，减少摩擦。与此同时，胞外基质和细胞碎片被持续分解和清除（Bahr & Maehlum, 2004）。此外，新基质将水引入该区域，增加水肿。当受伤的组织修复时，它的抗拉强度会增加。

阶段3：重塑

随着一些相重叠的阶段出现，一些成纤维细胞变成了肌成纤维细胞来收缩伤口（Houglum, 2001），这时，重建的过程就开始了。瘢痕组织收缩和粘连的形成会导致关节的运动丧失。巨噬细胞的数量减少，成熟的血液供应是通过选择性地清除低血流量的毛细血管而建立的。随着胞外基质物质的消失，肿胀和伤口的敏感度也降低了。瘢痕组织的重建涉及在组织张力方向上形成较厚的胶原纤维。当液体在这个区域减少时，胶原纤维可以产生更多的交叉连接。当纤维以平行方式排列时，胶原蛋白可以形成最大数量的交叉连接以增加抗拉强度，并且瘢痕组织的形成和功能明显取决于组织在重塑过程中通过拉伸和收缩运动所承载的强度。本体感受器，如肌梭和腱梭，可以监测肌肉的长度、张力和变化速度，可能会受到损伤，并开始在这个阶段进行修复。

过度使用性损伤

如果你的客户想要保持长期的健康，你必须能够认识到过度使用的迹象和症状；考虑到他们的恢复阶段，为受伤的客户开出适当的处方；控制进一步受伤的风险。你需要了解损伤的机制、不同类型的伤害，以及生理愈合过程。除此之外，你还必须建立一个卫生保健从业者的沟通网络来促进转诊和对话。

在疼痛变得严重之前，有些客户不会认真对待它，并且会将其掩盖。请询问客户关于疼痛的问题，并在运动时注意疼痛的迹象。表单10.2可用于运动处方的评估或监测阶段。敦促客户在第一次经历疼痛时寻求帮助。在运动过程中，你的客户可能会表现出感觉到疼痛或发热的迹象，你也可能会注意到肿胀或捻发音。捻发音是一种爆裂音，类似于手指在耳旁滚动时听到的声音。为了确保早期干预，使问题不会变得严重，请仔细观察这些过度使用的症状。

导致过度使用性损伤的一系列事件是可以预见的（O' Connor et al., 1992）。当一个动作被重复执行，组织变得疼痛和发炎时，就会产生过度性损伤。虽然组织损伤引起的炎症是正常愈合所必需的，但过度或长期的炎症反应可能会导致自我破坏。为了防止组织退化并促进适当的愈合，你必须中断先前讨论过的过度使用性损伤循环（图10.5）。以下情况经常导致组织损伤。

- 执行更改（例如，关节排列）。
- 客户与设备连接方面的改变（例如，设置或启动位置、换鞋）。
- 负载或强度的增加。
- 不进行热身或放松。
- 在一段时间的不活动之后恢复训练。
- 从原来的处方中添加或删除运动。
- 改变运动的地点（例如，地面）或环境（例如，温度）。
- 增加补充活动，例如一项运动。

注意客户的评论或行为，因为他们可能会暴露出过度使用性损伤。

过度使用性损伤疼痛量表

第1阶段：运动后的僵硬或轻微的酸痛。疼痛通常在24小时内消失。

第2阶段：在热身之前的活动中，僵硬或轻微的酸痛。在活动期间没有出现症状，但随后会出现症状，持续48小时。

第3阶段：活动前的僵硬或轻微疼痛。热身部分减轻了疼痛。疼痛在活动期间最低限度地呈现，但不会改变活动。

第4阶段：疼痛比第3阶段更剧烈。活动的表现改变。日常活动中注意到轻微的疼痛。

第5阶段：显著（中度或更大）的疼痛，在活动前、期间和之后，导致活动的改变。日常活动痛苦，但没有重大变化。

第6阶段：即使完全休息，疼痛也会持续。疼痛扰乱简单的日常活动，使人不能够做家务。

第7阶段：第6阶段的疼痛也会持续影响睡眠。疼痛在活动时变得更加严重。

- 他改变了他的步态还是跑步模式？
- 他经常在运动前服用止痛药吗？
- 在做了一个很好的热身之后，他的疼痛也会增加吗？
- 在强度降低之后，他的疼痛也会持续吗？

尼尔施尔（Nirschl, 1988）为过度使用性损伤提供了一个疼痛阶段量表。这个量表对初始评估很有用，可以用来监测项目进展的速度（见"过度使用性损伤疼痛量表"）。

受伤客户的运动处方

你必须认识到愈合的各个阶段，并了解每个阶段的特征。只有这样，你才能为关节活动度、力量和活动需求设定合适的目标，以便从一个治疗阶段进入下一个阶段。

组织损伤可能来自一个大的创伤或突然发作（急性损伤），或来自微创伤或重复的异常应激（过度使用性损伤）。在大多数情况下，很容易将受伤归类为急性或过度使用。然而，一些受伤会突然出现症状，但可能在较早的时候开始的，当时训练很重，恢复得很少。这些应该被视为过度使用性损伤。

治疗过度使用性损伤的一个重要方法在于防止肌肉骨骼系统因缺乏运动而萎缩。肌腱、筋膜、软骨和韧带像肌肉一样受不活动的影响。已经有相关研究证明，在8周的不活动之后，肌腱的40%的力量和30%的硬度都丧失了（Bahrand & Maehlum, 2004）。

过度使用性损伤会让客户非常沮丧。复发性损伤通常是由不完全康复引起的。为了使客户快速（并永久地）重新执行他们的计划，请鼓励以下3个阶段的进展：(1) 急性反应；(2) 恢复；(3) 功能进展（图10.9）。

第1阶段：急性反应

这个阶段的目标在于控制炎症和疼痛。这些指导方针也为治疗期间新组织的形成提供了准备，从而避免了伤口的恶化。为了达到这些目标，休息、抗感染治疗，以及包括冰敷、加压和抬高在内的被动疗法被视为主要的治疗选择。

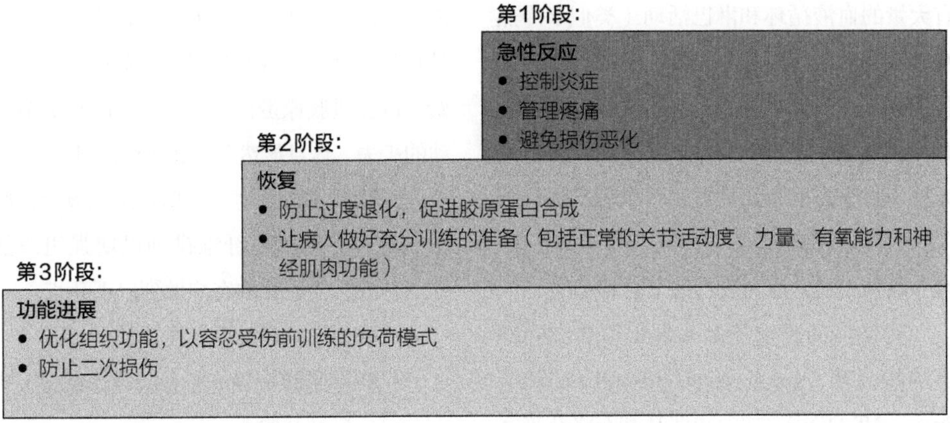

第1阶段：

急性反应
- 控制炎症
- 管理疼痛
- 避免损伤恶化

第2阶段：

恢复
- 防止过度退化，促进胶原蛋白合成
- 让病人做好充分训练的准备（包括正常的关节活动度、力量、有氧能力和神经肌肉功能）

第3阶段：

功能进展
- 优化组织功能，以容忍受伤前训练的负荷模式
- 防止二次损伤

图10.9　完成康复的3个阶段

在许多过度使用性损伤的情况下，炎症会阻碍修复。必须将减轻和消除炎症设定为运动处方的优先事项。为了减少出血、减轻疼痛、减轻肿胀，以及改善愈合，请让患者尽快开始有效的PRICE（预防、休息、冰敷、加压、抬高）治疗。在急性软组织损伤后，出血和血浆渗出会持续48小时，因此要达到效果，PRICE治疗必须持续2至3天。

- **预防和休息。** 对于过度使用性损伤，受影响的肌肉必须得到休息的机会，有时需要几个星期，这取决于疼痛的情况。安德里什和沃克（Andrish & Work, 1990）建议，在疼痛消退之前，不要停止休息，这段时间通常为1~2周。纠正任何可能引起炎症的生物力学异常或练习错误。

- **冰敷。** 冰敷（冷冻疗法）的使用不仅应在受伤或突然发作后立即生效，只要炎症还在继续，就应该继续使用冰敷。冰敷会引起局部血管收缩，减缓新陈代谢活动；它能缓解疼痛和肌肉痉挛。当你的患者关节疼痛时，应让他立即停止所有引起疼痛的活动，并给予相应的关节冰敷治疗。考尔和赫林（Kaul & Herring, 1994）报告说，塑料袋中的冰块是最有效的局部冰敷工具，其次是冷冻胶袋和吸热化学反应包。冰冻胶袋既方便又可重复使用，但需要用薄的绝缘毛巾覆盖，以避免神经损伤和冻伤。用泡沫杯里冷冻的水来进行冰按摩可以产生镇痛效果。应该避免过度的压力，疗程应短（5~10分钟）。对于急性肌腱炎，每次活动结束时都应使用冰敷。

- **加压。** 用弹性绷带加压将会限制血肿的发展。绷带加压可以显著减少血流量，当绷带绑得更紧时，血流量会减少得更多。加压绷带下的冰袋会增加受伤部位的局部压力。

- **抬高。** 无论客户是躺着还是坐着，损伤刚开始的前2天都推荐抬高患肢。直到受伤的部位高于心脏12英寸以上，血流量才会减少（Bahr & maeh, 2004）。因此，受伤的肢体应该有足够的支撑，特别是在晚上睡觉的时候。冰敷应与加压和抬高患肢结合使用，以获得最大的效益。

一个有争议的观点认为，冰敷通过减少血液循环来降低代谢率，这将减缓自然炎症的过程。然而，如果冰敷的时间较短暂（如5~7分钟），那么当冰被移除时，该区域会有大量的血液循环和淋巴活动（类似于冷热交替浴处理），这可以减轻肿胀和增加疏散。我对许多过度使用性损伤患者的建议是：短时间内重复使用冰块或冰冻的聚苯乙烯泡沫杯，将受伤的组织放置在一个较高的位置（重力可以帮助疏散），并伴随着周围肌肉的等长收缩（通常避免受伤关节的移动）。

对炎症的药物控制通常采用非类固醇类的抗炎药（nonsteroidal anti-inflammatory drugs，NSAIDs），如阿司匹林和布洛芬来完成。非类固醇类抗炎药可通过降低细胞膜的通透性来防止血浆蛋白（如前列腺素）的作用。然而，前列腺素具有保护胃的效果，而使用非类固醇类抗炎药可能会使患者面临胃肠道出血的风险（Gillespie, 2011）。它们还可以缓解疼痛和痉挛等症状。布洛芬被证明可以减轻离心运动后引起的肌肉酸痛（Tokmakidis et al., 2003）。不要使用NSAIDs来减轻疼痛，以便进行更剧烈的运动。掩盖疼痛，想要熬到损伤自愈，可能会增加损伤恶化的风险，而这种伤害通常会受到疼痛感的限制。请确保你的客户没有任何医疗禁忌。如果炎症持续或恶化，你的客户应该去看医生。请正确认识非类固醇类抗炎药的作用，特别是考虑到它们有带来副作用的风险以及它们可能会阻碍正常的愈合过程的潜力（Stovitz & Johnson, 2003）。

第2阶段：恢复

这个阶段的目标是防止过度的退化，促进胶原合成（修复），并让患者做好充分的练习准备，其中包括正常的关节活动度、力量、有氧能力和神经肌肉功能的练习。

疼痛和肿胀是在指定处方时的主要考虑因素。冰敷疗法可能会继续发挥作用，尤其是在运动之后。客户将以低负荷应力作为开始，以促进胶原蛋白的合成，并防止关节运动的丧失。休息显然会起到保护作用。

受伤后不久，运动会增强组织氧合，减少萎缩，并使胶原纤维排列以增强组织强度。首先，要让你的客户做到以下几点。

- 限制受损组织的过度拉伸。
- 在不同的关节角度上做等长收缩（从亚极量开始）。
- 从中速等张训练（每日）开始，在2~3组内完成大约30次的重复（可能从没有重量开始）。

设计你的客户可以做的活动来促进愈合和保持健康。例如，如果你的客户因为跑步而受伤，则用漂浮带在水中练习跑步。在此阶段，你的客户应该将活动度限制在无疼痛的范围内。疼痛可以激活体内抑制力量、柔韧性和功能的神经机制（Ralston, 2003）。

当你的客户痊愈之后，让他们获得如下进展。

- 将全部精力集中在等长收缩上。
- 进行全活动度的等张训练——逐渐增加10%~20%的重量并开始减少重复，然后逐渐增加重量。
- 每周最少进行3次运动。

伸展运动可以每天做2~3次；增加的关节活动度可保留4~6小时（Frontera, 2003）。随着康复的进展，请进行涵盖近端和远端肌肉群的力量练习。请使用弹力带（如果你认为合适的话）。通过结合活动度练习和适度的静态拉伸来恢复肌肉的平衡，同时需要治疗因代偿而收紧的肌肉。选择一些不会损害受伤组织的轻度心血管运动（如水中健身）。

此时，你的客户的运动强度可能会逐渐恢复到以前的一半，并在3~6周内逐渐增加训练。恢复太快是损伤复发最常见的原因。确保热身和放松活动涵盖了对受影响区域的完全拉伸。

第3阶段：功能进展

这个阶段的目标在于优化组织功能，以允许忍受受伤前训练的负重模式。这些指导方针也旨在防止再次受伤。

功能进展是一个有计划的、困难程度逐渐增加的阶段，以使个人适应训练、竞争的需求或健身的需求（Ralston, 2003）。因此，你必须能够评估相关练习并对其难度和应用程序进行适当的分类。

随着负重的增加，新形成的胶原纤维开始了变肥大的过程，并沿着应力线排列（Earle & Baechle, 2004）。选择功能活动时，使用闭链、动态、多关节联合练习，并努力模仿伤前的要求与运动。

一般的指导方针

一般的指导方针包括心血管、力量和耐力、肌肉平衡和柔韧性，可以提高任何损伤的复原能力，并减少复发的机会。然而，针对损伤引入特定的练习，可以提供神经生理刺激，从而帮助恢复本体感受能力。

在第3阶段，遵循以下任何一个适合你的客户的指导方针。

- 包括全活动度的力量训练，在每一组结束时达到暂时的力竭。
- 坚持每周最少运动2次或3次。

- 选择其他的抗阻设备（例如，等速、液压、可变阻力）。
- 用更厚的弹力带来隔离运动与肌肉。
- 包含伙伴抗阻运动和本体感受神经肌肉促进练习，以及针对客户的静态拉伸。
- 在客户的运动或常规训练活动中增加特定的活动（例如，间歇训练，隔离肌肉，敏捷性、速度和技能的训练）。
- 如果客户参与了一项以力量为导向的离心活动（如离心跟腱练习、快速伸缩复合训练），那么他就会逐步建立起相关肌肉群的离心力量和爆发力。

关注神经肌肉

客户将继续通过更高级的、特定于活动的练习来提高功能。此外，客户必须恢复正常的神经肌肉功能。如果没有，受伤的关节周围肌肉的募集模式的改变可能会改变技术和产生不利的负荷。为了避免新的损伤，一旦客户恢复到他原来的力量的85%，训练必须包括本体感觉的挑战、协调、平衡和敏捷性的练习（Bahr & Maehlum, 2004）。神经肌肉训练有助于身体保持姿势稳定。侯格拉姆（Houglum, 2001）确定了如下用于重建神经肌肉控制的4个步骤。

1. 本体感觉和动觉意识（关节位置感觉）。
2. 动态关节稳定性（平衡、敏捷）。
3. 反应性神经肌肉控制（快速伸缩复合训练）。
4. 功能性运动模式（具体的、复杂的、体育类的活动）。

以下是下肢神经肌肉进展练习的例子。

1. 踮脚尖单足站立。
2. 在平衡板单腿平衡。
3. 快速伸缩跳跃——双腿交替。
4. 交替单腿横向跃过线（滑雪者）。

延迟性肌肉酸痛

除了肌肉疼痛或结缔组织损伤之外，剧烈运动可能产生延迟性肌肉酸痛（delayed-onset muscle soreness, DOMS）。在进行某些运动后，延迟发作的肌肉酸痛会在8~12小时后出现，通常在活动后的头两天内出现最严重的疼痛，并在接下来的几天内消退。

延迟性肌肉酸痛被认为是肌肉纤维微撕裂的结果（Ross, 1999）。另一些人（Szymanski, 2001）认为，延迟性肌肉酸痛的症状与肌肉周围结缔组织的损伤、钙的积累、细胞内蛋白的释放和炎症有关。除了显微镜下的撕裂外，肿胀还可能发生在肌肉和组织周围。这种肿胀增加了神经和其他结构的压力，

从而导致疼痛和僵硬。损伤的程度取决于强度、持续时间和运动类型。如前所述，肌肉在伸展时用力收缩的活动往往会导致最大的疼痛。这些离心收缩发生在涉及"刹车"动作的活动中，比如下坡跑步、降低重心、下楼梯和做快速伸缩复合练习。

延迟性肌肉酸痛并不像之前讨论的那样严重，但更为常见。尽管指导管理实践的研究证据有限（Snyder et al., 2011），但为了减轻疼痛和加速恢复，鼓励使用冰敷、轻柔的伸展和按摩。压套的使用可以减轻疼痛与肿胀，并促进力量的恢复（Kraemer et al., 2001）。最初，让客户避免任何剧烈的活动。然而，身体未受影响的部位可以正常活动。如果客户进行低强度的有氧运动，如骑自行车或步行，受影响肌肉的血流量会增加，这可能会减轻疼痛。此外，阿司匹林或布洛芬等非类固醇类抗炎药治疗可能会提供暂时性的帮助，尽管它们不会加速恢复。在所有的治疗中，热

防止二次损伤：风险控制

重新检查你的客户的历史评估情况，以发现他独特的内在和外在的（二次）损伤风险因素。控制这些因素既是第3阶段的目标，也是一种持续的预防策略。你务必了解客户的局限，以及他的练习的内在要求，同时要时刻牢记外在和内在的风险。

- 将外在风险最小化。避免练习错误是最有效的降低外部风险的方法。在一个典型的运动处方中，客户遵循的形式可能从热身开始，以引起心血管活动（通过一些肌肉训练来平衡），结束的时候放松。
- 将内在风险最小化。正如前面所讨论的，你的工作是评估每位客户最初的运动处方所带来的生物力学或结构性风险。要正确地纠正错误，例如肌肉不平衡、关节不稳定、肌肉紧张或虚弱。一个处方必须评估初始和发展的内在风险，以真正具备以客户为中心的特点。除了这一章，回顾第4章和第8章，以确保你对这项任务做了充分的准备。仔细的监督和适当的干预或转诊可以最大限度地减少客户所受内在风险因素的影响。

身似乎是最有效的方法。提升肌肉温度可以减少肌肉和结缔组织的黏度，增加肌肉弹性，增加组织对撕裂的抵抗力（Szymanski，2001）。

通过旨在提高肌肉温度的普通的热身（如慢跑、骑自行车或有氧运动5~10分钟）来慢慢"启动"客户。进行特定的热身活动，包括与活动相关的多关节运动和技能应用活动（如交叉步、弓步等）。在进行低强度有氧运动之后，对所运用到的肌肉进行静态拉伸会带来很好的效果。鼓励你的客户在活动后彻底放松。有了像快速伸缩复合训练这样的活动，从低运动量的训练开始。提高运动强度（例如，在至少两周内逐渐增加强度和持续时间，并加入一些离心的多关节练习）。

在一项比较冷、热疗法预防和早期治疗下背部延迟性肌肉酸痛的对照试验中，在运动后24小时，热疗法的疼痛减轻了138%（Mayer et al., 2006）。冷和热都能减轻疼痛，而训练者可以很容易地针对下背部的肌肉酸痛进行个性化的止痛治疗。

案例研究

本案例研究探讨了常见下肢损伤的内在和外在因素，以及如何应用指导方针来避免过度使用性损伤。即使在最初的恢复之后，寻找其他可能触发二次损伤的可能（内在）因素也是很重要的。

案例研究：太疼以至于不能慢跑

一个35岁的女人来咨询你，说她最近在她的跟腱和髌骨下面感觉到一些疼痛。在过去的5周里，她每次慢跑20~25分钟，每周慢跑2~3天，并且没有任何症状。5天前，她在一次常规慢跑后参加了2小时的排球赛。在接下来的3天里，疼痛逐渐加重，以至于难以慢跑。

排球运动中反复的离心运动，足够刺激跟腱和髌骨的肌腱单元。发生了正常的初始炎症过程；在症状消失之前，我们建议使用冰敷和休息。在此期间，一个水上运动项目、上半身的抗阻练习和一些弹力带练习，还有一些下肢的治疗性练习将会集中在一些新的和平行的目标上，直到她能恢复慢跑。一些关于过度使用性损伤的咨询可能是必要的。

这种方法解决了损伤的外在原因，可能使病人在合理的时间内恢复慢跑。然而，你还没有解决由结构性（内在的）弱点导致的二次损伤的可能性。一旦不适感消退，检查你的病人的肌肉平衡和排列（第4和第8章），找出薄弱环节，并为治疗性运动处方提供基础。

你可以结合这些活动建议来纠正内在需求，并从外在的损伤原因中提出建议，为你的客户设计核心处方。从这一点开始，与你的客户在过度使用性损伤干预的3个阶段中取得进展。

总　结

韧带、肌腱、软骨和肌肉的损伤称为软组织损伤。私人教练务必对软组织损伤的原因保持警惕，了解软组织的特点、损伤愈合的阶段、如何适当地为每个治疗阶段指定适当的运动，以及如何降低受伤或二次损伤的风险。确定各卫生保健专业人员的职责，并认识到什么时候转诊，这对团队处理损伤的方法至关重要。

软组织损伤的生物力学原因可能是内在原因（如肌肉不平衡或关节不稳定），也可能是外在原因（如活动量或离心负荷）。每种类型的组织都有不同的生物属性，它们会影响其损伤机制以及对练习的适应。最常见的运动损伤是由重复的微创伤引起的。软组织会发炎或退化，且所引起的损伤具备累积的特征，从而导致韧带拉伤、关节滑膜炎、肌炎，或肌腱炎。所有发炎的组织都遵循相同的基本模式，包括炎症、增殖或修复和重塑。你可以通过为活动度和力量设置特定的目标来指导你的客户恢复。

剧烈运动，通常指的是在自然的离心运动中，会产生延迟性肌肉酸痛。延迟性肌肉酸痛被认为是肌肉纤维微撕裂的结果，或者与肌肉周围的结缔组织损伤有关。

请观察过度使用性损伤的症状，并在必要的情况下预测和干预，因为这通常会导致组织损伤。请了解你的专业领域并确定谁有资格满足客户的需求。建立一个可靠的运动和医疗卫生专业人员的网络来作为参考。

表单10.1 **动量测试**

动量的积累在健身活动中较为常见。很多这种高动量的运动由于离心的超负荷或缺乏控制而被禁止。要测试你识别动量和它可能带来的风险的能力，试试下面的测试。

对于下面的每一个练习，请确定：

1. 动量是如何产生的（质量 × 速度）。
2. 可能的副作用。

例如

全颈环绕

1. 头很重；如果环绕的速度快，动量就会影响颈部。
2. 在过度伸展阶段，颈椎的小关节会被卡住；可能影响颈部动脉。

测试

1. 直腿快速仰卧起坐

2. 快速上下高的台阶（凳子）

3. 杠铃下蹲

4. 单手投掷球

5. 壁球游戏中快速变向

6. 双手壶铃摆动

7. 前跨步深弓箭步

From J. C. Griffin, 2015, *Client-centered exercise prescription*, 3rd ed. (Champaign, IL: Human Kinetics).

表单10.2　**疼痛问卷**

1. 你最近有任何疼痛吗？ _____

2. 症状是什么？ _____

3. 这个症状出现有多长时间了？ _____

4. 过去有没有相关的疾病？接受了什么样的治疗？ _____

5. 你感觉哪个关节或是区域疼痛？ _____

6. 什么样的体位会使你感到疼痛？ _____

7. 在进行什么活动期间，你会感觉到疼痛？ _____

8. 在运动之前，你是否感到或多或少的疼痛？ _____

9. 运动后，你是否或多或少感到疼痛？ _____

10. 疼痛会持续多久？ _____

11. 你比以前更容易感到（肌肉性）疲劳吗？ _____

12. 你的体重有没有下降？ _____

13. 你是否在运动中进行了代偿，以避免疼痛或失去力量？ _____

14. 你是否感觉一些部位存在紧张？ _____

15. 你有没有改变自己的处方？ _____

16. 你最近是否增加了运动量或强度？ _____

17. 你是否改变了你的运动地点、设备类型或其他条件？ _____

18. 你最近换了鞋，还是你的鞋磨损了？ _____

19. 受伤或疼痛变得更严重了吗？ _____

20. 你认为这个问题的原因是什么？ _____

21. 怎样才能减轻呢？ _____

From J. C. Griffin, 2015, *Client-centered exercise prescription*, 3rd ed. (Champaign, IL: Human Kinetics).

表单10.3 损伤风险控制清单

热身

❏ 使用流畅、动态的活动度动作热身，达到肌肉舒适的程度。

❏ 避免用力、长时间或快速的背部运动。

❏ 避免颈部的过度伸展，或将头部低于心脏。

❏ 避免手臂高于肩膀的重复动作过多；控制手臂的速度。

❏ 用低冲击性的动作热身，以提高体温和心率。

❏ 在一些热身活动后，静态拉伸在后面要用到的肌肉群。

❏ 如果肌肉紧绷或疼痛，或者预期强度比平时更高，可以补充伸展运动。

❏ 如果运动是高度离心的，就慢慢地增加离心运动的负荷。

心血管

如果你的客户是没有受过训练的，并刚结束养伤阶段，或者刚进展到下一个级别，那么这个清单就特别重要。

❏ 避免过度的应力，特别是对下半身。

❏ 帮助客户找到"停止点"，出现停止点时烧灼的感觉代替了短暂的疲劳（特别是在离心运动中）。

❏ 检查是否有过度的外翻、前脚掌负重和脚踩地旋转的情况。

❏ 确保鞋子和地板表面是合适的，从而减少冲击。

❏ 监测强度和持续时间，这是与过度使用性损伤密切相关的训练错误。寻找过度训练的迹象（例如，运动表现下降、无精打采、早期疲劳、心率加快）。

❏ 为循环训练提供几分钟的心血管放松时间，并使患者保持30秒的静态拉伸。

肌肉训练

❏ 在设计一个方案时，考虑先前对提供关节稳定性的结构的损伤（例如，避免或康复）。

❏ 与动量和重力做斗争。

❏ 避免膝关节超伸或背部过度弯曲。

❏ 记住，进展开始时可能会很快，然后就会趋于平稳。

❏ 当技术或条件出现问题时，通过帮助或替代练习进行干预。

❏ 建议从一组轻微的量开始，然后对要使用到的肌肉进行静态拉伸（特别是当肌肉的运动模式是离心的）。

❏ 想想肌肉平衡——记住，心血管活动已经运动了特定的肌肉。

放松

❏ 缓解由于离心工作（股四头肌、小腿和竖脊肌）而导致的肌肉紧张。

❏ 拉伸紧绷的体位肌肉——例如，前胸、臀屈肌、腘绳肌。

❏ 确保客户在恢复日常工作之前是放松且冷静的。

From J. C. Griffin, 2015, *Client-centered exercise prescription*, 3rd ed. (Champaign, IL: Human Kinetics).

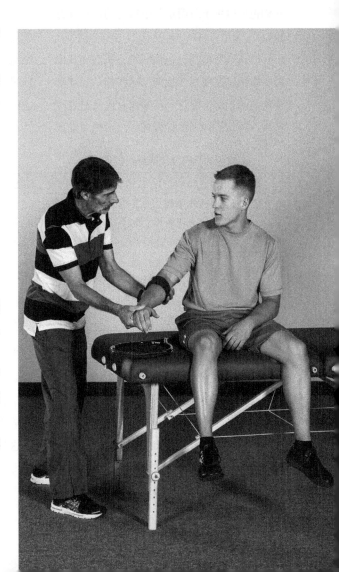

第11章

特定损伤的运动处方

本章要点

完成本章后，你将能够展示以下能力。

1. 描述下列情况的功能解剖学和可能的原因。
   - 足底筋膜炎。
   - 跟腱炎和跟腱变性。
   - 外胫夹。
   - 髌股关节综合征。
   - 腘绳肌拉伤。
   - 下背部疼痛。
   - 肩袖肌腱炎（撞击综合征）。
   - 肱骨外上髁炎（网球肘）。
2. 描述预防性的运动策略，包括预防措施、有益的活动指导，以及运动禁忌。
3. 为客户提供针对性的康复治疗计划，通过设计特殊的运动和活动来拉伸和加强受伤的组织，将二次损伤的风险降到最低，或加快康复速度。

这一章应该有助于那些与客户一起运动的人，或有骨科损伤史的人。它为足底筋膜炎、跟腱炎和跟腱变性、外胫夹、髌股综合征、腘绳肌拉伤、下背部痛和肩袖肌腱炎（撞击综合征）等提供了一个简短的描述和功能解剖学背景。我们还考虑了可能的原因和预防策略。在每次损伤的讨论结束时，对拉伸和加强受伤组织的具体运动设计进行分组。这种方便的格式将允许那些希望为其客户提供视觉帮助的从业者轻松地进行复制。尽管这些练习是为特定的损伤而设计的，但它们也可以用于前面章节中概述的任何处方模型。

讨论的具体情况包括肌腱、肌肉和其他结缔组织过度使用性损伤。这些都是在健身中常见的损伤，但这一章并没有提供对过度使用性损伤的详细治疗方案。读者将会发现更多关于运动损伤和治疗运动的书籍，包括侯格拉姆（Houglum, 2010）的著作《肌肉骨骼损伤的治疗性运动（第3版）》；怀廷和泽尼克（Whiting & Zernik, 2008）的《肌肉骨骼损伤的生物力学（第2版）》；提杜斯（Tiidus, 2008）的《骨骼肌的损伤和修复》。

这一章强调了反复的异常应力造成的过度使用性损伤。正如我们在第10章看到的，这种微创伤可能是由一些外在因素造成的，例如器材的缺陷（如磨损的鞋子）或训练错误（如恢复得太少），或者是一些内在因素，如不协调或肌肉不平衡。下面将探讨预防过度使用性肌腱损伤（如跟腱炎）、肌肉（如腘绳肌）拉伤和其他结缔组织炎症（如足底筋膜炎）的可能原因和策略。表11.1定义了肌肉和结缔组织的常见损伤。

表11.1　常见的肌肉及结缔组织损伤

损伤	描述和定义
韧带扭伤	韧带损伤（通常是急性的）损害关节的稳定性。受伤的范围从一开始的扭伤（包括部分撕裂和轻微的关节不稳定）到三度的扭伤，包括完全撕裂和完全的关节不稳
肌腱炎	肌腱过度使用引起炎症的疼痛状态（Cook et al., 2000）
肌腱变性	肌腱胶原变性而不是发炎（Hanson, 2009）。这种肌腱病变通常是由缺乏对肌腱炎的充分修复而导致的
肌肉拉伤	肌肉纤维撕裂损伤肌肉。损伤可以是一度的拉伤，包括部分撕裂，肌肉活动时疼痛，但力量几乎没有损失。二度的拉伤会导致力量的丧失。三度的拉伤是完全的撕裂

足底筋膜炎

足底筋膜炎是一种沿着足底、连接脚后跟和脚趾底部的强大组织的炎症。足底筋膜这个结缔组织与肌肉和骨骼一起形成足弓（图11.1）。足底腱膜是多层纤维结缔组织。它起于跟骨，形成了5个在跖球上插入的分支。足底筋膜在足部的距骨上像弓弦一样绷紧，帮助支撑足弓。

客户脚后跟的轻微疼痛可能会逐渐加重。通常情况下，早晨的第一个步伐情况会更糟。当这个区域承受着步行或跑步的重量时，会变得很紧张。患者可能会在脚外侧跛行或负重，以减轻疼痛。

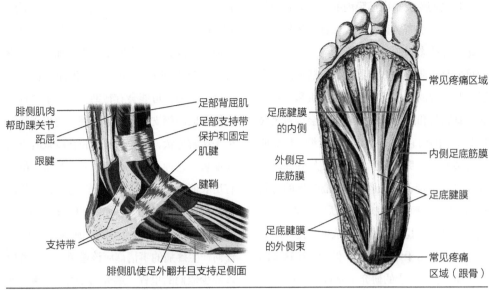

腓侧肌肉
帮助踝关节
跖屈

跟腱

支持带

足部背屈肌

足部支持带
保护和固定
肌腱

腱鞘

腓侧肌使足外翻并且支持足侧面

常见疼痛区域

足底腱膜
的内侧

外侧足
底筋膜

内侧足底筋膜

足底腱膜

足底腱膜
的外侧束

常见疼痛
区域（跟骨）

图11.1 足底筋膜和跟腱的解剖结构

认证的私人教练及界定的范围

　　康复和再训练是一个团队导向的过程，要求运动医学团队的所有成员共同努力。你必须认识到不同的卫生保健从业者在治疗和加强阶段可能需要的责任。尽管你需要了解损伤的机制、不同类型的损伤，以及生理的治疗过程，你也必须建立一个卫生保健从业者的交流网络来促进转诊和交流。界定这些范围有助于确定私人教练的专业领域，并确保避免这些领域的过度介入。此外，美国运动医学会、美国体能协会和加拿大运动生理学协会等个人训练机构的大多数认证项目，已经划定了在损伤预防和治疗领域的能力和实践范围。

　　在最初的咨询过程中，你应该确定客户以往的损伤、当前的疼痛，以及潜在的损伤原因。在很多情况下，你的客户会在开始他们的项目并经历了一些不舒服后来找你。在这个阶段，有效的询问和探究对于确定客户的需求是至关重要的。由于你对运动设计、修改、示范、监测和健康促进有独特见解和洞察力，你可以在高级康复和再训练计划的最后阶段中扮演重要角色（Earle & Baechle，2004）。

　　理解损伤及其潜在的原因可能是阻止它的第一步。恢复的关键是在早期阶段通过仔细观察症状来认识到问题及其原因。当你问的时候，花点时间倾听你的客户，并询问他当天的感受。你必须了解预防的策略，包括预防措施、有益的活动指导，以及运动禁忌。然而，当你需要建议你的客户寻求医疗帮助时，你也有责任意识到这一点。

　　如果你的客户的疼痛很严重的话，你应该建议他们去咨询他们的医生。如果出现伴有明显的发热和发炎的区域，或者与损伤有关的状况，请不要停止休息。只有合格的医疗专业人员才能确定你的客户疼痛的确切原因，并安排适当的治疗。

足底筋膜炎是由筋膜内的过度紧张引起而产生的微小撕裂和炎症。如过度足外翻或低足弓等体态问题可能会有影响。筋膜的压力可能是由肌肉薄弱引起的，包括足部的小肌肉和小腿的其他肌肉，如趾屈肌和胫骨后肌。腓肠肌和比目鱼肌的紧张也会导致足底筋膜炎，因为它们使跟腱保持紧绷，从而使踝关节变得不那么灵活，并迫使足底筋膜承受更多的重量。任何运动，如高强度的有氧运动、篮球、短跑、网球或跳跃等，都会对筋膜产生过度的拉力。有证据表明，慢性足底痛可能不是由于组织发炎；然而，在这个问题上还需要进一步的研究（Sanders, 2007）。

每天用冰按摩5~7分钟很有效。冷敷20分钟（Rizzo, 1991）。一个好的技巧就是将脚底踩在冰冻的水瓶上前后滚动，在这一个动作中进行拉伸、冰敷和按摩。在为客户提供合适的矫正器之前，帮助他们寻找具有明显足弓支撑功能、结实的鞋跟杯（heel cup）

和充分缓冲的鞋子，也可能需要一个鞋跟垫。有些顾客可能会用鞋跟杯来帮助他们，这样会使更多的脂肪留在脚跟以下。如果有跟骨骨刺（跟骨刺），一个有孔的泡沫或毡垫可以释放压力，可能会有帮助。即使系紧鞋带也能帮助内侧支撑和减少外翻。使用夜间夹板来缓解症状，防止足底筋膜在睡眠时收缩和缩短，这种方法已在各地流行起来。虽然有足底筋膜炎的人应该避免一些高创伤的活动，但是其他的活动，如骑自行车、游泳、划船机练习或循环重量训练不应该引起不适。任何产生疼痛的事情都应该避免。步行者应该减少他们的里程，避开山丘去寻找更柔软的地面。

薄弱的足部肌肉无力支撑足部的动态结构。强健的肌肉有助于保持一个良好的足弓，并能承受在足底筋膜上增加的3~5倍的负荷。一旦脚部疼痛消失，柔韧性恢复，你的客户就应该开始加强运动了。

足底筋膜炎

拉伸指南和处方

柔和、持久的拉伸应该是无痛的。拉伸运动应该集中在跟腱、比目鱼肌和腓肠肌上。图11.2显示了如何拉伸跟腱，后膝关节弯曲，进一步延长跟腱的长度。让客户保持脚跟在地板上，然后稍微弯曲膝关节。

一个简单的楔形盒（图11.3）可以促进拉伸。你的客户可以通过使用诸如直膝、脚趾向内或向外的变化来实现更完整的肌肉拉伸。桑德斯（Sanders, 2007）报告称，患者在早晨进行足底筋膜的拉伸练习，在疼痛、活动限制和患者满意度方面都有显著的改善。让你的客户盘腿坐着，把脚趾向后拉向胫骨，直到足弓有拉伸感（图11.4）。让受伤的客户每天至少拉伸两次。

足底按摩可以帮助你放松紧绷的、僵硬的脚部肌肉组织

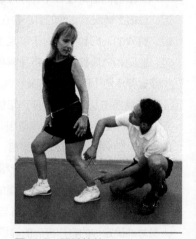

图11.2　跟腱拉伸

和深层肌肉。使用足部按摩棒或网球时，客户应该施加压力，光脚慢慢地将棒或球在地上滚动，感受脚后跟到脚掌的压力。

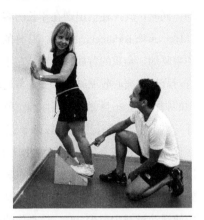

图11.3 利用楔形盒的直膝腓肠肌拉伸

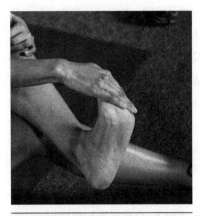

图11.4 足底筋膜拉伸

足底筋膜炎
强化指南和处方

通过用脚趾拉一条毛巾（图11.5），你的客户可以调节足部的肌肉和支撑足弓的趾屈肌。每天做这种练习，可能需要6周的时间来改善足的形态。

单足平衡将有助于加强和重新熟悉小腿肌肉，并使其与适当的支持保持一致（图11.6）。直接让客户感受到脚和小腿的肌肉在工作，然后在闭着眼睛的时候保持平衡。许多平衡活动将会训练可能已经损坏的本体感受通路（Hanney, 2000）。这种单足小蹦床抛球（图11.7）可以通过更困难的接球来进行。当客户在小蹦床上用一只腿保持平衡时，将一个重量适当的球掷向客户。在你允许恢复全强度活动之前，先使用包括脚踝、膝盖和臀部在内的闭合运动链（负重）练习来设计一个循序渐进的过程（第7章）。

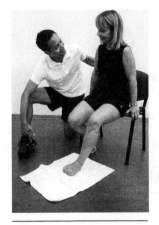

图11.5 脚趾抓毛巾

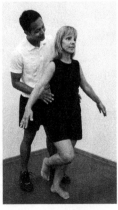

图11.6 单足平衡

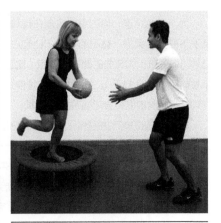

图11.7 单足小蹦床抛球

跟腱炎和跟腱变性

跟腱炎是肌腱、腱鞘或滑囊的炎症。你的客户可能会描述位于跟骨上方0.78~2英寸的疼痛（Prentice, 1994）。在轻度跟腱炎期间，在活动开始时脚会放松，但疼痛会逐渐增加。如果治疗不当，则可能导致肌腱和鞘之间或肌腱内的瘢痕组织之间的粘连（或两者皆有），从而进一步降低弹性。更严重的是，慢性的跟腱病变涉及退行性的改变，通常是由未矫正的过度足外翻引起的（Bahr & Maehlum, 2004）。当你的客户爬楼梯或正常走路时，这种情况会引起疼痛，疼痛会随着活动的增加而加剧，随着休息而减弱，并且在跖屈的时候会伴有虚弱感。晨僵、柔韧性差、小腿肌肉肿胀或紧绷是常见的症状。

球拍类运动员和长跑运动员特别容易受到跟腱炎的影响。这些活动的重复的小创伤和过度的足外翻是特别危险的。拉伸不足或过度拉伸会导致损伤。非弹性的地板不吸收冲击力，不平坦的地面也可能造成伤害。由于跟腱下部供血不佳，这种损伤通常是缓慢的，同时，其往往会出现在年长的客户身上（Myerson & Biddinger, 1995）。让你的客户避免重复的、负重的背屈，特别是在小腿肌肉进行高冲击离心收缩时，比如许多运动所要做的脚蹬地。一旦你确定了原因，就给客户开一些具体的治疗方案，以防止进一步的恶化。在受伤或复发后立即使用冰敷疗法，以便重新调理和管理（抗炎药对肌腱变性无效）。轻度到中度的跟腱炎的初始保守治疗应使活动量减少至少50%。检查你的客户的跑步鞋是否合适。如果存在其他生物力学问题（第4章和第10章），可以考虑增加1/4~1/2英寸的后跟高度，或参考你的客户的矫正器。低冲击的运动，如骑自行车、划船、游泳、低强度有氧舞蹈，或大多数重量训练，只要不产生疼痛，就可以帮助你的客户保持有氧条件。限制任何脚趾蹬地运动。

跟腱炎和跟腱变性
拉伸指南和处方

为了避免粘连，你的患者应该在疼痛允许的情况下开始轻柔的、被动的拉伸。让客户用静态直膝（腓肠肌）和弯曲的踝关节背屈（比目鱼肌）来拉伸跟腱（图11.2）。在图11.2的拉伸过程中，将脚趾稍微向内旋转会增强跟腱的拉伸。

如果这些拉伸产生疼痛，让你的客户使用部分或非负重的踝关节背屈。图11.8显示了一个坐着的踝关节背屈，使用的是弹力带。用弹力带安全地缠绕在足部的跖球上，让客户跖屈，然后慢慢地恢复。这种拉伸也可以在膝关节弯曲时来完成。

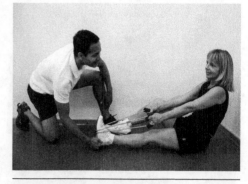

图11.8 坐位弹力带背屈

跟腱炎和跟腱变性
强化指南和处方

开始时请对小腿肌肉进行轻度的渐进式对抗练习。一种简单的方法是通过将脚放在环中并下压（从图11.8所示的起始位置）来对抗弹力带。有重量或器械的动态跖屈可以从坐位开始（图11.9）。在大腿重量的阻力下，顾客会下压脚趾，然后慢慢地将足跟放回地面。请注意单足平衡（图11.6）和站立的提踵是完全负重的，并且采用的是闭合的运动链。

在恢复活动前的最后阶段应包括渐进的离心强化。这可以从站位提踵（图11.10）开始。当客户站着的时候（如果有需要的话，给予一些支持），让客户踮起脚尖，慢慢地放下。在缓慢的下降过程中，客户应该迅速地进入跖屈的状态。这个练习应在楼梯的边缘进行，让脚后跟降低。

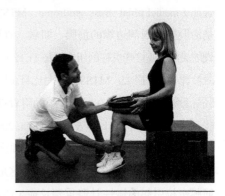

图11.9 坐位抬高脚跟

托尔（Toor, 2004）报告称，在跟腱炎康复的最后阶段，患者对常规的渐进离心练习，如四角增强式训练（图11.11）做出了良好的反应。在一个3米的正方形中设置4个标记。从正方形的中心开始，客户触摸各种不同的标记组合，结合向前、向后和横向的运动。

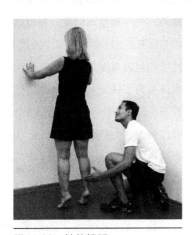

图11.10 站位提踵

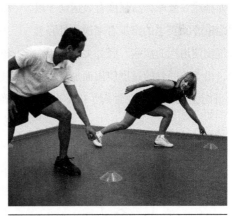

图11.11 四角增强式训练

外胫夹

外胫夹，更确切地说是胫骨内侧应力综合征（medial tibial stress syndrome，MTSS），是沿胫骨后内侧边缘的筋膜、肌腱、骨膜、骨的炎症，或这些炎症的组合（图11.12）。有时被称为后外胫夹。MTSS可能与比目鱼肌或胫骨后肌纤维的筋膜在胫骨骨膜的附着点的疲劳撕裂有关（Korkola & Amendola, 2001；Craig, 2008）。最近的证据表明，这种疼痛可能是由胫骨内侧的微损折引起的，这是由筋膜牵拉引起的慢性骨骼重塑反应（Craig, 2008）。疼痛的范围从轻微的钝痛到难以承受负重的程度。在跑步者的所有损伤中，胫骨受伤的比例约为10%~20%，而腿部的过度使用性损伤高达60%（Couture & Karlson, 2002）。对于那些开始负重训练计划的人、跳跃者（如排球、篮球、高强度有氧运动）以及每周跑超过30英里的跑步者来说，外胫夹是一种过度使用性的疾病。胫骨夹板发生在前胫骨，由于前胫骨的过度使用而加重，一些患者可能会出现应力性骨折（Fick et al., 1992）。

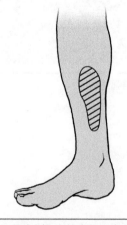

图11.12　胫骨内侧应力综合征疼痛定位

胫骨内侧应力综合征的疼痛发生在站立阶段前80%时间段内活跃的肌肉中，如胫骨后肌和趾屈肌（Prentice, 1994）。距下关节通常从脚跟着地时的内翻位置到支撑中期的外翻位置，然后在蹬地时返回到内翻位置。在支撑中期的过度外翻使这些肌肉处于显著的压力之下，它们会离心地收缩（延长）以试图稳定，但最终附着点（起始点）会发炎。外翻的最大速度可能是最重要的因素（Craig, 2008）。

与MTSS有关的其他因素包括跟腱紧绷，在坚硬的地面上跑步，在训练中进展过快，训练时间超长，小腿前侧肌肉虚弱与强壮的小腿后侧肌肉之间不平衡，以及穿不合适的鞋子。运动量或强度每周不应增加超过10%。如果生物力学异常或训练错误是原因，必须先纠正。允许受影响的肌肉休息，有时持续几周，视疼痛情况而定。利用这段时间来冰敷（每天8~10分钟，每天2~3次），并用松紧适度的包裹来施加轻微的压力和抬高患肢。也许是为了研究对矫正器的需要，或者确保鞋子在鞋跟和鞋垫上有很好的缓冲作用，安德里什和沃克（Andrish & Work, 1990）建议停止这种有害的活动，直到疼痛消退（通常是1~2周），恢复到以前强度的一半，并且在3~6周的时间内逐渐恢复到以前的水平。过快恢复是外胫夹复发的最常见原因。确保你的客户密切关注热身和放松，确保小腿完全伸展。请考虑进行交叉训练，特别是不负重运动，如游泳、爬楼梯、骑自行车、划船或低强度有氧运动。在整个恢复过程中，如果你的客户是一个倔强的慢跑者，将他引导到草地或平坦的草坪覆盖的路上，在增加强度之前请先增加距离。

外胫夹
拉伸指南和处方

胫骨后肌和趾屈肌的炎症会引起肌紧张和柔韧性的降低。在休息和抗感染治疗后，应该进行针对这些肌肉以及腓肠肌、比目鱼肌、胫骨前肌和腓骨肌的拉伸运动。在做一些有氧运动来使肌肉热起来之后，你的患者应该做几次静态拉伸，保持所有的拉伸至少30秒，并保持跟腱拉伸到60秒为止。图11.3所示的楔形盒非常有效。弯曲的膝盖有助于拉伸胫骨后肌和比目鱼肌。

图11.8使用弹力带来拉伸腓肠肌。小腿外侧的腓骨肌是踝关节的外翻肌，可以通过缠绕在脚掌外侧的弹力带扭转踝关节来拉伸腓骨肌（图11.13）。当客户坐着的时候，让客户把脚倒转过来，用弹力带在脚上绕一圈，在弹力带上施加张力。客户慢慢地用脚抵抗这种拉力。你的客户应该在运动范围的末端放松，以感受拉伸。使用弹力带或手（图11.14），让客户把脚拉到后面，把脚跟拉到臀部。这样就把拉伸转移到胫骨的前部，到达胫骨前肌。虽然这可以拉伸股四头肌，但抓住脚背（而不是脚踝）并向上拉脚，使胫骨肌群得到了有效的拉伸。

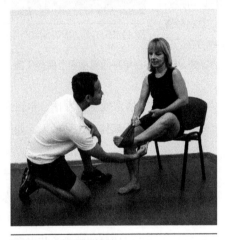

图11.13　腓骨肌拉伸

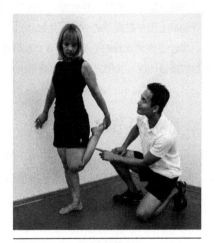

图11.14　足跟碰臀部拉伸

外胫夹
强化指南和处方

当疼痛的感觉处于最轻微的程度时，请开始一个强化计划。胫骨受影响的肌肉通常表现出虚弱和早期疲劳的迹象。用毛巾使脚趾弯曲（图11.5）可以加强趾屈肌和胫骨后肌，并加强足弓，以减少过度外翻。

简单的动作，如坐着或站着时将脚趾抬起或用脚画字母表，通常会在早期的训练阶段就已经产生了足够的负荷。对相反的脚，由搭档提供阻力，或者用弹力带，也可以用来对这个背屈动作附加阻力。

患有MTSS的客户也应该加强他们的踝关节外翻肌和内翻肌。一个单平面的摆动板，其结构简单（图11.15），让脚与板下的半圆柱不稳定体对齐。在光脚的情况下，客户以可控的方式在摆动板上用左右摇摆的方式，先触碰右边缘，然后触碰左边缘。尽管在恢复训练时必须穿一双有良好缓冲性的鞋子，但大多数的康复训练，如果光脚进行，会带来更大的好处。让客户在单平面摇摆板上保持平衡。

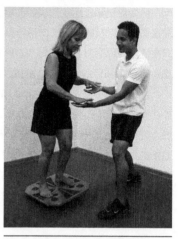

图11.15　摆动板内翻和外翻

髌股关节综合征

髌骨在股骨前部的凹槽内上下移动（图11.16a和c）。偏离这个排列的轨迹会产生髌股关节疼痛，这是由髌骨后面的刺激和关节软骨的磨损所造成的。有时这种情况被称为跑步膝，不同于跳高者的膝盖，跳高者的膝盖是一种髌腱肌腱炎，疼痛较轻，靠近胫骨粗隆的肌腱附着点（图11.16b）。

当客户坐在车里、坐着看电影、跪着或蹲着、从椅子上站起来开始走路，或者上下楼梯的时候，他们可能会抱怨膝关节前部疼痛。疼痛可能出现在运动的开始或结束时，可能导致膝盖肿胀。其他症状可能包括腿软和爆音（Doucette & Goble, 1992）。髌股关节综合征是最常见的膝关节疼痛之一，在一组跑步者的膝关节损伤中占57.5%（Taunton et

al., 1987）。它通常发生在女性、年轻人和那些积极参与跑步或体育运动的人，如篮球和网球运动员身上。

髌骨不正确的排列和运动轨迹是导致髌股关节疼痛的主要原因（图11.16c）。你的客户可能在他们跑上山或者在负重状态下伸直他们的膝关节时感受到髌股关节疼痛。运动轨迹不良的原因包括以下几点。

• **缺乏支撑性及稳定的肌肉。** 髌骨的运动是由股四头肌引导的，特别是股内侧肌。与股外侧肌相比，股内侧肌对疲劳的抵抗力较弱，在髌骨上造成不均匀的拉力（Earle & Baechle, 2004）。

• **支持结构的紧张。** 如果股外侧肌或外侧支持带（图11.16a）是紧张的，则可能发生髌骨侧倾或移位。由于髂胫束与外侧支持带相连，它的紧张可能影响在膝关节屈曲

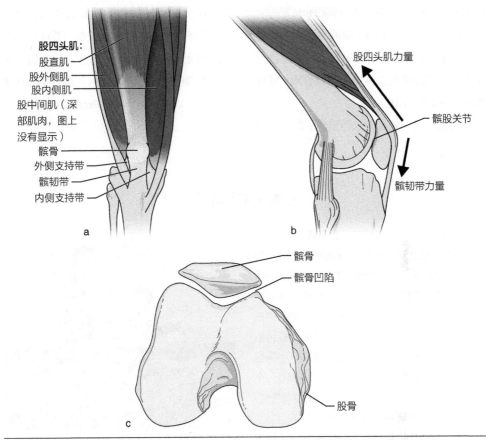

股四头肌：
股直肌
股外侧肌
股内侧肌
股中间肌（深部肌肉，图上没有显示）
髌骨
外侧支持带
髌韧带
内侧支持带

a

股四头肌力量
髌股关节
髌韧带力量

b

髌骨
髌骨凹陷
股骨

c

图11.16 髌股关节的解剖结构与a.前膝关节；b.髌股关节上的力，以及c.髌股关节轨迹

时髌骨的运动轨迹。腘绳肌和腓肠肌都穿过膝关节，而它们的紧张度可以增加对髌骨的压力。紧绷的腘绳肌增加了膝盖的弯曲，并且可以改变下肢的力学。紧绷的腓肠肌可以限制踝关节背屈，并产生过度的距下运动（Galea & Albers, 1994）。

• 结构排列。内扣的双膝可能会导致髌骨在运动过程中向外侧移动（Bahr & Maehlum, 2004）。对这种体态问题的认识可以帮助你引导客户去做其他的活动或者减少处方负荷。足部的过度外翻通常会引起胫骨的旋转，这可能导致髌骨的横向拉力增加。矫正器可能会起到改善的作用。

除了不良的移位之外，髌股关节综合征可能是由急性创伤、慢性重复应力引起的，如跑步、运动负荷或距离的突然增加。此外，深蹲和其他需要膝关节屈曲大于90度的封闭的运动链练习会增加髌骨和股骨之间的压力和组织应力。

为了避免这种综合征，请让你的客户更换使用了一年以上的跑步鞋，或走过500多英里、鞋底看起来已经磨损了，鞋帮也很破旧的鞋。询问有风险的客户是否已经改变了他们的运动强度、距离或地形。让他们远离山丘，转向低强度的有氧运动，或者减少跑步的距离。德帕尔马和帕金斯（DePalma &

Perkins, 2004）报告称，通过脚踝和足部的吸收，着陆过程中产生的大量的力在向上传递的过程中可以减少60%。当膝部和髋部进行更大范围的屈曲时，再加上前脚着地，可以减少另外25%的力。

　　然而，当一位客户已经出现了膝盖疼痛时，在至少2~4周的时间内请停止所有会出现痛苦的活动。阿司匹林或布洛芬可能有助于缓解症状，冰敷也可以。患者应在服用非类固醇类抗炎药（NSAIDs）超过3周时保持谨慎，以避免副作用（Faltus, 2009）。

髌股关节综合征
拉伸指南和处方

　　许多肌肉的紧绷都可能导致髌股关节疼痛：股外侧肌、髂胫束、髌韧带和腓肠肌。拉伸股四头肌（包括股外侧肌）可在动态活动中减少髌股关节的压力。然而，如果膝盖弯曲超过70度后仍有疼痛，则应禁止拉伸这块肌肉。让你的客户右腿在前，站在楼梯或椅子上，左腿在后，保持躯干直立，背部平直。从这个弓步的位置，引导他向下、向前倾，直到他感觉到左大腿前部有一个适度的拉伸感。应允许他的右膝弯曲并旋转骨盆，以增加拉伸，然后保持（图11.17）。

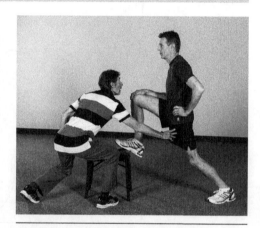

图11.17　股外侧肌拉伸

　　为了拉伸髂胫束，请让患者双腿交叉（如果需要的话可以提供支撑），将受影响的那条腿放在另一条腿后面，把客户的臀部推到相反的方向（图11.18）。

　　为了拉伸腘绳肌，你的客户把一条腿放在一个凳子或桌子上，膝关节伸直。保持背部挺直，从髋部折叠上身，将上身向前倾，直到肌肉紧张的程度。把骨盆和躯干作为一个整体移动，慢慢地把客户的腹部向大腿靠近。大约20秒以后，客户稍微降低一点，骨盆向前倾，再保持10~15秒（图11.19）。腓肠肌可以通过图11.3和图11.8所示的练习来得到有效拉伸。

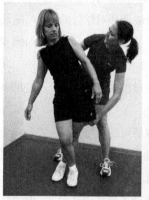

图11.18　髂胫束拉伸

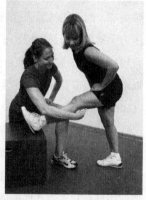

图11.19　腘绳肌拉伸

髌股关节综合征
强化指南和处方

　　为了保证安全地恢复到正常的活动，你的客户必须完全恢复受伤腿的力量。让他每隔一天做以下练习，如果有任何疼痛，或者他不能正确地做运动，就停止。重复5~15次，然后再加上第2组（10~15次）。这样的渐进程度，大多数人的表现都很好。客户应该在两组之间留出1~2分钟的休息时间，最终增加到4~5组，这取决于他的恢复情况。加强股内侧肌的练习将促进肌肉平衡地恢复，并增加髌骨的内侧稳定性。

　　从活动范围的伸展末端开始，你的客户在膝盖下面用一个枕头或毛巾卷来产生大约30度的弯曲。客户的髋部稍微旋转一下，而另一个膝盖弯曲，然后伸直膝盖，保持10秒。在脚踝上加一些小的负重可以增加阻力。

　　将脚固定在地面上的练习（闭合的运动链练习）特别有用，因为它们使用共同的运动模式，控制身体的动量（离心收缩），以及锻炼运动意识。在治疗性运动处方中，特别是对膝关节来说，封闭的运动链练习是很受欢迎的（Post, 1998）。闭合的运动链练习闭链练习包括腿部按压、部分深蹲、踏步、骑固定单车和快速伸缩性复合训练。进行任何闭合的运动链练习，都应确保膝盖的内侧与足部的内侧是一致的，并且膝盖不会超过脚尖。观察你的客户的姿势是非常重要的，因为如果生物力学是错误的，那么这些练习会带来严重的后果。前弓步（图11.20）和下台阶（图11.21）是闭链练习的两个具体例子。

　　在向前的弓步中，你的客户从站立的位置向前走2~3英尺，保持膝盖在脚上方，不允许前膝关节弯曲超过90度。与此同时，客户将后膝降低到离地面4~6英寸。确保膝盖不会超过前脚脚尖。客户恢复到直立的姿势，并交替双腿。随着力量的增加，客户可以在手中握一些小的重物。

　　在下台阶过程中，客户侧着身子站在底部的台阶上或有氧台阶箱上，受伤的腿离楼梯最近。客户在膝盖弯曲的时候支撑着重量，慢慢地弯曲受伤的膝盖，直到另一只脚轻轻地触到地面，然后慢慢地把它伸直。随着客户的进步，可以增加手的负重或者使用更高的台阶。

　　使用摆动板（图11.15）可以加强小腿的支撑肌。例如，由等速膝关节伸展设备提供的开链练习（脚是自由的），可以通过在最后30度的伸展中使用活动度（ROM）停止来隔离像股内侧肌这样的肌肉。这些练习也可以在稳定的条件下引入高速收缩，但这可能更适合运动员。

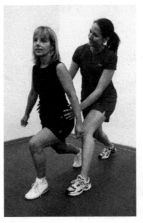
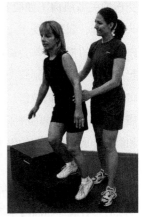

图11.20　前弓步　　　图11.21　下台阶

　　也可以使用弹力带，特别是当膝关节的运动仍然带来疼痛的时候。从仰卧位开始，在两条腿的膝盖以上一点的位置绕上弹力带，你的客户进行直腿抬高来加强髋屈肌（图11.22）。由于大部分的股内侧肌起源于大收肌肌腱（Doucette & Goble, 1992），加强大腿内侧的肌肉有助于把髌骨拉到一起。也可以用大腿内侧枕挤压法（图11.23）：身体倾斜，膝盖弯曲，枕头在膝盖之间，让你的客户静态或动态挤压15~20秒，重复3~5次。最后，计划的进展可能涉及增加离心阻力的多方向运动模式。

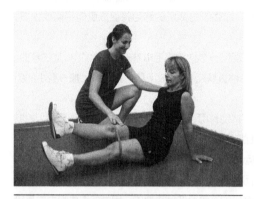

图11.22　利用弹力带的直腿抬高

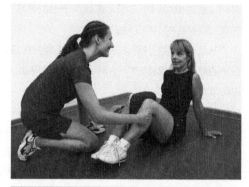

图11.23　大腿内侧枕挤压法

腘绳肌拉伤

　　位于大腿后侧的是腘绳肌，包括半膜肌、半腱肌和股二头肌（图11.24）。腘绳肌是双关节（跨过两个关节）的肌肉，可以带动髋部伸展以及膝关节弯曲。与其他经常受伤的关节肌肉（如股直肌或肱二头肌长头）一样，腘绳肌受不止一个点的拉伸。肌肉复合体的损伤通常会影响坐骨粗隆的共同起点，并可能影响到膝关节后方的止点或肌腹。和大多数肌肉拉伤一样，其症状包括压痛，通常是大面积的肿胀。当对膝关节屈曲和髋部伸展施加温和的阻力时，受伤的人会感到不适。

　　腘绳肌拉伤分为3个等级。拉伤等级为Ⅰ级的患者髋部屈曲时末端紧绷，并有一些疼痛。拉伤等级为Ⅱ级的人通常会调整他们的步态，也许是在有限的摆动中用扁平的足

行走。膝关节屈曲和髋部伸展可能导致中度至重度疼痛，并感到明显的虚弱。恢复需要1~3周。Ⅲ级腘绳肌拉伤通常需要使用拐杖，需要3~12周的康复期（De Palma, 1994）。

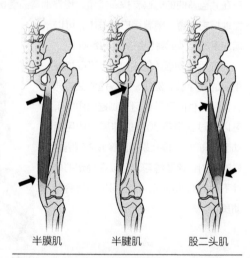

半膜肌　　　半腱肌　　　股二头肌

图11.24　腘绳肌解剖结构，箭头表示常见的受伤部位

腘绳肌拉伤在橄榄球、足球、曲棍球和篮球运动员以及短跑、体操运动员中都很常见。这些拉伤可能是由于髋部屈曲和膝关节伸展时快速、爆发性的收缩造成的。对于那些参与跑步活动的客户来说，腘绳肌可以同时在髋部向心收缩以及在膝关节处进行离心收缩（如在足部落地之前的跨步）。腘绳肌减慢了胫骨的向前摆动，从而阻碍了股四头肌的活动。过度强壮的股四头肌的不平衡可能会导致损伤。其他原因可能是腘绳肌疲劳或虚弱、腘绳肌紧张、内侧和外侧的腘绳肌不平衡，或不适当的跑步方式。

腘绳肌损伤复发的强烈趋势为补充运动处方（包括伸展、加强和心血管维护）提供了充分的理由。贝斯特和加勒特（Best & Garrett, 1996）报告称，在腘绳肌受伤后，柔韧性和较低的离心强度会降低。一些作者认为，由肌肉不平衡导致的腘绳肌损伤可以通过离心训练计划来减轻（Page et al., 2010）。最初的治疗通常包括休息、冰敷、加压、抬高和缓解疼痛（例如，服用对乙酰氨基酚7~10天）。在急性期过后，可以在拉伸运动前使用热疗法（热敷、漩涡或加热垫）（DeLisa, 1998）。所有的活动后都应该通过冰敷来减轻炎症和不适。虽然拉伤等级为 I 级的人可能会继续活动，但是额外的拉伸和加强的补充处方应该立即开始，以避免进一步的损伤。

腘绳肌拉伤
拉伸指南和处方

紧绷的腘绳肌还可能会导致腰痛。由于腘绳肌附着在骨盆的后部（图11.24），紧绷的腘绳肌可以防止骨盆在脊柱弯曲时向前倾斜，迫使所有的动作都来自于背部。避免像站立或坐着摸脚趾这样的动作。

门口腘绳肌拉伸（图11.25）促进了下半身髋部屈曲和上半身静止的状态。客户躺在门口处的地上，臀部靠近墙。一条腿伸过门，另一条腿靠在墙上。客户慢慢地把臀部靠近墙壁，以增加拉伸感。逐渐拉直腿，在客户感到舒适、愉快的拉伸之后，保持这个姿势30~60秒。

进行跨步腘绳肌拉伸（图11.26）时使用一张桌子或椅子作为支撑物。双脚指向前方，一只脚在另一只脚前大约3英尺时，在髋部（而不是腰部）折叠，前倾上半身，感觉前腿腘绳肌的拉伸。当前腿伸展时，客户必须避免过度伸展膝关节。坚持30秒，稍微降低一点，再坚持15~30秒。在下背部保持腰椎曲线，隔离了腘绳肌，保护背部。

对于II级腘绳肌拉伤的患者，可能需要推迟这些拉伸运动，直到第2周再进行。在俯卧或坐位的状态下，主动的活动度运动可以早点开始，或者在没有疼痛的情况下开始（De Palma, 1994）。III级的腘绳肌拉伤患者拉伸时，请与医生或理疗师合作。

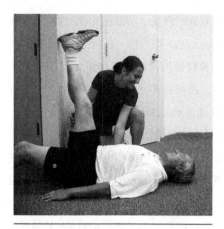

图11.25 门口腘绳肌拉伸

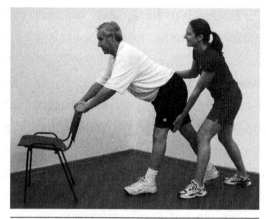

图11.26 跨步腘绳肌拉伸

腘绳肌拉伤
强化指南和处方

你可以立即开始为I级拉伤的客户安排抗阻力量训练，II级拉伤的客户可以在3~6天之后开始，III级拉伤的客户可以在10~14天后开始（De Palma, 1994）。

避免进行使用器械的抗阻训练（如俯卧姿势的膝关节屈曲），因为腘绳肌在缩短的情况下效率较低。然而，坐姿膝盖弯曲允许腘绳肌从髋部开始伸展，通过一个完整的活动度提高练习效率。一些机械的另一个优点在于能够通过调整小腿垫的位置来改变杠杆臂和扭矩。直腿的髋关节伸展器也可以用来加强腘绳肌。如果这样的器械不可用，则用弹力带（图11.27）代替。在两个脚踝处都绑一条弹力带，客户向后伸直一条腿。

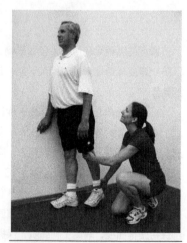

图11.27 利用弹力带阻力的直腿后伸

像健身球卷曲这样的离心运动（图11.28）应该用作预防计划的一部分。仰卧位，双脚在健身球上，客户抬起臀部，直到膝、髋部和肩部处于一条直线上。用手臂在地板上保持平衡，把球向前、向后推。

为了模拟在跑步过程中腘绳肌的功能，桑塔纳（Santana, 2000）提出了一种具有挑战性的健身球运动，它结合了臀桥、腿部弯曲和一些交替的腿部动作（图11.29）。客户从臀桥开始，一侧脚跟在球上，另一侧腿在地面上弯曲，将脚后跟顶着球向下推，把臀部和躯干抬高。然后，客户用另一条腿重复。他不断地举起和放下膝盖，随着恢复加快速度。

等速练习是有效的等张和等长练习的结合。对运动员来说，进展至更快的速度可能更符合他们的运动特点。

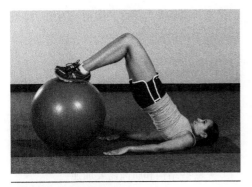

图11.28　健身球卷曲

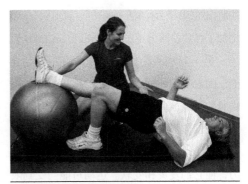

图11.29　健身球模拟跑步

　　在所有3个等级的腘绳肌拉伤的后期阶段，让你的客户进行轻量的深蹲。客户应该做深蹲，而不是卷腿，因为在深蹲的时候，脚是固定在地面上的，而下半身的关节则形成一个封闭的运动链。

　　如果你的患者没有疼痛，让他游泳或骑自行车来维持心血管状态。如果合适的话，几天后再添加慢跑的项目。为运动员们模拟专项运动，逐步引入那些涉及腘绳肌收缩的技能。研究表明，一项包含躯干稳定练习的渐进式敏捷训练计划比单独的腘绳肌拉伸和加强康复计划更有效（Sherry & Best, 2004）。

下背部（腰部）疼痛

　　活跃客户的下背部疼痛很常见，而且经常复发。据估计，一生中患病率从60%至90%不等，年发病率为5%（Drezner & Herring, 2001）。下背部疼痛通常出现在软组织中，如韧带、筋膜和肌肉，大多数客户疼痛的时间不超过3周。90%的背痛患者应该在6周内症状就会消失（Waddell, 1987）。在那些疼痛持续超过6周的人，或者那些之前受伤加重了的人当中，造成最初损伤的应力通常没有被消除。

　　下背部疼痛通常归因于腰肌劳损、关节突关节炎症和椎间盘退变。大多数下背部受伤都是由运动引起的微创伤。这种运动可能会持续数周或数月，直到它导致组织衰竭，造成巨大的创伤。可以引起微创伤的常见运动包括重复的不正确的举重、长时间的静态姿势（包括坐着和屈曲），以及脊柱或肌肉承受慢性生理压力。

　　了解个体运动或训练方案可以帮助我们了解损伤机制。在滑雪、投掷运动、举重和武术中，由于突然或反复的负荷，肌肉肌腱的附着点可能会发生炎症。在足球运动中，受伤的机制可能是突加负荷（投掷）、压迫（摔倒或对抗），或扭转（快速旋转）。舞蹈和体操涉及增加的腰部前凸和过度伸展，使这些运动员容易患小关节炎症。

　　紧张的髋屈肌会引发一种常见的肌肉不平衡模式，影响腰椎运动。其结果是过度的骨盆前倾和腰椎前凸。这些因素延长了髋部的伸肌（如股后肌群），使它们处于机械的不利地位，并导致了脊椎伸肌（如竖脊肌）的早期代偿。

　　深层的后侧肌（如多裂肌）与腹部肌肉（如腹横肌）、膈膜和盆底肌共同工作，成为一个功能稳定单位。但最近的研究表明，疼痛对肌肉活动有反射作用，它抑制了深层稳定的肌肉组织，同时激活了髂腰肌等肌肉，从而增加了骨盆前倾力（Bahr & Maehlum, 2004）。

另一个导致下背部问题的常见原因是衰老。随着年龄的增长，髓核的体积减小，而椎骨的末端彼此更靠近。纤维环变得更加松弛，在椎体周围增加的活动会导致骨赘。这些变化给滑膜小关节和韧带带来了更大的压力，使它们发炎和变软。运动可能会受到限制且引起排列变化（Liemohn, 2001）。

长期的管理包括恢复肌肉平衡和关节活动范围。躯干肌肉必须通过运动来加强。你还必须给每个客户提供关于适当的活动和背部护理、技术提升的建议。例如，沃特金斯（Watkins, 1999）表明，在蹲举而不是弯举的过程中，脊柱伸肌的张力降低了33%，核心稳定性降低了50%。

注意受伤的阶段。在急性治疗阶段（主要是物理治疗和疼痛缓解）后逐步引入适当的运动。请确保你的客户向他们的治疗师或医生寻求任何预防措施或建议，以帮助你设计一个安全有效的运动计划。

根据你的患者从他的医生或治疗师那里得到的具体诊断、病史和评估，以及你的运动处方目标来进行康复治疗。

- 哪些结构和肌肉需要伸展？
- 哪些结构和肌肉需要加强？
- 在姿势、排列和稳定性方面有哪些偏差需要注意（第8章）？
- 在日常生活、工作环境、体育或日常运动中，客户运动的生物力学有哪些缺陷（第5章和第10章）？
- 参见表11.2中的简要描述及其对练习的影响。记住，如果你的客户有任何类型的背部问题，他应该咨询医生、理疗师或脊椎按摩师。

表11.2　下背部状况及运动影响

状况	描述和原因	运动影响
肌肉劳损	客户报告说，在运动过程中，突然或长期的应力会引发肌肉区域的疼痛。疼痛是由肌肉收缩或拉伸引起的。如果是过度使用性损伤，纠正任何不适当的姿势或动作模式	进行轻微的收缩，然后是拉伸（图11.30~图11.32）。包括腹部强化（图11.38、图11.41、图11.42）和主动拉伸练习（图11.36、图11.40、图11.43）。在组织愈合的早期阶段，避免直接收缩肌肉（如过度拉伸）和被动的腰椎弯曲（如膝关节靠向胸部的拉伸）（厄尔和巴切勒，2004）
梨状肌或腰方肌筋膜疼痛或拉伤	梨状肌疼痛涉及后骶髂关节和臀部的疼痛。这是一种深部疼痛，在坐着的时候，髋部屈曲或内收，或者在负重的髋部旋转时，会变得更严重。腰方肌的疼痛是背部外侧和臀部上部的疼痛。从坐姿到站立、长时间站立，或在打喷嚏时，都会感到疼痛	拉伸是改变任何肌筋膜疼痛的主要方法。练习应该包括拉伸练习，如图11.31、图11.32和图11.35等内容。这些措施还应包括加强练习，诸如图11.37、图11.39、图11.42和图11.43等内容

续表

状况	描述和原因	运动影响
腰椎小关节扭伤	客户报告一个导致问题的具体事件或一系列不断加重疼痛的重复性应力。某些动作使疼痛加剧。疼痛感深，且局限于棘突附近	所有方向的拉伸应该在一个舒适的范围内（图11.30、图11.31、图11.33）。运动应该包括关节活动、躯干稳定和姿势控制。加强无疼痛的腹部和背部练习是很重要的（图11.36、图11.38、图11.40、图11.41）
腰椎间盘问题	疼痛通常是在中心，但会在一侧的背部扩散。在恢复活动期间，患者可能会突然或逐渐地开始疼痛。向前屈曲和坐姿增加疼痛，姿势分析可能会显示出髋部的移动和有轻微弯曲的姿势	除非与治疗师一起运动，否则只进行一些温和的热身和体位练习，直到患者没有疼痛为止（图11.30、图11.33、图11.34）。在这一点上，应该强调腹部和背部伸展肌的加强，以防止再次受伤（图11.36、图11.38、图11.39、图11.40）。避免剧烈的腰椎屈曲的练习，如划船、完全的仰卧起坐、硬拉、站姿手碰脚趾、脊柱扭转，以及有氧舞蹈的屈体运动
骶髂关节功能障碍	患者描述在骶髂关节附近有一种钝痛的背部疼痛。疼痛可能会扩散到臀部或大腿，特别是在髋部屈曲的时候，侧弯到疼痛的一侧，或者在走路的支撑阶段。在躯干旋转、单腿着地、踢腿和跳跃时也会感觉到疼痛	如果背部的一侧是紧绷的，拉伸是很重要的（图11.31、图11.32、图11.35）。帮助（重新）获得骨盆的正常位置和稳定性的练习是很重要的。适当的练习包括图11.37~图11.40中的练习

下背部痛
一般处方

缓解下背部痛的综合方法应该包括腰椎稳定性练习；改善肌肉柔韧性的练习；提高腰椎、腹部肌肉和运动链耐力的练习；有氧训练；修正错误的力学。脊椎部分的不稳定性和躯干肌肉的不稳定性对下背部疼痛有显著的影响（Schilling，2008）。运动应该用"中性"的脊柱（正常的腰椎曲率）来限制椎间盘的压迫负荷。下面的练习将增加背部的力量和柔韧性。

- **跪姿背伸展**。让客户低头并向前伸，将上背部拱起，并将胸部向地板方向靠近（图11.30）。
- **单膝贴胸**。客户仰卧，下背部紧贴地面。客户将一侧膝盖拉到胸前，使其腰部感到舒适的拉伸（图11.31）。
- **仰卧屈膝摇摆**。患者的膝盖弯曲90度。膝盖在一个没有疼痛的活动范围内慢慢地从一边摇到另一边。背部会微微旋转（图11.32）。
- **猫式伸展**。客户弓背的同时收下巴，收紧腹部（图11.33）。
- **俯卧撑起**。俯卧位，客户用手臂抬起上身。髋部停留在地板上，背部放松（图11.34）。
- **脊椎扭转**。客户笔直地坐着，左腿在右膝的外侧弯曲。右肘放在左大腿外侧。客户慢慢地把头转向右肩（图11.35）。

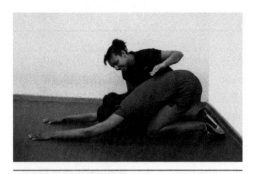

图11.30 跪姿背伸展

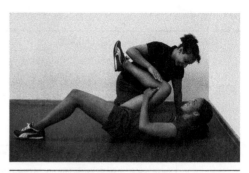

图11.31 单膝贴胸

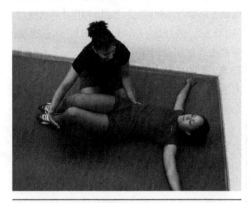

图11.32 仰卧屈膝摇摆

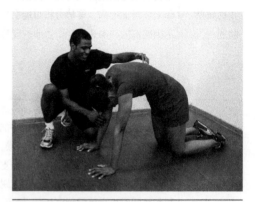

图11.33 猫式伸展

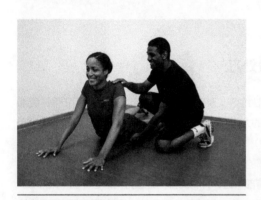

图11.34 俯卧撑起

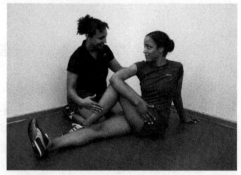

图11.35 脊椎扭转

- **压背**。仰卧，双膝弯曲，肘部紧贴地板，收紧腹部（图11.36）。
- **对侧卷腹**。仰卧，双膝弯曲呈90度，骨盆稳定，患者抬上半身，向另一侧旋转，双臂放在两侧（图11.37未显示出抬上半身并向一侧旋转的动作）。
- **臀桥**。仰卧，双膝弯曲呈90度，患者伸直一条腿后抬起臀部，保持腹部紧绷（图11.38）。
- **对侧手臂和腿抬起**。俯卧位，客户抬起对侧手臂和腿，离地板4~6英寸。枕头或毛巾卷可以垫在骨盆和前额下（图11.39）。

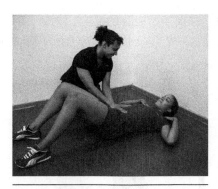

图11.36 压背

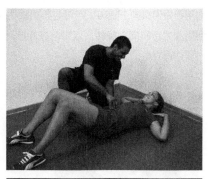

图11.37 对侧卷腹

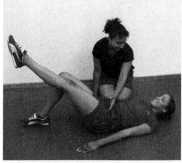

图11.38 臀桥

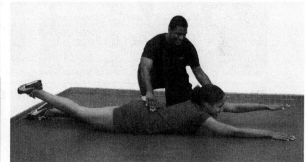

图11.39 对侧手臂和腿抬起

- **支撑髋部伸展**。躯干靠在桌子上，患者交替地从地板上抬起双腿（图11.40）。
- **坐位躯干旋转**。客户将弹力带紧紧地握在胸前（紧绷的），轻轻旋转，保持骨盆、膝关节固定和背部挺直，只在无疼痛的活动范围内运动（图11.41）。

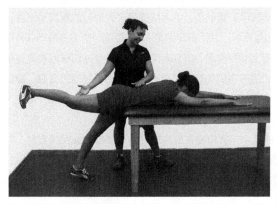

图11.40 支撑髋部伸展

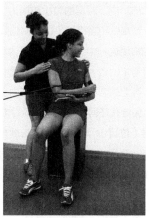

图11.41 坐位躯干旋转

- **利用弹力带斜向下旋转。**双脚与肩同宽站立，客户双手向下拉弹力带至身体对侧（图11.42）。
- **利用弹力带斜向上旋转。**双脚与肩同宽站立，客户双手向上拉弹力带至身体对侧，旋转时保持身体直立（图11.43）。

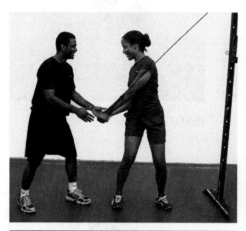

图11.42　利用弹力带斜向下旋转

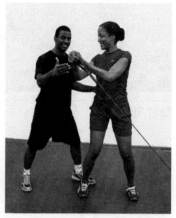

图11.43　利用弹力带斜向上旋转

下背部疼痛
脊柱稳定性处方

脊柱的稳定性是由被动的结缔组织约束、主动的肌肉收缩和神经控制机制提供的。脊柱的稳定系统在其生理极限内保持运动节段能力的下降，这可能导致结构变化、神经功能障碍和无法承受的疼痛（Schilling, 2008）。

在向客户介绍他们的背部如何运动时，我将这种结构描述为3层：深层、中间层、外层。每一层都有自己的功能。深层的微小肌肉为大脑提供位置信息。中间层提供了大部分的常规稳定性，包括腰方肌、骶棘肌和腹横肌（以及横膈膜和盆底肌，从而固定腰椎）。健身球的使用将增加保持稳定的需要，并将使这一中间层肌肉在更大程度上发挥作用。研究表明，通过健身球训练可提高脊柱稳定的积极趋势（Katt et al., 2006）。厚而长的外层肌肉提供了更有力的动力，包括竖脊肌、腹斜肌和腹直肌。可能来自胸腰椎筋膜的张力也是腰椎稳定的一个因素（Schilling, 2008）。每一层的1~2个练习应该包含在任何平衡的预防项目中，如下面的例子。

- **深层（位置）：**单脚触地坐在健身球上——客户坐在健身球高处，腰椎曲线保持自然，并增加手臂动作。客户坐在球的中央，髋部和膝关节屈曲呈90度，收紧核心。客户逐渐把一条腿拉直，留下另一条腿接触地面。一旦稳定下来，客户就可以混合不同的手臂动作（例如，侧向、向前和交替），甚至可以进展到闭上眼睛（图11.44）。
- **中间层（稳定）：**腹肌撕裂者——仰卧位，双膝屈曲，骨盆向后倾斜，将下背部紧贴垫子，核心保持收紧。抬起一条腿，膝关节还弯着。肩膀下可以垫一块垫子，伸出对侧手臂，将手放在膝关节上，保持5秒。在另一侧重复（图11.45）。

• **外层（力量）**：死虫爬行——客户双膝和髋部屈曲90度，骨盆向后倾斜，保持腹部的核心收紧。向上伸直一侧手臂，抬起屈曲的双腿。把对侧膝关节靠向胸部，另一条腿向前伸展。双腿和双臂交替进行，一直坚持，直到保持一个平稳的交替是困难的时停止（图11.46）。

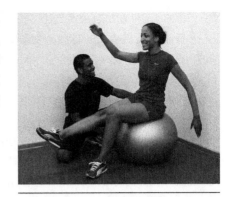

图11.44 深层（位置）：单脚触地坐在健身球上

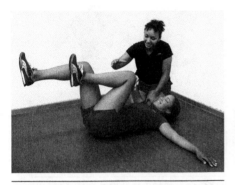

图11.45 中间层（稳定）：腹肌撕裂者

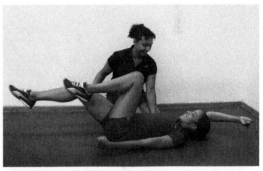

图11.46 外层（力量）：死虫爬行

下背部疼痛
核心稳定性处方

缺乏核心稳定性会加强功能失调的运动模式，你需要增加客户的本体感觉和有意识地激活核心稳定肌（图11.47~图11.49）。使用封闭的运动链练习来锻炼本体感受（神经肌肉）是最佳的锻炼反应稳定性的方式（图11.50和图11.51）。

仰卧起坐通常只用于背部健康的人的练习中，该练习已经被证明会在脊柱上施加很大的压力。麦吉尔（McGill, 2007）建议对腹直肌进行平板支撑（图11.48）的练习；对侧屈肌，如腹斜肌和腰方肌，进行侧桥（图11.50）的练习；对侧伸肌进行手臂和腿部的提升练习（图11.39）。

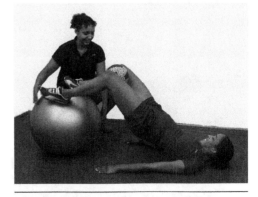

图11.47 臀部卷曲

下面的练习将增加核心的稳定性：

- **臀部卷曲**。患者处于仰卧位，髋部和膝关节屈曲90度，膝盖之间有一个小球。然后收紧核心肌群，把骨盆"卷"起来，把臀部从地板上抬起来。避免使用腿的力量。坚持5秒，慢慢地降低（图11.47）。

- **平板支撑**。客户用前臂支撑在地板上，球在膝盖之间。收紧核心肌群，抬起膝盖，用手肘和脚趾支撑起身体（图11.48）。

- **臀部坐位肋提升**。客户坐在健身球的中心，髋部和膝关节屈曲，呈90度。把手放在骨盆两侧的顶端，收紧核心肌群（感受它！）并保持胸腔打开，向上提。把一只脚从地上抬起来，不让骨盆向一侧倾斜，保持水平。可以让客户进展到在头顶上伸展双臂（图11.49）。

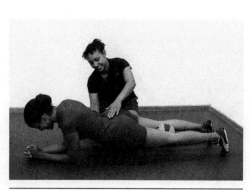

图11.48　平板支撑

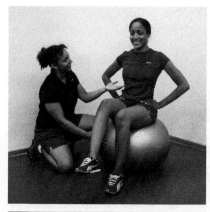

图11.49　臀部坐位肋提升

- **健身球侧桥支撑**。客户从膝关节处完成一个侧支撑位，并将前臂置于球上。保持膝关节、臀部和肩膀在一条直线上（图11.50）。

- **神经肌肉的核心**。保持核心收紧，站在橡胶气垫上或摆动板上，客户从身体的一侧将球斜抛给站在另一侧的教练。从抛出的位置接住教练抛来的球后，换另一侧进行（图11.51）。

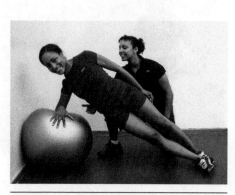

图11.50　健身球侧桥支撑

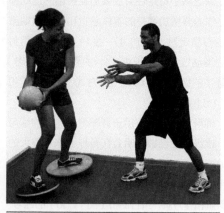

图11.51　神经肌肉的核心

肩袖肌腱炎（撞击综合征）

肩膀的撞击是很常见的，因为肱骨的顶部和肩峰（肩膀的顶部）之间的空间并不是特别大（图11.52）。在一定的情况下，任何穿过空间的结构，如冈上肌肌腱、冈下肌肌腱、肱二头肌的长头，或肩峰下的滑膜囊都可能被撞击。撞击通常发生在大结节和肩峰或肩韧带之间。撞击削弱了冈上肌压低肱骨头的能力，使三角肌将肱骨头向上拉向肩峰，使撞击更加严重。自主外展活动度减少而且疼痛，肩胛和肱骨的结构被改变（Bahr & Maehlum, 2004）。法尔图斯（Faltus, 2010）强调了冈下肌在手臂外展30~60度的范围内，在肩峰下空间内，对肱骨头部施加压力的作用。

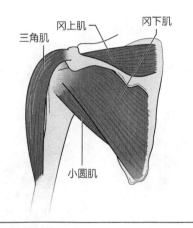
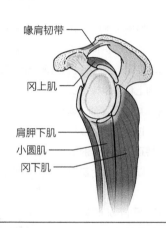

三角肌
冈上肌
冈下肌
小圆肌

喙肩韧带
冈上肌
肩胛下肌
小圆肌
冈下肌

图11.52 肩袖解剖结构

撞击综合征通常源于软组织创伤，它会引发疼痛、生物力学变化和虚弱。组织的肿胀使空间变得更小，进一步刺激了肌腱。也可能会减少血液供应，使肌腱开始退化。在皮艇划水的回复阶段，当肩膀在（内侧）旋转时外展，可能会发生疼痛。任何需要在内部旋转时将手臂举过头顶的动作都有可能冲击肌腱和滑膜囊并造成损伤。

在没有创伤史的客户中，重复的手过头顶的运动通常是导致撞击综合征的原因。当肌肉疲劳时，肌腱退化。这一点在外部（外侧）旋转肌的快速离心收缩中很明显，比如投掷、游泳、网球中的发球。举个例子，做一个站姿杠铃划船练习的人，他的肩膀会随着重量的抬起而旋转。增加肘部高度放大了撞击的危险。造成撞击综合征的另一个原因是肌肉不平衡。肌肉失衡的可能性很高：胸大肌和背阔肌等主要肌肉使肩关节内旋，而使肩关节外旋的只有小肌肉，如冈下肌和大圆肌（第5章）。前肩部肌肉的紧张和肩带稳定肌的软弱影响盂肱关节在快速和有力的运动模式中的节奏。适当的生物力学需要在关节活动和稳定性之间保持良好的平衡。忽视这些共同的因素可能会导致撞击综合征的发生。同样，由于肩胛肌无力，在手过头顶的运动过程中，对斜方肌上部的代偿激活和过度使用是达到理想的活动度的必要条件，同时也是为了避免疼痛。

对活动或运动场所的调整对预防及治疗至关重要。你可以修改一些活动以允许有限的参与。它可能有利于运动的改变，使它们在肩胛骨的平面上，也就是说，肱骨在前屈大约30度时外展。建议在打网球或排球时避免过头顶的发球，在游泳时只用脚蹼和踢腿。为了促进肩部的血液循环，可以做一些上半身的有氧运动，如越野滑雪、划船，或手臂肌力测试。

肩袖肌腱炎（撞击综合征）
拉伸指南和处方

在对体态和肌肉紧张度（第4章）进行测试后，请用静态拉伸或本体感受神经肌肉促进伸展（第8章）来解决肌肉不平衡问题。演示适当的肩部练习，包括图11.53所示的活动度练习。客户躺在桌子或地板上向上移动木棒至头顶，然后向下移动木棒至腰部。确保你的客户执行拉伸运动时放松肩胛带并且保持正确对齐，肘低于肩膀的高度，以避免冈上肌肌腱被卡住。

图11.54和图11.55说明了用于维持肌肉平衡的内外旋转肌的特定伸展。在这两次伸展中，肩膀在外展60度时外旋，客户需要将身体从门口轻轻移开并保持住。

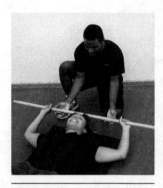
图11.53 仰卧木棒肩旋转

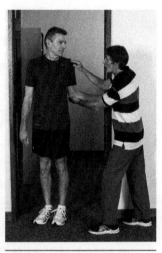
图11.54 门口内旋肌伸展

胸大肌和三角肌前部的过度发育或过度紧张都会迫使肩关节内旋。图11.56和图11.57展示了拉伸这些肌肉和肱二头肌的练习。在胸大肌伸展的时候，将手臂水平地固定在墙上。患者把他的身体从墙上转开，然后用屈肘来重复（图11.56）。对于三角肌前部和肱二头肌伸展，患者用直臂向后伸，握住椅子的顶部。他向前和向下移动身体，手臂保持伸直向后伸展（图11.57）。

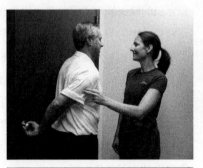
图11.55 门口外旋肌伸展

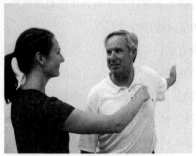
图11.56 墙壁胸肌伸展

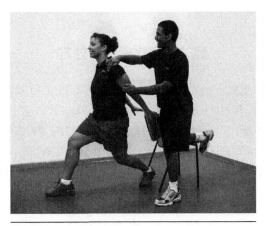

图11.57　三角肌前部和肱二头肌伸展

肩袖肌腱炎（撞击综合征）
肩胛稳定指南和处方

　　在进行特定的肩关节抗阻训练之前，你的客户应该能够将他们的肱骨提升到90度，同时保持肩胛骨在收缩（内收）中稳定。这项练习包括在收缩时积极地稳定肩胛骨，同时积极外展肘部弯曲的手臂。图11.58展示了这一训练的练习，以及加强肩胛下牵引肌的练习。从支撑的俯卧或倾斜姿势开始，患者将哑铃举向胸部，肘部弯曲，靠近身体一侧。让患者试着把两个肩胛骨向中间夹紧。墙面滑动练习（图11.59）通过动员前锯肌来稳定肩胛骨。在肩胛骨处于压低和伸展的姿势时，将肩关节屈曲120度，患者在墙上滑动一条毛巾，同时用手腕尺侧对墙壁施加压力。这两种运动都可以改善对向上旋转的控制，同时改善肩胛骨对胸壁的稳定作用，从而避免撞击。强调肱骨和肩胛骨运动（肩关节的节奏）之间的良好协调。为了达到最佳的效果，在肩袖或三角肌强化计划之前，应该做一些体态矫正，包括肩胛骨稳定练习（DePalma & Johnson, 2003）。

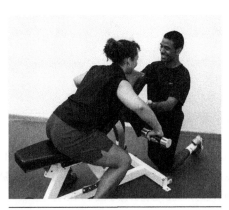

图11.58　哑铃肩胛骨夹缩

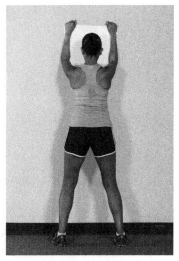

图11.59　墙面滑动练习

肩袖肌腱炎（撞击综合征）
肩关节强化指南和处方

一项预防或治疗肩袖肌腱炎的肩部强化计划围绕着两项活动：（1）加强肩关节外旋肌以保持肌肉平衡；（2）加强冈上肌，因为其在撞击综合征中所起的作用。

图11.60和图11.61显示了加强外旋肌的抗阻练习。用弹力带进行肩外旋的动作中，客户将弹力带从锚点拉出，保持肘部屈曲90度（图11.60）。对于侧卧的哑铃飞鸟，从侧卧的位置，客户握住一个哑铃或弹力带，上面的手臂弯曲90度，将重物向上抬起（保持肘部紧绷），并缓慢地返回（图11.61）。

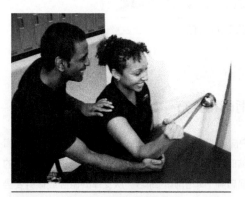

图11.60　肩关节利用弹力带外旋

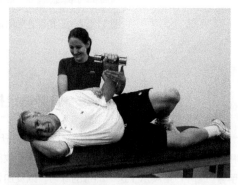

图11.61　侧卧哑铃飞鸟

在身体前方释放和抓住一个小球，对外旋肌进行离心训练。客户的手臂外展90度，肘部弯曲，一个球被固定在上面的位置。当球被释放后，手迅速地下来抓住它，此时上臂仍保持外展（图11.62）。

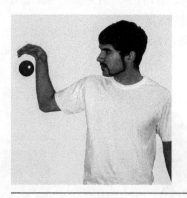
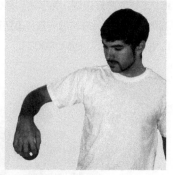

图11.62　离心捕捉球

强化计划首先应该逐步增加重复次数，然后是阻力，以建立一个力量和耐力的基础。自由重量练习和在摆动板上的改进俯卧撑可以锻炼本体感觉和稳定性。为了进行摆动板的俯卧撑，客户将双手平放在摆动板的顶部，并以缓慢和可控的方式进行俯卧撑（图11.63）。

直臂举重将加强重要的冈上肌。客户举着轻的重量，拇指向上，手臂举在身体前面，然后放下来。接下来，客户将手臂伸直地举向斜前方并放下，然后再举向两侧再放下（图11.64）。把所有的重量都举到手臂与地面水平即可。

从向心到离心的快速转变（例如，快速伸缩复合训练）增强了肌肉的反应能力，从而提高了关节的动态稳定性。

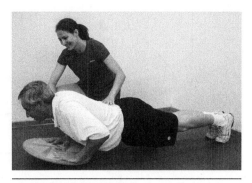

图11.63　摆动板俯卧撑

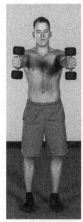 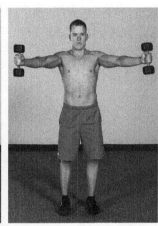 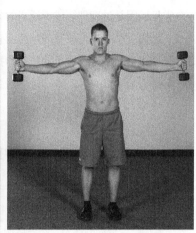

图11.64　直臂举重

肱骨外上髁炎（网球肘）

肘关节是由上臂产生的强有力的手臂动作和前臂持久的抓握力的聚集点。它也是肱骨、桡骨和尺骨这三个骨的交汇点，从而形成一个能允许屈曲和伸展的铰链连接。肘关节在桡尺关节近端允许前臂内旋和外旋。虽然肘部相对稳定，但肱部的外侧髁是大多数腕伸肌的共同起点，并且容易受到强烈的、有影响的重复性动作的影响。肱骨外上髁炎，或网球肘，便是肘部最常见的过度使用性损伤。据报道，在30岁以上的网球运动员中，患病率为50%，在35~50岁达到顶峰（Bahr

& Maehlum, 2004）。这是由于肱骨外上髁上的手腕伸肌肌腱（主要是桡侧腕短伸肌肌腱）的轻微撕裂和退化所致（图11.65）。患者可能会抱怨外侧肘部疼痛和抓握无力。

肱骨外上髁炎（网球肘）发生在许多需要重复伸展手腕的活动中，包括木工、绘画、园艺和文字处理，以及高尔夫球、保龄球、棒球、举重训练和球拍运动。由于重复的压力造成的损伤会导致瘢痕组织的形成，随着时间的推移，紧张的肌腱会因微创伤而变得越来越厚和越来越弱。网球肘的管理始于休息和避免任何导致疼痛的活动。炎症应该用冰敷、休息和非类固醇类抗炎药来控制。

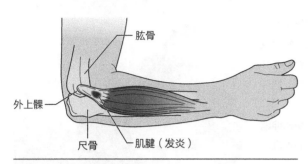

图11.65 肘关节解剖结构

肱骨

外上髁

尺骨

肌腱（发炎）

除了重复的动作和重复的冲击，网球肘的一个常见原因是过度训练或不适当的条件：太多、太快、没有适当的赛前训练而直接进行高强度比赛，或者不适当的热身和拉伸运动。不适当的击球力学，特别是当肘关节在反手击球中处于领先位置时，可能会给普通的手腕伸肌的起点造成过度的应力。设备的改造也很重要。例如，在网球中，较大的球拍头，重量更轻的材质，在一个大直径的手柄上有中等的弦张力，将减少损伤的发生（Jackson, 1997）。反作用力支撑抵消了肌肉力量的角加速度，从而减轻了伸肌肌腱附着点的张力。力量、耐力、稳定性和肩部的伸展也是预防的必要条件，并且会直接影响肘部和手腕。

肱骨外上髁炎（网球肘）
拉伸指南和处方

拉伸可以延长肌肉肌腱单元，以减少关节运动时的张力。伸展腕伸肌最好是在肘部完全伸展和手腕屈曲的情况下完成。用另一只手施加一些被动的压力，然后再用手腕重复这个动作。图11.66的拉伸开始于肘部伸展和手腕完全弯曲。手臂伸直，手腕弯曲，尽可能缓慢地旋转双手。重复这个动作，肘部稍微弯曲，将力量更多地集中在桡尺肌上。

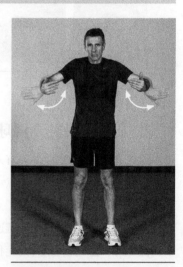

图11.66 屈腕旋转伸展

肱骨外上髁炎（网球肘）
强化指南和处方

　　强化导致肌肉肌腱单元肥大，增加肌腱的抗拉强度。通过手腕屈曲和伸展、前臂旋内和旋外，可以通过弹力带或手部的轻负重来提高力量。保持这种肌肉平衡很重要。在前臂支撑下，手掌向上进行哑铃手腕屈曲，手掌向下进行手腕伸展，用拇指向上的姿势进行前臂旋内和旋外。执行时离心相位比向心相位慢（图11.67）。

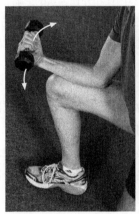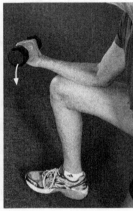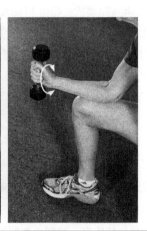

图11.67 屈腕、伸腕和前臂旋内、旋外

　　研究表明，离心强化练习可促使肌腱肥大，增加抗拉强度，并刺激肌腱细胞产生胶原蛋白（Martines-Silvestrini et al., 2005）。离心收缩应在一个缓慢的速度进行，如扭力棒的扭转，以免再次受伤。雷诺兹（Reynolds, 2009）报告称，在8周的时间里，使用扭力棒扭转，每天3组，每组5~15次，肘部疼痛改善了81%，力量的提高率为72%（图11.68）。

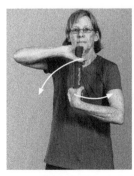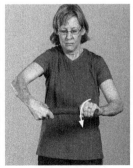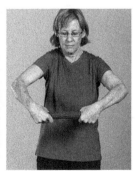

图11.68 扭力棒扭转

肩胛肱骨稳定性练习（图11.58~图11.64）对于达到肘部的稳定是至关重要的。肱骨外上髁炎是一种挥之不去的慢性损伤。重要的是，需要确保客户在他们的运动计划中没有痛苦，并且在有执照的健康专家的监督下进行。

记住你的实践范围

认识到私人教练的实践范围和定义他们的边界有助于确定他的专业领域，并确保避免在这些领域中越界。大多数过度使用性损伤的症状可以通过相对的休息、冰敷、轻微的拉伸、非类固醇类抗炎药物（NSAIDs）和适当的改变来减轻其内在和外在因素的影响。过度使用性损伤通常具备自我限制的特点。然而，对受伤或慢性疼痛的诊断需要来自受伤管理团队的其他成员的特别关注。提供特定的指导方针，以帮助你选择最合适的运动干预措施，帮助你的客户迅速恢复正常功能。

总　结

私人教练经常面对的是那些从骨科伤病中恢复过来的客户。重要的是了解常见的过度使用性损伤的功能解剖学背景、原因和预防，如足底筋膜炎、跟腱炎和跟腱变性、外胫夹、髌股关节综合征、腘绳肌拉伤、下背部疼痛、肩袖肌腱炎（撞击综合征）和肱骨外上髁炎（网球肘）。预防措施包括注意事项、有益的活动指导和运动禁忌，应针对客户来进行调整。

训练员和其他运动专家将会发现，用于拉伸和加强受伤的组织的特定运动设计对他们的客户是有帮助的。

对于私人教练来说，要认识到他们的实践范围，并定义他们的界限，这有助于确定他们的专业领域，并确保避免在这些领域中越界。

第12章

老年人的运动及肌肉骨骼适应性练习

本章要点

完成本章后，你将能够展示以下能力。

1. 解释少肌症，讨论影响病情的危险因素，然后描述具体的练习和活动的作用，包括预防措施。

2. 解释骨质疏松症，讨论影响病情的危险因素，然后描述具体的练习和活动的作用，包括预防措施。

3. 解释骨关节炎，讨论影响病情的危险因素，然后描述具体的练习和活动的作用，包括预防措施。

4. 列出肌肉、筋膜、肌腱、韧带、关节囊、关节软骨、椎间盘、骨骼和皮肤等软组织随年龄增长的变化。

5. 给活跃的老年人制订软组织护理和损伤预防的策略。

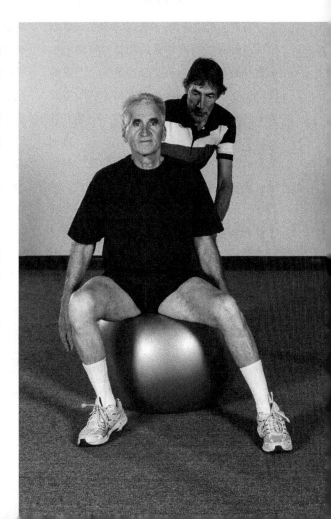

如果客户有肌肉骨骼疾病，教练需要避免或涵盖哪些方面？本章的第1部分描述了每种疾病（少肌症、骨质疏松症、骨关节炎），讨论了影响它们的危险因素，然后着重于具体的练习和活动的作用，包括预防措施。肌肉骨骼疾病会影响关节周围的骨骼、肌肉和结缔组织。少肌症、骨质疏松症和骨关节炎是老年人最常见的肌肉骨骼疾病。

这一章的第2部分探讨了常见的软组织随着年龄增长而发生的变化，并对软组织护理和损伤预防进行了讨论，以阐明为什么软组织损伤似乎总是与老年人有关。

少肌症

有些人可能认为，少肌症不是肌肉骨骼疾病；然而，随着年龄的增长，肌肉组织减少导致的结构和功能衰退是一个严重的问题。在加拿大一项对超过4500名60岁及以上的成年人的研究中，少肌症显著地并且独立地与功能障碍和残疾联系在一起，特别是在老年妇女中（Janssen et al., 2002）。据估计，从60岁到80岁，一般人群中少肌症的患病率，男性从15%上升到32%，女性从23%上升到36%。在80岁以后，在女性患病率中增加到51%，男性则上升至55%（Signorile, 2011）。在这一章中，我们讨论了与肌肉性能下降相关的因素，以及针对肌肉质量和力量损失的具体练习策略。

在不活跃的客户中，少肌症是最常见的；然而，它也会影响那些保持身体活跃的人，这表明缺乏身体活动并不是唯一的因素（图12.1）。其他因素包括以下方面。

- **运动单元重塑。** 运动神经元负责将信号从大脑发送到肌肉，以启动运动。一个运动单元由运动神经元和它所控制的所有肌肉纤维组成。运动神经元随着年龄的增长而死亡，导致运动单元内的肌肉纤维变性。这种神经支配会导致肌肉纤维萎缩，最终死亡，从而导致肌肉质量降低。当一个运动神经元死亡时，相邻的运动神经元可能会重新激活肌肉纤维，防止萎缩。这个过程叫作运动单元重塑。与快肌纤维（fast-twitch, FT）的运动单元相比，重塑慢肌纤维（slow-twitch, ST）的运动单元对运动的控制更不精确，力的产生更少，肌肉力学也更慢（Roth et al., 2000）。这可能有助于解释为什么随着年龄的增长，平衡和运动速度会丧失。

- **激素水平下降。** 随着衰老，激素水平

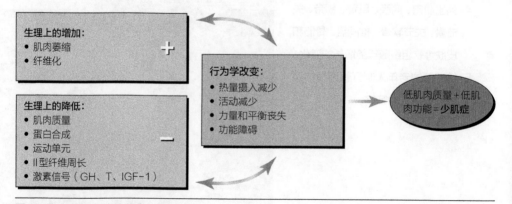

图12.1　导致少肌症的因素

会发生一些变化，包括生长激素（growth hormone，GH）、睾酮（testosterone，T）和胰岛素样生长因子（insulin-like growth factor，IGF-1）的浓度下降。少肌症的发展可能与以下这些激素的减少有关。

- GH和IGF-1：主导蛋白质代谢调控。
- GH和T：蛋白质维持的需要。
- IGF-1：水平与肌肉蛋白合成率呈正相关。

同样，雌性激素水平的变化也可能在绝经期的少肌症的发展中起作用。

- 蛋白质合成减少。体内蛋白质的质量和数量是由一个持续的修复过程来维持的，这包括蛋白质分解和合成。随着年龄的增长，身体蛋白质的变化反映的是合成率的下降，而不是分解代谢率的增加。肌肉蛋白合成的减少会导致肌肉质量的流失。此外，肌肉在受伤或超负荷后再生的能力随着年龄的增长而降低（Roth et al., 2000）。

运动效果和注意事项

少肌症的发展是多方面的，其中的许多原因是无法控制的；然而，在我们的控制范围内，渐进的抗阻练习是最简单且可能是最有效的治疗方法。研究人员已经证明，抗阻训练对神经肌肉系统、激素浓度和蛋白质合成率有积极的影响。一个设计适当的抗阻训练计划可以增加运动神经元的激发率，改善肌肉纤维的动员，并创造一个更高效的运动单元，从而加速肌肉收缩和更大的力量产生。

美国运动医学会为抗阻训练处方提供了关键元素（FITT）。然而，在少肌症中观察到的变化程度直接与所使用的抗阻练习类型有关。如果我们看一下强度或训练负荷便

会发现，大多数研究都使用了8RM到12RM的阻力水平（最大重复次数；70%~80%的最大力量）。高强度的训练，如抗阻和复杂的敏捷训练，实际上可以增加神经肌肉接头的分支数量或复杂程度，从而减少年龄引起的神经肌肉连接解体的影响（Signorile，2011）。在一项对60多岁的男性进行的研究中，坎杜等人（Candow et al., 2011）证明了与健康的年轻男性相比，12周的重型抗阻训练（3组，10次重复，肌肉力竭，每周3天）足以消除肌肉大小和力量的丧失。然而，在练习计划的早期阶段，负荷为40%~50%的最大力量可以产生类似于高强度的改善。渐进的抗阻练习应该包括相对于客户的健康水平的高强度的、低运动量的周期。

如果我们考虑重复的次数，以最大限度地提高老年人的力量-肥大效果，通常会建议8~12次。然而，在训练有素的老年客户中，更低的重复次数和更大的负荷可能更有效。在组织适应和力量训练的早期阶段，单组可能是有效的，但是可能有必要使用多组来提高那些已达到较高练习水平的老年客户的力量（Signorile，2011）。

因为我们在身体活跃的客户身上看到了肌萎缩症（尽管程度较轻），而且由于肌肉纤维尺寸的选择性下降（主要是在Ⅱ型快肌纤维），所以，有可能是身体活动不够强烈、时间不够长，或者特异性不够，无法动员到快肌纤维。抗阻训练增加了老年人肌肉纤维的横截面积，特别是Ⅱ型快肌纤维的横截面积，这些纤维是最受老化过程影响的纤维。从65岁到89岁，下肢伸肌爆发力每年下降3.5%，而最大力量每年下降1%~2%。腿部伸肌最大力量与日常生活（activities of daily living，

ADLs）有显著的相关性，包括从椅子上站起来、步行速度和爬楼梯，以及娱乐活动和预防摔倒（Pizzigalli et al., 2011）。同样有趣的是，功率输出高的客户在受伤和摔倒后显示出更快的恢复率（Sayers, 2007）。虽然避免离心收缩和潜在的肌肉损伤似乎是一种谨慎的做法，但有证据表明，使肌肉肥大和改善神经激活策略需要离心收缩。波特（Porter, 2001）发现，单是离心训练就会导致向心和离心踝关节背屈肌的力量增加，而在同样的受试者的踝关节跖屈肌中，8周的向心练习并没有改变向心或离心的力量。

运动指南

一般性指南鼓励以主要的肌肉群为目标；然而，肌肉群的目标也应该基于客户无法执行特定的日常活动和他们的移动模式。由于肌肉质量较低，客户需要更多的臀肌、股四头肌和小腿肌肉活动，来进行下半身的机能活动，如爬楼梯。脚踝的背屈肌力不足是导致跌倒的主要因素，也应该针对那些存在平衡问题的人。同样，由于背部和大腿（股四头肌和腘绳肌）的Ⅱ型快肌纤维高度集中，这些肌肉通常是老年人的肌肉中首先萎缩的。

将肌肉力量设定成目标时，其难度在于需要确保安全性。在开始一个高速训练项目之前，你应该做到以下几点。

- 发展一个力量基础，包括在接近运动的结束范围时进行使肢体减速所需的离心收缩。
- 让客户在整个范围内完成这些早期的力量运动，让结缔组织做好应对动量和惯性力的准备。
- 使用能最大限度减少动力的装置，如

弹力带和游泳池。

- 仔细筛选客户，确保他们有足够的力量和体能来提高运动的速度并且使用适当的技术。

骨质疏松症

骨质疏松症是一种消耗骨骼矿物质含量的疾病，这增加了患者对骨折的易感性。它的症状是骨质密度低，骨骼组织的微结构退化。美国国家骨质疏松症基金会（The National Osteoporosis Foundation）在2008年报告了以下情况。

- 1000万人患有骨质疏松症。
- 3400万人的骨量较低。
- 其中80%是妇女。
- 骨质疏松症每年造成150多万例骨折。
- 其中，70万是椎骨骨折，30万是髋骨骨折，25万是腕骨骨折。

骨质疏松症的下列危险因素有助于确定有可能患这种疾病的客户。

- **更年期。** 在绝经前，女性每年流失大约0.3%的骨质矿物质。绝经后，年流失量达到2.5%~3%（Kaplan, 1995）。雌激素在骨骼质量和力量中起着至关重要的作用，当它不再被制造出来时，骨骼中的钙含量会以更快的速度下降。这首先导致骨质缺乏，即骨质减少，最终导致骨质疏松症。在做过子宫切除手术或饮食失调的妇女中也出现了雌激素的缺乏。

- **低骨量峰值。** 骨质疏松症的主要原因之一是在成熟过程中骨矿物质积累率较低。把骨矿物质看作是银行里的钱：你在高峰时期积累的财富越多，当你变老的时候，你的财务资源（骨密度）的风险就越低。

- 低钙摄入量。充足的钙摄入量对于维持骨量是至关重要的。
- 遗传。家族病史在骨质疏松症中起着重要作用。
- 吸烟。吸烟会干扰身体产生雌激素的能力，同时也会影响男性。
- 久坐不动的生活方式。负重的减少，如卧床休息，会导致渐进的骨质变薄和最终的骨质流失。

预防骨质疏松症的典型干预措施包括饮食（充足的钙和维生素D摄入量）、运动和药物治疗。我们的重点是运动。由于许多老年人没有接受过这种情况的测试，所以重要的是采访患者，并确定是否需要医生进行检查。对下列问题回答"是"的客户应该去看医生。

- 你有骨质疏松症的家族史吗？
- 你抽烟吗？
- 你以前有过骨折吗？
- 你是否服用过任何可以增加骨质流失的药物？

对于女性客户来说，问以下问题。

- 她是否经历了绝经期早期？
- 她做过子宫切除手术吗？
- 是否有明显的骨质疏松迹象，比如弯腰驼背的姿势？

运动效果和注意事项

运动对生长中的骨骼中的骨量有显著的影响，可以提高骨量，这将降低患骨质疏松症的风险。即使是在绝经前和绝经后的妇女中，运动练习也被发现可以预防或者逆转每年在腰椎和股骨颈上几乎1%的骨质流失。同样，运动训练似乎可以显著降低摔倒的风险。在随访21年的3262名健康男性（平均年龄44岁）中，剧烈的身体活动与髋部骨折发生率的降低有关。高强度运动的好处明显大于潜在的风险，特别是在老年客户中（Warburton et al., 2006）。

在运动过程中，骨骼上的负荷或应力需要足够大，才能刺激骨骼。例如，如果你的客户可以轻松进行15次重复的练习，他并没有给肌肉施加足够的压力来促进骨骼形成（Martin, 2010）。在运动的早期阶段，弹力带和轻的手部负重是首选的，因为许多器械的阻力太大，很难开始和完成。运动对骨骼的影响取决于运动所引起的应力的位置。例如，如果想要更强壮的腿部骨骼，那么快走、深蹲和弓步将会有所帮助。对于那些没有疼痛感的患者，可用划船的动作来锻炼肩关节的收缩肌肉，以确保不会增加上背部的曲度。

运动指南

对于患有骨质疏松症的老年人来说，典型的运动处方应该包括抗阻训练、柔韧性训练、平衡和心血管训练。

美国国家骨质疏松症基金会建议进行定期的负重活动，每周4次，每次45~60分钟。抗阻训练的技巧包括以下内容。

- 加强背部伸展肌肉和腹部肌肉，同时避免进行脊柱弯曲的练习，后者可能会增加压迫性骨折的风险。
- 避免可能增加摔倒风险的练习。
- 水上运动有助于锻炼肌肉和活动度，但并不有助于维持骨密度。
- 加强大腿部肌肉，以防止摔倒和随后的骨折（Brennan, 2002）。

许多老年人都是驼背的，而柔韧性训练可以帮助改善体态。柔韧性训练不使骨骼负载，但它可以缓解紧张，保持移动性，并改善姿势。为有圆肩的顾客提供胸部运动，并拉伸髋屈肌，因为这些肌肉在老年人坐着或走路时弯腰驼背的姿势中变得很紧张。

平衡和敏捷性训练提高了运动的协调性，并能防止摔倒。平衡最好通过包含多个系统的练习来提高，例如，运动、感觉和认知。在《防止摔倒！》这本书中，黛布拉·罗斯详细描述了以下4种平衡和敏捷性练习的方法（Rose，2010）。

1. 重心控制：协助客户稳定地站立在空间中，突破自身稳定性的极限，或进行各种重量转移（图12.2a）。

2. 多感官训练：提高客户选择适当的感官信息来源的能力，以控制平衡并产生适当的运动反应（图12.2b）。

3. 体位策略训练：提高客户在任务或环境要求时选择适当的移动策略的能力（图12.2c）。

4. 步态模式的变化：协助客户开发一种更高效、更灵活、更适应的步态模型（图12.2d）。

图12.2中的这些活动在促进平衡和运动表现方面发挥着重要作用。

患有骨质疏松症的老年人经常会因为缺乏活动而虚弱。因此，建议每周进行3至5天的心血管训练。找一种客户经常做的练习模式（例如，步行）。患有骨质疏松症的患者应该避免跳跃式活动。对于那些不熟悉常规心血管活动的人来说，间歇性训练设计可以将活动与休息交替进行（例如，活动60秒，休息30秒），这样可以延缓疲劳，并帮助维持较长时间的活动。对于那些进行长时间重复运动有困难的人来说，循环训练也可能是一个有用的选择。

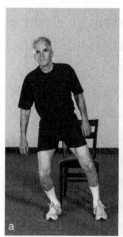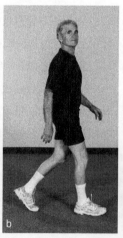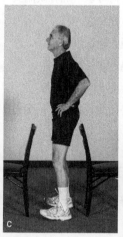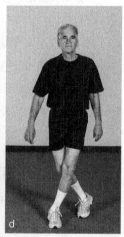

图12.2 平衡和敏捷性训练：a. 横向体重转移；b. 头转向右、中、左的行走；c. 脚踝策略；d. 侧向行走、交叉步、一前一后地走

骨质疏松症循环训练计划

这个计划的总运动时间是 12 分钟，让你的客户在每站之间休息 30 秒，或者在必要的时候休息更长时间。

第1站: 上下 6 英寸的台阶或平台 2 分钟。

第2站: 做墙壁俯卧撑 1 分钟。

第3站: 执行步进触摸动作，轻轻摆动手臂 2 分钟。

第4站: 进行有节奏的深蹲，反复触碰椅子座位 1 分钟（在音乐的帮助下）。

第5站: 拿着扫帚，把它放在你的大腿上；在平稳的运动中，把它放在你的头上，然后回到你的大腿上。持续进行 1 分钟。

第6站: 将一个较轻的东西（例如，一个罐子）从一个桌子或柜台上搬到凳子或椅子上；把它从凳子或椅子上搬到地上，站直；把它捡起来放在凳子或椅子上；把它从椅子上挪到柜台上。持续 2 分钟。

骨关节炎

骨关节炎（osteoarthritis，OA）指的是关节功能的紊乱，发病率随着年龄的增长而增加。在 75 岁以上的人群中，大约每 2 个成年人中就有 1 个会受到影响。在加拿大所有导致残疾的原因中，关节炎在女性中排名第一，在男性中排名第二。骨关节炎比其他任何疾病都更容易导致如行走和爬楼梯等的移动问题，也是导致需要做髋关节和膝关节置换手术的最常见原因。它往往往会影响手和负重关节，如髋关节、膝关节、脚和背部，并且可以从轻微发展到非常严重的程度。人们还没有完全理解 OA 的原因，但很明显，遗传、环境和生活方式等因素都与之相关。年龄、性别和家族史等风险因素不能改变；然而，其他的因素，如肌肉无力、肥胖、反复的剧烈运动和不活动，都可以改变。在生活中，从事需要剧烈运动或激烈竞技运动的职业，可能会加大 OA 出现的概率。引起 OA 的其他危险因素包括肌肉无力和关节本体感觉减弱（Spirduso et al., 2005）。

作为一种退行性关节疾病，在受影响的关节处，OA 首先出现在关节软骨的缺损处（图 12.3）。当受损的透明软骨开始破裂时，它会从平滑的滑动表面变成粗糙的胶原纤维网络，造成摩擦和进一步的损伤。最终，关节面可能会消失，使这两根骨头直接接触。骨末端增厚，关节边缘处有骨刺（骨赘）生长。X 光可以显示关节的解剖结构和由于软骨的损失造成的狭窄的关节空间。其他的变化可能包括软骨的裂缝、滑膜的炎症、关节囊的增厚，以及滑液的增加（Taylor & Johnson, 2008）。客户可能会经历以下症状。

- 在运动或不活动后疼痛加重。
- 负重关节疼痛和僵硬，如髋关节、膝关节、脊柱及足部。

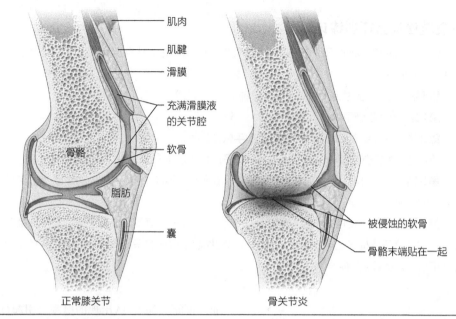

肌肉

肌腱

滑膜

充满滑膜液
的关节腔

骨骼 软骨

脂肪

囊

被侵蚀的软骨

骨骼末端贴在一起

正常膝关节

骨关节炎

图12.3 膝关节软骨的退化

- 一些炎症，通常比较温和。
- 当粗糙的软骨摩擦在一起时，发出捻发音或刺耳的声音。

因为软骨受到损伤，骨骼上的神经末梢会感受到骨骼相互摩擦所产生的负重力量所带来的疼痛。为了保护关节不受运动的影响，肌腱、韧带和肌肉会产生痉挛，因此会导致疼痛。关节囊内的滑膜也会因滑液中漂浮的软骨而受到刺激和发炎。

运动效果和注意事项

运动不但不会加剧疼痛或病情，反而可以减轻疼痛和改善功能（American Geriatrics Society Panel on Exercise and Osteoarthritis, 2001）。OA的管理包括运动、冰敷或热敷、药物及患者教育（包括饮食和体重控制）。运动计划的主要目的是在活动中减轻疼痛，减小关节压力，保持主动关节运动和协调，使步态正常化，并通过增强力量来提高减震效果。虽然适当和有规律的身体活动可以改善睡眠，但是这对痛苦的人来说是很困难的。

作为一名跑步者，我也很高兴地告诉大家，跑步并没有加速健康老年人OA的发展（Chakravarty et al., 2008）。

运动指南

下面的运动指南应该是有帮助的。

- 慢慢开始，需要涵盖用于热身和放松的时间，以减轻关节僵硬。
- 通过交叉训练来避免过度使用某些关节。
- 抗阻训练应该使用平稳的运动，或者从等长收缩开始，例如针对疼痛的膝关节进行直腿抬高。
- 避免过度使用损坏的关节（例如，使用等长收缩等技术）。
- 考虑使用弹力带，然后在运动后使用冰敷。

- 在负重活动中，选择鞋子和鞋垫，以便最大限度地减震。
  - 如果关节痛已经很普遍，那么强调低强度、不负重的活动（例如，骑自行车或在温水中运动，28℃~31℃）。
  - 行走时可以用杆子或手杖来减轻关节承受的重量。
  - 停止或调整任何在运动后或短时间内引起疼痛的运动。
  - 在大多数情况下，按时间而不是按强度来取得进展。
  - 参考疼痛耐受情况来帮助设定强度水平。
  - 将运动强度保持在最佳强度区域（图12.4）。对大多数人来说，这是低到中等强度的；然而，对于经常活动的客户来说，可耐受的活动强度可能会更高。

运动方案应该包括有氧训练以及柔韧、力量、姿势稳定性和神经肌肉练习（包括平衡），以防止能力丧失和允许患者进行日常活动。肌肉无力是一种常见的OA症状，在减轻与活动相关的症状方面，增强力量的尝试起着重要的作用。例如，加强股四头肌和腘绳肌将为患有骨关节炎客户的膝盖提供支撑。练习的重点可能是维持一些日常活动，如从坐到站或上台阶，以保持日常生活的独立性。增强的力量和柔韧性将有助于稳定关节，减轻僵硬和疼痛。有氧运动可以促进减肥，这将减少关节承受的力量，从而减轻疼痛。

运动开始时的关节僵硬、关节和肌肉酸痛或疼痛是正常的。如果关节肿胀或热感在夜间增加或变得更糟，请把你的客户送到他的医疗服务提供者那里。

肌肉骨骼损伤

尽管运动量的增加带来了好处，但受伤已被确认为老年群体中第二大最常见的运动障碍。年龄在60岁以上的客户恢复所需要的时间是年轻的成年人的两倍，而75岁以上的人则需要3倍的时间（Jones & Rose, 2005）。显然，损伤预防是一个有价值的目标。

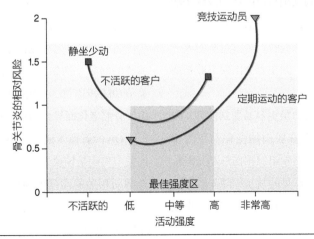

图12.4 活动强度与骨关节炎的理论关系

英属哥伦比亚大学（University of British Columbia）的研究人员在5年的时间里记录了685名活跃的个体（平均年龄=56.9±6.1岁）的过度使用性损伤的临床模式，并将这些发现与一个平均30岁的年轻群体进行了比较。跑步、健身课程和野外运动通常与年轻人群的受伤有关，而球拍运动、步行和低强度运动则更常与老年人的受伤联系在一起。在两个年龄组中，肌腱炎的发生率是相似的，而跗骨痛、足底筋膜炎和半月板损伤在老年人群中更为常见。从解剖学上讲，在较年长的人群中，足部损伤更频繁，而膝关节受伤在年轻人群中更为常见。在老年人群中，OA作为与活动相关的疼痛源的患病率是年轻人群的2.5倍。斯科特和卡曾斯（Scott and Couzens, 1996）报告称，在50~80岁的人群中，最常见的伤害是过度使用性损伤，这些损伤是由膝关节、髋部、拇指、手腕和脊柱的骨关节炎造成的。髋部和肩部的滑膜囊炎也很常见，还有肌腱的问题，如肘关节外上髁炎、跟腱炎，以及肩袖肌腱炎。

如果客户参与某项特定的运动或娱乐活动，其损伤可能与这些关节活动有关。游泳者通常会伤到他们的肩膀；骑自行车的人上半身和颈部会受伤；跑步者会出现下肢损伤的情况。

年龄较大的运动员更容易受到伤害，因为结缔组织、骨骼和肌肉的变化与年龄相关。为了说明为什么软组织损伤总是与老年人有关，首先检查常见的软组织随年龄增长而发生的变化，并讨论软组织护理和损伤预防的问题。

随年龄增长而发生的软组织改变

软组织包括肌肉（骨骼肌）、关节囊、韧带、肌腱、筋膜、关节软骨、椎间盘和骨（图12.5）。它可以起到支持、稳定和加固的作用，并且可以限制灵活性。让我们来看看衰老的影响以及对肌肉骨骼损伤的影响。

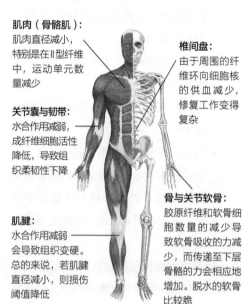

肌肉（骨骼肌）：
肌肉直径减小，特别是在Ⅱ型纤维中，运动单元数量减少

椎间盘：
由于周围的纤维环向细胞核的供血减少，修复工作变得复杂

关节囊与韧带：
水合作用减弱，成纤维细胞活性降低，导致组织柔韧性下降

骨与关节软骨：
胶原纤维和软骨细胞数量的减少导致软骨吸收的力减少，而传递至下层骨骼的力会相应地增加。脱水的软骨比较脆

肌腱：
水合作用减弱会导致组织变硬。总的来说，若肌腱直径减小，则损伤阈值降低

图12.5　软组织

随着年龄的增长，由于血液供应不足，构成关节的骨性结构逐渐退化。这可能导致关节的问题（例如，骨赘的形成），会影响关节功能和运动。骨质疏松症和OA主要是由于骨骼老化而导致的病理过程。

OA的影像学证据并不一定能说明退行性关节疾病是导致老年运动员群体出现那些与活动相关的疼痛的原因。我们必须仔细注意排除与OA同时发生的其他软组织损伤（Matheson et al., 1989）。由于成骨细胞的活性降低，骨折愈合的速度要慢得多。

肌肉（骨骼肌）

肌肉（骨骼肌）在25~50岁出现缓慢减少的现象；之后，肌肉萎缩的速度会有所加快。运动单元的数量减少，快肌纤维的运动单元首先出现流失的趋势。其他的运动单元进行了重组，这可能解释了上了年纪的客户的反应时间的延长以及功能灵活性的降低。肌肉附着点供给骨头的血液的减少使得骨细胞的数量和质量有所降低，继而使其更容易发生肌肉从骨骼中撕脱的情况（Speers，2005）。所有这些老化因素使得老年人关节不能固定太久，这变得更加重要。甚至与衰老相关的平均活动量减少，也会对肌肉力量和力竭前吸收能量的能力造成损害。不正确的运动和缺少运动会加速力量和耐力的丧失、早期疲劳，以及身体硬度。这可能是肌肉拉伤增加的原因之一。老年人的肌肉在任何创伤后的愈合能力都有所下降。

年龄增加了对离心收缩引起的骨骼肌损伤的易感性，也削弱了从损伤中恢复的能力。肌肉对离心负荷等机械刺激的有效反应能力决定了在肌纤维的重建再生过程中能否适应。最近的证据表明，尽管较慢的速度和锻炼之间的休息是肌肉适应的重要因素，我们仍可以对年龄较大的客户的肌肉进行训练，以免其受到离心收缩引起的损伤（Baker & Curclip，2010）。由离心收缩引起的收缩性损伤会导致小部分的肌小节受损。损伤或延迟性肌肉酸痛可引起炎症反应。年龄较大的客户更容易受到肌肉损伤和延迟恢复的影响。这可能导致退化和萎缩（Taylor & Johnson，2008）。

关节囊与韧带

关节囊与韧带是特化的、致密的纤维结缔组织。它们的主要作用是为关节提供稳定性。关节囊结构复杂，其覆盖关节并含有滑膜液。它被连接骨的厚的或囊状的韧带所加强。韧带在运动时稳定关节，尤其是在活动度的末端。随着韧带的老化，结构和性能随着载荷的变化而变化。随着年龄的增长，成纤维细胞变得不那么活跃，韧带变得更硬、更不灵活，运动更容易失败。在修复过程中，老年人的胶原纤维的排列不整齐，这通常会导致功能丧失。

肌腱

随着年龄的增长，所有软组织都会出现缺乏水合作用的情况，这通常会限制活动性。和韧带一样，肌腱和筋膜表现出过度的胶原交叉桥接，这将使肌腱的胶原纤维连接在一起，增加了硬度。随着年龄的增长，肌腱的总直径会减小。这些变化会使得老年人的肌腱变干变硬，进而降低他们组织整体的可塑性（Seto & Brewster，1991）。

软骨

软骨通过减少摩擦的方式来为关节提供光滑的滑动表面。这个软骨也是关节吸收和消散力的主要部位。随着年龄的增长，胶原纤维和软骨细胞的数量会逐渐减少；因此，软骨耗散和吸收的力会减少，更多的力量则被传递到下面的骨头。软骨会体现出与年龄有关的水分流失。当它变得更脆时，便更容易破裂和擦伤。关节滑膜液的减少以及损伤的愈合会引起血管供应的进一步恶化（Speers，2005）。受伤的软骨区域可能会增加周围正常软骨的负荷。几十年来细小的软骨损伤累积的效应会在年老且活跃的客户群体中引起严重的问题。

纤维软骨是另一种软骨类型，见于膝关节（半月板）以及肩胛盂（髋臼唇）的周围。半月板的主要作用是在半月板内部分配关节力，并充当减震器。半月板增加了接触面的面积，有助于平衡传导到下面的关节软骨的力量。血管供应和营养的下降引起了复杂的撕裂，包括周缘和水平的胶原纤维撕裂（Speers, 2005）。肩关节上唇提供了负载传递、减震和稳定的作用。此外，它还起到了限制肱骨滑动的作用，并作为盂肱韧带的附着位点。随着年龄的增长，上唇的深度由于退化而变浅，迫使软骨在关节处承受越来越大的压力。

椎间盘

椎间盘是一种对正常脊柱功能有很大影响的软骨结构，具有吸收负荷和提高稳定性的作用。随着年龄的增长，髓核的变化最大。核中凝胶状物质流失，核内水分含量下降，而这些又由于椎间盘承受的压力而进一步减少。到六七十岁时，由于外围对髓核的血液供应减少，椎间盘的修复变得更加复杂（Speers, 2005）。

软组织护理

活跃的老年客户务必要意识到软组织的生理变化，并积极地保持软组织力量和灵活性。这些变化最终不仅会影响力量和关节活动，还会影响运动、姿势、平衡和协调。我们已经看到，在关节区域的软组织较弱，伸展性变差。肌肉的附着点必须适应这种活动范围的缺乏；如果它们是不灵活的，那么受伤的可能性就更大了。通过不正确的使用、损伤或诸如OA等疾病过程而受损的软组织

可能在修复的组织中具有不规则的胶原纤维方向，从而进一步限制运动和力量（Seto & Brewster, 1991）。需要用一种新的模式来训练年长的客户，包括设计良好的软组织强化、拉伸和动员练习。对老年人进行抗阻训练的好处已经得到了充分的证明（参见前文）。它的损伤预防作用也有助于纠正肌肉不平衡，改善姿势，发展静态和动态的关节稳定性。

一个常规的柔韧性处方将保持良好的肌肉弹性，并有助于防止肌肉、肌腱和韧带受伤。根据之前讨论的与年龄相关的软组织变化，低强度和长时间拉伸对于在组织长度上制造永久性的可塑性改变是极其重要的。例如，在拉伸之前，软组织应该被轻度的身体活动加热。低强度意味着低力量或轻微无痛性拉伸。为了克服胶原蛋白沉积和肌肉僵硬，费尔兰等人（Feland et al., 2001）发现，在65岁及以上的患者中，保持60秒的腘绳肌拉伸是最有效的。每一段拉伸都要重复几次，拉伸每天频繁使用的肌肉会带来最佳效果。

让老年客户保持活跃的关键是让他们尽可能无痛地运动。即使是那些有OA的人也能从正常的运动中获益，从而加速软骨置换的速度，使它变得更强壮。尽管青少年的愈合速度更快，但对于成年人来说，无论他们是40岁还是70岁，组织修复机制都是类似的。老年和年轻患者之间的康复差异相对较小，特别是那些长期运动的人。许多活跃的老年客户希望在受伤的时候继续他们的运动或最喜欢的活动。每个案例都是不同的，但是通过调整活动，便可能有机会获得安全的补偿。例如，建议那些患有冈上肌炎症的网球运动员击触地球，低手发球，从单打转变为双打。通过这种方式，他们不会失去太多

的力量和协调性。一旦他们恢复了体力活动,他们就可以在他们离开的地方重新开始。你也可以考虑其他的方法:在疼痛阈值以下恢复练习。为了实现这一点,你可能需要建议一些客户考虑一项新的活动或运动计划。这可能意味着把他们的跑步训练变成游泳练习,或切换为骑自行车,以减轻膝关节的痛苦或髋部的压力。关键是要找到你的客户想要定期做的活动或练习,但这是在他们的身体能力范围内。在康复过程中,交叉练习活动帮助病人在康复期间保持有氧能力和肌肉力量。

最后,在软组织护理方面,非类固醇类抗炎药(NSAIDs)被广泛用于减轻炎症和发热,减轻疼痛。布洛芬和其他药物,如阿司匹林,通常被认为是治疗轻度到中度疼痛和炎症的有效方法。然而,NSAIDs与许多不良反应有关。最严重的并发症包括胃肠道反应(消化性溃疡、胃肠道出血)和潜在高血压的轻微恶化(Taylor and Johnson,2008)。

硫酸葡萄糖胺和硫酸软骨素也经常被活跃的老年人和患有关节炎的人使用。这些是在身体的结缔组织中发现的自然产生的物质,包括覆盖关节骨末端的透明软骨。这两种物质都被证明能给软骨提供弹性和可恢复性。它们还可以减缓软骨损伤,并减轻OA患者的疼痛感,同时副作用也很少(Taylor & Johnson, 2008)。

损伤预防策略

软组织损伤可能是由于运动太频繁,强度太大或时间太长,以及使用不当或进展太快造成的。预防伤害最有效的方法是逐渐增加运动量和强度,保证充足的恢复时间,以及使用交叉训练或间歇训练(参见第13章的功能练习设计和功能进展的讨论)。适当的设备、技术和营养在减少受伤的机会方面也起着重要的作用。

对于大多数年长的客户来说,凡事都要适度,所以鼓励他们在运动时倾听自己的身体信号。在运动结束后,他们应该感到精神焕发,而不是昏昏欲睡,第二天没有过度疲劳或酸痛的感觉。如果出现这些迹象,说明他们需要减少运动量或休息一天。伤害预防的一个主要部分是识别疼痛。你需要教会你的客户如何区分良性疼痛和非良性疼痛。良性疼痛通常在开始一个新的运动计划后不久就会出现,或者出现于当前运动的强度或持续时间增加了之后。它不严重,不应涉及关节,通常是延迟性肌肉酸痛,并且不应持续几天以上。非良性疼痛通常在关节或肌腱中感觉到,通常是由于组织超负荷而产生的。它可能会导致关节僵硬或灵活性降低,使日常活动受到影响。重要的是,不要继续以同样的方式、带着这种类型的疼痛锻炼。在受伤恢复过程中找到一种不会使疼痛进一步加剧的活动。拉伸运动通常是为了避免损伤和从损伤中恢复。下面是一些值得注意的重要的拉伸预防措施。

- 避免强迫关节超过正常的活动度。
- 如果关节或肌肉酸痛持续48小时以上,就避免剧烈的拉伸。
- 避免拉伸最近骨折的区域。
- 避免拉伸肿胀或疼痛的组织。
- 避免过度拉伸已被固定的软组织。
- 避免脊柱或颈部过度前屈。
- 避免快速或弹射爆发式地拉伸组织。

在下一章以客户为中心的功能练习处方的背景下，我们提出了两个问题：功能上的进展如何使处方更以客户为中心？客户应该感觉如何？什么时候应该进步？当你与你的客户的需求保持一致时，最好的预防伤害策略就会出现。

与任何年龄的人相比，损伤都不应成为老年人锻炼的阻碍。年龄不应该成为过度使用性伤害的康复计划的障碍因素。虽然人们曾经认为，身体会随着活动的消耗而磨损，较弱的体能是衰老的自然产物，但现在人们认识到，活动将使生命延长数年。

总　结

少肌症、骨质疏松症和骨关节炎是老年人最常见的肌肉骨骼疾病。少肌症在不活跃的患者中最为普遍，其他因素包括：（1）运动单元重塑；（2）激素水平下降；（3）蛋白质合成减少。最简单、也可能是最有效的治疗方法是渐进的抗阻训练。

骨质疏松症是一种耗尽骨骼矿物质含量的疾病，增加了患者对骨折的易感性。运动对骨骼的骨量有显著的影响，可以改善骨骼质量，这将降低患骨质疏松症的风险。对于患有骨质疏松症的老年人来说，典型的运动处方应该包括抗阻练习，柔韧、平衡和心血管练习。

作为一种退行性关节疾病，在受影响的关节处，OA首先出现在关节软骨的缺损处。骨关节炎在行走和爬楼梯上比其他任何疾病都会导致更多的活动问题。运动计划的主要目的是在活动中减轻疼痛，减少关节压力，保持主动关节运动和协调，使步态正常化，并通过增强力量来提高减震能力。

尽管活动的增加带来了好处，但损伤已被确认为老年群体参与身体活动的第二大常见障碍。软组织包括肌肉、筋膜、肌腱、韧带、关节囊和关节软骨等。随着年龄的增长，特定的软组织也会发生变化。随着年龄的增长，软组织的变化最终不仅会影响力量和关节的灵活性，还会影响运动、姿势、平衡和协调性。需要用一种新的模式来训练年长的客户，包括设计良好的软组织强化、拉伸和动员练习。预防伤害最有效的方法是循序渐进地增加运动量和强度、充分恢复，以及使用交叉训练或间歇训练。

13

老年人的运动处方

本章要点

完成本章后，你将能够展示以下能力。

1. 讨论衰老、生物年龄、生活质量、健康的老龄化和身体活动的概念。

2. 制订适当的生活方式整合和行为改变的策略，以增加老年人的活动。

3. 描述随着年龄增长的生理变化以及运动对心血管呼吸系统、肌肉骨骼系统和移动的影响或益处。

4. 概述客户筛查和评估身体损伤（包括心血管或肌肉骨骼系统的衰退）、功能限制（对日常生活中的身体任务或行为的限制）的过程。

5. 描述针对老年人心血管和肌肉骨骼健康、平衡、柔韧性和功能灵活性的一般训练原则。

6. 选择模拟日常生活和娱乐活动中使用的运动模式（功能性训练）。

7. 应用个人的和适当的练习调整、成功的示范、仔细的监控和以客户为中心的方法。

8. 围绕客户活动设计元素，通过有效的准备和持续的意识来提供安全性。

9. 确定你的客户的身体机能水平，并调整任何运动或活动以适应他们的需求和能力，并加强适当的技术。

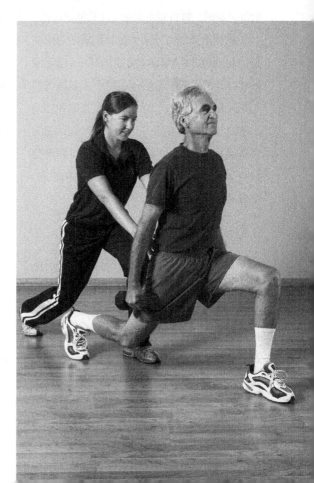

本章首先概述了老龄化、生物学年龄和成功老龄化。现在有强有力的证据表明，在生活中有规律的、系统的锻炼，加上合理的健康习惯，可以提升生活的质量。

随着年龄的增长，身体系统的结构和功能都发生了变化，很难确定这些变化是由疾病、缺乏身体活动还是正常的老化造成的。

这一章概述了衰老的生理变化，以及运动对心血管呼吸系统、肌肉骨骼系统和移动的影响或益处。在筛查过程中，在人们变得活跃之前，应该对身体损伤（包括心血管或肌肉骨骼系统的衰退）和功能限制（对日常生活的限制）进行评估。

这一章的很大一部分集中在心血管和肌肉骨骼健康、身体成分、平衡和柔韧性的一般练习原则。第14章更多地关注功能灵活性。

继续选择模拟日常生活和娱乐活动中使用的运动模式的练习（功能训练）。运动或活动设计的最后一层应该包括个人和适当的练习调整、成功的示范、仔细的监控和提供以客户为中心的方法。与老年人一起运动的教练必须确定客户的身体机能水平，并调整任何运动或活动以适应他们的需求和能力，并加强适当的技术。

老龄化

年龄的定义是否仅仅是你所生活的时间长度？我们是如何衰老的？衰老会减慢吗？有些人寿命更长，生活质量也比其他人高。因此，我们似乎可以用数量和质量来定义生命。衰老指的是我们体内的许多过程，随着时间的推移，会导致适应性的丧失、功能受损，以及最终的死亡（Spirduso et al., 2005）。这一衰老过程是指临床症状和储备能力的丧失。例如，一个身体机能不佳、视野较差、反应时间较慢的老年人，可能无法防止突然的摔倒，从而导致受伤和丧失独立性。疾病、意外和生活方式的选择都可以改变退化的速度，从而改变衰老的速度。

尽管有许多关于衰老的理论，但很有可能，衰老不是由任何单一因素引起的，而是由多种原因造成的。人体的生理功能随着年龄的增长而下降，以相对标准的速度下降。例如，去脂体重以每10年10%的速度下降，神经传导速度以每10年15%的速度下降，肺活量每10年下降50%（Taylor & Johnson, 2008）。

人口的老龄化并不局限于北美，因为大多数发展中国家的预期寿命都在延长。美国和加拿大最大的群体是婴儿潮时期出生的人，即出生于1946年至1960年之间；事实上，在西方社会，三分之一的人是婴儿潮一代。到2026年，大约20%的人口将超过65岁。

在文献中，年龄类别差别很大。一些人认为中年人是40~55岁，而另一些人则认为是45~64岁。一个相对较新的类别叫作"年轻的老年人"，通常指的是那些60多岁到70岁出头的人，这反映出越来越多的人保持了良好的运动表现水平。

生物学年龄

除了实际年龄，在功能上更大的差异可以用生物学年龄或功能年龄来描述。生物老化是指在细胞、组织和器官水平上发生的渐进的功能变化，并最终影响到所有身体系统的功能水平。严格地说，生物学年龄需要测量与时间有关的物理系统的衰退，而不考虑实际年龄。然而，实际上，它可以通过客户在日常生活、工作和社区互动中发挥的作用来定义。功能年龄受到客户在生理上的功能的影响，并被用来解释在实际年龄人群中生理变量的个体差异。从统计学上来说，生物学年龄是一个人与他的年龄组的平均分数之间的距离。例如，当客户在一个变量上的分数高于他的年龄群的其他客户，他的年龄会被描述为更年轻。这是衡量客户相对于他的年龄群体的衰老状况的一种标准，可能并不能代表衡量人衰老速度的指标。然而，人们肯定有不同的老化模式，对客户的功能和运动表现进行比较，在物理治疗、护理和健康促进等领域有许多重要的用途。平均值提供了一个概念，即在特定年龄的大多数人的能力。

保持充足的有氧代谢能力被认为是影响老年人生活质量的最重要因素之一，其能够允许老年人独立生活。衰老通常与最大摄氧量的减少有关，每10年降低5毫升/千克/分。最终，最大的摄氧量变得足够低，使得独立生活的普通活动变得极其疲劳。当最大的吸氧量低于15~18毫升/千克/分的阈值时，很可能会失去独立性。在中年时期进行常规的耐力运动，可以延缓12年的生物衰老（Barclay & Lie, 2008）。

生活质量

如果生活质量得不到维持，那么生命的价值是什么？世界卫生组织已经确定了一个人对他的生活质量的看法，包括健康、身体功能、社会关系、职业、生活水平和性功能。与健康相关的生活质量（health-related quality of life，HRQL）反映了疾病对患者的功能的影响以及改善健康状况的治疗效果。

健康状况和HRQL是由身体和心理两方面来衡量的。身体健康包括身体功能、身体疼痛和一般健康。心理健康包括情感健康、活力和社会功能（ALCOA，2006）。世界卫生组织应用生活质量工具的老年人模块对巴西大量60岁以上的成年人进行了研究，结果表明，身体活动水平的提高有助于提高老年人的生活质量（Dartagan et al., 2012）。

有人说，生活质量是积极生活和只是活着的区别，生命的数量只有在维持生活质量的前提下才有价值，而在不改变健康习惯的情况下活得更久只是增加病态的时间。病态是一种缺乏健康的状态，在这种情况下，个人因慢性疾病而导致身体或精神残疾，无法移动，并依赖他人照料（Vita et al., 1998）。生活在单一或多种慢性疾病中，使个人的生活质量非常差。导致人们最终进入病态的主要慢性疾病是动脉粥样硬化、癌症、骨关节炎、糖尿病、肺气肿和肝硬化。这些疾病通常在生命早期就开始，在生命周期中进展，经历亚临床状态、出现问题，随之变得严重，最后达到终末阶段。在65岁及以上的人群中，有超过25%的人由于长期的健康问题而活动受到限制。图13.1阐述了根据年龄组和性别来分析的60岁及以上的人口慢性病的数量百分比分布。年长的男性会经历更多的心脏病、脑血管疾病和肺气肿。虽然女性寿命更长，但她们有更多非致命的慢性疾病，如关节炎、结肠炎和软组织疾病。所带来的结果便是老年妇女的残疾率更高，更有依赖性。

重点已经从延长寿命转向增加健康年数。保持健康，并尽可能推迟一种使人衰弱的疾病的发作，这被称为疾病状态的压缩。健康

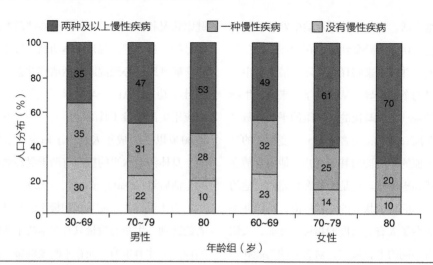

图13.1　慢性病分布

Reprinted by permission from Taylor and Johnson 2008.

的生活方式可以预防或延缓诸如骨关节炎和心血管疾病等疾病的症状。维塔等人（Vita et al., 1998）报告称，一组年龄较大的不吸烟的成年人，他们的身体脂肪含量低，运动习惯良好，不仅延长了1~4年的寿命，而且在生命的最后一年里，他们的发病率也降低了50%。有更好的健康习惯的人可能会活得更久，更重要的是，残疾被推迟，并在生命结束时被压缩到更少的年份。

定期身体活动对生活质量的主要贡献随着中年人（45~64岁）和年轻的老年人（65~74岁）的年龄而变化；良好的健康习惯和运动习惯可以保持接近峰值的运动表现，并延缓早衰。在老年人（75~84岁）中，灵活性可以显著提高生活质量，使老年人能够继续获得许多最具挑战性的生活体验。身体能力和功能灵活性是日常生活和完成工作相关任务的基础，也是参与体育和娱乐活动的基础。健康、精力和活力，以及身体机能对生活质量有很大的贡献。这3个因素的整合对客户的预期寿命有很大的影响。

在过去的10年中，一些关于老年残疾和局限性的措施有所改善；然而，目前还不清楚医疗支出是否促进了医疗保健的改善。人口普查局的报告和系统的审查是衡量我们人口幸福的"晴雨表"。残疾和潜在的身体限制并不是衰老的必然结果。然而，近20%的美国老年人患有慢性残疾，大约有1/3的人存在着移动限制。此外，残疾老年人的平均医疗费用为非残疾老年人的3倍（Freedman et al., 2009）。加拿大一项对超过2325名年龄在55岁至97岁的男性进行的调查发现，最令人关注的健康问题包括那些影响独立和生活质量的问题，其中绝大部分被调查者表示，他们有移动障碍。令人担忧的是，只有13%的人讨论了风险因素和对移动障碍的筛查。随着年龄较大的客户的健康优先事项得到更好的理解，医疗保健方式的转变也应该是优先考虑的事情。是时候让我们的医疗保健系统投资于针对老年人的策略了，以保持他们的自主性、幸福感和生活质量（Tannenbaum, 2012）。

在研究老年身体活动与生活质量关系的文献综述中，有证据表明，身体活动与许多但并非所有的生活质量领域呈正相关（Rejeski & Mihalko, 2001）。作者指出，基于运动表现的功能评估更有可能与生活质量相关，因为这些改进与老年人更有关系。当身体活动与自我效能感的提高相关联时，与健康相关的生活质量的改善将变得明显。我们老龄化社会的人口统计数据表明，生活质量将继续成为一个非常重要的健康促进目标。尽管测量存在问题，但在老年人中，生活质量和身体活动之间的关系似乎是积极的，而且相对稳定。

成功老龄化

成功老龄化的概念是很有吸引力的，在衰老过程中直接解决了生活质量问题。成功老龄化对你的客户意味着什么？随着全世界65岁以上的人越来越多，社会认识到帮助老年人维持他们的健康、身体和认知功能以及他们与生活的接触是至关重要的。这3个维度为成功老龄化（successful aging，SA）奠定了基础（Liffiton et al., 2012）。在将疾病的影响与衰老过程本身分离的背景下，罗和卡恩（Rowe & Kahn, 1987）提出了成功老龄化的概念。成功老龄化的人指的是那些对生活更满意的人，他们在晚年的生理和心理特征以及健康的状况都优于平均水平。罗和卡恩提出，在那些健康的衰老过程中，在生理功能上很少或没有与年龄有关的衰退，而那些衰老的人通常会出现与疾病相关的衰退（通常被解释为年龄的影响）。萨比亚等人（Sabia et al., 2012）将成功老龄化定义为良好

的认知、身体状态，以及心血管功能，并且没有残疾、精神健康问题和慢性疾病。这些作者发现，参与4种健康行为的参与者健康衰老的概率是其他人的3.3倍。他们定义了健康的行为，如从不吸烟，适度饮酒，参加身体活动（每周2.5小时的中度活动或每周1小时的剧烈活动），每天吃水果和蔬菜。在16.3年的随访中，所有4种个体健康行为结合起来，对健康衰老的影响是显著的。

斯特劳布里奇等人（Strawbridge et al., 2002）在6年的时间里研究了65~95岁的人。他们将成功老龄化定义为不需要任何帮助，在13种活动灵活性测试中都没有困难，并且在5个身体运动表现指标上几乎没有任何困难。这些作者发现，更有可能成功的人有亲密的人际关系，没有抑郁，并且经常散步。在他们的讨论中，他们描绘了一个成功老龄化的75岁老人。这个人比那些没有成功的人做更多的志愿者工作，运动更多，参加更多的社区活动。他会少看医生，少花时间在床上，也不太容易感到累而不能做自己喜欢做的事情。他会更经常感到兴奋或高兴，并在日常活动中找到更多的意义。

另一个衡量成功老龄化的显著方法是疾病压缩现象，其中健康风险较低的人（通常根据吸烟、身体指数和运动定义）在任何年龄都有较少的残疾，并且比具有更大健康风险的人具有更少的累积残疾。与高危人群相比，在低风险人群中，残疾的开始被推迟了5年以上（Vita, 1998）。这些结果令人鼓舞，因为它们表明，随着可改变的健康风险的降低，老年人将拥有更好的生命力。

美国退休人员协会已经确定了一系列的身体活动与生活优先事项（Sloan, 2001）。研究人员发现，在60~69岁的成年人中，身体活动（physical activity，PA）将延长寿命，并通过保持人们的健康来提升生活质量。这个退休的小组喜欢活动，以保持他们的功能和独立性，并远离了久坐不动的生活。健康的衰老依赖于遗传、个人和社会环境、生活方式因素、态度、适应性、社会支持和某些性格特征的相互作用。成功老龄化的关键是将积极的身体、社会、情感和精神活动融入我们的日常生活中。

你在65岁时还能活多少年？最近的一份报告显示了27个欧盟国家的健康生活年数的统计数据，健康生活年被定义为一个人能够在健康状况下生活的年数。健康状况的定义没有功能/残疾方面的限制，通过一个自我感知的问题来衡量，该问题要求在人们通常所做的活动中，衡量由健康问题引起的任何限制的程度。健康生活年被定义为一个特定年龄的人在没有任何严重或中度健康问题的情况下生活的年数，这意味着被调查者可以维持正常的活动。在2010年，27个欧盟国家的65岁的人中，如果是女性，预计将活21.0年，如果是男性，预计将活17.4年。在这段时间内，女性将有8.8年的健康寿命，而男性有8.7年的健康寿命。在瑞典，65岁女性的健康生活年数最高，为15.5年。法国65岁的人预期寿命最长（23.4年），而65岁女性的健康生活年数为9.8年（Eurostat Press Office, 2012）。

老年人身体活动的益处

随着越来越多的婴儿潮一代进入60岁，运动作为健康促进者的作用已经变得非常明显。身体活动的增加可以减少老龄化引起的功能下降和健康状况不佳的影响。然而，《加拿大老年人健康积极生活的身体活动指南》显示，约有60%的老年人不爱运动，因此无法享受常规运动带来的健康益处（Health Canada, 2001）。美国的统计数据表明，很少有老年人定期进行身体活动，估计65岁至74岁的人群中，只有31%的人每周参加20分钟的中等强度的身体活动。同样，美国在225个国家的预期寿命中排名第50位（Fern, 2009）。很明显，有害的行为模式，包括缺乏身体活动，是导致过早死亡和生活质量降低的主要因素。

摩尔等人（Moore et al., 2012）汇集了6项研究的结果，这些研究涉及40岁及以上的人，以确定业余时间的身体活动是否预示着更长的寿命。与那些没有闲暇时间进行身体活动的人相比，那些报告称达到了推荐的身体活动水平（每周2.5小时的中等强度活动或每周1小时的剧烈活动）的人多活了3.4年。肥胖和不活跃的人的预期寿命比体重正常和中度活跃的人要短5~7年。

对于私人教练来说，重要的方面在于要询问是老龄化还是缺乏活动导致了功能的丧失。衰老和功能丧失受到疾病与废用（身体活动减少）的影响。由于身体活动的减少、很难区分哪些是由衰老引起的生理变化。然而，在许多情况下，在50~75岁的人群中，可能归因于衰老的症状实际上是久坐不动的结果。也就是说，身体活动而不是与年龄相关的功能丧失将对疾病和废用产生主要影响。现在有强有力的证据表明，在有合理的健康习惯的情况下，生活中有规律的、系统的运动可以提升生活的数量和质量。通过适度和定期的运动，老年患者可以显著降低因冠状动脉疾病、结肠癌和糖尿病并发症而死亡的风险，并且也能完成日常生活中的许多任务，参与各种各样的娱乐活动变得更加容易。

即使对于那些年龄在60~75岁之间的人来说，定期运动也能降低整体死亡率。一项关于运动和死亡率的最权威的研究调查了30 000多名男女，以弄清健身和身体活动对长寿的影响（Blair et al., 1989）。该研究的研究人员发现，处于最低健康水平的男性的死亡率是最健康人群的3.5倍，女性是4.5倍。另一个结果是，运动似乎具有对抗某些疾病的有益效果。在最不健康的人群中，男性和女性患癌症和心血管疾病的概率都更高。同样，那些运动的高血压患者的死亡率只有那些不运动的高血压患者的一半。

在以后的几年里，定期运动带来的好处可能意味着制度化生活和独立生活的不同。这些好处在有氧训练和抗阻练习的结合中体现得最为明显。运动专业人士也应该积极关注体适能的影响因素，因为这与预防跌倒有很强的联系。根据美国国家安全委员会

（National Safety Council）2009年的数据，在65岁及以上的人中，残疾和受伤死亡的主要原因是跌倒。在美国，到2020年，65岁以上老人的医疗费用预计将达到43.8亿美元。具有讽刺意味的是，大大减少最有效的预防疗法之一——身体活动，反而会来增加跌倒的可能性。

在25岁以后，身体的心血管容量减少了5%~15%。在20~90岁，肌肉质量下降了近50%。在心理方面，对认知功能和自我控制或自我效能的感知，容易随着年龄的增长而下降，而抑郁症是老年人中最常被报道的精神健康障碍之一。好消息是，定期的身体活动可以减少甚至预防一些与衰老有关的功能衰退。在老年人中，有氧训练会使心血管功能提升10%~30%。力量训练有助于抵消肌肉质量和力量的丧失。经常运动也能改善骨骼健康、姿势稳定性和柔韧性。它同时也提供了许多心理上的好处，比如保护认知功能，减轻抑郁症状，以及改善个人控制感。

《加拿大老年人健康积极生活的身体活动指南》（Health Canada, 2001）描述了一个运动和老化的循环，它展示了身体活动与身体老化之间的关系。有规律的身体活动和健康获益的数量之间的关系非常紧密。在20世纪90年代中后期，加拿大和美国的外科医生都发表声明指出，缺乏运动是导致心血管疾病的独立风险因素。

适用于老年人的跨理论模型

为了帮助整合积极的健康行为变化，我们可以重新审视跨理论模型（第1章和第2章），同时需要额外关注50岁以上的客户。普罗查斯卡的跨理论模型表明，在被称为"变化阶段"的一个连续的阶段中，有关于客户对运动等行为的准备能力的阐述（Prochaska & DiClemente, 1982）。只有大约20%的人在不理想的情况下，随时准备改变。在有高级生活设施的情况下，参加身体活动课程的平均比例为20%~25%（Van Norman, 2010）。巴克和尼古拉斯（Barke & Nicholas, 1990）发现，年龄在59~80岁之间的成年人更有可能处于意向、行动或维持阶段，而不是前意向阶段。这表明，即使是最不活跃的老年人也在考虑从事身体活动，或者已经准备好变得积极。年龄较大的成年人更有可能在活动强度适中、价格不高且方便的情况下进行身体活动，尤其是对年龄较大的女性来说。动机也应该与你的客户的变化阶段相适应。

客户的变化阶段将决定哪些消息具备相关性，以及哪些计划最能满足他增加常规的身体活动的需求。该模型对于健身专业人士尤其有帮助，因为它承认了以客户为中心的方法，即在准备运动时，存在着个体差异。根据他的变化阶段，你会对你的客户提出什么样的策略或建议？

前意向阶段策略

那些还没有开始考虑启动身体活动计划的客户可以从身体活动的利弊的讨论中获益。他们也许患者有慢性疾病，如骨关节炎，但没有意识到身体活动可能对慢性疾病有积极

的效果。为了帮助客户开始身体活动，有必要现实地对待他们对运动的消极期望。对于老年人来说，这些缺点或成本因人而异，但可能包括他们为了运动而必须安排的时间；到达运动地点的难度；会员或特殊设备的费用；在别人面前感到难为情；疲劳、肌肉酸痛，或者是一种不舒服的感觉。在变化的早期阶段，对于老年人来说，讨论相关话题并提出与个人健康相关的问题可能是一种有益的做法。身体活动的好处是因人而异的。尽管你可能会阐述很多好处，但只有那些对个人有价值的好处才是有效的激励因素。这可能有效地解释为什么其中一些好处是立竿见影的，比如在运动的日子里感觉更清醒或更有活力。其他的可能是累积性的，比如每周只需500千卡的运动就能降低血脂。在前意向阶段，客户不会去找你，所以应该在他们一天的日常生活中给他们提供信息。许多策略和好处可以张贴在当地社区中心的广告宣传处，以鼓励潜在客户。然后，他们的担忧可以得到更直接的解决，从而帮助他们降低他们感知到的成本。一旦他们相信身体活动的潜在益处超过了潜在的成本，他们就更可能进入意向阶段甚至准备阶段。例如，如果运动后感觉疲劳成了一个问题，也许你的客户可以在晚上安排他的活动。当感觉放松时，会有利于更好的睡眠。

意向阶段策略

对于那些打算开始一个项目但还没有开始的人来说，继续讨论身体活动的利弊可能是一种合理的做法。许多老年人面临着多重损失的挑战，这些损失往往限制了社会交往的数量和性质。同样，退休不久的客户可

能把工作环境作为社会交往的主要来源，但现在失去了这段时间和相关支持。身体活动可以通过满足运动和社会需求来发挥双重功能。许多教会或社会团体可以提供具有社会互动心理价值的运动项目的身体效益。另一种社会支持策略是在活动之前或之后添加一个社会元素；也就是说，人们可以早点到，以便与其他人聊天，或者在课后或者网球比赛后，在当地咖啡厅见面。客户的配偶是对定期活动最有力的支持者之一。从朋友或家庭成员那里得到社会支持往往是一种有效的身体活动动机，特别是在意向和准备阶段，当客户试图建立定期的身体活动模式的时候。

准备阶段策略

当客户决定开始一个身体活动项目，并且可能已经开始从事一些活动时，这是设定具体目标的好时机。在准备阶段，沟通应涉及有关短期和长期目标的问题。这些问题可能包括改善与日常生活活动有关的平衡和肌肉力量，或者从实用的角度来看，更容易地把一篮子的衣服或一袋杂货放在楼梯上。运动专家可以在教导客户如何设定和评估他们的目标方面发挥关键作用；然而，重要的是，客户的目标是他们自己的。运动处方似乎暗示着运动计划是由专家强加的。然而，如果客户不觉得他在选择自己的目标和为他的项目提供建议方面发挥了主要作用，那么坚持是不可能的。其挑战在于确定一个或两个目标，这些目标需要与你的客户的当前需求、能力和生活方式相匹配。问问你的客户他们对所提议的目标的感觉，以及他们能坚持多久才能实现这些目标。年轻人的生活方式、动机和身体活动的准备阶段与老年人不同。花点时间了解年长客户的担忧、动机和舒适度。要注意的是，对于一些老年人来说，目标设定可能需要完全围绕着增加日常生活的活动。这些目标的设定宗旨应该在于能够成功地得实现、增加客户对他们的身体能力的信心，以及将日常运动纳入他们的生活方式的能力。目标设定可能是介绍性会议的一部分，并且在准备、行动或维护阶段仍然是客户的重要策略。目标设定的具体步骤在第2章中已有所阐述。

行动阶段策略

即使客户已经进行了常规的身体活动，也可以回顾他们最初的目标并在必要时进行调整。请设法让你的客户对他们所取得的成就感到满意，评估成功和问题，然后让他们设定一套新的短期目标。通过持续的积极信息来提供鼓励和强化。同时，鼓励运动在这个阶段变得更加固定。一个有效的策略在于使用与客户的运动目标相关的积极的自我对话作为运动的动力。像"我能做到"或者"一旦我拉伸了，我就会感觉好很多"这样的陈述可以帮助客户开始或继续运动。那些能帮助他们对运动感觉良好的想法可以在他们感到气馁的时候被回忆起来。客户可能会讲出像"这是一件很困难的事情"一样的消极言语。要现实一点，鼓励客户努力使他们的自我对话变得积极和个性化。自我激励往往强调运动的有益效果："在我的一天中，我会有更多的精力，或者这将帮助我提高我的平衡能力。"

维持阶段策略

定期运动至少6个月的客户已经开始让运动成为更积极生活的一部分。对于较年长的客户来说，复发预防策略，如预防潜在的障碍和识别轻微的过失，有助于防止失误（短暂的不活动期）转变为复发（延长的不活动期）（Bryant & Green, 2005）。跟踪进展和改进并引入各种活动机会已被证明有一定效果（Van Norman, 2010）。在行动或维持阶段，客户的计算机或其他设备已被证明是一种有效的激励因素。在对12项研究的系统性回顾中发现，电子邮件的反馈是众多干预措施中的一种，它能够帮助50岁及以上的人改变生活方式（Aalbersa et al., 2011）。如果客户使用电子邮件，请试着定期发送提醒和提示。在这个阶段，年长的客户也可以受益于保持身体活动的既方便又有趣的策略。一旦付出的努力超过了回报，那些太不方便的活动就会停止。但总有一种达到平衡的行为。例如，速降滑雪者会购买昂贵的设备，开车几个小时去滑雪，排队买票以及拖拉设备，忍受恶劣的天气，还有，在一天结束前滑得筋疲力尽。客户能够很愉快地容忍这种不便，因为他们正在享受乐趣。如果一项活动非常愉快或有所回报，那么客户会愿意克服困难。

将运动融入生活方式的方法包括一种叫作"每日运动量"的常规锻炼和一种叫作"社交冒险"的特殊时间，在后面的章节中会有相关探讨。这些应该是老年人在维护阶段的策略的一部分。下面有两个重要的建议。

1. 参与一些方便的锻炼计划。即使是在客户没有时间或精力执行详细计划的日子里，也可以进行常规锻炼。希望它们会让人感到愉快。但如果它们相对方便和容易做到的话，它们不需要带来很大的乐趣。

2. 参加一些有趣的体育活动，比如社交冒险，即使它们有点不方便。例如，一个客户可能愿意开车一个小时到一个他最喜欢的远足地点，而另一个客户可能会为交际舞而盛装打扮。

老龄化效应和运动训练的益处

即使在没有疾病的情况下，与衰老相关的变化也会影响所有主要的器官系统。衰老与可见的，甚至有时是戏剧性的身体变化有关。身体系统的结构和功能都发生了变化，很难确定这些变化是由疾病、缺乏身体活动还是正常的老化引起的。作为私人教练，我们必须做好应对老客户的身体变化的准备。

心血管和呼吸系统的老龄化效应

我们从事体力活动的能力在很大程度上取决于心血管和呼吸系统的正常功能。心脏拥有储藏和泵的能力，动脉和输送血液的血管系统，以及氧化组织和消除二氧化碳的呼吸功能，这些共同作用使体力活动成为可能。

随着年龄的增长，心脏的血液循环能力随着心脏的大小和容量的下降而减少。心脏交感神经活动的减少会导致心率降低、收缩变弱、射血分数下降。一般来说，随着年龄的增长，在任何既定的工作效率下，心率、血压、通气和耗氧量都需要更长的时间才能达到平衡。随着年龄的增长，心血管系统的结构会变化，包括血管壁增厚和左心室壁增加，动脉硬化增加。其结果是，收缩压和舒张压随年龄增长而增加，主要会导致主动脉和动脉分支的增厚和硬化，同时也增加了周围的总阻力。这也可能导致体位性低血压，使老年人头晕、不安、虚弱或昏厥。在20岁以后，最高心率随着年龄的增长而下降，大约每10年下降5~10次/分。同样，在剧烈运动后，心率会恢复得更慢。在20~80岁，最大运动期间的心脏输出减少了大约30%，这主要是由于每搏输出量的减少（Taylor & Johnson, 2008）。

这些正常的变化削弱了老年人忍受有氧运动的挑战的能力。如果在开始高强度运动之前的热身活动不充分的话，这种压力在运动开始时就会变得尤其明显。最大摄氧量是衡量运动能力或有氧能力的一个指标，这是衡量身体使用氧气的最大速率的一种方法。在25岁之后，它每10年下降5%~25%。在对老年人摄氧量的横断面研究中，观察到每10年下降16%，用于独立生活的最大摄氧量，男性最小值为18毫升/千克/分，女性为15毫升/千克/分。此外，在最大耗氧量中，每减少1毫升/千克/分，就会增加14%的依赖风险（Barclay & Lie, 2008）。这种下降的原因是心脏输出量减少和肌肉质量的下降。如果运动强度是最大摄氧量的70%~75%（自感用力度为14或15），老年人可能会在几分钟内开始疲劳。

然而，84%的最大摄氧量降低是由除年龄以外的因素导致的（Williamson, 2011），其中主要原因是肌肉量的减少。所以，如果人们保持肌肉量，下降的速度会大大减缓。与年龄相关的最大摄氧量和力量的减少也表明，在任何次极量运动负荷下，与年轻人相比，年长的成年人通常需要发挥更大比例的最大能力（和努力）。

年龄增长是与心血管系统的几种疾病有关的独立的危险因素，其中包括冠状动脉疾病、高血压和高胆固醇。心血管结构和功能的基本方面随年龄而变化，并导致这些疾病的发展。

肺的效率也随着年龄的增长而下降。这表现在肺的弹性回缩减弱；肺泡囊数量逐渐减少；某些体积和容量减小，特别是FEV1（在最大呼气的第一秒内用力的呼气量）；胸壁刚度增加；呼吸肌力量减弱；小气道关闭；以及对神经系统中呼吸中枢的敏感度降低。同样，肺泡表面积的改变减少了气体交换，并且与肺泡毛细血管密度的降低相结合，导致了扩散能力的降低。肺活量（在最大程度吸气后，一个人能呼出的最大空气量）在70岁时逐渐减少到40%或50%（Jones & Rose, 2005）。肺气体交换通常不会限制老年人的运动表现；然而，当个人呼吸量达到肺活量的50%左右时，就会出现呼吸急促。这通常会导致老年人自愿结束他们的运动，特别是当他们不熟悉更高水平的活动的时候。

心血管训练的益处

经常运动的人最大摄氧量的下降要小得多。60岁以上积极训练的老年人，比那些久坐不动的20岁的年轻人有更高的有氧运动和体力劳动能力，这并不罕见。有足够强度、持续时间和频率的定期有氧运动的好处包括以下几点。

- 降低静息时和运动时的心率。
- 增加每搏输出量，维持心脏输出。
- 减少血管阻力和增加周围静脉的容量。
- 降低收缩压和舒张压。

- 降低血脂水平，提高葡萄糖耐量和胰岛素敏感性。

随着每搏输出量的增加，心脏输出的增加可以解释为什么在接受训练后，老年人的最大摄氧量提高了。通过中等强度的运动，老年人的最大摄氧量可以增加20%~30%（Taylor & Johnson, 2008）。在任何特定的年龄，身体活动都有助于保持较高的有氧能力（图13.2）。

强度（≥60% $\dot{V}O_2max$）和频率（3天/周）适当的渐进式耐力训练计划，可以使中年人和老年人的最大有氧能力增加5~10毫升/千克/分。这一效应可以抵消与年龄相关的每10年损失的5毫升/千克/分，并将有效的生物学年龄降低10年或更长时间，从而允许独立性的延长。有氧训练项目显示出持续时间更长的有氧能力提高的趋势：8~10周的训练计划增加了12.9%，12~18周的计划增加了14.1%，24~52周的计划增加了16.9%（Barclay & Lie, 2008）。最大摄氧量的较大提高通常出现在较长的训练周期（20~30周），但不一定是

更高的训练强度（例如，>70%的 $\dot{V}O_2max$），除非使用了间歇训练方案（Chodzko-Zajko et al., 2009）。此外，参加集体运动计划可以消除老年人的社会孤立，还能保持最大摄氧量，有助于保持功能独立。

穆里亚斯等人（Murias et al., 2008）让年轻的成年人（平均年龄为24岁）与年龄较长的成年人（平均年龄为68岁）进行了每周3天的自行车测力训练，持续时间为45分钟，强度为70%最大摄氧量。在12周后，两组的最大摄氧量和乳酸阈值的增加幅度和速率相似。在年龄较长和较年轻的客户中，适应心血管健康的时间和幅度似乎是相似的。

有氧训练对极量运动有显著的好处，如提高摄氧量、心输出量、呼吸和气体交换。在老年男性和女性中，耐力训练会引起外周适应（氧气输送和摄取以增加运动能力），与年轻的客户相比，在更小的程度上引起了中心适应（例如，心脏每搏输出量）（Cerny & Burton, 2001）。同样，积极生活方式也会对

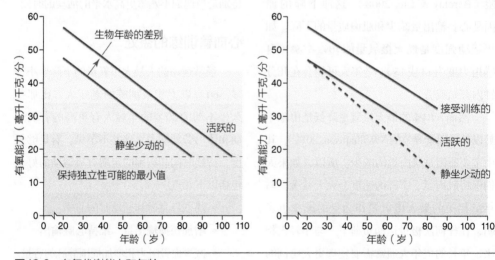

图13.2 有氧代谢能力和年龄

Reprinted by permission from Taylor and Johnson 2008.

日常生活的活动产生重大影响。

心血管系统的结构和功能的改变会导致疾病的发展；然而，这些趋势可能会受到定期的身体活动的影响。有规律的身体活动通过减少由慢性疾病和生活方式引起的二次老化效应，提高了平均预期寿命（Chodzko-Zajko et al., 2009）。此外，定期的身体活动可以降低患心脏病、高血压和糖尿病的风险，从而延长寿命，减少残疾。例如，中等强度的定期身体活动可以抵消与年龄有关的功能下降，并改善血管顺应性（Taylor & Johnson, 2008）。积极的生活方式既能预防和治疗疾病，也可以延缓心血管和呼吸系统衰老的症状。

即使在剧烈运动的情况下，肺功能通常也不是最大体力劳动能力的限制因素。在60岁之前，适度-高强度的体能练习可以防止与年龄有关的肺功能减退（Jones & Rose, 2005）。通过练习，年长的客户将能够在因呼吸急促而停止运动前使用更大比例的可用肺活量。由于呼吸肌的力量增强和运动知觉的改变，呼吸急促的情况有所减少。

尼曼（Nieman, 2009）已经表明，一个轻快的步行项目，每周5天，持续12周，能够减少老年受试者一半以上的感冒天数。在每次步行的过程中，重要的免疫细胞在体内暂时增加，从而增强了对病毒的抵抗作用；这意味着近日活动的急性免疫效益是最佳的。尼曼还发现，上呼吸道感染的发病率要低得多。越来越多的人认为，适度的运动训练可以对抗慢性轻度炎症，并至少在一定程度上抵消随着年龄增长而出现的免疫功能下降。

长期废用和久坐的生活大大加速了心血管和呼吸系统的老化。另一方面，定期运动可以延缓这些系统中的许多衰老症状。有规律的有氧练习可以改善心血管系统和呼吸系统之间的协调。当身体受到挑战时，这些系统会更有效地将气体输送到组织中，因此对它们的要求变得更容易。同样令人鼓舞的是，心血管系统对训练的反应与以往的身体活动模式无关。

肌肉骨骼系统老化效应

在衰老过程中观察到的最显著的变化是那些涉及肌肉骨骼系统的变化，你的客户经常想要在这个领域设定目标。

肌肉最大力量

在生命的前5个10年里，肌肉的最大力量一直保持着良好的状态，但是在接下来的20年里，肌肉最大力量的下降则是正常现象。70岁以后，每年的最大力量损失可能高达3%。严重的肌肉质量和力量的丧失会导致功能独立性的丧失。举个例子，那些脚踝力量较低的人摔倒的风险更高（Van Norman, 2010）。随着年龄的增长，大部分的力量损失都是由于肌肉的减少造成的。肌肉萎缩或肌肉的横断面积减少是由纤维的损失、纤维面积的减少或这些因素的综合作用造成的。少肌症指的是与衰老有关的骨骼肌肉质量、力量和收缩特性的丧失。致病因素可能包括选择性肌纤维萎缩（包括减少肥大的能力）、蛋白质合成率下降，以及损伤或神经肌肉疾病。图13.3展示了一些使肌肉最大力量随年龄增长而降低的因素（Spirduso et

al., 2005)。同样，老年患者的合成代谢激素
（如睾丸激素、胰岛素）水平也有所下降，
这影响了肥大能力和最大力量。肌肉最大力
量的丧失也可归因于Ⅰ型和Ⅱ型肌纤维数量
的不均衡下降（Taylor & Johnson, 2008）。肌
肉纤维的大小有选择性的下降，主要是在Ⅱ
型（快肌）纤维中。由于在背部和大腿（股
四头肌和腘绳肌）的Ⅱ型纤维高度集中，这
些肌肉在老年人中常常是最早萎缩的。

肌肉爆发力

在最大速度的应用中，爆发力峰值需要
时间与协调。例如，在老年人中，腿部爆发
力比最大力量更重要，比如爬楼梯，从椅子
上站起来，快速行走或跌倒后复起都需要腿
部力量。由于Ⅱ型肌肉纤维的优先萎缩，随
着年龄的增长，剩余的肌肉群不仅变得更
小、更弱，而且速度也更慢。爆发力和最大
力量的下降也可以用随着年龄增长的神经系
统改变（例如，运动单元的损失）来解释。
回想一下，运动单元指的是运动神经和它所

支配的所有肌肉纤维。随着年龄的增长，我
们的运动神经和所支配的肌肉纤维以越来越
快的速度死亡。我们失去的运动单元主要是
快速收缩类型的肌纤维，所以老化的肌肉主
要是由慢肌纤维构成的；因此，我们变得更
慢、更不强壮。影响肌肉活动的神经重组也
与在动态离心收缩时的不稳定有关，这可能
与上、下楼梯过程中较高的跌倒发生率相关
联（Cerny & Burton, 2001 ）。与年龄和性别
相关的肌肉爆发力的差异可能在一定程度上
解释了随着年龄增长出现的肌肉功能的削
弱，以及老年女性比男性更容易出现的肌肉
损伤风险。

关节柔韧性

关节柔韧性的下降受肌肉纤维灵活性的
降低和结缔组织弹性下降的影响。柔韧性和
关节稳定性也与关节软骨、关节囊、韧带、
肌腱和筋膜的结缔组织的变化有关。随着
我们年龄的增长，结缔组织的结构会变得更
硬，最终失去弹性和力量。例如，胶原蛋白

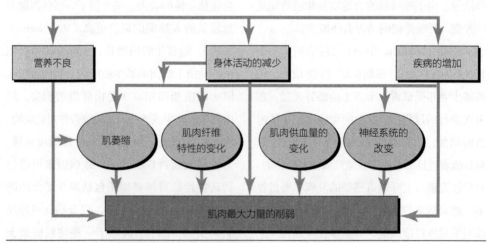

图13.3 使肌肉最大力量随年龄增长而降低的因素
Reprinted by permission from Spirduso, Francis, and MacRae 2005.

是一种结构蛋白,在结缔组织中起着提供力量的作用。随着年龄的增长,胶原蛋白的形状变得越来越不规则。此外,胶原组织的网状结构更紧密,线性拉力降低,导致老年客户的柔韧性下降。胶原蛋白在椎间盘纤维化过程中的变化导致脊柱柔韧性降低(Williamson, 2011)。弹性蛋白在结缔组织中是一种弹性更强的蛋白质,但它的退化速度要快得多,这使它更难移动,降低了柔韧性,并带来了一种全身僵硬的感觉。结缔组织的这些变化会减少活动度,减少储存的弹性势能,减少移动,增加关节挛缩以及增加受伤的风险。在70岁的时候,一般的成年人可能会失去25%~30%的柔韧性。斯皮杜罗等人(Spirduso et al., 2005)引用了一项研究来表明,每10年柔韧性就降低15%(通过坐位体前屈来衡量)。柔韧性的丧失会导致日常生活中出现问题,比如进出汽车、爬楼梯或穿衣时。例如,梳理头发需要肘部的屈曲、肩部的外展和外旋、前臂的内旋,以及手腕和手指的弯曲动作。如果活动度在任何一个关节处恶化,那么梳理头发就会变得困难或不可能。活动度的减少会影响平衡和稳定性,并会对关节结构或肌肉造成伤害。骨关节炎的发展是另一个降低柔韧性的因素,这是一种关节退行性疾病,其中包括软骨的流失和损伤、骨末梢的增厚、骨刺或骨赘的生长、关节囊的增厚,以及滑膜的发炎,该疾病能够造成严重的疼痛与活动障碍。

骨骼

肌肉骨骼系统结构完整性的丧失主要来自于骨量和骨矿物质含量的下降。骨量和骨密度的损失主要由激素的变化、饮食不足和缺乏身体活动所引起。女性的骨密度会保持至35岁,而男性的骨密度则保持至55岁。到70岁时,大多数人的骨密度会下降10%~15%。骨质疏松症常引起脊椎、髋部和手腕的骨折。例如,那些遭受髋骨骨折的患者通常会因为未能完全恢复而丧失独立性。女性患骨质疏松症的比率较高,由此导致老年妇女骨质疏松和骨折的比例较高。50%的女性和13%的男性在他们的生命中经历过与骨质疏松症相关的骨折(Spirduso et al., 2005)。

身体成分

与年龄相关的变化对身体功能和健康也有影响。脂肪的增加和肌肉量的减少导致了基础代谢率的下降和有氧能力的显著下降。此外,身体脂肪,尤其是腹部脂肪的增加,会增加患心血管疾病、糖尿病和早期死亡的风险。

肌肉骨骼训练的好处

运动对维持一个强壮、高效的肌肉骨骼系统起着至关重要的作用,它能促进终生的功能独立和提高生活质量。任何年龄的成年人,甚至是老年人,都能在进行抗阻训练后获得显著的力量增长。随着肌肉力量和关节稳定性的增强,有益的结果也得以增加,比如提高了行走速度以及从椅子上站起来的能力,爬楼梯更容易,摔倒的频率有所降低。

肌肉力量

首个针对老年人高强度力量练习的研究（Frontera et al., 1988）训练了60~72岁的男性，重量是80%的单次重复最大值（即80% 1RM），每组8次重复，共3组，每周3天。这非常类似于今天在临床领域、社区，以及家庭环境中所采用的方案。12周后，研究者观察到肌肉力量（150%）和肌肉量（10%）的显著增加。西尼奥里莱（Signorile, 2011）提供了一个示意图，说明在适当的运动中，神经肌肉老化曲线的情况（图13.4）。

在图13.4中，标准的神经肌肉老化曲线是一条实线。在60岁的客户中，有30%的人在这方面有所提高，75岁的客户提高了50%，90岁的提高了80%，虚线曲线向上弯曲，与实线相比有了改善。如果一个客户一生都在训练（虚线），那么随着年龄的增长，神经肌肉的表现仍将呈指数下降；然而，曲线最开始的时候要高得多，下降开始较晚，下降的幅度也不那么突然。

肌肉量随着个体肌肉纤维的大小和蛋白质含量的增加而增加。在阻力运动的机械应力下，再生肌肉通过神经和肥大机制增加了力量（例如，增加纤维直径）。在一项对60多岁的男性进行的研究中，坎多等人（Candow et al., 2011）证明，与健康的年轻男性相比，12周的高强度抗阻训练（3组，10次重复，肌肉力竭，每周3天）足以消除肌肉大小和力量方面的不足。再加上10周的训练，剩下的肌肉组织质量的亏损就被消除了。卡拉坡萨拉克斯等人（Kalapotharakos et al., 2005）对同样年龄的客户进行了为期12周的训练，比较了高强度（80% 1RM）和中等强度（60% 1RM）的力量训练（每周3次）对力量和功能表现的影响。在高强度和中等强度的抗阻训练之间，下肢的1RM力量测量中发现了显著的差异。然而，这两种训练系统在功能性能上也有类似的改善，如步行速度、抬起椅子的时间、爬楼梯的时间和坐位体前屈的表现。

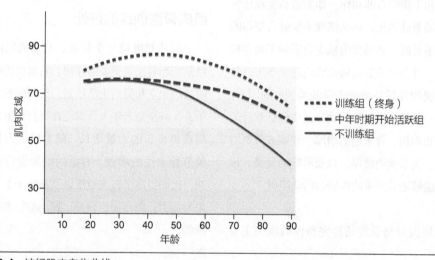

图13.4　神经肌肉老化曲线

跌倒预防

运动的神经肌肉益处也在潜在的跌倒预防中发挥了重要作用。那些在摔倒的过程中有能力保护或稳住自己的老年人受伤的风险较低。力量练习计划特别强调了在肌肉群中进行离心练习，如股四头肌、臀伸肌和足底跖屈肌，这在收缩期间可以减少不稳定的程度。平衡性训练，如下肢强化练习和在困难的地形上行走，已经被证明可以显著改善平衡，因此被推荐为预防跌倒的运动干预的一部分。老年人被认为是摔倒风险最高的人群，他们似乎受益于为个人量身定制的锻炼计划，该计划包含在一个更大的、多因素的摔倒预防干预项目中，该项目包括平衡、力量、柔韧性和步行的练习（Chodzko-Zajko et al., 2009）。

结合了力量和平衡练习的功能灵活性练习也被证明在降低跌倒风险方面是成功的（Pizzi-galli et al., 2011）。为了研究力量训练如何影响与功能限制和摔倒风险相关的肌肉的衰弱和移动障碍，朱和考兹克亚克（Zhu & Chodzko-Zajko, 2006）报告了8周力量训练计划的效果。研究人员发现，受试者力量提高了174%。研究人员还发现，串联步态的速度提高了48%。很明显，力量训练可以减少或延迟功能限制，并减少身体受伤和跌倒的情况。

爆发力

为了提高爆发力而设计的抗阻练习在保持身体功能和灵活性方面表现出了良好的效果，例如爬楼梯、行走和娱乐活动。高强度的身体活动能够促进肌肉肥大，并最大限度地动员支配II型肌肉纤维的运动单元，同时对躯干和下半身都是有效的（Jones & Rose,

2005）。人们经常忽略速度，选择缓慢的、受控的动作。这是不幸的，因为许多功能性任务的成功完成需要快速产生力量的能力，例如在红绿灯变化之前穿过街道，打高尔夫球，甚至从椅子上起身。有几项研究表明，爆发力与功能能力的相关性要比最大力量本身更强，这并不奇怪。福尔德瓦里等人（Foldvari et al., 2000）报告称，与他们评估的其他生理指标相比，腿部爆发力（包括下半身的最大力量）更能预测老年妇女的功能状况。冈萨雷斯-拉夫等人（Gonzalez-Rave, 2011）研究了60~70岁的运动员和非运动员在经过16周的对比训练后的变化，这些训练使用了大量的抗阻和爆发性运动。无论训练历史和当前的身体活动情况如何，两组的垂直跳跃运动表现和肌肉质量都有所提高。这种对比练习法使60多岁的男性产生了一种适应性反应，没有急性疲劳或过度练习。它似乎是安全的，因为它展示了在老年客户中增加肌肉肥厚、提升爆发力和改善生活质量的好处。

关节柔韧性

人们可以通过在整个活动度内活动关节来维持肌肉骨骼的柔韧性。在老年人中，静态和动态拉伸，以及有氧运动和抗阻练习，已经被证明可以增加关节的活动范围（Fatouras et al., 2002）。保持积极生活方式的老年人比不爱运动的老年人更为灵活，尤其是在负重的关节处。在相同的训练项目中，年轻和年长的参与者也有类似的柔韧性变化（Spir-duso et al., 2005）。有规律的活动已经被证明可以减轻关节疾病的疼痛和改善灵活性（Brennan, 2002）。对骨关节炎的忍受能力取决于关节周围的压力是如何被肌肉和剩余的关节软骨所分担的。强健的肌肉和增加的关节稳定性通常会减少关节表面的压力。2010年，卡特里普和贝克（Cutlip & Baker）发表了对55岁及以上的膝关节炎患者进行的为期4个月的家庭力量训练的数据。运动组的患者疼痛明显减轻，柔韧性、肌肉力量、功能性运动表现、身体能力、生活质量和自我效能方面都有显著的改善。

骨骼

身体活动对于维持骨量和功能灵活性至关重要。负重有氧耐力运动和抗阻训练已被证明有助于防止骨质流失和增加骨矿物质含量，并且有助于预防骨质疏松症（Van Norman, 2010）。尽管骨质疏松症患者应该避免某些脊柱弯曲和旋转运动，但通过减少身体活动来防止骨折的效果并不是那么明显。增强后伸肌的渐进性抗阻练习计划可以减少疼痛，以及改善脊椎骨质疏松症患者的功能灵活性（Marcus, 2001）。步行、慢跑和爬楼梯等活动——在这些活动中骨骼会受到地面反作用力的影响——对于在股骨颈处（常见的骨折部位）增强骨骼是最有效的（Jones & Rose, 2005）。有证据表明，骨骼构建需要更高的强度。更大的负荷与低到中等强度相比，显示出更好的骨骼密度的变化，尤其是在髋部、脊椎和手腕处（Vincent & Braith, 2002）。同样的，快走比以更悠闲的步伐走路显示出更好的骨骼构建效果。所走的每步产生的大部分冲击都是通过脚踝、膝关节和髋部来吸收的。因此，步行对于在下半身建造和保存骨骼是有好处的（Martyn-St.James & Carroll, 2008）。然而，使用拐杖可以将更多的脊柱肌肉和上半身的活动纳入步行的活动当中，同时提供额外的支持，这可能使得快走更为安全。最近的研究还发现，在进行一个为期9周的项目之后，使用拐杖的行走能显著改善心血管功能、肌肉力量、柔韧性和动态平衡（Parkatti et al., 2012）。

对老年人的力量训练应该针对特定的肌肉群，如膝关节伸肌和髋部伸肌，因为这些肌肉在日常活动中常被使用，并且比上肢肌肉更容易衰退。小腿肌肉如背屈肌，对于行走和预防摔倒是很重要的。前臂肌力的加强将有助于抓握、搬运食品和完成其他操作任务。抗阻训练通过减少日常生活中所执行的任务的相对强度来改善身体机能。它还可以减轻搬运中等重量的箱子等任务给心脏带来的压力，这些活动被认为是诱发心脏病的原因。

移动的改变

为什么老年客户在信号灯发生变化之前很难过马路？老年人与较年轻的成年人相比，步态模式有明显的差异，但很难确定这种变化有多少是由衰老造成的，有多少是由于疾病的影响。这些变化会影响老年人保持独立的能力，也会增加他摔倒的风险。他可能会发现，在信号灯发生变化之前过马路，上下人行横道，或者处理其他需要快速调整步态周期的情况会更加困难。

各种运动模式的代偿可能发生在步行的负重阶段。我们常常会看到扁平足的人在单肢体支撑时肢体的前进速度较慢，并且在预摆动和摆动阶段减少了膝盖弯曲。这些代偿是老年人在他们开始经历更多的行走模式或不适时所使用的应对机制（Rose, 2010）。最明显的变化是步伐的速度。在70岁及以上的成年人中，每10年的步行速度平均下降12%~16%。比年轻的成年人慢大约20%。

在快速行走的过程中，步态的差异是17%（Spirdusoet al., 2005年）。这种速度的丧失主要是由于步长而不是步频的下降。这一变化似乎减少了手臂的摆动；减少了髋部、膝关节和脚踝的旋转；增加了双脚支撑的时间；在支撑阶段减小了脚踝的运动范围（Elble, 1997）。这些变化也可能是由于肌肉无力、关节不稳定或失去平衡造成的。老化改变了速度-成本的关系；随着步行速度的降低，能量成本也会增加。琼斯、瓦特斯和莱格（Jones, Waters & Legge, 2009）比较了在年龄较大的女性中，以自我选择的速度行走30分钟的能量消耗。在老年妇女中，以自我选择的速度行走的能源成本要高得多。这些作者发现，最大摄氧量是所有年龄组的步行速度的主要决定因素，并建议在为老年妇女制订运动计划之前对她的有氧适能进行评估。运动的能量消耗增加，其中一个原因是步伐变慢，也可能是由于体态的改变，如胸椎曲度的增加、头部前倾的位置、圆肩，以及髋部和膝关节屈度的增加。感觉系统的退化和对环境变化的预期也会对步行的速度和平稳的行走模式产生不利的影响。当老年人接近障碍物时，步行的速度下降和步长缩短是很常见的，特别是当他们对绊倒感到紧张时。罗斯（Rose, 2010）报告称，有摔倒史的老年人表现出步长、脚踝跖屈、髋部伸展和侧体的摆动减少，而且与没有摔倒史的老年人相比，他们的步频增加了。那些有摔倒史的人在从一步到下一步的过程中也表现出了更大的变异性。

移动训练的益处

尽管一些与年龄有关的运动变化是不可避免的，但在各种运动中，通过仔细选择步态模式，可以做很多事情来预防或减缓衰退。与平衡活动相结合，老年人可以达到一种高效、灵活、适应不断变化的任务和环境要求的步态模式。

步态的改善应该包括改变步态模式的活动，并通过操纵环境来逐步挑战客户。例如，从突然开始和停止的方向变化开始，改变步幅的长度，或者将重力放在脚趾或脚跟上。之后进展到根据需求进行诸如侧步、交叉步、串联行走和旋转等变化。这就改变了步态模式的时间和空间特征，从而让客户拥有更多的运动选择和更强的信心。让客户在环境中避免障碍将改善对运动的视觉控制。客户在预测物理环境中的变化和挑战方面将变得更加熟练。这样的活动可能包括越过障碍、上下不同类型的表面，或上坡与下坡。随着信心的增加和平衡的改善，可以进行需要在两项任务之间分配注意力的活动，例如，伸手去拿东西或抓住物体，在走路的时候转动头部，或者在有障碍的路上行走。罗斯（Rose, 2010）有效地调整了步态模式来加强训练，以强调平衡和灵活性，重点是防止摔倒。

随着人们年龄的增长，以步行或跑步的形式进行运动可能是保持健康的最重要的活动。斯坦福大学医学院的研究人员已经对500个50岁以上的跑步者进行了20多年的跟踪调查。他们的数据显示，定期跑步减缓了衰老的影响；年长的跑步者有更少的残疾，有更长的活动寿命，并且过早死亡的可能性只有不跑步者的一半。跑步者最初的残疾出现的时间比不跑步者晚16年（Fries et al., 2008）。

运动前的筛查和评估

当你接手一个新的老年客户时，你怎么知道什么时候开始一个运动计划是安全的？第4章讨论了一般的筛查程序；然而，老年客户风险级别通常更高，这应该在我们的方法中得到反映。

筛查需要在任何评估或运动计划之前进行，以确定慢性疾病、急性疾病或损伤、疼痛、障碍、药物、心血管危险因素、整体健康、身体活动和运动模式等情况。然而，如果你做的第一件事是带着大量的文件进行调查，或者刺激和诱导疲劳，那么，那些没有完全投入的客户可能会比他们刚来的时候更不愿意改变。请花足够多的时间建立你的客户承诺，仔细地询问他们，并关注他们所关心的领域。

咨询谈话

面谈是一种开始收集信息和建立关系的舒适方式。在筛查面谈中你应该问什么？通过让你的客户描述他们过去、现在和未来的活动和目标，无论他们是在娱乐、从事工作还是训练，你都可以获得他们的健康状况的总体评估。如果你知道他们在做什么，你就能更好地决定他们能做什么。你从最初的对话中收集到的信息不仅可以帮助你确定潜在的不足在哪里，还可以帮助你决定训练项目应该从哪里开始。

正如我们在第2章中讨论的，应该询问关于客户的需求、愿望和生活方式的个人问题。从你的客户目前的日常活动水平开始。看看他是否还在运动，是否退休，或者他的职业是什么。每当他提到活动时，无论是休闲、家务、健身训练，还是积极的社交活动，总要询问他们关于FIT（频率、强度和时间）的问题。大多数情况下，可以从一个简单的请求开始，比如"告诉我你生活中常规的一个星期"。

如果客户还在工作，那么可以问"你工作的是否有需要体力劳动""你如何打发工作之余的时间"等问题。如果他没有工作，你就需要问一些关于他在家里的生活方式的问题。打扫房间通常遵循一个统一的模式，所以询问具体的家务任务。一个能清洁浴缸、洗窗户或铲雪的客户很可能在腿部、躯干或手臂上有更好的肌肉条件，因此更有可能在一个稍微高一点的水平上开始运动锻炼。客户所享受的娱乐活动和积极的社会活动可以为潜在的评估项目和最终的运动处方收集更多信息。

大多数活跃的老年人都有过受伤的历史。在做任何测试或运动处方之前，请问一下"你最近有没有受伤"或"你接受过康复治疗吗"。良好的健康和生活方式问卷可以为你收集大量信息。散步是所有活动中最常见的。一定要向客户询问"你多久散步一次""你上一次出去散步是什么时候""你走了多长时间""是轻快的散步还是跑步""你遛狗吗"等这些描述散步的性质问题。不管你的客户报告了什么类型的活动，一定要询问"你在活动中感到疼痛吗""这种疼痛需要多长时间才能消退""你的医生是否意识到这种疼痛""你的医生是否因为疼痛而限制了你的活动"等问题。

关于客户的整体健康状况、身体活动模式和运动准备，都可能是筛查过程的一部分。在评估或活动之前，可以从面谈、表单和问卷中获得相关信息。传统上这一过程被称为"运动前的筛查与评估"，它是我们更积极地呈现健康和生活方式信息的一种方式，它可以帮助客户迈出行为改变的第一步。这些筛查工具可能包括以下内容。

- 表单1.1　特异的生活方式清单。
- 表单1.4　活动偏好调查问卷。
- 表单1.9　活动咨询模型清单。
- 表单4.1　风险Ⅰ。
- 表单4.2　身体活动指数（PAI）。
- 表单13.1　功能灵活性知情同意书。

其他有用的生活方式评估筛查工具可以在第4章或罗斯（Rose, 2010）、琼斯和罗斯（Johnes & Rose, 2005）、斯皮尔斯（Speers, 2005）、里克利和琼斯（Rikli & Jones, 2001）的文献中找到。

在任何年龄，几乎所有人都可以做一些运动和身体活动。根据美国运动医学会的说法，"老年人"一词指的是65岁以上或50至64岁的人，他们有类似的临床显著性条件或身体限制，影响他们参与活动的能力。男性大于45岁和女性大于55岁，或有两个及以上的心血管疾病风险因素的人被认为是中度风险，但可以参加中等强度的运动，将他们的心率提高到最大心率（HRmax）的60%~80%（ACSM, 2010）。美国国家老龄化研究所（National Institute on Aging）在2009年报告中说，即使有心脏病或糖尿病等慢性疾病，仍然可以保持活跃，但如果你不习惯积极的活动，就应该和你的医生谈谈。

美国心脏协会（American Heart Association, AHA）和美国运动医学会已经为老龄化人口建立了类似的筛查标准（ACSM, 2010）。他们还列出了以下与心血管或代谢疾病相关的一些风险因素。

- 正常活动时的异常疲劳。
- 已知的心脏杂音。
- 间歇性跛行（在运动时腿和髋部的痉挛或不正常的疲劳）。
- 头晕或呼吸急促。
- 胸部疼痛或有压迫感。
- 感觉你的心跳不规律、快速，或颤动。
- 血栓。
- 伴有肌肉疼痛的感染或发烧。
- 没有意料到的减重。
- 关节肿胀（尤其是踝关节）。
- 疝气。
- 髋关节或背部手术。

《加拿大老年人身体活动指南》的序言（CSEP, 2011）指出，与身体活动相关的潜在好处远远超过了潜在风险。该指南适用于虚弱、残疾或有医疗状况的老年人。筛查为你的客户提供了当前的身体活动水平情况（频率、持续时间和强度）以及他喜欢的活动类型的信息，帮助你选择合适的功能测试，并开发适合他的能力和兴趣的个性化运动处方。

《加拿大老年人身体活动指南》（CSEP，2011）包括以下内容。

- 为了提高机能，65岁及以上的成年人每周至少要进行150分钟的中等强度的有氧运动，每次10分钟或更长时间。
- 增加肌肉骨骼的强化活动也是有益的，每周至少2天。
- 那些活动能力较差的人应该进行身体活动，以提高平衡能力和防止摔倒。

医学问题可能会出现由轻微到严重的转变，降低感官的敏锐度，减缓肌肉动作，削弱大脑将感觉刺激转化为适当的运动反应的能力，并削弱适应环境突然变化的能力。维持平衡和行动的能力可能会受到药物的影响，这些药物会损害平衡和运动功能，导致内耳疾病或头部损伤，以及已知的影响感官和大脑的情况。在检查过程中，也可以确定以前或现在的损伤使客户在运动过程中发生更大事故或再次受伤的风险。筛查可以帮助你确定对患者有再次伤害风险的禁忌练习。除了在力量、耐力和柔韧性方面有缺陷外，许多新的运动者很快就会感到疲劳，因为他们被迫有意识地监控那些原本可以毫不费力就能自动完成的动作（Nashner, 2002）。

一般来说，在开始一个低到中等强度的运动计划之前，大多数被发现有低到中度风险的老年客户不需要进行医学检查或压力测试（Morrison, 2001）。然而，在65岁以上的成年人中，10人当中就有4个患有可能导致功能受限的慢性疾病。这些问题必须通过预筛查程序来确定。提供关于何时可以安全地开始一个运动计划的信息，可以进一步增强个人对他们的健康负责的能力。一些客户已经很活跃，他们只是在寻找一些改善。其他人可能从来没有坚持过运动，也不知道从哪里开始。不知道运动方式是否完全正确，这可能会阻止人们继续他们的计划。在任何方案开始之前，都要知道潜在的心血管健康状况。图13.5的算法（Brennan, 2002）可以帮助评估客户启动一个运动计划的能力。

如果风险较高，去看医生。

如果风险中等，有两个或两个以上的心脏风险因素，请在剧烈活动前进行压力测试。

如果风险较低，请尝试一个低到中等强度的运动计划。

身体检查步骤

卢萨迪、佩莱基亚和舒尔曼（Lusardi, Pellecchia & Schulman, 2003）建议采用以下标准来排除未获得医生批准的个人。

- 有急性疾病或损伤。
- 他们的医生建议不要运动。
- 有充血性心力衰竭。
- 目前有胸痛、眩晕、关节痛。
- 有高血压。
- 在过去的6个月里，进行了心脏手术、腹部手术、关节置换、化疗，或放射治疗，经历过中风、脊椎或髋部骨折。

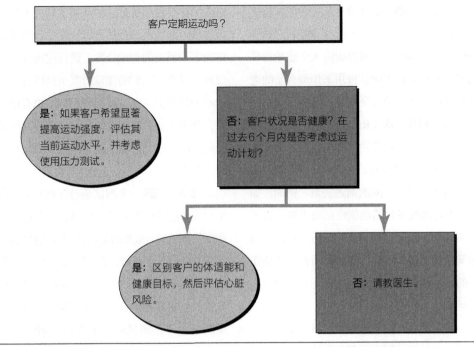

图13.5 健康风险筛查算法

　　筛查可以帮助你识别那些在你的步骤中需要额外注意的客户。筛查和评估有助于及早识别老年人的功能性健康障碍，并能帮助你制订更有针对性的运动处方。此外，记录在筛查过程中收集到的信息可以降低你的责任风险，提高方案的安全性和有效性。

测试选择标准

　　在筛查过程中，在人们变得活跃之前，建议对身体损伤（包括心血管或肌肉骨骼系统的衰退）和功能限制（对日常生活的限制）进行评估。在以后的岁月里，功能灵活性和健康是由许多生理成分支持的，例如力量和肌肉耐力、有氧能力、柔韧性、敏捷性和动态平衡及身体成分（Signorile, 2011; Fern, 2009）。这些成分应该在测试程序中出现。

　　根据美国运动医学会的说法，健康的老年人可以进行标准的健康测试程序（ACSM, 2010）。对于任何心血管方面的评估，美国运动医学会建议初始运动量为2~3个代谢当量（METs），对于运动能力较低的人来说，增加的运动量不应超过0.5~1MET。跑步机速度应以步行能力为基础，如果平衡能力不佳、肌肉无力或出现其他问题，应使用自行车测力仪；然而，通常步行测试更合适，因为更多的人在正常的活动中行走。美国运动医学会警告说，老年人通常服用一种或多种药物，其中许多药物会影响心率和血压对运动的反应。其他人认为，在次极量有氧测试期间，实地测试和使用客户感知，如自感疲劳评级（ratings of perceived exertion，RPE），提供了对设计一个运动计划最有利的信息，并提供了一个更有可能促进生活方式改变的积极的体验（Bryant & Green, 2005）。运动专家需要知道哪些运动测试最适合测试特定的客户，以及如何开发给定的测试方程式。例如，用在训练有素的健康的大学适龄男性的多元回归方程不应该被用来预测久坐的老年男性或女性的最大摄氧量。

里克利和琼斯（Rikli & Jones, 2001）描述了一个叫作"功能性健康框架"的功能性体适能框架，它展示了生理成分、功能性能和功能活动目标之间的渐进关系。例如，如果没有弯腰或举起的功能性运动表现，就不能实现像做园艺这样的功能性活动目标，而这又需要力量和柔韧性等生理因素。这些作者的高级体适能测试遵循了以下一系列的选择标准。

- 它具有可接受的有效性和可靠性。
- 它具有检测训练所带来的身体变化的敏感性。
- 它很容易执行和评分。
- 它在设备和空间方面有很强的便利性（例如，可以在临床、社区和家庭环境中进行）。
- 它是安全的。
- 它的执行速度相当快（例如，每个客户不超过30~40分钟）。

许多老年人以及首次尝试的客户都没有准备好进入最初的咨询和生活方式评估的下一步：被迫地进行一组完整的测试可以摧毁他们仅有的一点动力。对于首次尝试的客户而言，使用某些测试，如标准筛查工具，是一种可行的方式。当你的客户表达了特定的兴趣或需求时，一定要采用包括该方面的测试项目。如果你的客户被运动的想法吓到了，你可以从简单的基于实地的测试中收集信息，

这些测试可能比更复杂的评估工具更不具有威胁性。现场测试仍然可以让你设计出适合你的客户需要的初始处方。进行健康评估的过程本身会将人们的注意力吸引到以客户为中心的性质上。测试过程和测试结果有助于教育和激励客户，激发他们对运动和其他健康问题的兴趣。然而，测量的主要功能在于确定状态。

你如何判断一个测试是否有效？大量的生理或功能适应性测试检查功能机能性任务。在评估测试时，重要的是确保测试是特定的，并且与功能任务或训练计划相关。当训练和测试使用类似的练习（动作）和模式时，测试结果将更准确地反映改善情况。例如，如果30秒椅子站测试用于评估下半身的力量、耐力和功能的灵活性，而部分深蹲则是运动处方的关键部分，那么测试应该对成绩的提高很敏感。正如第4章所讨论的，任何健康评估协议都应该符合有效、可靠、客观以及经济的标准（Hoffman, 2006）。

健康或功能性评估

尽管身体功能对客户本身来说是至关重要的，并且对国家卫生保健费用有影响，但对身体功能的评估还不是一个常规的临床过程。功能评估通常是在有证据表明基本活动可能受到影响时进行的。然而，由于正常的身体健康和功能的重要性，至少要在65岁的时候才能建立一个身体能力的基线。这种性能基准可以准确地评估我们老龄化人口的身体功能变化的程度和速度。定期功能评估提供了一种来确定功能衰退程度的方法。

首先确定你想要测试的是什么：体适能或功能性运动表现。功能性体适能指的是体适能的组成部分（最大力量、爆发力、柔韧性、平衡能力和心血管耐力），以及在过度疲劳的情况下，安全、独立地进行日常活动的能力。功能性能是执行日常生活或模拟日常生活任务（爬楼梯、搬运物品）的实地测试中的可见能力（Spirduso et al., 2005）。

测试应与客户的能力相匹配。不足为奇的是，在年轻的老年人和年长的老年人之间存在着巨大的生理功能差距。我们面临的挑战是为客户的能力水平找到一个合适的测试。已经确定了以下5大类。

1. 身体优秀，能够参加体育比赛。
2. 身体健康，能够进行中等强度的体力劳动。
3. 身体独立，能做轻体力活。
4. 身体虚弱，有能力做家务和日常生活的基本活动。
5. 不能完成一些或所有日常生活的基本活动（Spirduso et al., 2005）。

身体上处于优秀阶层的人士非常活跃，因此可以通过年轻人习以为常的测试来进行安全评估。身体健康的人保持良好的健康和活动习惯，可能和比他们年轻得多的人一起参加活动，而且通常从生理的角度讲更为年轻。大多数身体健康的老年人都可以完成一个与健身精英类似的评估方案。身体健康的老年人在实验室力量肌肉耐力测试中也能够获得高分。对于身体健康的客户，可以使用几个现场测试来测量功能性体适能（Rikli & Jones, 2001）和功能灵活性（Griffin, 2011）。参考里克利和琼斯高级体适能测试（Rikli & Jones Senior Fitness Test，SFT），见表13.1。

在大多数情况下，老年人可以安全地执行这些测试项目，而不需要得到医疗准许。这些项目通过日常生活的功能任务来评估功能灵活性和广泛的身体成分。例如，用30秒的椅子站代替1RM腿举来测量下半身的力量。SFT使用连续量表评分（即时间或重复的次数），这样就可以发现显著的差异。其他类似的测试（Griffin, 2011）使用了一个顺序量表，并试图在执行这些功能任务的过程中识别特定的移动问题。

身体独立的老年人是那些不运动、不太关注有益的健康习惯，但几乎没有什么功能障碍的人。他们虽然是独立的，但是他们中的许多人在完成更有活力的测试项目时有困难。在5个级别的群体中，身体独立组所占的比例最大，男性占66.8%，但70岁以上的女性中只有49.7%的人在基本的身体功能方面没有困难（Spirduso et al., 2005）。这些客户有良好的身体功能来参与一些日常生活的高级活动，如园艺、木工、旅行、高尔夫和一些娱乐活动，但他们很容易受到意想不到的身体应力的影响。重要的是，要找到一种有效的方法来评估身体上的独立，以了解他们离无法独立可能有多远。功能性体适能的组分，比如下肢的力量，是很重要的，因为这些都是购物、做家务、进出汽车的必要条件。美国健康、体育、娱乐和舞蹈功能健康测试联盟适合于60岁以上的久坐不动的老年人，他们的身体不那么健康，但身体不太虚弱（Osness, 1996）。测试包括肌肉力量和耐力、协调性、躯干和腿部的柔韧性以及有氧耐力。身体独立的群体比身体健康的群体更容易摔倒。在测试平衡这一方面，除了富勒顿高级平衡量表之外，伯格平衡量表（Berg

Balance Scale，BBS）在广泛的功能层次上被证明是高度可靠和有效的，并且被推荐给机能较弱的老年人（Berg et al., 1995）。BBS评估客户完成日常生活中所遇到的模拟活动的一系列功能任务（例如，移动和转向）的能力。

身体虚弱的人的身体状况是由于多系统的储备能力降低造成的，以至于许多生理系统接近或超过了有症状的临床失效阈值。因此，身体虚弱的人会因受到轻微的外部应力而有更大的残疾风险（Friedman et al., 2009）。尽管虚弱和残疾经常共存，但它们是不同的概念。虚弱意味着具有不稳定和损伤的风险，残疾表明功能丧失。有了这个群体，就必须确定他们的残疾风险。已经开发了几种不同的评估测试来确定他们的身体功能范围，包括调查、生活清单和日记。对虚弱的老年人进行的性能测试主要是针对大型的肌肉群，通常由医院或养老院的物理或职业治疗师执行。这个水平的身体机能测试是特内提灵活性测试（Tenetti's Test of Mobility, 1986），评估客户适应环境的能力（例如，从站立姿势弯腰拾起一个小物件，将一个小物件放在高架子上，在椅子上坐下或站起）。

对灵活性和平衡的评估可能是你关注的焦点。在灵活性方面，来自高级体适能测试序列的8英尺站起和走测试经常被使用。另一项用于识别灵活性的功能障碍的测试是30英尺的步行测试（Hernandez et al., 2008）。它测量了行走的稳定性，并能确定老年人是否能够调整他们的步态，以适应不断变化的任务需求。在平衡方面，富勒顿高级平衡法（FAB）测量了不同感官环境下的多维平衡（Rose, 2010）。这项测试是为身体状况较好的老年人开发的，它由10个项目组成，包括闭眼站立在泡沫上、转着头走路、上台阶和越过障碍物以及跳远。

表13.1 里克利和琼斯高级体适能测试

测试项目	目的	处方	风险范围
30秒椅子站立	评估许多任务需要的下半身力量，如爬楼梯，行走，从椅子、浴缸或汽车中走出来（做这个练习的能力增强可能会降低摔倒的概率）	在30秒内完成从坐在椅子上到完全站起的动作至一定的数量，保持双臂交叉在胸前	男性和女性少于8次无协助的站立
30秒手臂弯曲	评估家庭和其他活动所需要的上半身力量，包括举起和携带重物（例如，搬杂货、行李箱）	在30秒内完成的肱二头肌弯曲的数量，女性手握的重量为5磅，男性为8磅	男性和女性弯曲少于11次
6分钟行走	评估对步行、爬楼梯、购物、观光度假等都很重要的有氧耐力	在50码的范围内，可以在6分钟内行走的码数（或米数）	男性和女性行走的距离少于350码
2分钟跨步	当时间限制、空间限制，或天气导致无法进行6分钟步行测试时，可选择的有氧耐力测试	在2分钟内完成的完整跨步的数量，将每个膝盖抬高到髌骨（膝盖骨）和髂骨（上髋骨）之间的一个点；分数是右膝达到要求高度的次数	男性和女性少于65步
坐位体前屈	评估下肢柔韧性，这对于良好的姿势、正常的步态模式，以及各种各样的移动任务都很重要，比如进出浴缸或汽车	从坐在椅子前部、腿伸展、手伸向脚趾的坐姿开始，测量伸展的手指和脚趾尖之间的英寸（厘米）数（正或负值）	男性：−4英寸或者更多女性：−2英寸或更多
背后触碰伸展	评估上半身（肩部）的柔韧性，这在梳理头发、穿衣服、伸手去拿安全带等任务中是很重要的	一只手伸过肩膀，另一只手放在后面，测量两只手伸出的中指之间的英寸（厘米）数（正或负）	男性：−8英寸或者更多女性：−4英寸或更多
8英尺站起和走	评估在需要快速机动的任务中重要的敏捷性和动态平衡，比如及时下公共汽车，起床去厨房，去洗手间，或者接电话	从座位上站起来的秒数，走8英尺，转弯，然后回到坐位	大于9秒

续表

测试项目	目的	处方	风险范围
身高体重	评估体重与身体高度的关系，因为体重管理对保持功能灵活性很重要	包括测量身高和体重，然后来确定身体质量指数	身体质量指数高于或低于19~25的健康范围值

Adapted by permission from Jones and Rose 2004.

结果解释

解释结果的方式与测试程序的目标有关。如果健康评估和疾病风险是体适能评估的主要目标，那么就应该在这种情况下进行解释。结果可以与以往的测试结果相比较，以评估在练习计划中所取得的进展。如果将这些数据以百分比变化的形式呈现，那么对客户会有一定的帮助。如果有运动表现规范可供测试使用，则可以将结果与特定年龄和性别的其他结果相比较。无论得分、时间、完成的数字或百分比如何，客户都应该清楚地知道测试所测量的具体内容。

里克利和琼斯（Rikli & Jones）归纳了一个个人档案表（图13.6），记录分数、百分比评分和等级信息，有助于说明个人的优势和劣势并跟踪进展情况。

测试结果是达到目的的手段。结果也可以用来规定练习，制订训练目标，并激励客户。它们不应该分散你的注意力，使你无法为你的客户服务。最好是测试不足，而不是测试过度，这样你就可以花更多的时间去咨询和示范这个项目了。

安全

运用你的运动科学知识和经验，以及你在安全程序方面的训练来管理风险，总是一种好的做法。教练如何在一个富有挑战性和多样性的方案中确保安全？

在准备方面，最好的预防策略是了解潜在的安全问题，并制订一个安全计划。回顾你的雇主的紧急程序，或者制订预防、应对和跟进紧急情况的正式行动计划。保持你的心肺复苏（CPR）认证和你的私人教练认证，这通常会带来一定程度的责任保险。正如本章前面所指出的，为了明确你的参与者和你自己的责任，确保已经收集了基本的健康信息，已经签署了知情同意书，已经完成了个人访谈或功能评估。确保在训练期间能够方便地获得有关高危险疾病的客户的信息。记录在训练期间发生的任何健康事故或意外，包括日期、时间、可能的原因和对受伤或疾病的描述，以及采取了什么行动。

个人档案表

姓名_____测试日期_____

年龄_____　性别_____

测试项目	分数	百分位类别			符合体适能标准？是/否	建议
		低于平均水平 25%	正常范围 75%	高于平均水平		
30秒椅子站立（站立次数）	17	_____	_____	___X___	是	保持，干得好
30秒手臂弯举（重复次数）	20	_____	_____	___X___	是	也很棒
2分钟跨步（步数）或6分钟步行（码数）	740码	_____	_____	___X___	是	太棒了，保持你的方案
坐位体前屈（±英寸）	-4.0	___X___	_____	_____	N/A	柔韧性需要加强。加上小腿和腘绳肌拉伸练习
背后触碰伸展（±英寸）	-8.5	___X___	_____	_____	N/A	应该增加肩部柔韧性的练习
8英尺站起和走（完成秒数）	4.2	_____	_____	___X___	是	非常棒
身高体重	体重154磅 身高67英寸	BMI为24	≤18　偏轻；可能是肌肉或骨骼过少 19~25　健康范围 ≥26　超重；可能会增加残疾或疾病的风险			

图13.6　个人档案表

Adapted by permission from Rikli and Jones 2013.

安全意识从健身设施和环境开始。运动场地表面光滑、粘黏或凹凸不平可能会导致客户摔倒或绊倒，这对患有骨质疏松症的人来说是非常严重的。在寒冷的房间里暖和起来要花更长的时间，久坐不动的客户的柔韧性往往下降。这对热身有影响，并给适当的放松带来困难。对于户外活动，服装需要分层来抵御寒冷和大风。需要鼓励水的摄入，因为老年人体内的总水分比例较低。那些有心血管风险的人在一个过热的房间里做有氧运动可能是不安全的。

在创建练习或运动模式时，权衡不同功能能力范围内的风险。这意味着你已经确定了客户当前的能力水平。回想一下，以客户的实际年龄，他的功能水平类别应该是"精英""健康""独立""虚弱"还是"依赖"（Spirduso et al., 2005）。每个层次的人都有特定的需求和活动，这是最适合他们的。精心挑选的活动或练习可以更令人愉快，并能提高自尊和自我效能。以前有关节损伤的患者在进行力量训练计划中受伤的风险更高（Requa & Garrick, 1996）。

禁忌练习，或者那些可能使客户受伤的练习，需要被消除或调整。需要步法快和快速改变方向的活动，要求高度的协调和动态稳定性，并可能导致许多老年人摔倒、绊倒或小腿受伤。不适当的运动通常涉及排列、速度或动量、关节负荷或重量转移等问题。加拿大活动和老龄化中心为老年参与者发布了一系列可能不合适的练习，如表13.2所示。

监督

作为练习设计师、领导者和训练者，我们需要关注衰老和疾病所带来的特殊挑战。

你是否对安全或改进进行监控？我们需要保持警惕，监控我们要求客户做的事情，以及他们在尝试活动时的反应。以下的监督建议遵循了前面提到的安全指南。

- 了解你的客户的病史和他们的疾病症状。
- 调整运动环境，使运动环境中有良好的运动空间。调整设备，并为有效的视线或观察选择自己的位置。
- 提供与感觉缺陷相关的特殊考虑（例如，可接受的噪声或音乐水平、易于阅读的符号或图表、清晰的语音和指令）。
- 监督可能造成更大的关节压力的姿势和动作（例如，当客户进行涉及肩关节稳定性的练习时，要小心谨慎）。

表13.2　可能不合适老年参与者的练习

练习	生理学因素	安全替代
颈部过伸	排列的问题	向前和侧向的弯曲
完整的颈部旋转	椎骨压力和血管问题	只在前面旋转
直腿仰卧起坐	排列的问题	等长腹部练习
平卧直腿抬高	腰部压力	卷腹
完整仰卧起坐	排列的问题	等长腹部练习
脚或腿抬起做仰卧起坐，这样髋屈肌就能完成大部分的工作	腰部压力；靠头或颈部完成仰卧起坐并损伤颈椎	卷腹
脚趾触摸	排列的问题	改良式跨栏拉伸
两脚分开，与肩同宽，交替触摸脚趾（扭转）	腰部和腘绳肌拉伤	改良式跨栏拉伸
坐位体前屈	腰部和腘绳肌拉伤	改良式跨栏拉伸
深度屈膝	膝关节剪切力	坐起练习
鸭子步	膝关节剪切力	最大下蹲角度为90°的深蹲
高冲击力活动	关节负荷（压力）	低冲击（行走、跳舞等）
跳跃拉伸	关节运动问题；可能损伤肌肉、肌腱、韧带和关节	静态拉伸
跨栏拉伸	膝关节处关节运动有问题；剪切力	改良式跨栏拉伸

续表

练习	生理学因素	安全替代
快速扭转躯干	关节运动问题	扭转和保持伸展运动
横向弯曲超过20°	排列的问题	斜方肌和背阔肌伸展运动，用一只手臂伸展，稍微弯曲到一侧
负重侧弯	椎骨压迫	斜方肌和背阔肌伸展运动，用一只手臂伸展，稍微弯曲到一侧

Reprinted by permission from the Canadian Society for Exercise Physiology 2003.

- 监控你的客户对强度水平的反应（例如，RPEs对有氧运动很有价值，但在强调肌肉运动的活动中也可能会有帮助）。
- 观察你的客户并教他们认识以下问题（Taylor & Johnson, 2008）。
  - 胸部疼痛。
  - 关节或肌肉疼痛。
  - 剧烈的腿部疼痛。
  - 恶心。
  - 轻度头晕或眩晕。
  - 呼吸急促。
  - 面色苍白。
  - 意识模糊。

一旦你的客户开始实施你的初始处方，在标准化的条件下进行仔细的监控可以让你获得关于他的状态的信息。这也可能减少了在几个局部领域进行定期、正式的重新评估的必要性。例如，用标准化的练习跟踪载荷和重复次数将清楚、可靠地指出改进的增量。类似地，用自行车测力计以标准的负荷和速度热身时，监测心率和自感用力度，将提供关于你的客户在这一天的运动情况以及过去几周的进展情况。在你的客户的运动计划中，

监控显示了这种改进，并指出了什么时候应该进行改进。大多数老年人的运动处方会采取一种功能性的方法。这涉及在日常生活和娱乐活动中使用的一系列基本运动模式，并根据运动的难度和个人的忍耐力而升级。功能上的进步指的是从简单的安全练习到更复杂的技能转变、功能性活动模仿，并对你的客户提出与任务相同的要求。具体的练习和它们的进展应该根据你的客户的需要、能力、损伤和目标而有所不同。功能上的进展可能包括渐进的强度、持续时间或数量的变化、过载、力学或杠杆的变化、运动变化或涉及的额外的关节，或交替的运动设计。在本章后面的关于功能进展的讨论将涉及如何以及何时进展。作为满足《加拿大老年人身体活动指南》（2011）的基础，建议从少量身体活动开始，逐渐增加持续时间、频率和强度。

我们的客户在完成练习或其他功能任务时遇到困难，可能会因为疼痛而产生这些身体上的限制。因此，监测造成疼痛的活动类型或强度是非常重要的。医生对功能限制的评估可能需要成为对所有有严重疼痛的患者的常规评估的一部分。治疗策略可能需要集

中在疼痛管理和功能康复上。科文斯基等人（Covinsky et al., 2009）研究了中期和晚期的疼痛和功能限制的流行病学，发现疼痛和功能限制之间存在很强的联系。就其限制程度而言，疼痛的受试者与没有疼痛的受试者相似，年龄在2~30岁之间。然而，在一项为期6年的肌肉骨骼疼痛纵向模式的研究中发现，尽管老年人的肌肉骨骼疼痛发生率很高，但通常是间歇性的（Thielke et al., 2012）。这些发现似乎驳斥了痛苦是不可避免的或持续的，或者是衰老的渐进结果的观点。这就是我们需要仔细监控我们的客户并每天调整我们的处方的原因。

卫生保健医生或临床医生，如物理治疗师，必须监测疼痛和任何受伤组织的情况。如果运动时有疼痛，那就应该避免这种特殊的运动。疼痛、肌肉痉挛、肌肉紧张和肌肉无力都是有价值的保护系统。疼痛通常会对运动产生反作用，因为它改变了我们收缩肌肉的方式，有时也改变了我们的运动方式。忽视痛苦是一个坏主意；从长远来看，更多的痛苦可能会随之而来。然而，出于对疼痛的恐惧，故意避免活动可能也是一个同样糟糕的主意（Jam, 2010）。肌肉、脊髓和关节在未充分使用时变得不健康和虚弱。他们在可容忍的运动和合理的压迫中茁壮成长。疼痛并不总是表示对身体的伤害。所有的组织都有一个低于其损伤阈值的疼痛阈值（图13.7）。

运动组分指南

对老年人的练习指导方针并不总是与年轻人相同。老年人的运动处方应该包括以下主要目标。

- 运用有氧运动和肌肉强化活动来改善基本的体适能成分。
- 提供一种功能性的方法，包括有意义的日常活动，特别强调柔韧性、平衡和协调。

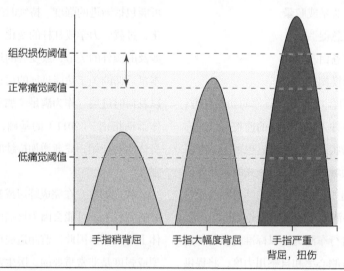

图13.7 疼痛和损伤阈值
Adapted by permission from Jam 2010.

预防措施和转诊

对大多数人来说，更加积极主动地参与活动是一种安全的做法。功能机能性测试可以帮助筛查一般的移动问题。然而，一些人可能需要一个卫生保健从业者进行进一步的评估。如果你的客户有明显的疼痛或增加的疼痛，那他应该停止运动并寻求建议。如果他正在遵循一个运动处方，请鼓励他向他的健康护理提供者展示该处方，并要求关于避免、修改或采用其他治疗方法的指导。客户应该意识到缺血、呼吸过度紧张、突然的虚弱、头晕、视力或语言问题，或头痛等症状，并立即寻求医疗帮助。

- 预防或延缓慢性疾病的发展。
- 预防或阻碍由渐进功能限制引起的残疾。
- 确保无症状的运动中没有剧烈的疼痛，没有增加的不适，没有刺痛或麻木。

老年人的运动应该涉及身体的主要系统：心血管呼吸系统（有氧运动）、肌肉骨骼（抗阻训练）和神经系统（柔韧性、平衡和功能灵活性练习）。为了保持独立性，老年人需要使用多种身体系统进行活动。例如，一个有下半身肌肉骨骼损伤的患者应限制进行有氧运动，而损伤可能会限制他的灵活性（例如，柔韧性、敏捷性）。身体系统的改善不需要在一个正式的健身中心使用器械进行。根据你的客户目前的状况，运动可以包括日常活动、娱乐活动，以及积极的爱好和社交活动。

为了提供运动处方的框架，可以使用FITT方法。这些元素中的每一个都可以根据老年人的处方进行调整，以增强特定的体适能成分。正如在第3章中所看到的，适应、超负荷、进展、退化和特异性的基本原则以类似的方式适用于年轻人和老年人。

图13.8展示了处方设计层级图。功能性练习涉及模拟你的客户所遇到的日常活动的运动，并被设计得让日常生活的任务和活动变得更容易、更安全、更有效率。运动处方设计的最后一层应该包含运动修改、成功的示范和仔细的监控，以提供以客户为中心的方法。

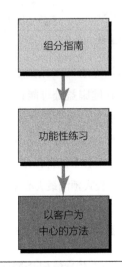

图13.8 处方设计层级图

心肺功能练习

美国运动医学会在《ACSM的运动测试和处方指南》（2010）一书中推荐了表13.3中所示的组分指南。

它与《加拿大老年人身体活动指南》（CSEP，2011）相似，强调了每周应安排150分钟的中等强度或高强度有氧运动，在10分钟或更长时间内获得健康益处和提高功能能力，并补充说明，更多的身体活动可以带来更大的健康益处。这些指南定义了中等强度的身体活动，如那些引起少量出汗和呼吸困难的运动，如快步走或骑自行车。高强度的身体活动，如越野滑雪和游泳，会让老年人出汗，喘不过气来。

表13.3 心血管呼吸适能组分指南

组成	指南
F：频率	每周至少5天的中等强度或每周3天的剧烈强度，或两者的等效组合
I：强度	如果不活跃，则从可耐受的水平开始，接近40%的心率储备，并根据耐受力情况进展。年龄预测的峰值心率在65年后可能是可变的，药物可以影响心率，所以对RPEs的使用是有价值的
T：时间（持续时间）	如果是中等强度，每次30~60分钟或每周150~300分钟；如果强度大，每次20~30分钟，每周75~100分钟。这些总数可以通过一天中10分钟左右的短时练习积累起来。在进展的过程中，在增加强度前先增加持续时间
T：方式（模式）	散步是很好的运动；然而，固定自行车、卧式踏步机和水上运动可以减少负重的压力。选择方便和愉快的运动方式

Adapted from ACSM 2010.

在有氧训练的FITT原则中，强度是关键因素。尽管健康益处可能在较低的强度下获得，但有氧健身需要更大的刺激。由于实际的最大心率的范围随着年龄的增加而增大，最好采用心率储备百分比（%HRR），并使用以下方程式预测最大心率（Tanaka et al.，2001）：

HRmax（最大心率）= 208 − 0.7 × 年龄

一个不活跃或适应能力低的客户可能从40%~50%的HRR开始，这被归类为轻度运动，RPE为10或11（表13.4）。平均体适能水平相当于50%~60%的HRR，它被归类为中度运动，RPE为12~14。高体适能水平相当于70%~80%的HRR，15或16的RPE，它被归类为高强度运动。

表13.4 在3个月内获得ACSM指南的有氧处方

阶段	周	频率（次/周）	持续时间（分）	强度（%HRR）	强度（RPE）
最初	1	3	3 ×（5+5）*	40~50	10~11
	2	3~4	4 ×（5+5）	40~50	10~11
	3	3~4	2 ×（10+5）	50~60	11~12

续表

阶段	周	频率 （次/周）	持续时间（分）	强度 （%HRR）	强度 （RPE）
最初	4	3~4	2 ×（10+5）	50~60	11~12
改进	5~7	3~4	20~25	50~60	11~12
	8~10	3~4	25~30	55~65	12~13
	11~13	3~5	30~35	55~65	12~13

客户是健康的，有活力的，且较年轻的。活动的类型包括快走、骑自行车、徒步旅行、有氧健身和有氧舞蹈。热身、放松和其他练习组分也被纳入这个方案中。

*间歇式有氧练习中，运动－休息比为1∶1（即5分钟的运动，5分钟的轻度活动，如轻松的行走，或伸展运动）。

肌肉骨骼练习

《加拿大老年人身体活动指南》（CSEP，2011）与《ACSM的运动测试和处方指南》（2010）一样，都鼓励使用主要肌群来进行每周至少2天的肌肉和骨骼强化运动（表13.5）。

如果客户被解除了限制，最初的训练阶段应该保持低强度和短持续时间的状态。随着进展的进行，在增加阻力之前请增加重复的次数。如果平衡方面出现了问题，那么器械或弹力带比自由重量更可取。如果客户所进行的抗阻练习对他而言是新鲜的，那么在循环中组织练习可能会更容易。对每个动作都强调正确的技术，包括多关节运动。过度的身体疲劳和肌肉酸痛可能会在早期发生，特别是当患者做得太多太快的时候。当客户抱怨这些症状时，在练习期间降低强度，并增加组数和每次练习之间的休息时间。避免在关节炎发作时、炎热潮湿的天气里或出现急性损伤时进行抗阻训练。

表13.5 **肌肉骨骼适能组成指南**

组成	肌肉骨骼适能处方
F：频率	每周有非连续的两天或更多天
I：强度	负荷应该是适度的，可以达到很高的水平
T：时间（持续时间）	一般一个练习做10~15次重复为一组，组间要进行适当休息
T：方式（模式）	可能包括器械、自由重量、弹力带等。在8~10个练习中针对主要的肌肉群

Reprinted by permission from Spirduso, Francis, and MacRae 2005.

在社区居住的老年人和长期护理中心的居民中，50%~60%的强度已经被证明能有效地提高肌肉力量和耐力（Taylor and Johnson，2008）。一旦开始一段时间（4~12周），可以进展至中等和高负荷，用70%或80%的1RM，或者在疲劳影响良好状态之前，使用能够重复8~12次的重量。一旦某一组10~15次的重复练习已经在几次训练中成功地完成，在相同的重量下添加第二组，但最初要减少重复的次数。针对老年人的主要肌肉群进行锻炼，即完成下半身功能需要的肌肉群（髋部伸肌、髋部外展肌和内收肌、膝关节伸肌、踝跖屈肌和背屈肌）、完成上半身功能需要的肌肉群（肱二头肌、肱三头肌、肩稳定肌和运动肌），以及维持躯干稳定需要的肌肉群（腹部肌肉和背部伸肌）。

平衡、柔韧性和功能灵活性训练

《加拿大老年人身体活动指南》（CSEP，2011）鼓励那些身体不灵活的人进行身体活动，以改善平衡和防止摔倒。ACSM（2010）为私人教练提供的资源，建议每周进行3天的平衡练习，每次训练10~15分钟，如有可能的话，将其融入运动的各个阶段中。增强动态平衡的活动包括在不平坦的路面上行走、徒步旅行、侧步行走、脚趾或脚跟行走，或打太极拳。每次运动和休息的间隔和重复次数取决于客户的功能状态。在第12章关于骨质疏松症的部分重点介绍了4种平衡和移动的训练方法（图12.2）。平衡训练应该从简单到复杂。例如，（a）表面的进展，如椅子、平衡盘、泡沫垫到瑞士球，（b）任务进展，从单一任务到多任务处理（例如，平衡练习时的传球和接球）。一些平衡练习也可以作为下半身强化例程的一部分逐步添加。更有能力的客户可以参加有氧运动或网球等休闲运动，这些运动需要更高水平的平衡能力、协调性和敏捷性。应谨慎对待一些客户，避免从事有高摔倒风险的活动，例如那些需要快速改变方向的活动。

柔韧性练习提高了平衡性和灵活性。柔韧性对于保持良好的姿势和减少受伤和背部问题的风险也很重要。威廉姆森（Williamson，2011）鼓励所有针对主要关节和部位（髋部、膝关节、脚踝、上下背部、颈部、肩部和肘部）的静态拉伸，每个部位拉伸2~4次。拉伸应保持在一个紧绷但不会带来疼痛的程度。拉伸可以在热身结束后、力量训练之后，以达到放松的效果。柔韧性练习应该作为日常运动的一部分，并且可以在一周的大部分活动中进行。

功能运动设计

在遵循了组分指南之后，处方过程应该继续选择模拟你的客户所遇到的日常活动的运动。这种功能性训练包括身体活动，这些活动旨在使日常生活中的任务和活动更容易、更安全、更有效率。

老年客户自己也反复强调，他们的目标是在他们所选择的日常活动中保持功能的健康和独立性。功能性训练使老年人更能意识到他们的运动处方与他们日常生活中所做的活动或任务之间的联系。通过执行精心设计的功能练习，人们可以更容易地完成许多日常任务和娱乐活动。格里芬（Griffin）确定了以下3个主要的功能领域（2012）。

1. 上下活动：以下半身为主。
2. 自主活动。
3. 携带-推-触及活动：以上肢和躯干为主。

表13.6确定了与这些领域相关的特定功能任务。

功能灵活性包括日常生活和娱乐活动中使用的运动模式。第14章更详细地讨论了这个问题。功能练习、任务或活动使客户能够达到有效和高效的移动模式。这些应该与功能评估相结合，以准确地确定客户执行日常活动或更高级的娱乐活动的能力水平。例如，在高级适能测试中，上肢的柔韧性是通过背后触碰测试来衡量的，并且可能反映了穿上紧身衣的能力。这个练习计划应该包括肩关节外展和旋转的运动范围练习。在另

表13.6 功能区域、训练类型和功能任务

功能区域	训练类型	功能任务
下肢	阻力	攀爬和下楼梯；蹲下；用腿抬起一个物体；从汽车中进进出出；走到路边；进行像冰壶或高尔夫这样的娱乐活动
下肢	柔韧性	穿袜子和鞋子；剪脚趾甲；捡一个物品；进行园艺之类的娱乐活动
全身	灵活性	快速移动；散步和看别处；在移动中保持平衡；快速走到门口或接电话；对意外的失去平衡做出反应；进行像网球或与孙子玩捉迷藏之类的娱乐活动
全身	有氧	轻快地散步、运动、跑步、活动；骑自行车；游泳和水中有氧运动；社交舞蹈；需要耐力的活动，例如庭院运动、徒步旅行、爬楼梯；休闲活动，如骑自行车或社交舞蹈
上肢、躯干	阻力	搬运或移动物体，例如家具（或孙子）；开沉重的大门；携带食品和行李；洗窗户或汽车；排球或越野滑雪等娱乐活动
上肢、躯干	柔韧性	过头顶穿衣服；系安全带；开车时察看后面；够到头顶上的碗柜；梳理头发；棒球或瑜伽之类的娱乐活动

一个例子中，几个研究人员（Griffin, 2012; Rikli & Jones, 2001）使用了定时的"向上和走"（TUG）测试来测量敏捷度和平衡，这是在快速行走或徒步旅行时避过障碍所需要的能力。

"功能"一词指的是日常生活所需的基本活动，以及那些能使我们从事与工作或休闲相关的娱乐和有意义的活动，并能在我们的环境中有效和高效地活动的活动（Taylor & Johnson, 2008）。与传统的结构化运动一样，功能运动也能实现力量、动态稳定性、柔韧性、运动力学等基本体适能要素的发展。那么，如何让你的运动设计更实用呢？一些作者将这一结果称为功能健康（Rikli & Jones, 2001）。功能运动旨在恢复客户的信心和能力，以达到正常的速度、功率、控制和平衡，而不会有受伤的风险。最终，我们希望为客户提供基本的、高级的运动和活动，以鼓励更多的人参与到终身活动中来。

功能练习的设计中，最重要的包含了以下元素。

- 动态稳定性（一些肌肉负责稳定，而其他肌肉负责加速或减速）。
- 有助于维持姿势稳定的反应性运动（与跌倒的主要原因之一有关）。
- 功能的活动范围（如果没有，强调结构和运动代偿可能发生）。
- 不断地参与许多需要速度、力量和敏捷性的挑战活动。

如果活动和运动不仅成为你的客户生活方式的一部分，而且成为增强他的QOL的元素，那是最理想的。大多数日子都是通过一系列的日常任务完成的，其中一些我们可能会喜欢（如看报纸），而另一些则是维护的一部分，比如扫地。我们的生活也由那些通常持续时间较长的事件所组成，并需要更多的计划。他们经常涉及其他人，可能把自己带到一个不同的地方。

运动，尤其是开始一个运动计划，是一件具有挑战性的事情，大约一半的运动计划在6个月内以失败告终。在生活模式中整合活动可以带来更多的成功。每日运动量的生活方式活动计划的第一部分与日常生活中的活动有关。计划的第二部分是社会冒险。

每日运动量

我们大多数人在日常生活中都有标准的惯例，即我们每天都需要做或想做的事情。这可能包括诸如准备饭菜、购物、打扫房间、用计算机和阅读等活动。研究人员称这些为日常生活活动（ADLs）。出于这样或那样的原因，大多数时候这些活动都是在一个方便或习惯的特定时间完成的。这些活动可能不是我们的QOL的列表中最重要的，但是它们的完成常常给我们一种满足感。在我们的日常生活中，每日运动量练习的整合必须同样方便，而且每天都在同一时间。每日运动量运动是我们的运动习惯或日常运动，可

能一天一次或几次短暂的运动。它是积极生活方式的基石，让我们为社会冒险可能带来的挑战做好准备。认真考虑以下3种方法中的一种作为你的每日运动量练习。

1. 每日计划。它可以是散步、看瑜伽视频，或是一系列的伸展和体操、你在受伤治疗后接受理疗师的例行公事、轻度或重度的抗阻练习，或者是在家使用健身设备，如跑步机、自行车或台阶器。

2. 积极的生活。你可能会想起在第6章中提到过，积极的生活是一个增强的简单的日常活动，如选择步行去商店购物而不是开车，或爬楼梯而不是乘电梯，和孙儿们一起玩耍，或者选择一个更有活力的苦差事。积极的生活可以在特定的日子里取代日常的计划，或者进一步补充运动。然而，积极的生活是一种选择，应该超越日常锻炼，成为一种潜在的生活方式。表13.7提供了一些能够将积极的生活融入你的日常活动中的更实用的方法。

表13.7   提升日常生活的建议

ADLs和IADLs*	积极的生活"提升"
做家务	把楼梯当作你在做家务时经常使用的东西
购买生活用品	在伸手去够或放至腰部以下时，以及在家中装车或卸货时，使用腹部核心；当伸手去够或举至腰部以上时，使用肩部的稳定性
洗衣	搬运、弯曲、上楼梯、触碰、提起：洗衣涉及许多功能性活动；经常做，并确保处于安全的运动区域
草坪维护（园艺）	继续做你能做的事而不做过头。节省劳力的设备是可用的；用它们来保持忙碌，但是如果你能安全地执行，就不要使用它们
房屋维护	打扫一下：在房子里或外面挑一个需要打扫的地方
口腔护理	不同的手部位置和角度会锻炼肩袖的肌肉；用刷子来激活较小的手部肌肉
转移（如上床或下床）	使用合适的技巧；注意你的移动，确保用到强壮的核心和稳定的肩膀
走路	寻找机会，哪怕是短暂的散步；例如，把垃圾带出去、拿邮件
洗澡	淋浴或浴缸的温水会提高你的组织温度，使一个小的伸展运动变得非常有效；永远记住，安全是第一位的

续表

ADLs和IADLs*	积极的生活"提升"
穿衣	当你把胳膊或腿穿进衣服里或从衣服里拿出来的时候，延长伸展的时间；靠近椅子或床，但在可能的时候要维持你的平衡
梳刷	先从将肘部放低开始，然后每用一次刷子，把肘部抬起得更高；不同的手部位置和角度会影响肩袖的肌肉
备餐	当你每次把盘子放进洗碗机里时，做一个半蹲
宠物照料	定期散步；当你更换水或食物时，蹲着（当你挖东西的时候，不要弯腰！）
其他照料	不管是对孙辈还是宠物，找些时间做积极的事情（如果可能的话，和他们一起去）
开车	在你发动汽车之前，要充分地回头看你的身后；要意识到你是如何进出汽车的，确保强壮的核心和稳定的肩膀
使用计算机	在屏幕上不超过30分钟；站起来，四处走动
使用电话	在使用电话时走来走去

*ADLs和IADLs代表人们通常需要的技能，以便人们作为独立的成年人生活。

3. **每日运动量-日常联系**。每日运动量-日常联系指的是动态运动的日常例程，可以在我们日常生活的活动中同时进行，例如，当你站在洗手间刷牙的时候。这些活动每天都在发生，也许一天几次；每次他们这样做的时候，他们都会提示客户做一个能够完成特定的日常运动量的例行事情。

在接下来的练习中介绍了3种不同的日常常规练习。第一个是较低的身体每日运动量，第二个是核心和躯干区域，第三个是上半身。这些迷你例程被设计出来，用来提高柔韧性、肌肉耐力、力量、关节稳定性和平衡性。

下肢每日运动量

这种日常运动与刷牙前站在洗手间里有关。请指导你的客户每天做3组。

1. 半蹲（10次），图13.9。
2. 交替腘绳肌卷曲（10次），图13.10。
3. 交替侧腿抬起（10次），图13.11。
4. 提膝转臀（10次），图13.12。
5. 交替踮脚尖（10次），图13.13。

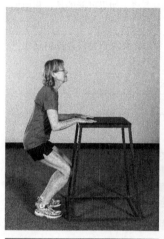

图13.9　半蹲

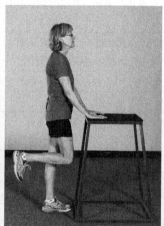

图13.10　交替腘绳肌卷曲

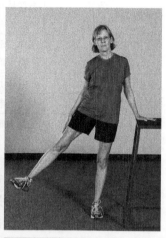

图13.11　交替侧腿抬起

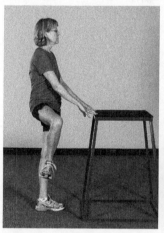

图13.12　提膝转臀

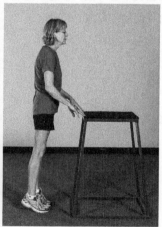

图13.13　交替踮脚尖

核心和躯干每日运动量

第二种每日运动量的日常运动与一张床或一张沙发有关。当你躺在床上或沙发上，或者看电视的时候，你的客户可以为核心部位和躯干区域做以下的日常活动。请指导你的客户每天做3组。

1. 核心激活（2×15秒），图13.14。
2. 抱膝至胸部拉伸（每侧2×15秒），图13.15。
3. 臀桥提升（5次，慢），图13.16。
4. 屈膝放下（每侧5次），图13.17。
5. 屈肘俯卧撑（5次，慢速，在最高处保持），图13.18。

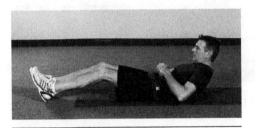

图13.14　核心激活

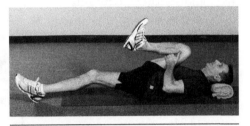

图13.15　抱膝至胸部拉伸

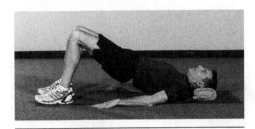

图13.16　臀桥提升

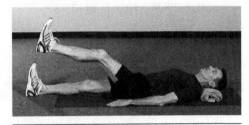

图13.17　屈膝放下

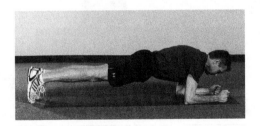

图13.18　屈肘俯卧撑

上肢每日运动量

第三个每日运动量的日常活动与卧室有关。你的客户将会站在床边，这个活动将提示他做以下的日常活动。这种日常活动也可以在洗澡的时候（只伸展）或在之后进行。淋浴或浴缸中的温水会提高组织的温度，使该日常活动变得非常有效。提醒你的客户知道他们的平衡极限；永远记住，安全第一。请指导你的客户每天做3组。

1. 单臂墙伸展（每侧2×15秒），图13.19。
2. 背后触碰拉伸（每侧2×15秒），图13.20。
3. 握拳肩绕环（每个方向10次），图13.21。
4. "投降"回拉（10次），图13.22。
5. 墙面俯卧撑（10次），图13.23。

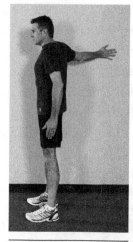

图13.19 单臂墙伸展

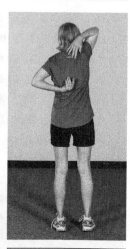

图13.20 背后触碰拉伸

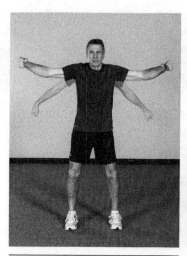

图13.21 握拳肩绕环

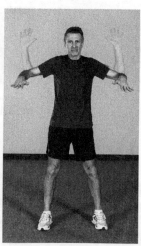

图13.22 "投降"回拉

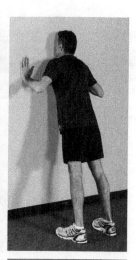

图13.23 墙面俯卧撑

社会冒险

　　日常运动是生活方式活动计划的核心和主体。然而，人们在活动中感受到的真正快乐可能来自于另一个来源。除了从心理学或社会学的角度对身体活动的益处进行过多的研究之外，当我们与朋友或一群人分享一项社会冒险活动时，这也是一种美妙的感觉。对一些人来说，它可能更具有社会性；对另一些人来说，这是一种迷你冒险的刺激。在任何情况下，当你滑雪、打高尔夫、远足、打保龄球或与别人一起玩的时候，你会继续创造新的分享经历的故事。这在人生的任何阶段都很重要；然而，作为一个老年人，感到焕然一新是非常令人振奋的。对一些人来说，这段经历可能涉及地理、气候的变化，也许还包括冒险接触大自然。对另一些人来说，这可能是一场双打比赛，当一切都结束时，会有很多笑声，并有时间来喝咖啡。如果我们每个月都能计划4~5个这样的活动（每周一次的社会冒险），我们就会增加生活方式活动计划的生理益处。在某种程度上，每日运动量可以让我们保持健康和活跃，使我们能够对社会冒险感到自信。对我们许多人来说，我们的QOL在很大程度上是由我们的社会冒险的性质和频率决定的。

以客户为中心的功能性运动处方

　　运动或活动设计的最后一层应该有个体化和适当的运动改进、成功的示范、仔细的监控并提供以客户为中心的方法。以客户为中心的方法包括客户的目标、期望、需求和生活方式，作为个性化运动处方的重点。这种方法表明，对个人来说什么是重要的、他的态度、承诺的阶段，以及个人的障碍，这本身就为激励提供了独特的策略。干预总是有人为因素的，我们不应该忽视这样一个事实，即我们作为卫生保健专业人员或私人教练所做的事情，会对干预的质量产生巨大影响，并最终影响其有效性。在一项旨在增加身体活动的干预结果的Meta分析中，发现最有效的干预措施是行为，而不是认知干预和面对面的交流，也不是通过中介干预（例如，通过电话），而且，它们针对的是个人而不是社区（Conn et al., 2011）。

体适能和功能的适应性水平

　　年龄相仿的客户在他们的体适能水平上可能有很大的不同，这将对他们如何应对运动处方造成影响。纳尔逊等人（Nelson et al., 2007）将老年人定义为65岁及以上的成年人，以及临床表现出明显的慢性疾病或功能受限，会影响他们的身体活动或功能移动的50~64岁的成年人。表现的变化率和幅度取决于运动的历史、疾病、当前的损伤和遗传。你通过有效的咨询和评估获得的关于客户身体状况的信息越多，你就越能有效地提供最合适的运动处方。对于那些在特定的体适能组件上得分较低的客户来说，结构化或有针对性的练习尤为重要。例如，椅子站立的一个糟糕的分数会表明下半身的虚弱，从而需要在处方中进行有针对性的练习来增强这些肌肉。这也可能是许多活动改善有氧适能的先决条件。

　　与老年人一起运动的教练必须确定他们的客户的身体功能水平，并修改任何运动或活动以适应他的需要和能力。回想一下，在老年人的身体功能上有5个层次（Spirduso et al., 2005）。表13.8中的定义提供了每个层次的描述和相关需求，并有助于使方案与客户相关。个人相关性是激励的支柱。

　　我个人的经验是，作为我的本科健身学生的客户，我发现他们很难估计一项训练刺激，这种刺激可以避免损伤和过度训练，但能让我保持动力，产生训练效果。实际年龄并没有生理年龄那么重要。对FITT方法的调整、训练的版本和方案的进展不应该以

年龄为基础。一旦建立了方案的每个组成部分，就必须监控客户的独特的个人反应，包括生理上和个人的享受。例如，如果你的客户在训练结束后感到精神焕发，并且没有筋疲力尽，那么有氧训练处方的进展速度是合适的。无论哪种成分指南看起来都是合适的，在日后不应该有过度疲劳或疼痛的感觉，也不会有任何损伤。

表13.8　身体功能分类

类别	描述
身体精英	那些几乎每天都在训练的人，参加高级体育比赛，或者从事体力劳动或娱乐活动
身体健康	那些每周至少运动两次以保持健康和幸福，或者经常从事体力劳动或爱好的运动的人。他们的健康和体适能储备使他们有很低的风险陷入身体虚弱的类别
身体独立	独立生活的个体，通常不会出现严重的慢性疾病症状。然而，许多人的健康和体适能储备很低，这使他们在生病或受伤后身体虚弱
身体虚弱	那些能够执行ADLs但不能完成一些或所有必要的活动的个体，通常是由于一种使人衰弱的疾病或身体状况对他们造成了挑战
身体依赖	不能执行部分或全部ADLs的个人，包括自己穿衣、洗澡、转移、卫生、喂养和步行。这些老年人依赖他人喂食和保持基本生活功能

　　针对老年人的运动处方组分方法存在局限性的原因之一在于，许多老年人的健康状况和身体机能每天都在变化。关节炎或其他肌肉骨骼疾病的疼痛也会时不时地出现。一个客户可能会在某一天的徒步旅行中感到舒适，但另一天膝盖就会出现疼痛感，在平坦的人行道上行走都变得困难。因此，我们必须在我们的处方中设计一个具有挑战性的超负荷，与客户在当前的运动中的个人能力之间建立一个平衡。在任何一天，客户可能在某些领域有很强的能力，比如力量，但由于某些关节的暂时性僵硬，他们会感到柔韧性的挑战。除了与老客户进行对话（这是绝对必要的）之外，我们还必须为挑战级别的变

化做好计划。我们可以通过改变FITT的一个或多个方面来调整难度，或者通过改变任务或活动的需求（例如，将多关节练习改为一个关节练习），或者通过修改游戏的目标或规则来调整难度。环境的要求也可以通过诸如表面的类型照明，或者家庭任务的工效学来适应客户的需求。例如，一个简单的步行活动在草地上具有挑战性，当增加需要注意力的谈话时，更有挑战性。下面关于功能进展的部分（见第14章的讨论）为你的客户建立适当的级别和进展提供了更具体的方法。

　　功能进展是指在日常生活和娱乐活动中使用的一系列基本运动模式，且基于运动的

难度和个体的耐受力。物理治疗师和其他卫生保健专业人员早就知道，肌肉、关节和其他身体组织必须根据其功能逐渐被加强。你需要教会你的客户承担责任，确定难度和改变功能运动计划的参数。功能上的进展从简单的安全练习到更复杂的技能、模拟功能活动，并对客户提出与任务相同的要求。具体的练习和他们的进展应该根据需要、能力、损伤和目标而变化。功能性的进展可能涉及强度、持续时间或完成的数量；超负荷；力学或杠杆的变化；运动变化，或涉及额外的关节；或交替运动设计。功能上的进展使得处方更加以客户为中心。

作为一名私人教练，你务必寻找进步的指标，包括密切监控你的客户的感受。这个练习应该是比较困难的。如果太简单了，尝试一下进行修改，使它变得更加困难；如果太困难了，则试着让它变得更简单。在没有达到以下条件之前，客户不应该进阶到下一个级别。

1. 他们可以以规范的动作完成全部的重复和组数。
2. 他们觉得这个练习是低到中等难度的。
3. 没有感到疼痛和不适。

当进行有氧训练时，客户可以在当前的训练刺激下继续进行以下事项。

1. 他们能够舒服地、有节奏地呼吸，并且能够说话，尽管可能不能唱歌。
2. 在训练结束后，他们感到精神焕发，没有筋疲力尽。
3. 在训练结束后的第二天，没有感到过度疲劳、酸痛或受伤。

存在风险的人需要更慢地进步，而其他客户往往需要更多地挑战自己。应该鼓励参与者尽其所能地进行运动，但不要把自己逼到劳累过度、痛苦或超出他们认为安全的程度（Jones & Rose，2005）。我们需要帮助客户更熟练地倾听他们的身体，理解过度劳累的迹象和症状。这在小组练习中更重要，但对私人教练来说仍然是一个挑战。

练习示范

示范一个练习需要在你的技术知识和你的人际交往能力之间找到平衡。第5章回顾了与运动示范科学相关的技术问题。设计多种不同的技术，以适应客户的能力，并加强适当的技术，这些都是关键的技术技能，无论客户的年龄如何，都有存在的必要。参与示范的技能也基于表5.11中概述的社会心理方面。从我们与客户见面进行项目示范到后期的跟进，我们使用咨询技巧来观察肢体语言，有效地询问客户，提供说明，并鼓励双向反馈。

许多老年人开始相信他们不能做年轻的客户所能做的练习。不幸的是，这可能会阻碍他们将健身融入他们的生活方式。健身专业人士在引导那些接触到大量新噱头、小玩意儿、服装、健身设施和最新行业产品的老年人方面，面临着真正的挑战。他们可能会因为他们过去的运动经历、你对他们能力的判断，或者无法按照自己的标准来表现而焦虑。从经验来看，客户已经形成了他们认为可以达到的目标。这种对自己能力的信念叫作自我效能感。当老年客户知道他们必须完成任务时，这种对他们能力的信心对于试图完成这项任务是至关重要的。当我们示范一项运动时，我们不仅有机会教授一项新技能，还能提高我们的客户克服障碍的信心。

许多研究都认为自我效能是预测身体活动行为的一个关键因素，也是参与身体活动的积极结果（Van Norman, 2010）。当我们示范或教授这些练习并让我们的客户尝试时，他们对自己能力的信心就产生了。以下4个因素影响自我效能；如果我们意识到并且能够控制它们，我们的客户就会对他们的能力产生信心。

1. 我们在哪里开始？如果你的客户过去的运动历史是有限的或不成功的，他可能会以缺乏自信开始。这个练习可能看起来很复杂，设备可能不太熟悉，或者你的客户可能有他所担心的旧伤。从最初的咨询或测试中获取信息，这些信息可能与你将要示范的练习有关。发现你的客户可能关心的是什么，将有助于建立一个目标框架。在这个框架中，任何焦虑都能得到解决，并有望克服。

2. 客户如何才能成功？提高自我效能的关键在于找出能够促进成功的任务。不切实际地期望或将门槛设得太低会导致失败或缺乏进展。确定你的客户可以控制的练习。从避免信息过载开始，仔细选择你的语言，并减少完成任务所涉及的步骤，使它看起来很简单。如果你能为你的客户确定他已经成功完成的类似任务，他会觉得自己可以做你正在教授的练习。你的第一个目标可能是在没有阻力的情况下，以可控的速度达到无疼痛的运动范围。

3. 熟能生巧。重复客户尝试阶段，提供明确和简洁的反馈，具体到身体动作。专注于教授对任务的掌握，而不是盲目地建立客户的自信。

4. 积极的比喻。通过使用积极的动作词汇，如感觉、挤压或激活来鼓励想象。举个例子，在划船的过程中，感觉你的肩胛骨挤在一起。当你这样做的时候，你就会知道你正在激活正确的肌肉。这将使你能够强调特定的运动模式，对于安全性或成功地完成任务是至关重要的。年长的客户更有可能成功，只要他们能使用积极的比喻来确定他们的位置、动作和任务。

案例研究

这个客户有一个活跃的背景和体适能级别，并且对一个抗阻训练方案感兴趣。目标是：第一中循环将建立一个训练基础，并建立良好的运动技巧；第二中循环将建立肌肉质量来刺激更好的功能（表13.9）。

表13.9　抗阻训练处方示例

阶段	周（小循环=1周）	频次（天/周）	负荷	次数	组数	休息（练习间隔分钟数）
中循环1	小循环1~6	2	40% 1RM#	8	1	2~3
	小循环7	2	积极休息			
	小循环8~12	第1天	60% 1RM*	8	1	2~3
		第2天	60% 1RM	8	2	2~3
	13	2	积极休息			

阶段	周 （小循环=1周）	频次 （天/周）	负荷	次数	组数	休息（练习 间隔分钟数）
中循环2	小循环1~10	第1天	80% 1RM^	8	2	2~3
		第2天	40%~50% 1RM	10~15	2	1~2
		第3天	80% 1RM	8	2	2~3
	11	3	积极休息			

#一个重量可以被提升20次或更多；＊一个重量可以被提升15~20次；^一个重量可以被提升10~12次（Kraemer & Harman, 1998）

年轻－老年客户的抗阻训练计划

热身、放松和柔韧性训练应该被纳入这个项目中。

中循环1包括以下小循环1~6的训练。

- 深蹲，腿举。
- 卧推。
- 腿弯曲（双腿）。
- 坐位划船。

小循环7和13是积极休息。中循环1包括以下小循环8~12的练习。

- 深蹲，腿举。
- 卧推。
- 腿弯曲（单腿）。
- 坐推。
- 上肢弯曲。
- 坐位划船。

中循环2的第1和第3天包括以下小循环1~10的练习。

- 深蹲，腿举。
- 卧推。
- 腿弯曲（单腿）。
- 坐推。
- 坐位划船。
- 提踵。

中循环2的第2天包括以下小循环1~10的练习。

- 哑铃内旋（上肢）。
- 哑铃外旋（上肢）。
- 提踵。
- 上肢弯曲。
- 改良仰卧起坐（10~15）。

总 结

衰老指的是我们体内的许多过程，随着时间的推移，会导致适应性的丧失、功能上的损伤，最终导致死亡。除了实际年龄，在功能上更大的差异可以用生理年龄或功能年龄来描述。生命的数量只有在维持生活质量的前提下才有价值。保持健康，并尽可能推迟一种使人衰弱的疾病的发作，这被称为发病率的压缩。成功的人是那些对生活更满意的人，他们在晚年的生理和心理特征都比一般人好。现在有强有力的证据表明，在有合理的健康习惯的情况下，生活中有规律的、系统的运动可以提高生活质量。年龄较大的成年人更有可能在活动强度适中、代价不高、方便的时候更积极主动，尤其是对年长的女性来说，其中也包括社交方面。

身体系统的结构和功能都发生了变化，很难确定这些变化是由疾病、缺乏身体活动还是正常的老化引起的。尽管随着年龄的增长，生理上的变化是不可避免的，但运动的效果和益处都颇为显著，特别是对于心血管系统和肌肉骨骼系统。

筛查需要在所有评估或运动计划之前进行，以确定慢性疾病、急性疾病或损伤、疼痛、障碍、药物、心血管危险因素、整体健康状况、身体活动和运动模式。在筛查过程和个体变得活跃之前，建议先进行与身体损伤（包括心血管或肌肉骨骼系统的衰退）及功能限制（对日常生活的限制）相关的评估。定期进行功能评估可以确定功能衰退的程度，并可用于规定适当的运动。我们需要保持警惕，监控我们要求客户做的事情，以及他们在尝试活动时的反应。

根据客户的功能状况或疾病，应修改一般训练原则，使其适合心血管和肌肉骨骼的适能、平衡、柔韧性和功能灵活。《ACSM的运动测试和处方指南》（2010）和《加拿大老年人身体活动指南》（CSEP, 2011）推荐了类似的方针，强调每周进行150分钟的中等至高强度有氧运动，每次10分钟或以上；鼓励每周至少2天使用主要肌肉群的肌肉和骨骼进行活动；而且，对于那些移动性较差的人来说，进行身体活动可以增强平衡能力和防止摔倒。柔韧性训练提高了平衡和灵活性。柔韧性对于保持良好的姿势和减少损伤、背部问题的风险也很重要。

制订处方的过程中应继续选择模拟日常生活和娱乐活动中使用的运动模式的练习（功能性训练）。运动或活动设计的最后一层应该有个人和适当的运动修改、成功的示范、仔细的监控和提供以客户为中心的方法。与老年人一起运动的教练必须确定他们的客户的身体机能水平，并修改任何运动或活动，以适应客户的需求和能力，以及加强适当的技术。

表单13.1　功能灵活性知情同意书

我（打印）＿＿＿＿＿＿＿＿＿＿＿＿＿＿＿＿＿＿＿＿＿＿已经阅读并理解了功能灵活性练习计划的信息，所有的问题都得到了满意的回答。

我同意自愿参加本项目的预评估。我理解评估将根据同意书的信息进行，我已保留一份同意书作为备份。

我知道我可以在任何时候退出评估或计划，没有任何惩罚，也不需要给出任何退出的理由。

我同意：

- 完成功能灵活性筛查的所有部分。这些测试包括3个活动重点区域（域）：上下活动（以下肢为主）；自主活动；携带－推－触及活动（以上肢和躯干为主）
  - 功能灵活性自我评估问卷（5分钟）
  - 功能灵活性能测试（30分钟）
- 将日常活动结合起来，如弯腰、伸展、平衡行走、转身、从椅子上站起、在障碍物周围行走、携带购物袋，等等
- 按照我自己的节奏进行活动
- 和训练有素的助手一起工作，他会来教我，然后数数、计时，或者观察我的尝试
- 在测试期间或之后，立即将任何症状通知运动人员
- 在任何时候都可以停止或延迟造成不必要的痛苦的活动

打印姓名：＿＿＿＿＿＿＿＿＿＿＿＿＿＿＿＿＿＿＿＿＿＿＿＿＿＿＿＿＿＿＿＿＿

签字：＿＿＿＿＿＿＿＿＿＿＿＿＿＿＿＿＿＿＿＿＿＿＿＿＿＿＿＿＿＿＿＿＿＿＿＿

日期：＿＿＿＿＿＿＿＿＿＿＿＿＿＿＿＿＿＿＿＿＿＿＿＿＿＿＿＿＿＿＿＿＿＿＿＿

第14章

功能灵活性及老龄化

本章要点

完成本章后，你将能够展示以下能力。

1. 确定健康和灵活性之间的关系。

2. 描述早期功能灵活性限制的含义，确定残疾的预测因素，并解释功能灵活性储备的作用。

3. 定义并区分灵活性、功能性运动、功能性体适能、功能灵活性、障碍和残疾。

4. 解释坏的和好的代偿之间的区别，并为每个人提供一个情景示例。

5. 描述功能灵活性评估工具的类型和它们提供的灵活性功能数据。

6. 一旦客户的功能灵活性问题被识别出来，就设计一个解决限制成分的干预措施，并且了解它们如何影响每位客户。

7. 设计的练习和任务是功能性的，也就是日常生活的基本活动，以及那些与工作或休闲相关的娱乐和有意义的活动。

8. 对50~70岁的成年人进行功能灵活性筛查工具的评估和应用，并

对客户进行后续的解释，从而开发出个性化的预防性运动处方。

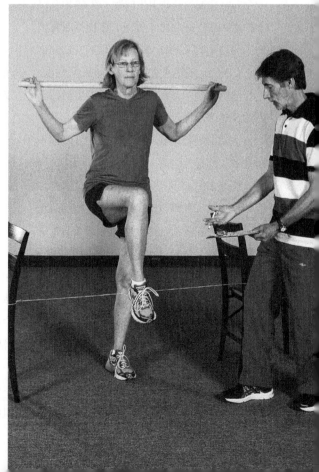

要想在日常活动中获得成功和安全的技能，每个人都需要涉及身体功能的一个或多个方面的基本能力。在表现或能力方面的改变可能被视为损伤（例如，灵活性改变、肌肉力量改变、步态模式改变、疼痛）。功能灵活性是指为了保持健康、安全和活跃而有效地完成一项人们需要并想要做的活动（日常活动和娱乐），以保证生活质量，而不感到过度的疲劳或疼痛的能力。

大多数人都知道能够四处走动的重要性。这既是我们独立的基础，也是我们选择我们想要做的事情的自由的基础。无论是对运动员、老年人、学生来说，还是对普通成年人来说，功能灵活性都是日常生活的一个重要方面。功能灵活性的早期缺陷已经成为一个非常普遍的公共卫生问题。在65岁及以上的老人中，有多达半数的人在步行或爬楼梯等与移动有关的任务中出现残疾（Chaves et al., 2000）。残疾通常首先发生在灵活性上，而行动困难预示着在完成社区独立生活所必需的任务中出现残疾。

大量的新信息表明，灵活性的下降并不是老龄化的必然结果。如果是这样的话，为什么那么多的老年人失去了他们的灵活性？我们作为私人教练可以做些什么来帮助防止这种损失呢？灵活性往往受到不活跃的生活方式的限制，从而导致身体失调。再加上我们感官的轻微衰退，力量、平衡、稳定性、柔韧性、敏捷性和协调性的丧失，这便成为与生活方式相关的导致灵活性下降的原因。灵活性受限已经被证明是身体残疾、摔倒、丧失独立性和制度化的早期预测因素（Hall & McAuley, 2011）。

灵活性与身体和心理健康密切相关。功能灵活性的困难是其他身体功能领域依赖的一个主要风险因素，导致生活质量下降和大量的社会和卫生保健需求。在一个广泛的健康促进框架内，健康的决定因素使人们拥有和保持健康（PEI Health & Community Services Agency, 1996）。相反，这些健康决定因素也会对灵活性产生巨大影响。下面是一些在健康决定因素中老年客户的特定需求的例子。

- 社会支持和网络——活动伙伴的丧失。
- 社会经济——无力负担方案或器材。
- 生理上的——损伤或痛苦。
- 行为——生活方式的选择和优先事项。
- 卫生服务——疾病预防和治疗。
- 心理学——缺乏运动导致抑郁。
- 教育——意识到灵活性损失对健康的影响。

作为专业人士，我们可能会发现我们的角色在身体和生活方式教练之间流畅地切换，以达到最佳的效果。

临床前功能灵活性减退是早期功能丧失的中间阶段，可以通过另一种任务表现方式（代偿）来识别。代偿有可能导致进一步的灵活性和稳定性失衡；然而，如果它能产生有效的运动来避免正常的疼痛模式，那也不一定是件坏事。

在有效的筛查工具的帮助下，我们可以在功能行为出现明显限制之前，尽早发现身体能力的变化。评估的时候请务必考虑客户在执行某些动作时的效率。任何功能运动（活动）的困难都可能反映出功能灵活性的一个或多个基本组成部分的缺陷，如平衡和本体感觉、肌肉力量（稳定性）、肌肉耐力、肌肉爆发力、柔韧性、速度、协调性（力学）、敏捷性、有氧和无氧能力。

计划中的干预措施需要认识到受限的组分以及它们如何单独影响每个客户。练习和任务应该具备功能性；也就是说，它们应该模拟日常生活的基本活动，以及那些我们从事的、与工作或休闲相关的娱乐和有意义的活动，以及在我们的环境中得以有效且高效执行的活动。

本章记录了50~70岁成年人功能灵活性筛查工具的设计和验证，以及对客户的解释，从而开发出个性化的预防运动处方（Griffin, 2011a, 2011b, 2012）。

早期功能灵活性限制

功能丧失可以通过任务（活动）执行的难易度来确定。在50岁至70岁的独立成年人中，有很大比例的人没有特定的限制，但却存在丧失功能的风险。残疾自然史的典型特征是在其发病前发生变化，这就定义了预防措施最有效的临界点。也就是说，临床前的状态通常是无症状的，其特征是在其临床

表现明显或明显干扰有效功能之前出现早期功能灵活性障碍（图14.1）。残疾的临床前阶段可能是无症状的，这构成了移动困难发展的一个主要风险因素。人们通常只在他们通过了一个他们不能再忍受功能衰减的阈值的时候才寻求对功能问题的医学评估（Griffin, 2011a）。然而，在此之前，我们作为私人教练和健康促进的倡导者，需要以良好的以客户为中心的策略进行干预。

功能灵活性的减弱被认为是可识别的功能丧失的早期阶段，可以在任务执行（障碍）的变化中看出，即个人以一种修正的方式执行任务。有了这样的适应性，这个人可能不会意识到任务执行的困难，并通过改变的移动模式完成任务。我们有责任仔细观察我们的老客户的动作技术。

由于身体残疾对生活质量产生了负面影响，大量的注意力需要集中在识别残疾的预测因素上，以便能够设计干预措施来预防或延缓功能障碍。事实证明，身体功能是独立生活的有力预测因子。当衡量身体表现的指

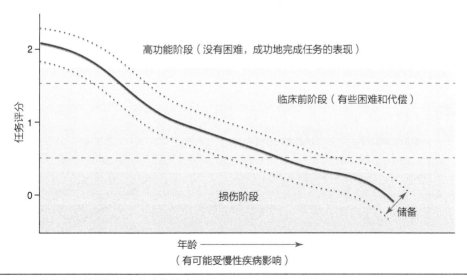

图14.1 随着年龄的增长，身体功能的衰退

标与自我报告的身体活动水平相结合时，预测独立性丧失的概率是引人注目的。

　　客户筛查应该通过检查活动的困难层次来识别功能灵活性的障碍。最终，临床残疾的进展是可以预测的。在身体功能方面的困难似乎会在身体能力从最高到最低要求的一系列活动中有所进展（Siu et al., 1990）。在各层次中可能存在功能丧失的层次结构。目前的临床前阶段可能会成为一个临床问题。例如，一个临床前观察可能改变一个运动模式（代偿），比如过度运用脊椎而不是臀部来捡东西，这可能会导致平衡的丧失或者临床上的背部疼痛。

　　灵活性障碍以一种有模式的方式开始，应该通过在灵活性测试之间确定需求的有序差异来反映。西乌等人（Siu et al., 1990）评估了4个等级的身体功能测量方法，并创造了两个新的自我评估量表。他们指出，包含

更复杂和困难的身体任务的措施能够被可靠地收集并且是有效的。

　　年仅50岁的客户发现，许多日常活动需要近乎最大的努力。这可能被称为低功能灵活性储备（Nashner, 2002）。当功能灵活性的储备随着时间的推移而下降时，你的客户在处理他的物理环境的变化时变得不那么容易了。功能灵活性储备可以看作客户成功执行任务的最大容量与执行该任务或维持特定活动级别所需的最小容量之间的差异（图14.2）。在为年长客户设计计划时，请记住，不同的任务对基本成分（如心血管、力量）提出了不同的要求。因此，你的客户的储备只与他在完成该任务中最弱的部分一样多。例如，爬楼梯需要腿部力量和有氧能力，问问自己，这是否对你的客户来说是一个限制因素。

　　尽管许多老年客户在身体上是独立的，

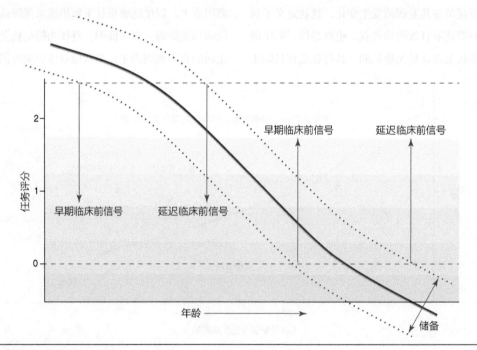

图14.2　功能灵活性储备

残疾的预测

易卜拉欣等人（Ebrahim et al., 2000）发现，在40至59岁的男性中，肥胖和缺乏身体活动是晚年生活中运动障碍的强有力的预测因素，与诊断疾病的存在无关。运动障碍的定义为：在进行400米步行、户外活动、爬楼梯、保持平衡、弯腰和整理东西时有困难。改善灵活性及健康的生活方式与以后生活中的独立和较少的残疾有关。另一些人则认为，仅凭下肢功能的测量就可以有效预测依赖性（Guralnik et al., 1995）。身体活动水平低和肌肉无力被认为是晚年残疾的预测因素（Spirduso et al., 2005）。列维勒和利兹奥尼（Levelle & Lezzoni, 2004）从20世纪90年代初到2000年间调查了45岁以上的人。他们发现，关节炎可导致行动困难的风险增加300%~400%。该研究警告说，在未来的几十年里，关节炎和灵活性问题的患病率将会激增。灵活性可能会因关节炎或超重等问题而受影响，从而导致活动受限。

但他们却在身体能力的门槛附近徘徊，如果低于这个门槛，他们就会受到损害。其他人可能不会意识到他们存在着缺陷，但可能非常接近功能限制，这些限制将会在如爬楼梯或快速移动的活动中更加明显。在健康方面的一个很小的挫折、一个小的疾病、一个小的事故，或者仅仅是一小段时间的流逝会使他们从身体上的独立状态变化到一定程度上依赖的状态。换句话说，他们几乎没有任何功能储备。功能灵活性的筛查应该确定在功能领域内的老年客户的身体储备，如躯干或上下肢。我们应该将一部分时间花在我们的练习课程中，检查在执行功能任务时，如力量、柔韧性、平衡，或运动协调性等组成部分的最小容量。

身体物理环境的变化是由一个相互作用的反馈机制网络控制的，这些反馈机制将每个系统控制在特定的生理极限之内。当这些系统中的任何一个功能储备下降到系统不能再代偿变化的程度时，就会超出我们的储备，最终增加了受伤或失去独立性的可能性。卫生保健从业者与老客户有一个独特的机会来预防甚至逆转他们的衰退和改善他们的生活，而不是等待这些事件发生，然后通过扩展医疗保健或养老院护理来解决这些问题，因为客户已经超出他的储备能力之外了。

在中年时期，我们运动能力的微小变化是很重要的。在50岁的时候，大多数人都意识到他们正在失去肌肉力量（质量）和耐力，同时灵活性受到了限制。预期寿命的延长导致公众对老年残疾患病率增加的担忧。私人教练面临的挑战在于如何降低患病率，这就要求在生命早期确定可预防的或可改变的危险因素。

我们要传达的信息是，功能性练习和健康生活方式的选择是我们保持健康的关键基础。传统上，医疗界的人，通常都是功能锻炼和提高功能灵活性的不良推动者。他们常常将药物、手术或停止身体活动作为治疗疼痛和减轻压力的方法。对于那些有兴趣揭开衰老之谜的人来说，现在有大量的证据表明老年人从功能性运动中获得的以下具体益处。

- 增加骨密度。
- 改善平衡，减少跌倒的风险。

- 增加与成功执行任务和独立有关的力量。
- 改善敏捷性，鼓励终身娱乐活动。
- 改进协调和运动机制。
- 改善食欲和肠胃功能。
- 增加热量消耗和改善体重管理。
- 增加精力和减少睡眠损失。
- 更好的疼痛管理（Coalman, 2002）。

功能灵活性分类

世界卫生组织发布了国际功能分类法（ICF）。功能指的是所有的身体功能、活动和参与。在性能或能力方面的功能改变可能被视为损伤（例如，改变灵活性、改变肌肉力量、改变步态模式、疼痛）。功能障碍会影响活动的执行。活动被定义为任务或行为的表现（例，身体位置、携带、行走、家务）。活动限制将表现为某一特定活动的性能变化。如果一个人的生活状况受到影响（例如，工作、娱乐、社区生活），这个限制被称为参与限制（Fried et al., 1991）。

例如，客户可能被要求执行诸如爬楼梯之类的活动。如果客户在活动中有困难，那将是由于功能的丧失或功能的改变，比如腿部力量的减少。

灵活性的丧失和残疾会对老年人的生活质量造成灾难性的后果。根据纳什纳（Nashner, 2002）的说法，长期的平衡和灵活性的丧失是一种老年性综合征，在这种综合征中，多种医学问题——没有严重到足以被诊断的程度——结合起来导致了残疾。灵活性包括许多生物力学、肌肉和感觉协调机制的相互作用。在健康的个体中，这些过程几乎不需要任何有意识的努力就能协同工作。从生物

力学的角度来看，肌肉和关节是灵活且强壮的。从感觉运动的角度来看，一个灵敏的精确度可以转化成源源不断的传入刺激，进而转化为肌肉适当的运动反应。

耶鲁大学医学院的迪彼得罗（Dipietro, 1996）进行了研究，以确定与较高身体功能的可塑性有关的可改变的因素，而不仅仅是存在或不存在残疾。作者研究了身体活动与日常功能的维护之间的关系。力量、平衡性、协调性、柔软性和耐力的基本组成部分是执行更综合的功能任务所需的基础。其他感官、认知和运动能力都被应用于更高级的身体功能中。即使是在有功能丧失加速风险的老年人（那些已经患有慢性疾病的人）中，日常的身体活动也与更好的功能有关。

奥卡达等人（Okada et al., 2011）研究了核心稳定性、功能性运动和运动表现之间的关系。功能性运动被定义为在运动链中产生和维持灵活性与稳定性之间的平衡的能力，同时以准确和有效的方式执行精细的运动模式。肌肉力量、柔软性、耐力、协调性、平衡性和运动效率是实现功能性运动所必需的，功能性运动是运动表现和运动相关技能不可或缺的一部分。本研究中使用的功能性运动筛查应用于较年轻的成年人，包括跨栏步、直线弓步、肩关节灵活性、躯干旋转，以及由库克在功能性运动筛查中设计的其他部分（Cook, 2006a, 2006b）。

加拿大活动和老龄化中心（CCAA）将功能灵活性定义为有效地与一个环境交互的能力。在最高的层次上，它被测量为体适能。充分的功能需灵活的关节、足够的骨骼和肌肉力量，以及充足的能量储备。对于在社区中独立生活的个体来说，适当的功能

灵活性对于诸如更换灯泡、爬楼梯进入建筑物或清除垃圾等活动是至关重要的。由于功能灵活性降低而导致的独立性丧失，可能会比对死亡本身的恐惧对正常的衰老造成更大的威胁。许多老年人认识到，简单的摔倒可能会结束他们不稳定的独立生活，从而结束他们现在的生活方式。根据CCAA的说法，久坐不动的人在45~55岁的时候会失去30%的功能适能能力，而55~65岁的时候则会减少60%。其中大约一半可以通过健身来恢复。

根据里克利和琼斯（Rikli & Jones, 2001），该领域的领导者的说法，功能性适能包括适合他们的功能灵活性筛查的特定因素（力量、柔韧性、耐力）。在行走过程中快速旋转的测试是有效的功能灵活性的筛查工具。但是，像这样的测试提供了功能性适能的百分位数，也应该分解为它们的成分功能，并且应该在每个成分上对表现进行评估。

科曼（Coalman, 2002）定义了一个功能性适能计划，即一项身体活动和生活方式的改进计划，它旨在促进改善参与者的生活方式的自我决定的目标。例如，它可能需要足够的灵活性和平衡性在站立时穿上袜子。对身体活动和健身的关注是成功的关键。一个成功的功能适能计划的最重要的特征在于，根据偏好、期望的结果、当前的需求，以及每个参与者的独特之处，制订个性化的运动处方。传统的以老年人为中心的团体活动方案和功能性适能方案的区别在于，前者关注参与者的个人评估、运动处方和目标。

"功能性"这个词在运动训练项目中得到了广泛的应用，它指的是我们每天进行的与特定功能活动相关的运动，以及工作或娱乐活动所需的高水平的功能性活动。我们可以把功能性运动想象成一个金字塔（Rogers & Page, 2004）。

在金字塔的顶端是有技巧的活动，比如网球的前冲正手击球。这是建立在非特定任务的领域或复合运动的基础上的；然而，它们涉及多个运动平面和一般运动模式的多个关节区域。它们包括以下内容。

1. 下肢运动，如弓步、深蹲、跨步。
2. 脊柱或躯干运动，如桥式、扭、弯曲、稳定性。
3. 上肢动作，如推、拉、伸、压等。

在功能金字塔的底部是运动领域的组成部分，如力量、柔韧性、平衡、心血管和神经系统协调运动和关节稳定性。任何需要运用技能的活动都可以使用这个功能金字塔来分解成不同的领域和成分（图14.3）。这种方法有助于识别运动链中可能导致功能障碍的薄弱环节。然后，可以通过治疗性的运动来解决不足的问题。例如，从椅子上的坐姿到站起来的功能活动类似于深蹲运动。深蹲的主要运动需要躯干稳定、足够的髋部和膝关节伸展运动范围和力量及姿势稳定性。

总而言之，我们可以将功能灵活性定义为一种能力，它能够有效地完成一项需要的活动（日常活动和娱乐），以提高生活质量，而不会感到过度的疲劳或疼痛，从而保持健康、安全、活跃。中老年群体的身体能力可能从高水平的体适能到在日常生活活动中失去独立性。在有效的筛查工具的帮助下，我们可以在功能性行为出现明显的限制之前，尽早发现身体能力的变化。此外，该工具将有助于：（1）发现表现出困难的特定领域（活动领域），以及（2）确定可能导致灵活性问题和功能丧失的身体成分。最终，这些发现

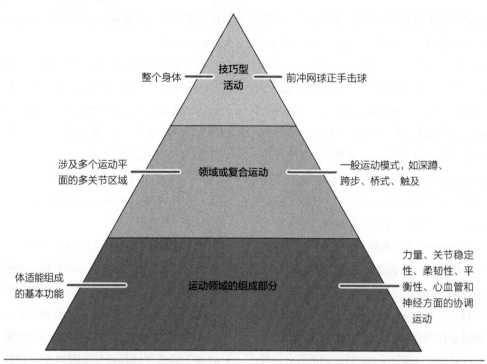

图14.3 功能性活动金字塔

运动和损伤的减少

西蒙尼克等人（Simonsick et al., 1993）发现，持续的身体活动能够给身体有能力的老年人带来好处，其主要途径在于降低身体损伤和死亡率的风险。中度到高强度的活动似乎可以在3年内降低身体功能受限的可能性，特别是在步行和做繁重的家务方面。

格莱西等人（Groessi et al., 2009）比较了身体活动和教育干预。12个月后，身体活动组不太可能达到无法完成400米步行的残疾定义。此外，身体活动组的参与者在平衡和椅子站立的表现上得分明显更高，在400米的步行里用了更少的平均步行时间。

在活动干预方面，费舍尔等人（Fisher et al., 2007）发现，在老年人（50岁以上）和慢性疾病患者的身体活动水平和身体功能测量方面，以等级和家庭为基础的运动干预措施同样有效。怀特赫斯特等人（Whitehurst et al., 2005）发现，包括功能练习在内的循环训练对功能灵活性是有益的，而且大大削减了时间和成本上的代价。

最近，帕特森和沃伯顿（Paterson & Warburton, 2010）对66项研究进行了系统性的回顾，他们将老年人的身体活动功能限制与加拿大的身体活动指南联系起来。作者发现，中度和高强度的身体活动在降低功能限制或残疾的风险方面似乎有一定的效果。老年人的运动训练干预表明，他们在生理和功能方面有了改进，并提示在更长的期间将减少灵活性障碍的风险。

可以由私人教练和其他卫生保健从业者在个人方案的设计中采用，以提高功能灵活性。

保持客户的身体能力让他们有机会决定他们想要独立的程度。识别功能损伤或功能改变的能力，无论是在早期还是后期，都能够使人设计干预措施（预防）、维持健康（减少或稳定损害）或进行慢性疾病管理（防止进一步损害）。

功能灵活性领域

在他们的功能运动金字塔模型中，罗杰斯和佩治（Rogers & Page, 2004）将协同作用称为区域化的、涉及基本运动模式的多关节运动。他们发现的3个区域分别为下肢、躯干和脊柱，以及上肢。

将这些领域定义为具有类似成分的相关任务和活动的分组，可以让人们了解可能在未来出现困难的类似活动，以及识别与该缺陷相关的风险。如果可以仔细地描述这些领域，就有可能在身体功能的特定领域内对具有早期衰减的人进行筛查，以确定那些存在较高风险的人。一个领域内的评估应该足够敏感，以便能够检测出性能上的差异，并在干预后测量有意义的变化。

对功能灵活性筛查工具的设计至关重要的方面在于对常见功能运动模式的识别和分组。一个专家小组使用了一个顺序量表来判断测试项目和领域规范，以验证最近开发的功能灵活性筛查工具（Griffin, 2011b）。其中涉及了以下3个领域。

1. 上下活动。
2. 自主活动。
3. 携带–推–触及活动。

领域1

以下是一些以下肢为焦点的上下活动示例。

- 穿袜子。
- 爬楼梯和下楼梯。
- 蹲。
- 用腿来举一个物体。
- 进出汽车或从椅子上站起和坐下。
- 下公共汽车。
- 做庭院运动、园艺。
- 使用下肢的对力量或肌肉耐力有要求的任务（例如，抗阻训练）。
- 娱乐活动，包括以蹲伏的姿势进出。

领域2

以下是一些自主活动示例。

- 快走，慢跑。
- 加速。
- 快速运动方式。
- 步行和环顾四周。
- 在不同的层次上移动。
- 跨过障碍。
- 动态平衡（在移动时保持平衡）。
- 在房子周围的反应性运动（例如，快速到达门口或接电话）。
- 远足或上运动课程。
- 涉及自主性和敏捷性的娱乐活动。

领域3

以下是一些以上肢和躯干为焦点进行的携带–推–触及活动示例。

- 将衣服举过头顶。
- 摸高。
- 系安全带。
- 在开车时先向后看。
- 抬起物体。

- 移动家具。
- 收集树叶。
- 携带杂货。
- 抱着孩子和宠物。
- 繁重的活动、家务琐事。
- 站在公共交通工具上时感到安全。
- 用手臂或躯干来完成的力量或肌肉耐力型任务。

任何定义广泛领域的尝试的一个限制在于重叠变量的概率，这可能混淆了每个领域的唯一性。功能灵活性的基本身体成分可能从一个领域重叠到另一个领域。例如，一个领域，包括弯腰和恢复直立的能力，也可能会参与另一个领域，包括举重和搬运，因为大多数的抬起都是从一个弯曲的动作开始的。在任何情况下，将领域作为相关任务或活动的分组标识的做法对补充干预的设计有很大的帮助。

功能灵活性的组成

在许多活动和应用程序中都涉及人类活动的基本方面。评估必须考虑到客户在执行某些动作时的效率，因此需要在身体的动态连接系统中识别基本的运动缺陷（Cook, 2006）。许多功能正常的客户将无法完成一个设计良好的功能灵活性测试，因为他们使用的是代偿性的动作模式，牺牲了最高效或最成熟的表现来执行。这些功能性活动的困难反过来可能反映了功能灵活性的一个或多个基本组成部分的缺陷，例如下面的示例。

- 平衡和本体感觉。
- 肌肉最大力量（稳定性）。
- 肌肉耐力。
- 肌肉爆发力。

- 柔韧性。
- 速度。
- 协调性（力学）。
- 敏捷性。
- 有氧和无氧能力。

每个功能运动测试都应该在其设计中包含这些基本成分的组合。当客户达到低于完美的分数时，请限制相应的因素（例如应该确定该测试的基本成分）。

奥卡达等人（Okada et al., 2011）将功能运动定义为在动态链中产生和维持灵活性和稳定性之间的平衡的能力，同时以准确和有效的方式执行基本模式。他们确定了在这个意义上实现功能运动所需的许多成分：肌肉力量、柔韧性、耐力、协调性、平衡性和运动效率。

加拿大活动与老龄化中心（Canadian Centre for Activity and Aging, 2004）已经转向传统的健身模式，以解决功能灵活性的表现指标。CCAA认为，以下是功能性运动的基本组成部分：心肺耐力、无氧能力、肌肉力量、肌肉耐力、柔韧性、平衡性、协调性和身体成分。

里克利和琼斯（Rikli & Jones, 2001）认为，某些生理参数对于支持晚年功能灵活性具有重要意义：肌肉力量、有氧耐力、柔韧性、敏捷性/动态平衡和身体成分。在确定了这些生理成分之后，他们选择了可以测量这些参数的特定测试方案。第13章（表13.1）中列出了他们的高级体适能测试（SFT），以及项目测试的身体成分。

特殊组成的干预措施

老年人的身体活动和身体功能之间存在

着一种重要的积极的关系，更积极参与身体活动的老年人比那些久坐不动的人更不容易受到功能限制。身体活动干预在方法论、活动类型或目标、强度和衡量成功的方法上有很大的差异。在12~16周的时间内，大多数每周执行2~3次的健身计划都显示出了针对特定功能适能成分的改进，无论年龄大小。参与身体活动的类型和水平是老年人身体功能的重要预测因素。训练员应该集中精力，减少对身体功能的限制。

功能灵活性困难，无法管理日常活动，是依赖他人和随后的制度化的风险因素。尽管在卫生保健从业人员中对此有广泛的认识，但很少有研究调查干预措施的有效性。这些干预措施的目的是改善移动功能和整合其关键部件。我们已经根据它的参数或组成定义了功能的灵活性，包括强度、动态稳定性或平衡性、柔韧性、运动力学或能力。例如，从椅子上站起来或坐下，一个80岁的人可能需要超过她股四头肌百分之百的力量，并且在脚踝的背屈肌上有一个完整的运动。一个强壮的人可以用0.6秒起立，但是一个虚弱的人可能需要6秒。有限的踝关节灵活性可能会导致一个人不受控制地跌倒在椅子上。由于特定成分的限制，许多老年人无法再执行这项功能任务了。

最大力量、爆发力和运动素质

平均来说，50岁以后，每10年最大力量会下降10%。最大力量和爆发力是功能表现和残疾的关键预测因素（Signorile, 2011）。汉森等人（Hanson etl al., 2009）证明，通过日常生活（ADLs）、爬楼梯、步行和椅子站立等标准化活动来衡量，力量训练可以改善身体功能。肌肉最大力量的逐渐丧失导致功能障碍和跌倒的风险增加。快速产生强大力量的能力有助于在日常活动中取得成功，比如爬楼梯、在绊倒或滑倒后恢复平衡、从椅子上站起来、加快行走速度。这些发现可以解释为IIb型纤维随着年龄增长的选择性萎缩，导致下肢的肌力下降比上肢更早（Pizzigalli et al., 2011）。肌肉力量的离心成分在许多身体活动中是至关重要的；此外，它还提供了在静态和动态条件下保持平衡所必需的减速力。在维持身体功能方面，抗阻训练的科学依据已经被充分地证明了；然而，关于神经肌肉训练的积极作用的证据正在浮出水面。功能性训练的运动成分可以通过神经肌肉训练（例如，跳舞、球类运动、重量训练、太极、滑雪、健身运动，以及其他积极的生活方式活动）来增强。一组年龄在30~69岁的成年人进行神经肌肉运动，在平衡和腿伸肌功能方面有更好的运动和肌肉骨骼适能，这两种主要的体适能因素与老年人的灵活性功能有关（Lindstrom et al., 2009）。除了肌肉最大力量外，腿部伸展的快速力量的产生已经被证明有助于日常生活中的许多任务，如行走和爬楼梯，甚至是防止摔倒。福德瓦利等人（Foldvari et al., 2000）报告说，与他们评估的其他生理指标（包括腿部最大力量）相比，腿部爆发力更能预测老年妇女的功能状况。腿部爆发力也与楼梯攀爬时间、上升时间、最大行走速度和限时的站起和走的表现高度相关。哈维拉等人（Holviala et al., 2006）表明，高运动量和高强度力量训练（包括针对爆发动作的低负荷练习），每周两次，持续21周，不仅与增加最大肌肉力量有关，而且还与改善爆发力的产生、动态平衡和功能灵活性，如中年和老年妇女的步行速度、爆发力与功能能力和最大力量高度相关。

力量和平衡

尽管有时很难定义和测量，但平衡基本上是在支撑基础上保持身体位置的能力，无论支撑基础是静止的（静态平衡）还是移动的（动态平衡）。动态平衡包括在行走和跨过或绕过物体时保持平衡。在老年人中，在出现显著的功能下降之前，静态平衡都能得以维持，但动态平衡的损失在更早的时候就显现出来了。基于力量和动态平衡的重要性，特别是为了降低老年人摔倒的风险，针对姿势肌肉和动态平衡的训练是很重要的。西蒙弗雷泽大学的研究人员发现，当年龄较大的参与者错误地将重心移到支持的基础之外，并且没有足够的动态稳定性（力量）来纠正他们的平衡时，41%的摔倒发生了（Robinovitch et al., 2012）。系统性的回顾指出，如果每天至少训练10分钟，每周3天，持续4周，各种练习方法似乎都可以改善稳定和不稳定表面的静态平衡，以及动态（移动）平衡能力（DiStefano et al., 2009）。

几种类型的运动计划（包括注重步态、平衡性、协调性和功能任务的练习；力量练习；太极、瑜伽或舞蹈），如果持续3个月的时间，每周进行3次，在改善临床平衡的结果方面有一定的效果，比如定时的站起和走、单腿站立、快速行走，或者保持Berg（伯格）平衡。在最近的一项研究中，藤原等人（Fujiwara et al., 2011）用简单抬起足跟来加强足底屈肌，并在手臂弯曲时增加姿势控制。比目鱼肌越早、越强地被激活，就越能恢复平衡功能，改善动态平衡；这两方面的缺陷都被认为是老年人摔倒的主要原因。

尽管力量与平衡是相互关联的，但仅凭抗阻练习的话，对平衡不会有很大的改善（Rogers, 2003）。在某种程度上，这是由于保持平衡的能力涉及一系列的过程，这些过程需要成功地整合多个感官系统。除了视觉系统和前庭系统之外，躯体感觉系统还利用肌肉受体监测身体与其他物体（地板）接触时的位置，以检测身体的运动和位置。随着年龄的增长，肌肉力量和感觉功能的减弱，造成了平衡的损失。罗杰斯（Rogers）描述了堪萨斯州威奇托州立大学身体活动与衰老中心的研究人员开发的一项计划，该项目针对肌肉系统和感觉控制系统，将力量练习与平衡训练结合起来。经过3个月的时间，每周进行3次这种渐进的平衡练习，参与者的力量和平衡性都提高了大约20%。

我个人这五六十年对成人的平衡训练的经验表明，以下几个方面需要特别强调。

- 维持功能肌肉力量，尤其是下肢。
- 通过控制影响平衡的因素来保持本体感觉，如基础稳定性。
- 通过协调任务维持神经肌肉通路。

力量和柔韧性

随着年龄的增长，肌肉力量和柔韧性的丧失与功能能力和健康状况的下降有关。人们通常认为，只要通过全活动范围的运动来进行锻炼，并且在训练中同时进行主动肌和拮抗肌群的练习，力量练习就能提高柔韧性。这一领域的结果似乎是相互矛盾的。一项研究发现，力量训练独立于柔韧性练习，增加了不活跃的老年男性多关节运动的柔韧性。作者提出，抗阻运动不仅能提高肌腱和韧带的抗拉强度，还能改善肌肉的收缩性，从而增加关节的活动度（Fatouros et al.,

2002）。然而，在另一项只涉及肩伤的研究中，柔韧性练习本身比力量训练更有效，这表明单靠力量训练并不会增加活动度，即使是在整个运动过程中。这些作者的结论是，广泛的伸展运动应该包括在老年人的高强度抗阻力量训练计划中（Girouard & Hurley, 1995）。使用阻力技术来开发柔韧性通常涉及离心运动（下降阶段），在这种情况下，肌肉在收缩时会被拉长。在离心运动范围的末端，收缩肌纤维的数量减少，增加了每个活跃肌纤维的张力。这可能会产生更大的拉伸，从而增强柔韧性；然而，离心训练与延迟发作的肌肉酸痛有关。

力量和心血管耐力

几项研究表明，适当的训练可以减缓力量和心血管耐力随年龄增长而下降的速度。哈维拉等人（Holviala et al., 2010）研究了男性在50岁和60岁时，每周2次、持续21周的全身性力量练习和耐力自行车训练的效果。除了对力量和心血管的评估外，作者还在跑步机上使用了一种独特的负重行走方法来描述功能表现。整合训练所带来的改善也可能对从事体力劳动的老年工人有益。

自20世纪80年代以来，踏板操一直是一种流行的运动模式。除了心血管和下肢肌肉的运动外，大多数群体主导的课程还包括动态手臂运动、平衡和敏捷性运动，以及各种伸展运动。哈拉杰等人（Hallage et al., 2010）整合了功能性体适能的测量方法，如椅子站立测试、限时站起和走、椅子坐位体前屈，以及手臂弯曲测试。12周的有氧训练增加了力量、平衡、敏捷性和柔韧性的功能性体适能组分。

在之前的42项研究中，洛波波罗等人（Lopopolo et al., 2006）回顾了治疗运动对步行速度的影响。治疗性运动被定义为力量训练或有氧训练与其他练习的结合。运动对习惯性的或自我选择的步态速度有着显著的影响。高强度和高运动量的练习对步行的速度有很大的影响，但不受低强度、中等强度或低运动量练习的影响。最大的步行速度没有受到治疗性运动的显著影响。

什么是针对年老客户的功能性练习？功能性的运动通常包括日常活动，是走路而不是开车，或者是走楼梯而不是乘电梯。在这种情况下，这项运动被描述为积极的生活。《加拿大老年人健康积极生活的身体活动指南》建议进行诸如吸尘、做园艺、散步、刷地板或爬楼梯等活动，并鼓励他们将这些活动融入日常生活中。

如前所述，功能性这个术语指的是必需的、基本的ADLs，以及那些与工作或休闲相关的娱乐和有意义的活动，以及在我们的环境中有效和高效地移动的能力（Taylor & Johnson, 2008）

"功能性练习"一词指的是使用全身和身体的主要系统，也就是肌肉骨骼、心血管和神经系统进行的练习。由于受伤或关节疼痛（肌肉骨骼系统）造成的灵活性丧失可能会限制步行或其他心血管活动的数量或速度，从而减少保持平衡性能（神经系统）所必需的挑战。

功能性练习有3个主要目标。第一个目标是在力量、动态稳定性、柔韧性和运动力学的基本组成部分达到全面的功能能力。第二个目标是恢复客户的信心，并使他们在不受伤害的情况下达到正常的速度、爆发力、控制和平衡能力。最后的目标是让客户进行基本的、高级的运动和活动，以鼓励更多的

生活方式

　　功能性练习、任务或活动使客户能够达到有效和高效的运动模式。它们应该与功能评估相结合，以确定客户执行日常活动或更高级的娱乐活动的能力水平。

　　澳大利亚的一项研究对生活方式进行了研究，其中包括专门为改善平衡或增加日常活动的强度而制订的运动（Clemson et al., 2012）。例如，改善平衡的策略包括减少支持或改变方向。在厨房柜台工作时，在规定的活动中加入一个减少支持的基础，可能包括一个串联站立或单腿站立。增加力量的策略会涉及弯曲膝盖的动作，这可能包括蹲着而不是弯腰从地板上捡东西。与一个每周3天的包含7个平衡练习和6个下肢力量练习的结构化项目相比，生活在动态平衡中产生了类似的改善。与对照组相比，生活在参与者的静态平衡、踝关节力量、功能和摔倒次数方面有显著的改善。

人参与到终生的积极生活中。可选择的功能综合练习遵循第8章中描述的处方指南。

致残过程模型

　　纳吉（Nagi, 1991）所描述的致残过程模型概述了病理（慢性疾病、损伤）如何导致身体系统的损伤（心血管、肌肉骨骼、认知、感觉和运动）。即使在没有病理的情况下，生活方式、不活跃和衰老也会导致这些类型的损伤。最终，累积的损伤会导致身体

功能的限制（例如，行走、爬楼梯），最终导致残疾。残疾通常被定义为在工作、娱乐、家务、社交和自我照顾等日常活动中表现出的困难（Jones & Rose, 2005）。

　　解释致残过程的传统模型（Nagi, 1991）描述了残疾进展的以下5个主要阶段。

1. 疾病/病理。
2. 生活方式/不活跃。
3. 生理障碍，也就是身体系统的衰退（例如，肌肉）。

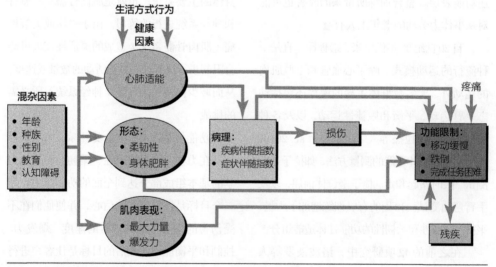

图14.4　致残路径

4. 功能上的限制，比如爬楼梯或从椅子上站起来。

5. 残疾或无法正常进行日常活动（图14.4）。

这个模型使健康研究人员能够检查身体活动与随后在功能测试中的表现相关的程度，以及功能表现的变化如何影响功能限制。缺乏身体活动可能是导致损伤和功能限制的主要原因。身体活动的增加会导致体适能成分（力量、柔韧性等）的改善，以及诸如举重、散步和娱乐活动等功能性能力的改善。图14.4还表明，并非所有的限制都会导致残疾或损害。一个可能的原因是，导致任务困难的身体限制可能会得以避免或修改，以允许继续执行功能任务。

霍尔和麦考利（Hall & McCauley, 2011）发现，自我效能，或者个人对自己成功完成任务的能力的信心，也对自我报告的局限性和随后的残疾产生了显著的影响。他们发现，身体活跃的个体具有更高的自我效能感，并且表现出更好的功能能力，这两种能力都与功能限制的减少有关。似乎自我效能在形成对残疾的认知方面起着关键的作用，暗示着信心和任务表现之间的一系列复杂的相互作用。当我们考虑到私人教练或精心设计的运动处方对功能性运动的参与和成功的影响时，这些结果是很重要的。

代偿策略

一个人的功能状态，即使在潜在的损害的严重程度没有变化的情况下也能改变。这通常通过使用代偿性策略来实现，同时通常会改变运动模式（Fried et al., 1991）。代偿的作用在于将损害对功能的影响降到最低，并在不感到困难的情况下保持独立的功能，例如，当人们使用不同的方法进入和离开汽车的时候。代偿性策略似乎在有意识或无意识的方式中被应用于临床前有活动障碍的个体。以下是代偿策略的类型。

- 物理改变——执行任务的方法的改变。
- 生理改变——增加对其他生理系统的依赖以支持运动表现（例如，力量代偿平衡）。
- 行为改变——改变对一项困难任务表现的期望。个人经常报告说他们做的比以前少了。这种活动的限制可能会

杂技团的自我效能感

在最近与一家杂技公司的空中教练的讨论中，我很想知道自我效能感是否对那些40多岁的老客户的表现结果有很大的影响。课程的设计要求学生在一段时间内积累对任务的掌握程度。讲师说，有两种类型的成功客户。第一种类型是那些能够看到任务的渐进的、阶段性的性质并且在这些参数范围中轻松工作的人。第二种类型是那些有足够自信去尝试这项任务的人，即使他们修改了它以适应他们的能力或他们的优势（补偿）。不成功的客户往往表现出缺乏自信，并对自己的能力产生怀疑，因为他们无法想象自己在执行任务。这些客户也更有可能退出这门课。我问教练，她是否努力修改任务难度，或者提供额外的鼓励。她告诉我，她往往会这样做，这些努力可以帮助客户重新树立自己的雄心壮志，但年长的客户对自己的能力有信心，也会对他们的成功产生重大影响。

进一步降低运动耐力和功能灵活性（Fried et al., 1991）。

代偿策略可能是有效的、安全的，也可能是低效的、有害的。一旦人们在某项活动中遇到了一些困难，这是一个干预的关键时刻。早期的功能灵活性问题可能需要以下一些自然的进程。

- 代偿或改变一个可能效率低下的运动模式。这可能会增加受伤的风险（Cook, 2009）。
- 重新训练或修复，以恢复动力连接系统的特定方面的性能或本体感觉。这可能会导致重新获得完全的功能灵活性，或进行任务修改，这将是一种安全的代偿方式。
- 停止一组依赖于功能灵活性的特定方面的活动，可能会导致久坐不动的生活方式或者在该领域功能损失的增加。

在活动中使用代偿运动模式的个体可能会通过牺牲效率低下的运动来达到更高的水平。如果继续进行代偿，那么不良的运动模式就会得到加强，从而导致不良的生物力学，最终导致增加微小或宏观创伤的可能性（Cook, 2006）。个人创造了一种糟糕的运动模式，每当他执行任务时，他都会使用。计划改变的运动模式有可能导致进一步的灵活性和稳定性的丧失。例如，随着年龄的增长，狂热的徒步旅行者可能会在膝盖处经历短暂的疼痛，尤其是在陡峭的下坡中。北欧行走杆的使用是一个常见的代偿。然而，如果没有适当的指导，这可能会使肩膀在屈曲时承受过度的压力以保持稳定。这种代偿可能会造成前肩力量失衡和过度的剪切力，增加受伤的风险。

如果能通过产生有效的运动来避免正常的疼痛，那么代偿也不一定是坏事。哈里斯-海斯等人（Harris-Hayes et al., 2008）证明了通过限制异常运动和排列，对患者进行改变引起症状的功能活动的教育是非常成功的。此外，他们还制订了一些练习来解决肌肉长度、肌肉力量和运动控制方面的损伤，这些都是导致疼痛的原因。

在一项关于步态适应性变化的研究中，年龄更大的老年人在一定距离内走了更多步，使他们能够在双腿支撑和更稳定的步态模式下进行更多的代偿。这表明，老年人表现出适应性平衡策略，以保持足够的动态平衡（Rogers et al., 2008）。

出于许多原因，客户会改变他们的动作，有时是为了减少另一个区域的疼痛。范·迪伦等人（Van Dillen et al., 2001）发现，报告背部疼痛增加的患者在执行功能任务时，会改变他们的肢体动作，以减轻疼痛。类似的，在一个案例研究中，疼痛限制了触及的动作和骑自行车的能力；出现了排列、肌肉的长度和力量，以及肩痛等问题。筛查不是诊断，但运动中的偏差（如肩）可能会使患者处于危险之中，或者可能引起疼痛。为了减轻疼痛，患者可以在要求的任务中调整他们的肩膀运动（Caldwell et al., 2007）。

一些功能性的运动已经被仔细研究过，帮助我们确定了客户的功能灵活性（Janssen et al., 2002）。从坐姿转到站立姿势的能力是一项重要的技能，尤其是在老年人中。使用诸如测力台、视频分析和角度测量等技术来测量。詹森等人描述了从坐到站运动的4个不同阶段。第1阶段（弯曲-动量阶段）从起始动作开始，在臀部从椅子上抬起来之前结束。阶段2（动量转移阶段）开始于臀部被抬起和伸展阶段（阶段3）开始时。第4阶段是稳定阶段。这些阶段的任何不足都反映在适应性上，导致了代偿和功能失调的运动模式。个别阶段的功能失调的运动模式可能涉及诸如踝关节的柔韧性、腿部力量、协调的运动力学，以及髋关节稳定等因素。德布里托等人（DeBrito et al., 2013）发现，从坐在地板上站起来的能力是51~80岁人群死亡率的重要预测指标。不幸的是，下楼去做一些事情，比如和孩子玩耍、清理厨房的橱柜，或者参加自由体操，可能会从日常的运动中摔倒。缺乏自信和对尴尬的恐惧，加上上半身和下半身力量的下降、活动范围的缩小以及平衡问题等身体素质的衰退，都可能限制这个重要的移动任务的成功。莫克斯利（Moxley, 2012）描述了一种利用力学缺陷使从地板上爬起来更容易的技术（图14.5）。这种技术适用于那些没有全膝关节置换、髋关节置换或其他重大问题的人。

我们知道，在50岁之后，力量的丧失速度可能会增加。特吕代勒–杰克逊等人（Trudelle-Jackson et al., 2006）比较了50岁以上女性的不同下肢肌肉群的肌肉力量和体位稳定性。最大的力量下降发生在跖屈肌，其次是髋部的外展肌和屈肌。从站立到坐下的运动中，躯干倾斜度平均减少了10度；也就是说，老年人坐着的时候，身体的倾斜程度有所降低。这可能是由于一种代偿，它可以减少体位控制，减少髋部所需的肌肉力量，同时增加膝关节伸肌的力量。股四头肌仍然强壮，而其他的髋关节稳定肌（例如，

有氧网球：延长网球运动员的寿命

36年前，我和我的妻子开始打网球。我们都很有竞争力，很快就发现，如果没有即时回放，我们的比赛质量也会受到影响，我们的争吵频率也会增加。35年前，我们开始打有氧网球，我们喜欢它，而且还结婚了！既没有发球，也没有得分。每个玩家都以3个或4个球开始，所以捡球的时间保持在最小值。前4次或5次击打通常直接给对手，让时间以合理的速度感受运动模式。回合数通常超过20次，双方都感觉很成功。现在我们已经60多岁了，我们还继续打有氧网球，以适应我们带到球场上的朋友，他们的体能和能力各不相同。在一个典型的双打场景中，我们调整了击球的速度和难度，以适应我们正在击球的球员。有氧网球是一种合作的游戏，可以容纳许多不同能力层次的玩家，它减少了可能成为网球比赛的一部分的障碍。大部分的比赛都接近底线，在网前存在着更少的侵略性。新玩家的自我效能迅速上升，他们的游戏质量也一样，每小时里会有更多的拍数。当他们成功的时候，他们就会一直坚持下去。由于有氧运动的持续性质，他们的健康状况也得到了改善。如果这是我和我妻子之间的游戏，她会在单打界内打，因为我喜欢跑，所以我在双打的界内进行游戏。我试着让球离她更近，但很难，她让我不停地移动。人们很容易保持心率的升高，动态平衡受到挑战，反应和反应时间很快，爆发力和敏捷性都融入每一个回合中。最重要的是，我们在35年内都没有输掉一场比赛。

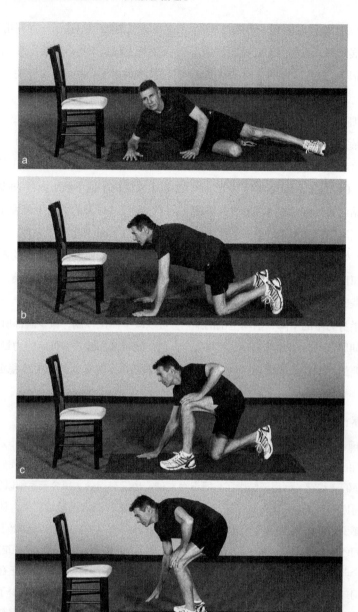

图14.5 从地板上爬起来的技巧：a. 翻滚，使腹部着地；b. 一个一个抬起膝盖，用上肢摆成一个四肢着地的姿势；c. 将一条腿伸到胸部以下，脚踩在地板上；d. 把手放在离你的脚更近的地方，然后把一只手的手臂或手掌放在大腿上，把手压在你的大腿上，顺势起身

外展肌）由于习惯性的运动改变而失去了力量。

灵活性功能已被证明是导致大多数老年

人成为残疾人的第一个领域（图14.1）。弗莱德等人（Fried et al., 2000）是第一批明确指出，通过临床前残疾可以预测残疾的开始，并深入了解向更高风险过渡的临界点的人。他们发现，自我报告的任务执行方法的改变，是发生行动障碍风险的一个强有力的预测因素。报告改变其执行移动任务方法的个体，是对潜在的健康变化的影响进行代偿。这些改变很可能成功地将功能受损的影响最小化，从而在短期内减缓或保持功能，因此对任务表现的感知很少或并不困难。建议在附近放一把结实的椅子来支撑或防止眩晕。康复的重点是最大限度地提高代偿和防止进一步的衰退。

也许运动健康从业人员不仅要努力纠正不良的代偿，而且要寻求对可能从中受益的人实施有效的代偿。老师应该如何计划这样的安全代偿？功能性较高的老年人或年长的中年客户可以为移动困难开发出有效的代偿。那些处于较高风险的人或那些储备能力较差的人，不太可能有效地代偿或阻止残疾的发展。我们需要认识到，在某些情况下，当健康状况的进一步下降超过了所使用的代偿时，就会发生向残疾的转变。有效的代偿可能有助于残疾的预防。

设计成功的适合年龄的方案，可以让教练应对与客户老龄化有关的挑战。通过改变和代偿来激发创造性的计划，必须与私人教练、健康俱乐部老板和任何卫生保健运动者一起进行（Milner, 2001）。特殊需求不会仅仅因为生理系统的平衡、协调和肌肉缺陷的变化而产生，还与运动的环境、安全问题和个人相关因素有关。为了满足这些需求，我们的计划应该包括对客户功能能力的评估；在适当的强度下进行安全、适当的运动；运动设计与功能相关；以及适当的形式，其中可能包括一些代偿的改变。

功能灵活性筛查和评估

对年龄较大的客户进行筛查，以应对移动困难的风险，这是朝着预防活动障碍和最终参与积极的生活方式迈出的重要一步。杰特和克利里（Jette & Cleary, 1987）将筛查和评估作为对功能数据的详细审查，以指导关于问题本质和具体治疗计划的决策。他们补充说，不同分数的临床意义应该在筛查工具中确定。移动困难是高危群体的一个标志。对早期功能灵活性问题进行筛查的一个主要障碍是缺乏一种识别高危人群的方法。私人教练可以从一份研究成果的概述中受益，该研究发现评估工具和关于移动功能的数据，以指导关于调节计划的潜在设计的决策。

• ADLs。常用的术语是ADLs（日常生活的活动）和IADLs（工具性日常生活的活动）。ADLs是日常生活的基本任务，如吃饭、洗澡、穿衣、化妆和转移。IADLs将这些基本功能扩展到包括购物、交通、上下楼梯和做家务等。ADLs和IADLs的困难可以预测未来的功能衰退、残疾和寄居生活（Aronow et al., 2008；Creel et al., 2001；Fries, 2005）。

• 问卷。针对老年人的问卷调查提供了一个可以对老年参与者当前的身体活动习惯进行广泛评估的机会（Saliba et al., 2000；DiPietro, 1996）。一个良好的IADL和ADL计划列表可以促进在以人群为基础的快速健康筛查中考虑高危人群。许多研究将自我报告的调查表和与运动表现相关的评估结合在一起（Chaves et al., 2000；Gill et al., 1995；Gill & Gahbauer, 2008；Murtagh & Hubert, 2004；Ostchega et al., 2000；Strawbridge et al., 2002）。

• **自我报告的措施**。莱里德等人（Fried et al., 2000）着手确定通过潜在的自我报告和临床前残疾的性能指标是否能够预测高功能老年妇女的意外移动残疾。在他们的研究中，身体残疾是通过自我报告来确定的。在日常生活的27个测试中，包括灵活性、上肢、家庭管理和基本的自我保健任务。参与者被问及他们是否改变了这个方法，或者由于潜在的问题而改变了他们执行任务的频率。报告有这类改变但在一项任务中没有困难的人被认为可能处于临床前功能衰退的阶段，即该任务或临床前的残疾。使用的其他客观测量方法包括：（1）动态平衡，由功能覆盖测试评估，（2）膝关节伸肌的最大等长收缩力量。主要观察指标是步行0.5英里、爬上10级台阶、举起并携带10磅重物，以及繁重的家务。爬楼梯的速度是困难的敏感预测因子。总的来说，这些发现表明了两种类型的临床前残疾指标——自我报告和运动表现测量。

• **运动表现评估**。加拿大的一项研究发现，更大的灵活性和活动水平（尤其是户外活动）和更快的正常步行速度是与独立生活方式最密切相关的变量（Cunningham et al., 1993）。一些研究人员已经在灵活性残疾途径中找到了中间终点，例如下肢力量、行走速度峰值和姿势稳定性（Chaves et al., 2000；Weiss et al., 2007）。吉拉尔尼克等人（Guralnik et al., 1995）研究了下肢功能的某些客观指标在预测4年后残疾的能力。参与者报告说，ADLs没有残疾、能够行走0.5英里，以及在不需要帮助的情况下爬楼梯。测试包括站立的平衡、定时的站起和走，以及对5次从椅子上站起来和坐下的时间测试。在运动表现评估中得分最低的人，在4年的

时间里，残疾的可能性是得分最高的人的4.2~4.9倍。作者的结论是，对下肢功能的客观测量对随后的残疾有很高的预测作用。

• **高级体适能测试**。高级体适能测试（Senior Fitness Test，SFT）是最有效的测试之一（Rikli & Jones, 2001）。SFT的开发是为了测量执行功能性ADLs所需的基本身体能力，以及功能灵活性。它是目前唯一具有国家标准的功能性适能测试量表。这6个测试项目中的每一个都是身体参数组合的功能度量，包括肌肉力量/耐力、有氧适能、柔软性、平衡、协调、速度/敏捷性和爆发力（表13.1）。在开发SFT手册的过程中，里克利和琼斯（Rikli & Jones, 2001）提到了功能性能力框架（第13章），在这些框架中，他们说明了身体参数之间的递进关系，如肌肉力量、爬楼梯等功能性能力，以及诸如园艺或家务等活动目标。SFT项目在21个州实施，有7183名男性和女性参与，年龄在60岁至94岁之间，其可靠性从0.80~0.98不等。

• **功能灵活性检测工具**。最近，格里芬（Griffin, 2011a）设计了复合功能灵活性筛查工具，包括一个24项的问卷、4个基本的灵活性测试（柔软性和平衡），以及6个功能灵活性测试（反映3个领域的功能灵活性模式）。评估的3个领域是上下肢活动，下肢为主；自主活动；携带-推-触及活动，上肢和躯干为主。内容有效性，或者成套测试反映定义领域的程度，被评为3或4，使有效性显著（Waltz & Bausell, 1981）。在45名男性和女性的样本中测试了筛查工具的可靠性。内部的相关性为r=0.72~1.00，显著或优秀，略高于组间的可靠性（Griffin, 2011b）。

• **功能性运动检测（FMS）**。将基本运

动用作对运动员功能的评估，是为了查明在无症状的活跃人群中可能被忽视的缺乏灵活性和稳定性的区域。FMS的设计目的在于识别在动态链中形成代偿运动模式的个体。库克等人（Cook et al., 2006）在参与前筛查中使用了基本的运动和缺陷作为对功能的评估，这可能会限制运动员的表现，并使运动员容易受到微创伤的伤害（参见功能灵活性检测，第4章）。

功能灵活性检测工具

功能灵活性检测工具如下。

- 一个问卷。
- 4个基本灵活性测试。
- 6个灵活性能测试（每个领域2个）。

客户开始使用功能灵活性自我评级问卷（表单14.1），其中包括一些简单的问题，以帮助他们识别灵活性障碍。针对各个领域（困难领域）的8个问题，是基于对ADL和IADL调查问卷的回顾，以及大量的客户访谈，还有来自一个焦点小组的反思。客户的回答也许是"没有任何问题""有些麻烦"，或者是"每个领域都有很多麻烦"。如果客户回答了"一些或很多的麻烦"，他会被要求从一个或两个原因（从4个理由中）来选择为什么这个项目对他来说是困难的。列出的4种选择是对功能灵活性至关重要的4个组成部分。

在填写完问卷后，鼓励客户尝试一系列4种自我评估的基本灵活性测试，如表单14.1所示。该测试主要集中在灵活性上，并包含在领域评分中。在功能灵活性测试中，客户可以从一个测试或活动（表现水平1）开始，这可能涉及活动领域的不同成分，包括力量、敏捷性、平衡，或者在该测试中处理的另一个参数。表现水平2的测试涉及更复杂、多任务、集成以及扩展的首级成分。

在功能灵活性筛查工具中，大多数测试都可以用最少或没有帮助的方式进行，并且有一个简单的标准解释。这允许客户开始尝试一个相对简单的基本灵活性测试。在执行更高级别、更复杂的功能灵活性测试之前，它包含了一个功能范围的运动。层次结构的原则反映在越来越复杂的相关活动中［例如，领域1：下肢，坐位体前屈（B1）；椅子起立（C1）；直线弓步和跨栏步（C2）］。

表14.1 **功能灵活性筛查工具组织**

部分	A部分：问卷	B部分：基本灵活性测试	C部分：灵活性表现测试
一般内容	一些简短的问题，来发现活动的困难和原因	简单灵活性测试，强调灵活性	涉及各种物理成分的更复杂的任务；结果测量包括运动评估
领域1：下肢	8个问题	B1：坐位体前屈（Rikli & Jones, 2001）	C1：椅子起立（Rikli & Jones, 2001） C2：直线弓步和跨栏步（Cook et al., 2006）

续表

部分	A部分：问卷	B部分：基本灵活性测试	C部分：灵活性表现测试
领域2：自主活动	8个问题	B2：串联步	C3：计时起立行走（Rikli & Jones, 2001） C4：敏捷性路线跑
领域3：上肢和躯干	8个问题	B3：背后触碰伸展（Rikli & Jones, 2001） B4：躯干旋转	C5：侧桥（McGill et al., 1999） C6：提升−携带−触及线路走

这些测试不仅很容易执行，还提供了足够的信息（例如，组成部分的弱点），以便从客户那里获得有价值的反馈，使他们能够在功能灵活性方面将适当的信息作为健康和活动促进的垫脚石，以及进行有效的干预设计。评分系统可以通过运动表现效率水平的类似量规的数字层次来识别出难度的进展。自我评分与运动表现水平相结合，可以揭示

数据分析

功能灵活性筛查工具（Griffin, 2011b）受到以下统计标准的影响。

内容效度

内容效度仪（content validity instrument，CVI）和领域规范被提交给一个专家小组，由他们用4点顺序评定量表（Waltz & Bausell, 1981）对这些指标进行判断。所有的指标都获得了3或4个等级，使其有效性显著。SFT所使用的两个指标的标准效度指标为0.83，椅子站立的标准是0.77，基于最大重复次数的腿举（Rikli & Jones, 1999a）。

内部−组间信度

在45名男性和女性的样本中，对筛查工具的可靠性进行了测试。使用相同的测试人员（内部的可靠性）进行的测试一再测试的信度与在一个星期后所提供的重复测试项目的分数是相似的。有22个客户被同一测试人员重新测试，23个客户在相同的条件下被重新测试，但是在不同的测试人员监督下进行（内部信度）。其他研究类似筛查或成套测试的研究人员只报告了内部的信度（Rikli & Jones, 1999a）。另一组（Minick et al., 2010）报告了观看相同的执行录像的4个评分者的相互间的信度。

- A部分，调查问卷：客户问卷的回答中，从这一星期到下一个星期是一致的（r=0.80~1.00）。
- B部分，基本的灵活性测试：坐位体前屈、背后触碰伸展和躯干旋转显示出大量或极好的相关性（r=0.72~1.00）。串联步显示的得分不一致（r=0.66）。里克利和琼斯（Rikli & Jones, 1999a）报告说，坐位体前屈的信度为0.95，而背后触碰伸展则为0.96。
- C部分，功能灵活性测试：内部相关性是中等到优秀；组间的回归系数略高，具有显著的相关性。

出一种识别模式，并可能增加问卷的敏感性，即个人对自己的评估是否存在误解或高估。

功能灵活性问卷（Griffin, 2012）的所有项目以及基本测试和灵活性表现测试的所有部分都与下列成分中的一个或多个相关联。

- **力量**。肌肉力量是一组肌肉所产生的力量，以克服阻力或体重，并可能导致肌肉的缩短或延长。随着时间的推移，这被称为肌肉耐力。提高力量有助于移动身体和重物。
- **动态稳定性**。动态稳定性是指在活动中控制或限制肢体动作，适应或调整动作，恢复平衡或稳定关节的能力。提高动态稳定性可以降低体位不平衡或损伤的风险，增加稳定的感觉。
- **柔韧性**。柔韧性是指关节或一系列关节周围的活动度。提高柔韧性可以增强运动控制和预防损伤。
- **运动力学**。运动力学是指具有正常和有效的运动模式的活动的表现，表现出协调和敏捷性。提高运动力学可以减少活动中不必要的补偿，从而减轻身体的压力。

虽然教练需要对这些成分有一个很好的理解，但是客户对成分的理解也很重要。请帮助你的客户提供良好的动作、运动技能或练习，让他们能够自我评估和区分适当的组成部分。以下是相关例子。

- 深蹲时臀部的力量与进出汽车时臀部的动态稳定性相比。
- 网球比赛中快速变向的运动力学和去击球时腿蹬地的力量相比。
- 瑜伽课上的脊柱间柔韧性和从地板上捡起购物袋时的脊柱动态稳定性相比。

评估考虑了在执行某些动作时的效率，并确定潜在的代偿运动模式，从而精确地指出基本的运动缺陷。这些测试提供了关于功能灵活性的信息，支持关于个性化运动计划的状态和设计的反馈。评估有助于：（1）确定存在困难的特定区域（领域），以及（2）确定可能导致灵活性问题的身体成分。这些自我报告的能力或困难在每个活动领域中都有一个简单的评估过程。

由于整个功能灵活性筛查工具可以自我执行，它可以在家里进行在线操作。这带来了更广泛的受众，提高了人们的认识，并鼓励人们对寻找更广泛的功能灵活性后续感兴趣。仔细的措辞、清晰的照片，以及所有测试项目的有组织的布局，对于确保可靠性、安全性和有意义的解释是至关重要的。

与老年人一起运动的健身专家应该对适当的功能性适能评估的选择、执行和解释有一定的了解，以便为设计合适的活动计划打下基础。评估功能灵活性可以帮助从业者做到以下几点。

- 识别有可能成为功能依赖的人。
- 识别需要特殊服务或治疗的个人。
- 获取客观数据，以帮助确定客户目标。
- 确定成分的弱点。
- 有一个个性化康复计划的基础。
- 在再次测试的过程中显示出特定的改进区域。
- 以切实的目标激励客户。

一份带有解释的结果报告概述了每个测试项目的困难领域（例如，执行困难和成分弱点）。这种类型的解释有助于未来的干预规划。以下是评估报告的示例说明。

A部分：问卷

在这3个领域中，问卷调查的重点是以一组类似的基本任务或活动为参考，这些任务或活动在老年医学研究中得到了很好的证明，并在我们的采访和对50~70岁的人的专家反思中得到了验证和扩展（Griffin, 2011b）。

在回答每个领域的8个问题时，客户确定他们完成任务的难度（困难的领域）。对于每一个困难的任务，客户也通过选择关键的基础成分来确定他们的困难原因，即力量、动态稳定、柔韧性、运动力学。

B部分：基本灵活性测试

自我评分问卷和基本灵活性测试允许主观和客观的发现。基本的灵活性评估是自我执行的（即在家里），但对于那些倾向于在问卷上高估自己的人（图14.6~图14.9），可能会增加一些现实的因素。灵活性评估的评分系统遵循与问卷相同的模式。每个领域可能总共有20分，从调查表中得到16分，加上基本灵活性评估的4分。客户标识了调查表的关键基础成分，基本灵活性的基本成分将自动分配，分数为0、1或2。

坐位体前屈

这个测试（图14.6）测量了下肢的柔韧性，包括腘绳肌和背部肌肉；下肢柔韧性也可能受到紧张的小腿的限制。这种测试的困难可能是由多个或单个关节处缺乏静态或动态灵活性引起的。

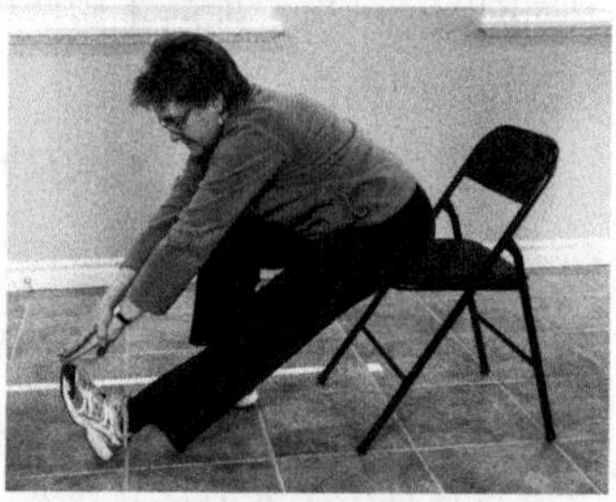

串联步

这个测试（图14.7）测量一个人的移动和变向能力，以及在移动过程中的动态平衡。这种测试的困难可能与下肢的动态稳定性有关，也可能与包括时间判断的协调和运动能力有关。

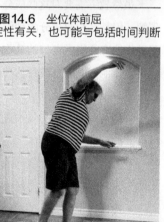

图14.6　坐位体前屈

图14.7　串联步

背后触碰伸展

这个测试（图14.8）要求在动作的组合中进行肩部的移动，包括外展－外旋、屈曲－伸展，以及内收－内旋。它还需要肩袖和胸椎灵活性。除了肩膀旋转缺乏灵活性之外，这一测试的困难可能是由于胸小肌或背阔肌的缩短导致了圆肩。

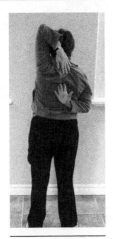

图14.8 背后触碰伸展

躯干旋转

这个测试（图14.9）测量脊柱的柔韧性。这种测试的困难可能是由于颈部的运动范围有限或胸腰椎肌肉组织紧张。

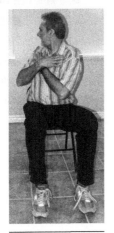

图14.9 躯干旋转

C部分：灵活性表现测试

灵活性表现测试包括：第1级别测试，它涉及所选活动领域的不同身体成分，包括力量、动态稳定性、柔韧性和运动力学（图14.10、图14.13和图14.15）。表现级别2测试更复杂，涉及多个任务，集成和扩展第1级的身体成分（图14.11、图14.12、图14.14和图14.16）。随着测试的复杂性增加，结果度量应包括针对评估的检查表方法，从而能够识别特定的困难领域。

灵活性表现测试包括对每个测试的描述，它的目的、过程、测量和解释。随着测试的复杂性增加，以及多个运动模式的组合，结果度量涉及评估的量规类型方法。除了对每个测量点的详细描述之外，一个综合评分系统还应包括一个测量尺度（0、1、2）。

下面的列表代表了灵活性表现部分的得分解释。

2分：没有困难；能够完全运用良好的技术；小到没有额外的运动、失去平衡或不一致。

1分：有些困难；有多余的或不连续的运动；丧失一些结构稳定性或平衡性。

0分：因为灵活性障碍、疼痛而不能完成，或者两者都有。

例如，如果出现下列内容，那么就为计时的站起和走的测试打1分。

- 快速起立有些困难。
- 速度型或控制型活动有些困难。
- 绕椎体移动有些困难，或者感觉不太稳定。
- 坐下有些困难。

客户会收到每个测试的分数（0、1或2），而对于涉及两个方向的测试，则有左边和右边的分数。在灵活性表现测试中，勾选的每个框都被分配了相应的基本成分。这些都是在整个灵活性表现测试中积累起来的，并结合了基本的灵活性测试和问卷（部分标准）的结果。参见表14.2。

表14.2　**敏捷课程测试（C4）标准**

题目	特殊灵活性困难	基本成分
下蹲开始和拾物	（a）膝关节弯曲下蹲，开始时有点不稳定；停顿了一下，或者在快速起身时遇到了一些困难	动态稳定 动态稳定 柔韧性
	（b）髋部和膝关节的顺利和连续的向下弯曲，拿起一个果汁盒子的动作有些困难	力量 柔韧性 力量 动态稳定
直线行走和曲折前进	（a）走直线的速度很慢，在转弯时要小心翼翼	动态稳定 运动力学
	（b）步速仅仅适中	运动力学
	（c）绕着标志物移动并不顺畅，移动的脚很慢，或者没有走最短的距离	动态稳定 运动力学

椅子起立

这个测试（图14.10）测量了下肢力量和肌肉耐力。这种测试的困难可能在于活动度受限或踝关节、膝关节或髋部的动态稳定性有限。一些客户可能会发现，下降或离心阶段会更加困难；其他人可能会通过摇晃来改变运动力学。

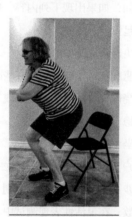

图14.10　座椅站立

直线弓步

这个测试（图14.11）需要稳定的脚踝、膝盖和髋部。它还需要髋部、脚踝背屈肌的灵活性，以及后腿股直肌的柔韧性。横向应力可以挑战客户的平衡能力。除了灵活性或稳定性不足之处，对侧内收肌无力和一个或两个髋部的外展肌紧张之间的不平衡也可能会导致较差的测试表现。

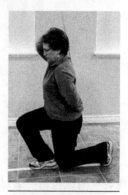

图14.11　直线弓步

跨栏步

跨栏步（图14.12）需要稳定脚踝、膝关节和髋部的稳定性，以及髋部伸展的最大的闭合运动链。它还需要跨步腿的开放式运动链的踝关节背屈、膝关节和髋部的屈曲。有必要保持适当的平衡，并需要通过动态稳定来保持结构稳定。在维持一条腿的稳定来进行髋部伸展时，需要另一条腿的最大髋屈灵活性，即需要双侧的、不对称的髋部灵活性。

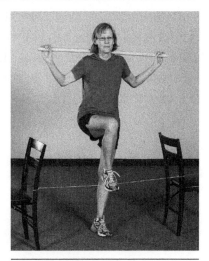

图14.12　跨栏步

计时起立行走（TUG）

这个测试（图14.13）测量了运动的表现，更具体地说是运动能力、敏捷性、速度和动态平衡。这个测试的困难可能在于快速变向以及快速坐下的离心阶段的肌肉力量有限。

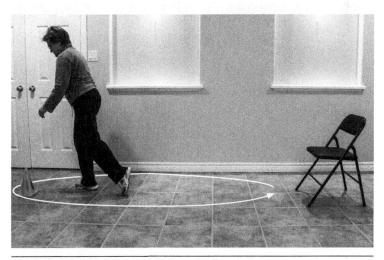

图14.13　计时起立行走（TUG）

敏捷性路线跑

敏捷性路线跑（图14.14）需要快速变向的能力。核心的稳定性对于承受脊柱的剪切力而言有一定的必要性。敏捷性路线跑还要求具有身体协调模式，包括单腿阶段，以及下肢运动，要求有下肢的灵活性和上身的稳定性。这种测试的困难可能是由速度和姿势的多方向变化造成的。

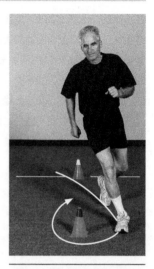

图14.14　敏捷性路线跑

侧　桥

侧桥（图14.15）所挑战的是躯干肌肉的耐力，尤其是侧屈肌，比如腰方肌和核心肌群，来稳定躯干以及处于冠状面的肩部。在该测试中，腰方肌通过激活的核心肌群来稳定脊柱进行弯曲和伸展，以及抵抗剪切力。这个测试的难点可能在于，无法使脊椎和髋部对齐或比较难保持。

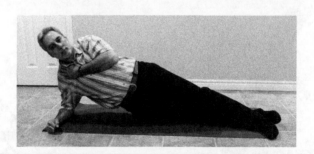

图14.15　侧桥

提升－携带－触及线路走

这个测试（图14.16）测量了上肢和躯干的力量和动态稳定性，其中包括承受多方向力、越过障碍物以及在负荷下执行全范围运动的能力。这种测试的困难可能是由于运动力学涉及的举起重量和触及运动，在不同的运动任务中肩部和脊柱的动态稳定性，以及在触及时肩膀的活动度。

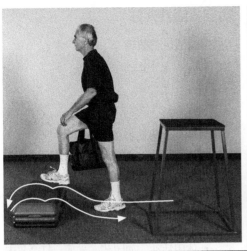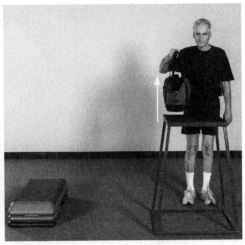

图14.16 提升－携带－触及线路走

评估解释和活动干预

组成功能灵活性筛查工具的一系列测试和后续的测试应该包括功能测试标准（FTA）（Reiman and Manske, 2009）。这是一种系统、客观的程序，它使用定量和定性的标准来解释测试分数，并引导客户去了解信息或行动，例如，为客户提供程度适当的治疗性练习，以满足客户的需求。无论是在家里进行自我管理还是在一个由来自许多不同学科之一的卫生保健从业者管理的项目中，功能灵活性筛查工具都可以为客户的活动干预提供有价值的方向和指导。

在功能灵活性计划中，所规定的练习是基于问卷和任何灵活性测试。当客户达到次于完美的分数时，应确定限制因素（例如，该测试的基本成分）。例如，计时的"站起－折返快步走"测试是一个性能水平1的测试，它要求在标志物周围有变向的敏捷性，有从椅子上起立的力量，在姿态和方向变化时具有动态平衡，以及在椅子上和椅子下的操作

中和步伐上具有协调性（运动力学）。性能水平2的敏捷性路线跑测试更加高级和复杂，将多种运动模式与更具有挑战性的速度、敏捷性、爆发力、动态平衡、协调性（力学）和活动度相结合。这些测试区分了客户灵活性问题的潜在原因，评估了给定任务的各个阶段，并使筛查工具变得敏感化，更具体地指出了灵活性方面的问题。例如，在计时的站起－折返快步走测试中，缓慢或犹豫地进入或离开一个弯道，可能表明感觉到了运动或关节稳定性问题，但是这些问题不会被时间或百分位分数体现出来。

以客户为中心的功能灵活性处方

每个练习都与一个领域、一个成分和一个难度级别有关。身体适应对它的特定要求，所以规定的练习包含与标准结果相关的特定动作。

活动领域

- 上下活动，下肢。
- 自主运动。

- 携带-推-触及，上肢和躯干。

关键成分

- 力量。
- 动态稳定性。
- 柔韧性。
- 运动力学。

正如第13章所描述的，功能性的发展是在日常生活和娱乐活动中使用的一系列基本运动模式，根据运动的难度和个人的忍受程度而分级。在这里给出的样本功能灵活性处方中，练习被标记为1级、2级或3级。此外，在每个层次上都要对给定练习进行修改，使之更容易，并进行第二次修改，使之更加困难。有了这些选项，你的客户就可以调整他们的功能运动计划的难度。

困难等级

- 级别1是针对那些需要基本知识、在特定的成分中处于较差的状态，或者处于治疗水平的人。在大多数情况下不需要器材。如果这一级别太难了，建议你的客户去看一名卫生保健从业人员。
- 级别2是普通大众想要做的事，但不要太费力。避免不和谐的运动。
- 级别3是针对那些目前活跃的人，需要确保覆盖了所有的领域。任务处于训练水平。你的客户可能想要把一些或全部的功能灵活性练习作为他们日常运动计划的一部分。

为你的客户指定的练习将包含与该标准的结果相关联的特定动作。在以下功能灵活性练习的处方中，该标准选择了3级难度分数中第一个领域（下肢）的柔韧性成分。具体的练习是用围巾协助腘绳肌拉伸。

功能灵活性处方

功能灵活性评估解释

领域：上下运动（下肢）。

成分：柔韧性。

级别：3。

围巾辅助的腘绳肌拉伸

这个练习的功能灵活性的益处如下。

- 穿袜子或裤子。
- 弯下腰或拾起某物。
- 腰部或小腿紧张。
- 休闲活动，如园艺、采摘、打高尔夫球、瑜伽或健身课。

将围巾在右脚的足弓上绕一圈，然后平躺，膝盖弯曲，双脚踩在地板上。把围巾放在腿的两边。确保围巾不会脱手。按照下面的说明，每条腿重复2次。

- 弯曲你的右膝，拉住围巾，把你的右大腿靠近你的胸部（位置1）。保持15秒，保持核心稳定。
- 保持大腿的位置，尽量伸展膝盖。用围巾轻轻拉一下，以帮助拉伸（位置2）。保持30秒。避免屏住呼吸。保持头部和颈部放松，保持向上看。
- 在左腿上重复这些步骤（图14.17）。
- 保持：按照上面的步骤（15秒的位置1；30秒的位置2）。
- 次数：2（每侧）。

改进：

这个练习可以通过以下方式执行，以便更加容易。

- 在伸直膝盖前降低你的大腿。
- 坐在椅子上做运动。

这个练习可以通过以下方式执行，以便更加困难。

在第二个姿势中，将你的脚趾拉向小腿，增加小腿的伸展。

定制人：_____

日期：_____

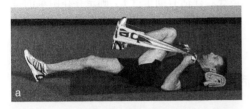
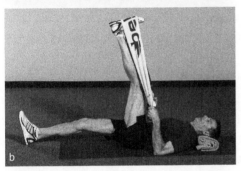

图14.17 围巾辅助的腘绳肌拉伸：a. 姿势1；b. 姿势2

总 结

功能灵活性是健康的基础，也是日常生活的一个方面。无论是对运动员、老人、学生还是普通成年人来说，都是这样。要想在日常活动中获得成功和安全，每个人都需要身体功能的一个或多个方面的基本能力。

功能丧失可以通过任务（活动）执行的障碍来确定。典型的残疾自然史中，发病前的变化确定了一个预防措施最有效的临界点。功能灵活性储备可以被看作是客户成功执行任务的最大容量与执行该任务或维持特定活动水平所需的最小容量之间的差异。

在执行力或能力方面的改变（如改变灵活性、改变肌肉力量、改变步态模式、疼痛）可以被视为损伤。功能障碍会影响活动的执行。功能灵活性是指在没有过度的疲劳或疼痛的情况下，能够有效地完成一项保证生活质量所需要和想要做的活动（日常活动和娱乐），并保持健康、安全、积极状态的能力。即使没有异常状态，生活方式、缺乏身体活动和衰老也会导致这些类型的损伤。最终，累积的损伤会导致身体功能的障碍（例如，行走、爬楼梯），最终导致残疾。

临床前功能灵活性衰退是早期可识别功能丧失的中间阶段，可以通过任务表现的变化（代偿）来确定。在这种情况下，个体以另一种方式执行任务（损伤）。代偿有可能导致进一步的灵活性和稳定性失衡；然而，如果它能通过产生有效的运动来避免正常的疼痛模式，那也不一定是坏事。也许运动健康从业者不仅应该尝试纠正不良的代偿，而且应该对可能从中受益的人实施有效的代偿。

在有效的筛查工具的帮助下，我们可以在功能行为的明显障碍出现之前，尽早发现身体能力的变化。本章回顾了关于功能灵活性的若干评估工具和数据。

将领域定义为具有类似成分的相关任务或活动的分组，可以让人们对将来可能出现困难的类似活动有一定的认识，并识别出与该损伤相关的风险。评估必须考虑客户在执行某些动作时的效率。任何功能运动（活动）的困难都可能反映出功能灵活性的一个或多个基本组分的缺陷，如平衡和本体感受、肌肉力量（稳定性）、肌肉耐力、肌肉爆发力、柔韧性、速度、协调性（力学）、敏捷性、有氧和无氧能力。

一旦私人教练意识到客户的功能灵活性出现问题，就需要通过筛查过程、计划中的干预措施识别限制成分，以及它们如何影响每个客户。运动和任务应该是功能性的，也就是日常生活的基本活动，这些活动允许我们工作和运动或进行与休闲相关的娱乐和有意义的活动，以及在我们的环境中有效和高效地活动。这可能包括一个运动计划，以改善功能性适能，包括有氧练习、抗阻练习和平衡练习。

50~70岁的成年人的功能灵活性筛查工具（Griffin, 2011a, 2011b, 2012）确定了潜在的代偿运动模式，从而识别基本的运动缺陷。这些测试为客户提供了有关功能灵活性的信息，并为个性化预防训练计划的设计提供了指导。评估有助于：（1）确定存在困难的特定领域（区域），以及（2）确定可能导致灵活性问题的身体组分。

表单14.1　功能灵活性自我评定问卷

客户姓名：＿＿＿＿＿＿　教练姓名：＿＿＿＿＿＿　日期：＿＿＿＿＿＿

说明：检查下面的活动列表。对活动左边的数字打圈，该数字对应于你可以或将能够做这个活动的方式。

2：你可以**没有困难**地进行活动。

1：你在进行活动时**有一些困难**。

0：你会在做这个活动时**遇到很多麻烦**、不能做该活动、会有疼痛，或者不会做这些活动。

也许你圈了1或0的分数，然后圈出最适用于该活动的右侧列中的字母（选择不超过两个）。

S：力量——你觉得自己不够强壮；这个将非常难。

D：动态稳定——你的关节对运动反应不稳定，或者你在平衡上有困难（感觉不稳定）。

F：柔韧性——你缺乏足够的柔韧性或运动范围；你不能弯曲更多或够得更远。

M：运动力学——协调是困难的，或者你可能需要改变动作来完成活动。

领域	灵活性评分	活动	困难的原因			
上下活动（下肢为主）	2　1　0	a.上下小汽车	S	D	F	M
	2　1　0	b.上下公共汽车	S	D	F	M
	2　1　0	c.坐着穿袜子	S	D	F	M
	2　1　0	d.上楼	S	D	F	M
	2　1　0	e.上下活动（园艺、下蹲拾物）	S	D	F	M
	2　1　0	f.从地板上站起来	S	D	F	M
	2　1　0	g.涉及位置和姿势变化的娱乐活动（高尔夫、冰壶、舞蹈）	S	D	F	M
	2　1　0	h.要求下肢肌肉运动的活动（有重量或阻力的下半身练习，超过12次的腿部练习）	S	D	F	M
领域得分小计						

From J. C. Griffin, 2015, *Client-centered exercise prescription*, 3rd ed. (Champaign, IL: Human Kinetics).

关于作者

约翰·C.格里芬（John C. Griffin），既是一位屡获殊荣的退休教授、私人顾问、演说家、作家，也是一名从业超过40年的专业教练。约翰已经发表了超过100篇论文，还出版了本书的前两版等专著。他还参与了12年级的《运动科学》和《健康积极生活》教材中相关章节的编写。最近，他主要关注老年人的功能灵活性的研究，并开发了一种筛查工具和运动处方算法。约翰曾与加拿大运动生理学协会合作，为私人健身教练提供专业认证，并且是加拿大国家课程的制定者和测试考官。约翰与加拿大全国健康领导咨询委员会合作，共同撰写了加拿大首个国家健身领导者标准。约翰曾获得NFLAC、OASES、安大略健身委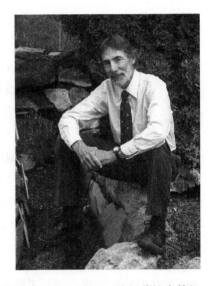员会、安大略省的乔治布朗学院、澳大利亚运动和健身委员会以及Mimico曲棍球协会等机构颁发的多个奖项。他曾在芬兰、澳大利亚、瑞典、美国的多个城市以及加拿大各地举办过专业讲座。

关于译者

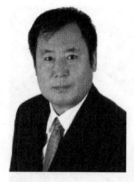

张冰，清华大学体育与健康科学研究中心主任、运动生理学博士、教授、博士生导师。美国印第安纳大学高级访问学者；教育部学位中心博士学位通讯评审和复查评议组专家；中国检验检疫学会卫生检验与检疫专业技术委员会副主任委员；在国内外核心期刊发表论文50余篇；出版专著1部，参编教材、编著20余部；主持重大专项课题6项，获得技术专利10项；现负责的清华大学体育与健康科学研究中心经过25年的跨学科、跨院系联合研究，目前拥有4个硕士学位点，1个博士学位点和1个博士后流动站；获得国家科技进步二等奖1项，三等奖2项，部委一等奖3项；主要研究方向：智慧健康管理、机能检测与评定、健康管理网络信息化工程等。

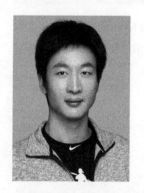

王雄，清华大学运动人体科学硕士，体育教育训练学博士，副研究员；国家体育总局训练局体能训练中心创建人、负责人；国家体育总局备战2012伦敦奥运会身体功能训练团队召集人，备战2016里约奥运会身体功能训练团队体能训练组组长；为游泳、排球、乒乓球、羽毛球、体操、跳水、举重和帆板等十余支国家队提供过体能测评和训练指导服务；中国体育科学学会体能训练分会常委，北京体育科学学会体能分会副主任委员，北京体能协会常务理事；清华-长三角研究院特聘研究员；《身体功能训练动作手册》《儿童青少年身体训练动作指导丛书》主编，译有《精准拉伸：疼痛消除和损伤预防的针对性练习》等多部书籍，在《体育科学》、*Journal of Sports Sciences* 等中外期刊发表文章十余篇；主要研究方向：身体训练（专业体能和大众健身）、健康促进工程和青少年体育等。